普通高等教育"十三五"规划教材

全国高等医药院校药学类系列规划教材

物理化学

主　编　姜　茹　魏泽英

副主编　邓　萍　王安俊　成日青　张保顺

编　者　（以姓氏笔画为序）

　　　　王　宁（山西医科大学）

　　　　王全军（第四军医大学）

　　　　王安俊（遵义医学院）

　　　　王蕴鹏（哈尔滨医科大学）

　　　　邓　萍（重庆医科大学）

　　　　成日青（内蒙古医科大学）

　　　　刘　跃（第三军医大学）

　　　　刘　源（四川医科大学）

　　　　张保顺（西南大学）

　　　　姜　茹（第四军医大学）

　　　　贾飞云（川北医学院）

　　　　高　慧（云南中医学院）

　　　　魏泽英（云南中医学院）

科学出版社

北　京

内 容 简 介

本书为普通高等教育"十三五"规划教材，全国高等医药院校药学类系列规划教材。全书共 8 章，内容涵盖了化学热力学、化学动力学、电化学、表面化学、胶体化学及大分子化合物等内容，系统阐述了物理化学的基本概念、基本原理、基本方法以及重要应用。每章均附有学习基本要求、内容小结、知识扩展以及思考题与习题，帮助学生加深对课程内容的理解和掌握。教材采用以国际单位制（SI）为基础的"中华人民共和国法定计量单位"和国家标准（GB 3100～3102—1993）所规定的符号。

本书遵循科学、严谨、系统、简明、实用的原则，可作为高等医药院校和综合性大学药学、中药学、药物制剂、制药工程和临床药学等专业的物理化学课程教材，也可作为相关专业的学生或教师的参考书。

图书在版编目（CIP）数据

物理化学 / 姜茹，魏泽英主编.—北京：科学出版社，2017.1

普通高等教育"十三五"规划教材·全国高等医药院校药学类系列规划教材

ISBN 978-7-03-050594-1

Ⅰ.①物… Ⅱ.①姜… ②魏… Ⅲ.①物理化学–高等学校–教材 Ⅳ.①O64

中国版本图书馆 CIP 数据核字（2016）第 268372 号

责任编辑：王 超 胡治国 / 责任校对：李 影
责任印制：赵 博 / 封面设计：陈 敬

科 学 出 版 社 出版

北京东黄城根北街 16 号
邮政编码：100717
http://www.sciencep.com

三河市骏杰印刷有限公司 印刷

科学出版社发行 各地新华书店经销

*

2017 年 1 月第 一 版 开本：787×1092 1/16
2021 年 1 月第三次印刷 印张：19
字数：525 000

定价：69.00 元
（如有印装质量问题，我社负责调换）

普通高等教育"十三五"规划教材
全国高等医药院校药学类系列规划教材

专家委员会

前　言

　　物理化学与无机化学、有机化学、分析化学合称为"四大化学"，是高等医药院校药学类相关专业的重要基础课程，是培养药学专业人才整体知识结构和能力结构的重要组成部分。与其他三门化学课程不同，物理化学是以物理、化学、数学三大学科作为支柱，从物质的化学现象和物理现象之间的相互联系入手，借助于物理学及数学的理论、实验手段，从而探求化学体系行为最普遍规律和理论的一门科学。物理化学涉及面广，理论性强，是历届学生公认的最难学的课程之一。本书的编写遵循科学、严谨、系统、简明、实用的原则，突出"三基"（基本理论、基本知识、基本技能），从基础、能力培养和综合应用三个层次构建物理化学知识框架体系，体现教材内容的完整性、科学性、启发性、适应性和先进性。每章后均附有内容小结，简明扼要地概括了本章的重要知识点，能够帮助学生梳理知识脉络，加深学生对课程内容的理解和掌握。为了彰显学科的重要性，每章还引入1～2个知识扩展案例，介绍物理化学在生命科学、药学实践、医学临床以及生产实际中的重要应用，进而激发学生的学习兴趣，培养其创新意识。

　　本书在编写过程中得到了科学出版社和参编老师及其参编院校的大力支持和帮助，在此谨致以诚挚的谢意!

　　由于编者水平有限，书中难免有疏漏及不足之处，敬请读者批评指正。

编　者

2016 年 9 月

目　　录

绪　　论

（一）物理化学的研究对象和内容

物理化学(physical chemistry)是化学学科的一个重要分支，其定义为：物理化学是从物理现象和化学现象的联系入手，应用物理学的原理和方法，探求化学变化基本规律的一门学科。化学变化与物理现象相互联系，化学变化伴随着物理现象。化学变化从微观上看是原子、分子之间的相互结合或分离，产生新的物质，宏观上则伴有热、光、声、电等物理现象发生，并引起温度、压力、体积等的改变。例如，日常生活中常见的燃烧反应，伴随产生了大量的光和热。另一方面，物理条件的改变也会影响化学反应的发生，例如，加热、光照、通电等都可能引发、加快化学反应的进行。总之，化学变化与物理现象有着紧密联系，人类在长期实践中注意到了这种联系，逐渐研究、发展形成了物理化学学科。物理化学这个名词最早是俄国科学家罗蒙诺索夫在 18 世纪中叶提出来的，奥斯特瓦尔德(Ostwald)和范特霍夫(van't Hoff)在 1877 年创办了《物理化学杂志》，标志着物理化学作为一门学科正式确立。

物理化学主要研究以下三个方面的内容。

(1)化学热力学：化学热力学以热力学第一定律和第二定律为基础，研究化学反应能量的相互转化和方向与限度的问题。平衡态热力学(经典热力学)理论已经比较成熟，是很多科学技术的基础。非平衡态热力学研究的是敞开系统，是当前非常活跃的研究领域。

(2)化学动力学：化学动力学研究化学反应的机理、速率问题，以及不同条件对反应速率的影响。由于受实验条件、手段的限制，其研究仍处于宏观动力学阶段，其理论也不够成熟，化学动力学仍是一个十分活跃的研究领域。

(3)结构化学：结构化学主要研究物质结构与性能的关系。从本质上看，物质的微观结构决定了其性质，深入研究物质的内在结构，才能真正揭示化学反应的内在规律。限于篇幅，本书不包含此部分内容。

以上三方面的内容即为物理化学研究化学变化的三大本源性问题，即：一个化学反应能否发生？向哪个方向进行？反应限度如何？反应的机理、速率如何？反应为什么会发生？因此，物理化学研究的是化学变化的基本规律，研究范围广泛，研究内容丰富，具有高度概括性和逻辑性。

结合专业特点，本课程选取以下几个部分作为教学内容：

化学热力学：应用热力学基本原理和方法，研究化学反应的能量转换，判断反应的方向和限度，解决化学反应可能性问题。

相平衡：应用热力学基本原理，通过相图研究多相系统的相变化、相平衡规律，指导生产实践。

电化学：研究电能和化学能的相互转化及规律。

化学动力学：研究化学反应的机理和速率，不同反应条件对反应速率的影响，解决化学反应现实性问题。

表面现象：应用热力学原理，研究表面(相界面)上发生的物理化学过程及规律。

胶体分散系：研究胶体分散系的性质。

大分子溶液：研究大分子溶液的基本性质及规律。

（二）物理化学的研究和学习方法

物理化学属自然科学，一般自然科学的研究方法也是物理化学的研究方法，遵循实践—理论—再实践的认识过程。就物理化学学科本身而言，有三种特殊的研究方法：热力学研究方法、量子力学研究方法和统计力学研究方法，三种方法相互补充，相互促进。

热力学研究方法是一种宏观的研究方法，以大量质点的集合体作为研究对象，以热力学第一定律和第二定律为基础，通过严密的逻辑推理建立了一些热力学函数，用以判断变化的方向和限度，并得出相平衡和化学平衡条件。

量子力学研究方法是一种微观的研究方法，以微观质点为研究对象，研究微粒(分子、原子、电子等)的运动规律，以及结构和性能之间的关系。

统计力学研究方法是一种介于宏观和微观的研究方法，沟通了宏观和微观领域，用统计学的原理和方法，从微观质点的运动规律推导出系统的宏观性质。

就药学类专业的学生来说，学习物理化学，可以拓宽知识面，打好专业基础，培养物理化学思维，目的是应用物理化学基本理论、知识学好专业课，将来有更扎实的基础知识解决药学专业的理论和实践问题。

如何学好物理化学，可谓见仁见智，适合自己的学习方法就是最好的。下面针对物理化学学科的特殊性提出一些学习建议，仅供参考。

物理化学理论性、逻辑性强，前后概念联系紧密，这一点在热力学中尤其明显。学习中一定要一步一个脚印，扎实推进，避免由于前面没学好导致后面没法学，从而丧失学习信心，甚至最终放弃。课前预习是事半功倍的好习惯，可以在每次课前花少量时间预习，便于把握听课节奏，理解授课内容。课后要及时复习、巩固。

物理化学是应用物理学的原理和方法解决化学问题，所以它的研究语言不再是化学方程式，而是状态函数、能量、热、功等物理量，其思维方式更多的是物理学的思维和数学的思维，所以要重视基本概念的理解、掌握，并具备一定的高等数学知识，如积分、微分等。学习中，可弱化数学推导过程，重点在于理解和应用。

重视公式的适用条件，重视习题。物理化学中公式较多，公式的适用条件是初学者容易忽略的问题，通过演算习题理解公式、应用公式是一个有效途径，所以要舍得花时间、精力，独立思考做习题。

学会总结、归纳。例如，第1章、第2章化学热力学内容学完后，总结、归纳各状态函数的性质、有关计算、相互联系，区分不同判据的适用条件等，理清脉络，这样才会条理清晰，避免相互混淆。

重视实验。物理化学是理论与实验并重的学科，实验前要重视预习，理解实验内容与理论课程内容的联系，做到心中有数，通过实验深化、升华对理论知识的学习。

总之，对药学类专业的学生，学习物理化学是为了解决药学问题，能应用物理化学理论知识解决实际问题也就达到学习目的了。

（三）物理化学在医药领域中的应用

物理化学是药学类专业学生的重要基础课程，将来学习专业课，如药剂学、药理学等，都需要物理化学基础知识。随着学科间的相互渗透和相互联系越来越紧密，医药与物理化学的结合也越来越多。

在药物制剂领域，剂型的表面性能对药物的吸收、药理作用等产生影响，在选择不同剂型、研制药物新剂型时需要以表面现象方面的知识作指导。例如，纳米技术的发展对药物新剂型的研发起了重要作用。

在天然药物的研究中，提取、分离有效成分，常用到蒸馏、萃取、吸附、乳化等基本操作，这些操作依据的是相平衡、表面现象、胶体化学等方面的物理化学原理。

在制药工业中，选择工艺路线，以最佳反应条件进行反应，需要化学动力学、化学热力学等方面的知识。制药工业中常用的冷冻干燥、喷雾干燥等工艺，应用了相平衡、表面现象等方面的物理化学原理。

同样，在药物合成研究中，合成路线、合成条件的选择，需要结构化学、化学动力学等方面的知识。

总之，物理化学作为一门研究化学变化基本规律的学科，正日益深入、广泛地渗透到医药领域，成为支撑医药学发展的重要基础。

第1章　热力学第一定律

1. 掌握：系统与环境、强度性质与广度性质、热和功、热力学能、焓、等压热容、等容热容等基本概念；掌握状态函数、可逆过程的概念及其特性。

2. 掌握：热力学第一定律及其在理想气体简单状态变化过程、相变化过程中的应用。

3. 熟悉：热化学的基本概念，如反应热、反应进度、标准摩尔生成焓、标准摩尔燃烧焓等。熟悉反应热与温度的关系——基尔霍夫方程。

4. 了解：盖斯定律，化学反应的热效应的测定以及等压热效应和等容热效应之间的关系；了解溶解热及稀释热的定义。

　　热力学(thermodynamics)的形成经历了一个漫长的过程，古希腊时期人们便对热的本质展开了争论。18 世纪前热质说风行一时，直到 1798 年汤普森(B. Thompson)通过实验否定了热质的存在。1850 年英国物理学家焦耳(J. P. Joule)通过电热当量和热功当量实验确立了热力学第一定律。几乎同时，开尔文(L. Kelvin)和克劳修斯(R. Clausius)分别确立了热力学第二定律，这两个基本定律为热力学的应用和发展奠定了理论基础。而后，20 世纪初的热力学第三定律和热力学第零定律，进一步完善了热力学。这是热力学发展的第一阶段，即平衡态热力学(经典热力学)发展阶段，主要是运用热力学定律研究状态参数在可逆过程中对封闭系统的影响，这一阶段历经百年之久，取得了丰硕成果。之后为热力学发展的第二阶段，研究从平衡态的封闭系统推广到非平衡态的敞开系统，建立了非平衡态热力学及非线性非平衡态热力学，做出卓越贡献的是昂萨格(L.Onsagar)和普里高京(I. Prigogine)等人，这一阶段也是当今热力学研究的前沿领域。本章内容主要在平衡态或可逆过程热力学范畴内讨论。

1.1　热力学概论

1.1.1　热力学研究的基本内容

　　热力学研究宏观系统的热和其他形式能量之间的转化关系，它包含了系统变化时所引起的物理量的变化；反而言之，系统某些物理量发生变化时，也将引起系统状态的变化。广义地说，热力学是研究系统宏观性质变化之间关系的科学。研究中，热力学从公认的热力学定律出发，运用严密的数理逻辑推理，推导出指定条件下热力学系统的相关结论，为人们的生产实践活动提供理论指导。

　　将热力学基本原理用来研究化学现象以及和化学现象有关的物理现象就形成了化学热力学。化学热力学的主要内容包括：①利用热力学第一定律解决化学变化的热效应问题；②利用热力学第二定律解决指定的化学及物理变化实现的可能性、方向和限度问题；③利用热力学第三律从热力学的数据解决有关化学平衡的计算问题。

　　化学热力学对解决实际问题发挥着非常重要的作用，只有在确知存在反应的可能性时，才能考虑能量合理利用、反应的速率及催化剂的选用等具体问题。19 世纪末，人们试图用石墨制造金刚石，但无数次的试验均以失败告终。最后经过化学热力学的计算获悉，只有当压力超过大气压力 15000 倍时，石墨才有可能转变成金刚石。人造金刚石制造的成功也表明了热力学预见性的巨大威力。近年来，在非平衡态热力学理论指导下，通过化学气相沉积、放电等离子烧结等方法，人们在低压条件下也制得了金刚石。

化学热力学对于药学领域的应用更是有着不容忽视的实际价值。例如，在新药合成中，可以通过热力学的研究结论指导我们确定药物合成路线，控制合成工艺条件(如温度、压力等)以及预测反应的最高产率。另外，各种制剂剂型的研制，溶剂的合理选择，分馏与结晶等纯化方法的确定等均需要运用热力学的基本理论和方法。

1.1.2　热力学的研究方法和局限性

热力学研究方法以热力学第一定律和第二定律为基础，采用严谨的数学演绎及逻辑推理，推导出指定条件下热力学系统的相关结论。该方法具有如下特点：①热力学研究的是大量微观粒子集合体所表现出的宏观性质，所得结论具有统计性，不适合于个别分子、原子等微观粒子的微观性质；②热力学方法只考虑平衡问题，只计算变化前后的净结果，不考虑物质的微观结构和反应历程；③热力学不涉及时间变量，不考虑变化过程的快慢。上述特点决定了热力学方法的优点和局限性。尽管如此，它仍为一种非常有用的理论工具，因为热力学第一定律和热力学第二定律都是大量实验事实的归纳，具有高度的普遍性和可靠性。

1.2　热力学基本概念

1.2.1　系统与环境

物质世界在空间和时间上是无限的，但是我们用观察、实验等方法进行科学研究时，必须先确定所要研究的对象，把研究对象与其他部分分开，这种作为研究对象的物质及空间称为**系统**(system)，又称为体系或物系。而把系统以外与系统密切相关且影响所能及的部分，称为**环境**(surroundings)。需要注意的是：①系统和环境并无本质上的差别，是根据研究需要而人为划分的，不是固定不变的；②系统和环境间的界面可以是实际存在的，也可以是假想的。例如，将密闭容器中的水作为研究对象，系统与环境的界面就是实际存在的，将敞口烧杯中的水以及烧杯中的蒸汽作为研究对象时，烧杯中蒸汽与环境的界面就是假想的。

根据系统和环境之间的关系，可以将系统分为三类：

(1) **敞开系统**(open system)：系统与环境间既有能量交换又有物质交换。

(2) **封闭系统**(closed system)：系统与环境之间没有物质的交换，但可以发生能量的交换。

(3) **孤立系统**(isolated system)：系统完全不受环境的影响，和环境之间没有物质或能量的交换。孤立系统也称为隔离系统。

例如，将一个保温瓶中的热水作为研究对象，若保温瓶敞口，则保温瓶会蒸发出水蒸气，同时向环境传热，是一个敞开系统；若将保温瓶塞好瓶塞，和环境之间没有物质的交换，但保温效果不佳，则依然会向外传热，此时是一个封闭系统；若假设保温瓶绝热效果好，此时没有物质的交换，也不会向外传热，没有能量的交换，就视为一个孤立系统。

事实上自然界中一切事物总是相互关联、相互影响的，不可能有绝对的孤立系统，但在适当的条件下可以近似地把一个系统看成是孤立系统。为了研究的方便，常常把系统与环境合在一起作为孤立系统。

1.2.2　系统的性质

描述系统状态的物理量(如温度、压力、体积、黏度、电导率、折光率等)称为系统的性质，或称为系统的热力学变量。根据它们与系统中所含物质数量的关系不同，可以分为两类：

(1)**广度性质**(extensive property)：其数值大小与系统中物质的量成正比，也称为**容量性质**(capacity property)。在一定条件下具有加和性，整个系统的广度性质是系统中各部分该性质的总和，如质量、体积、热容、热力学能、熵等。

(2)**强度性质**(intensive property)：其数值取决于系统的特性而与系统中物质的量无关，不具有加和性，如温度、压力、密度、黏度等。例如，将两杯温度为 300 K 的水混合在一起，混合后水的温度仍然是 300 K。

一般来说，广度性质和强度性质之间存在如下关系：

$$\frac{广度性质}{广度性质} = 强度性质$$

例如，$\frac{V}{n} = V_m$，V 为物质的体积，n 为物质的量，V_m 为物质的摩尔体积；$\frac{m}{V} = \rho$，m 为物质的质量，ρ 为物质的密度。显然，物质的摩尔体积和密度就是强度性质。

1.2.3 状态与状态函数

系统的状态是系统一切性质的综合表现。当系统处在某一确定的状态时，其性质都有确定的值。反之，若系统的所有性质(如温度、压力、体积、组成等)都确定时，系统就处在确定的状态。描述系统状态的这些热力学性质称为系统的**状态函数**(state function)，它们之间是相互关联和制约的，通常只需要指定其中几个，其余的就随之确定了。换句话说，这些性质中只有部分是独立变化的。例如，一定量的单组分理想气体，通常只需要确定压力、体积和温度中的任意两个性质，就可确定其状态。

状态函数有如下特征：

(1)系统的状态函数只取决于它所处的状态，状态确定后，状态函数就具有单一的确定值。

(2)当系统的状态发生变化时，它的一系列状态函数也随之变化，变化的数值只取决于始态和终态，与变化的具体途径无关。当系统经过一个循环过程又回到了始态，那么所有的状态函数也复原。状态函数的该重要特征可以用"异途同归，值变相等；周而复始，数值还原"来概括。

图 1-1 状态函数

例如，在图 1-1 中，Z 为系统的任一状态函数，若系统经过途径 1 或途径 2 由状态 A 变化为状态 B，则

$$\Delta Z = Z_B - Z_A = \Delta Z_1 = \Delta Z_2$$

若系统通过途径 1 由状态 A 变化为状态 B 后，又通过途径 3 回到状态 A，则该循环过程中 $\Delta Z = Z_A - Z_A = 0$。

(3)不同状态函数的集合(和、差、积、商)也是状态函数。

此外，状态函数在数学上具有全微分的性质，微小变量用 dZ 表示。若 $Z = f(x, y)$，状态函数 Z 的微小变化由 x 和 y 两个状态函数的微小变化引起，则

$$dZ = \left(\frac{\partial Z}{\partial x}\right)_y dx + \left(\frac{\partial Z}{\partial y}\right)_x dy \tag{1-1}$$

状态函数之间的定量关系式称为**状态方程**(equation of state)，对于单组分均相系统，状态函数 p、T 和 V 之间有如下关系

$$V = f(n, p, T) \tag{1-2}$$

例如，理想气体状态方程 $pV = nRT$，只要确定了物质的量 n、压力 p 和温度 T，那么体积 V 也就确定了，整个系统的状态也随之确定。这里的 R 是摩尔气体常量，在国际单位制(SI)中，

$R=8.314\ \mathrm{J\cdot K^{-1}\cdot mol^{-1}}$。

对于多组分均相系统，系统的状态还与组成有关

$$V = f\left(p, T, n_1, n_2, n_3 \cdots\right) \tag{1-3}$$

式中，n_1，n_2，n_3，…为各组分的物质的量。

1.2.4 热力学平衡态

当系统的各种性质不随时间改变而变化时，系统就处于热力学平衡态(thermodynamics equilibrium state)。处于热力学平衡态的系统必须同时满足以下几个平衡条件：

(1) **热平衡**(thermal equilibrium)：系统的各个部分温度相等。

(2) **力学平衡**(mechanical equilibrium)：系统各部分之间及系统与环境之间没有不平衡的力存在，即在不考虑重力的影响下，系统内部各处的压力相等，且也等于环境的压力。宏观地看，系统的界面不发生相对移动。如果两个均匀系统被一个固定的器壁隔开，即使两边压力不等，也能保持力学平衡。

(3) **相平衡**(phase equilibrium)：当系统不止一相时，各相组成不随时间而变化。相平衡是物质在各相之间分布的平衡。例如，水–异丁醇共轭溶液便是一对达到相平衡后共存的饱和溶液。

(4) **化学平衡**(chemical equilibrium)：当各物质之间存在化学反应时，达到平衡后，系统的组成不随时间而变。

只有同时满足以上四个平衡的系统才是热力学平衡系统，否则为非平衡态系统。热力学中所研究的是热力学平衡系统，简称热力学系统。只有这样的系统，对整个系统才能用统一的宏观性质描述系统的状态。

1.2.5 过程与途径

当外界条件改变时，系统由一个平衡状态变到另一个平衡状态，我们称系统发生了一个热力学过程，简称过程(process)。通常有简单状态变化过程、相变化过程和化学变化过程等，需要分别进行讨论。简单状态变化过程也称为单纯状态变化过程，是只有系统的 p、T、V 变化的过程，热力学中常见的简单状态变化过程如下：

(1) **等温过程**(isothermal process)：系统在变化过程中始态和终态的温度相等，且等于环境的温度，即 $T_2 = T_2 = T_环$。

(2) **等压过程**(isobaric process)：系统在变化过程中始态和终态的压力相等，且等于环境的压力，即 $p_1 = p_2 = p_外$。

(3) **等容过程**(isochoric process)：系统在变化过程中保持体积不变，即 V=常数。在刚性容器中发生的变化一般认为是等容过程。

(4) **绝热过程**(adiabatic process)：系统与环境之间没有热传递。例如，爆炸反应瞬间由于变化太快，系统与环境间来不及进行热交换，可以近似认为是绝热过程。

(5) **循环过程**(cyclic process)：系统从始态出发，经过一系列变化后又回到了原来状态。经过该循环过程的所有状态函数的变化值都等于零。

完成某一状态变化所经历的具体步骤称为**途径**(path)。系统由始态到终态的变化可以经由一个或多个不同的途径来完成。但状态函数的变量与具体经历的变化途径无关，仅取决于系统的始态和终态。

1.2.6 热与功

历史上，热是人类生活中较早接触到的现象，17 世纪开始盛行的"热质说"，随着蒸汽机的出现退出了历史舞台，量热学的建立与发展，逐渐让人们对热的本质有了正确的认识。人们

认识到非孤立系统的状态有变化时，系统与环境之间有能量的传递或交换，而热和功是能量传递的两种形式。

热(heat)是系统与环境间存在温度差而产生的能量传递，用符号 Q 表示，热量的单位为焦耳(J)。若系统吸热，$Q>0$；若系统放热，则 $Q<0$。

功(work)是除热以外能量传递或交换的另一种形式，用符号 W 表示，单位也为焦耳(J)。若系统对环境做功，系统失去能量，$W<0$；若环境对系统做功，系统得到能量，$W>0$。物理化学中的功有体积功(或称膨胀功)和非体积功，我们在热力学中讨论的体积功只指系统的体积变化时反抗外力所做的功，除体积功以外的其他形式的功称为非体积功，通常用符号 W' 表示，如机械功、电功、表面功等。

应当指出，热和功不是系统的状态函数，它们与系统状态变化的具体途径有关，因此不存在全微分性质，它们的微小变化通常采用 δQ 和 δW 表示。

1.2.7 热力学能

热力学能(thermodynamic energy)，曾称为内能，是系统内部能量的总和，包括系统内分子运动的平动能、转动能、振动能和电子与核的能量以及分子间相互作用的势能等，用符号 U 表示，单位为焦耳(J)。热力学能具有如下特征：

(1) 热力学能是系统的状态函数，系统的状态一旦确定，就确定了热力学能的数值。且热力学能是系统的广度性质，与系统内物质的量成正比。

(2) 系统热力学能的绝对值尚无法确定，但我们在解决实际问题时只需知道其变化值即可。对于已经确定物质的量 n 的单组分封闭系统，其热力学能可以表示为温度和体积的函数：

$$U = f(T, V)$$

其全微分为

$$dU = \left(\frac{\partial U}{\partial T}\right)_V dT + \left(\frac{\partial U}{\partial V}\right)_T dV \tag{1-4}$$

同理，系统的热力学能也可以表示为温度和压力的函数 $U = f(T, p)$，则

$$dU = \left(\frac{\partial U}{\partial T}\right)_p dT + \left(\frac{\partial U}{\partial p}\right)_T dp \tag{1-5}$$

此处值得注意的是

$$\left(\frac{\partial U}{\partial T}\right)_V \neq \left(\frac{\partial U}{\partial T}\right)_p$$

1.3 热力学第一定律

随着人类社会对自然规律的逐步认识，1850 年科学界已经公认了能量守恒定律是自然界的普遍规律之一。焦耳和迈尔(R. J. Mayer)也通过各种不同的实验方式，证明了热和功之间有一定的转换关系，即著名的热功当量：1 cal = 4.1840 J，从而为能量守恒定律提供了科学依据，形成了**热力学第一定律**(first law of thermodynamics)。热力学第一定律的文字表述有多种，常见的表述如下：

(1) 自然界一切物质均具有能量，能量有各种不同的形式，能够从一种形式转化为另一种形式，但在转化过程中，能量的总值不变。

(2) 不依靠外界供给能量，本身能量也不减少，却能连续不断地对外做功的第一类永动机是不可能制成的。

热力学第一定律是人类经验的归纳，到目前为止还没有发现其与实践相矛盾的地方，从 19 世纪早期至今第一类永动机制造的失败更证明了该定律的正确性。

对一封闭系统，在无其他外力(如电磁场、离心力场等)的作用下，由同一始态经过不同的途径变到相同的终态，虽然不同的途径对应的 Q 和 W 都有各自的数值，但实验结果表明，不论经历何种途径，它们的 $Q+W$ 却有相同的数值。这就表明：有一状态函数，在数值上对应着 $Q+W$ 的变化，它仅取决于系统的始态和终态，与实现变化的途径无关，而这一状态函数正是热力学能。即

$$\Delta U = U_2 - U_1 = Q + W \tag{1-6}$$

若系统发生的是一无限小的变化，则

$$dU = \delta Q + \delta W \tag{1-7}$$

以上两式是封闭系统的热力学第一定律的数学表达式，它表明了封闭系统的热力学能、热和功之间相互转化时的数量关系。据此我们可以得出以下结论：

(1)绝热条件下，$Q=0$，则 $\Delta U = W$，即系统的热力学能改变量等于该过程的功。

(2)对于封闭系统的循环过程，$\Delta U = Q + W = 0$，即吸收的热用于系统对环境做功。

(3)对于孤立系统，$Q = W = 0$，则 $\Delta U = 0$，即系统的热力学能始终不变，为常数。

1.4　可　逆　过　程

1.4.1　体积功

系统经历某化学或物理变化，通常伴有体积改变，因此体积功在热力学中具有重要的意义。

将一定量的气体置于横截面积为 A 的气缸中(图 1-2)，这里假设活塞的质量、活塞与缸壁之间的摩擦力均忽略不计。气缸内气体压力为 p_i，外压为 p_e，如果 $p_i > p_e$，则气体膨胀，设气体使活塞向上移动了 dl。由于系统膨胀时反抗外压做功，系统失去能量，其数值为负，则

$$\delta W = -f_e dl = -p_e A dl = -p_e dV \tag{1-8}$$

或

$$W = -\int_{V_1}^{V_2} p_e dV \tag{1-9}$$

图 1-2　体积功示意图

式中，f_e 为外力，$f_e = p_e A$，V_1、V_2 分别为系统始态和终态的体积，dV 为系统的微小体积变化。值得注意的是，在计算系统体积功时，以 $\delta W = -p_e dV$ 计算，所采用的是外压。例如，气体向真空膨胀，又称**自由膨胀**(free expansion)，由于 $p_e = 0$，则不论系统始态时的 p_i 有多大，其所做体积功恒为零。

例 1-1　在 298.15 K 下，有 1 mol、1 MPa 理想气体沿下列两种途径进行等温膨胀，直到终态压力为 0.1 MPa。试求两种途径所做的体积功各为多少？

(1)保持外压为 0.1 MPa；

(2)先保持外压为 0.5 MPa 达到平衡态，然后保持外压为 0.1 MPa 膨胀到终态。

解　根据已知条件可以分析得到两种变化途径，如图所示：

由已知条件可知，

$$V_1 = \frac{nRT}{p_1} = \frac{1 \times 8.314 \times 298.15}{1 \times 10^6} = 2.48 \times 10^{-3}(\text{m}^3)$$

对于途径(1)：

由于是理想气体等温过程，因此

$$V_2 = \frac{p_1 V_1}{p_2} = \frac{nRT}{p_2} = \frac{1 \times 8.314 \times 298.15}{0.1 \times 10^6} = 24.78 \times 10^{-3}(\text{m}^3)$$

$$W = -p_e(V_2 - V_1) = -0.1 \times 10^6 \times (24.79 - 2.48) \times 10^{-3} = -2.23 \times 10^3(\text{J})$$

对于途径(2)：

$$V' = \frac{nRT}{p'} = \frac{1 \times 8.314 \times 298.15}{0.5 \times 10^6} = 4.96 \times 10^{-3}(\text{m}^3)$$

$$W = W_1 + W_2 = -p_e'(V' - V_1) - p_e(V_2 - V')$$
$$= -0.5 \times 10^6 \times (4.96 - 2.48) \times 10^{-3} - 0.1 \times 10^6 \times (24.79 - 4.96) \times 10^{-3}$$
$$= -3.22 \times 10^3(\text{J})$$

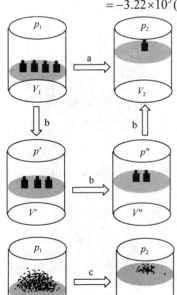

图 1-3 气体膨胀过程示意图

计算结果表明：系统分别处在相同的始态与终态，由于两种具体途径中气体膨胀反抗的环境压力不同，两途径体积功值不同。说明了功是与途径有关的量，不是状态函数。这是个很重要的结论。

1.4.2 不同过程的体积功

功的数值与途径有关，所经历的途径不同，则所做的功也不相同。现设在定温下，一定量理想气体在活塞筒中克服外压 p_e 对外膨胀，经历以下不同途径，系统体积由 V_1 膨胀到 V_2，气体不同膨胀过程如图 1-3 所示。

1. 自由膨胀 外压 p_e 为零的膨胀过程称为自由膨胀，前面我们讨论过其 $W_1 = 0$，所以系统对外不做功。

2. 一次等外压膨胀 若外压保持恒定不变，假定保持在活塞筒上放置与外压相同的砝码(图 1-3 a 过程)，系统压力由 p_1 减小到 p_2，体积由 V_1 膨胀到 V_2，则

$$W_2 = -p_2(V_2 - V_1)$$

W_2 的绝对值相当于图 1-4(a)中阴影部分的面积。

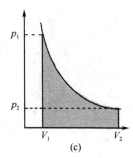

图 1-4　不同过程的体积功

3. 多次等外压膨胀　若系统体积由 V_1 膨胀到 V_2 是由几个等外压膨胀过程组成，假设系统由三个等外压过程组成：第一步，在 p' 下，体积由 V_1 膨胀到 V'；第二步，在 p'' 下，体积由 V' 膨胀到 V''；第三步，在 p_2 下，体积由 V'' 膨胀到 V_2。整个过程（图 1-3 b 过程）的功为这三步等外压过程所做功的代数和：

$$W_3 = -p'(V' - V_1) - p''(V'' - V') - p_2(V_2 - V'')$$

所做功的绝对值相当于图 1-4(b) 中阴影部分的面积。

显然，$|W_3| > |W_2|$，依次类推，在相同的始、终态间等外压分步越多，系统对外所做的功就越大。

4. 外压 p_e 总是比内压 p_i 小一个无限小值的膨胀　在整个膨胀过程中（图 1-3 c 过程），始终保持 $p_i - p_e = \mathrm{d}p$。可以设想将活塞上的砝码换成细砂，始态时细砂的质量与内压为 p_i 的理想气体达到平衡，然后一粒一粒取走细砂，每取一粒细砂，外压减少 $\mathrm{d}p$，体积膨胀 $\mathrm{d}V$，不断重复，直至系统达到终态体积 V_2，则该过程所做的功为

$$W_4 = -\sum p_e \mathrm{d}V = -\sum (p_i - \mathrm{d}p)\mathrm{d}V$$

略去二级无限小值 $\mathrm{d}p\mathrm{d}V$，即可用 p_i 近似代替 p_e，同时理想气体是在恒温下膨胀，则

$$W_4 = -\int_{V_1}^{V_2} p_i \mathrm{d}V = -\int_{V_1}^{V_2} \frac{nRT}{V} \mathrm{d}V = -nRT \ln \frac{V_2}{V_1} \tag{1-10}$$

该过程所做功的绝对值相当于图 1-4(c) 中阴影部分的面积，很明显系统在此过程对环境膨胀做功最大。

由以上讨论可见，系统始、终态相同，若途径不同，系统对环境所做的功就不同，即功是过程量，与具体途径紧密相关。

上述外压 p_e 总是比内压 p_i 小一个无限小的膨胀过程，活塞的移动非常慢，慢到以零为极限，这样就有足够的时间使气体的压力由微小的不均匀变为均匀，使系统由不平衡回到平衡。系统在任一瞬间的状态都极接近平衡状态，整个过程可以看作是由一系列极接近平衡的状态所构成，此类过程被称为**准静态过程**（quasi-static process）。

准静态过程是一个理想过程，实际中不存在，但是当系统发生一个可以被实验察觉的微小变化的时间极短，以至于在任何时间进行观察，系统都有时间达到平衡时，这样的过程可作为准静态过程。完成这个过程的时间当然很长，但这无关紧要，因为在经典热力学中是不考虑时间的，在它的变量中没有时间这个因素。

若现在采取与图 1-4 各体积功相反的步骤，将膨胀后的气体压缩到始态，那么同样由于过程不同，环境对系统所做的功也有所不同。

1. 一次等外压压缩　在恒定外压 p_1 下，将气体由 p_2、V_2 压缩到原来的状态 p_1、V_1，则环境对系统所做的功为

$$W_2' = -p_1(V_1 - V_2)$$

显然，W_2' 为正值，表示系统得到功，功的大小由图 1-5(a) 中阴影部分的面积表示。

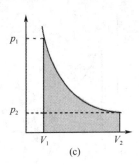

图 1-5 不同过程的压缩功

2. 多次等外压压缩 设该过程由三步等外压压缩过程构成：第一步，在 p'' 外压下把系统从 V_2 压缩到 V''；第二步，在 p' 外压下把系统从 V'' 压缩到 V'；第三步，在 p_1 压力下把系统从 V' 压缩到 V_1，则

$$W_3' = -p''(V'' - V_2) - p'(V' - V'') - p_1(V_1 - V')$$

W_3' 也为正值，环境对系统所做功的大小由图 1-5(b) 中阴影部分的面积表示，显然 $W_3' < W_2'$。依次类推，系统在相同的始态与终态间压缩时，等外压压缩分步越多，环境对系统所做的功就越少。

3. 外压 p_e 总是比内压 p_i 大一个无限小值的压缩 若将取下的细砂再一粒一粒重新加到活塞上，使外压 p_e 总是比气体内压 p_i 大一个无限小的值 dp，每一步均为一个等外压压缩过程，重复操作，使系统由 V_2 压缩到 V_1，则

$$W_4' = -\int_{V_2}^{V_1} p_e dV = -\int_{V_2}^{V_1} (p_i + dp) dV$$

略去二级无限小值 $dpdV$，即可用 p_i 近似代替 p_e，同时理想气体是在恒温下压缩，那么

$$W_4' = -\int_{V_2}^{V_1} p_i dV = -\int_{V_2}^{V_1} \frac{nRT}{V} dV = nRT\ln\frac{V_2}{V_1}$$

此过程也为准静态过程，W_4' 的大小由 1-5(c) 中阴影部分的面积所表示，比较可见 $W_4' < W_3' < W_2'$，说明压缩时分步越多，环境对系统所做的功越少，在准静态过程中环境对系统所做的功最小。

1.4.3 可逆过程

系统经一过程由始态 1 变为终态 2，如果能使系统由终态 2 复原为始态 1 的同时环境也复原，这样的过程就称为**可逆过程**(reversible process)。上述的准静态膨胀和准静态压缩过程在没有任何能量耗散(如没有因摩擦等而造成的能量散失)的情况下就是可逆过程。我们通过比较可知，准静态膨胀功 W_4 与准静态压缩功 W_4' 大小相等，符号相反。由此可见，当系统恢复到始态时，系统与环境均没有功的得失，再由于系统 $\Delta U = 0$，则 $Q = -W$，说明系统与环境也无热的得失，即系统与环境均复原，没有留下任何的影响，这样就是一个可逆过程。由此，可逆过程为无限缓慢过程，每一步都是由平衡状态构成，且每一步均可向相反的方向进行，系统经历一次**可逆循环过程**(reversible cyclic process)，系统和环境都恢复到原态，没留下任何影响。

总结起来，可逆过程有以下几个特点：

(1) 可逆过程是以无限小的变化进行的，整个过程是由一连串无限接近于平衡的状态所构成。

(2) 在反向的过程中，在相似条件下，循着原来过程的逆过程，可以使系统和环境都完全恢复到原来的状态。

(3) 在等温可逆膨胀过程中系统做最大功，在等温可逆压缩过程中环境对系统做最小功，即可逆过程效率最高。

可逆过程是一种理想过程，是一种科学抽象，在自然界中并不存在，但是有许多实际变化可以无限接近可逆过程，因此近似将这类过程处理成可逆过程，如液体在其沸点蒸发、固体在

其熔点时熔化、可逆电池在电流无限小时的充电和放电等。

经一过程后，如果不能使系统和环境都完全复原，这样的过程就是**不可逆过程**(irreversible process)。值得注意的是，不要把不可逆过程理解为根本不能向相反的方向进行。一个不可逆过程发生后，也可以向相反方向进行使系统恢复原态，但当系统回到原来的状态后，环境必定发生了某些变化而未恢复原态。前面图 1-4 中的(a)和(b)膨胀就是不可逆过程，系统可以通过图 1-5 中的(a)和(b)恢复到原态，但是环境失去了功，得到了热，也就是说环境没有复原，留下了影响。

可逆过程的概念非常重要，一些重要的热力学函数的变化量，只有通过可逆过程才能求得。此外，因为可逆过程效率最高，如果将实际过程与理想的可逆过程进行比较，就可以确定提高实际过程效率的可能性及目标。

例 1-2　现有 1 mol 理想气体，始态压力和体积分别为 101.325 kPa 及 11.2 L，在等温条件下经过以下过程压缩到终态压力为 202.65 kPa，求系统所做的功。(1)可逆过程；(2)一次等外压压缩过程。

解　(1)等温可逆过程，则

$$p_1 V_1 = p_2 V_2$$

$$V_2 = \frac{p_1 V_1}{p_2} = \frac{101.325 \times 11.2}{202.65} = 5.6(\text{L})$$

$$W = -\int p_e \mathrm{d}V = -\int p \mathrm{d}V = -\int \frac{P_1 V_1}{V} \mathrm{d}V$$

$$= -p_1 V_1 \ln \frac{V_2}{V_1} = -101.325 \times 11.2 \times \ln \frac{5.6}{11.2} = 786.61(\text{J})$$

(2)等温等外压压缩过程，最终达到平衡状态，则恒定外压等于终态压力

$$W = -\int p_e \mathrm{d}V = -p_e(V_2 - V_1)$$

$$= -202.65 \times (5.6 - 11.2) = 1134.84(\text{J})$$

以上计算说明等温可逆过程环境对系统做最小功，比一次等外压压缩做的功小。

例 1-3　在正常沸点 373.15 K 时，2 mol H_2O(l)汽化为相同压力的 2 mol H_2O(g)。求下列过程中的体积功：(1)外压为 101.325 kPa；(2)外压为零。H_2O(l)和 H_2O(g)的摩尔体积分别为 18.80 $cm^3 \cdot mol^{-1}$ 和 3.014×10^4 $cm^3 \cdot mol^{-1}$。

解　(1)该过程为可逆相变过程

$$W = -p_e \Delta V = -p_e(V_g - V_1)$$

$$= -101.325 \times 10^3 \times 2 \times (3.014 \times 10^4 - 18.80) \times 10^{-6} = -6104.06(\text{J})$$

若忽略液体体积，则

$$W = -p_e \Delta V = -p_e(V_g - V_1) \approx -p_e V_g$$

$$= -101.325 \times 10^3 \times 2 \times 3.014 \times 10^4 \times 10^{-6} = -6107.87(\text{J})$$

两个计算结果进行比较可见，液体体积与气体体积相比可以忽略不计，对计算结果无太大影响。其产生的相对误差为

$$\frac{6107.87 - 6104.06}{6104.06} \times 100\% = 0.06\%$$

若假设水蒸气遵循理想气体的性质，则

$$W = -p_e(V_g - V_1) \approx -p_e V_g = -p_i V_g = -nRT$$

$$= -2 \times 8.314 \times 373.15 = -6204.74(\text{J})$$

此时产生的相对误差为

$$\frac{6204.74 - 6104.06}{6104.06} \times 100\% = 1.6\%$$

可见，在压力不太高时可将气体视为理想气体。

(2)该过程为不可逆相变化过程

由于 $p_e = 0$，所以该过程的体积功 $W = -p_e \Delta V = 0$

1.5 焓和热容

1.5.1 等容热

系统与环境之间传递的热不是状态函数，但在某些特定条件下，某些过程的热仅取决于系统的始态和终态而成为定值。例如

若系统的变化在等容条件下进行，系统不做非体积功，那么 $\Delta V = 0$，因此 $W = 0$，则

$$\Delta U = Q_V \tag{1-11}$$

对于微小变化

$$dU = \delta Q_V \tag{1-12}$$

式中，Q_V 为等容过程的热效应，热力学能是状态函数，说明 Q_V 在此过程中仅取决于系统的始态和终态。式(1-11)和式(1-12)表明，在非体积功为零的条件下，封闭系统经一等容过程，所吸收的热全部用来增加系统的热力学能。

1.5.2 等压热和焓

若系统的变化在等压条件下进行，系统不做非体积功，由于该过程 $p_1=p_2=p_e$，根据热力学第一定律可得

$$\Delta U = U_2 - U_1 = Q_p - p_e(V_2 - V_1)$$
$$U_2 - U_1 = Q_p - p_2 V_2 + p_1 V_1$$
$$Q_p = (U_2 + p_2 V_2) - (U_1 + p_1 V_1)$$

由于 U、p、V 均为状态函数，所以若将 $U+pV$ 合并考虑，其组合也应是系统的状态函数，故定义

$$H \equiv U + pV$$

H 为焓(enthalpy)，为系统的广度性质，单位为焦耳(J)。值得注意的是，焓虽然具有能量的单位，但没有确切的物理意义，它是人为规定的，当然也不能把它误解为是"系统中所含的热量"。

有了焓的定义，在等压、系统不做非体积功的条件下，有

$$\Delta H = Q_p \tag{1-13}$$

对于微小变化

$$dH = \delta Q_p \tag{1-14}$$

式中，Q_p 为等压热效应，焓是状态函数，说明 Q_p 在此过程中仅取决于系统的始态和终态。式(1-13)和式(1-14)表明，在非体积功为零的条件下，封闭系统经一等压过程，所吸收的热全部用于增加系统的焓。因为一般的化学反应都是在等压下进行，所以焓具有更加实用的价值。

1.5.3 热容

对于没有相变化和化学变化且不做非体积功的均相封闭系统，温度升高 1 K 所吸收的热称为该系统的热容(heat capacity)，用符号 C 表示，单位为 $J \cdot K^{-1}$。其定义式为

$$C \equiv \frac{\delta Q}{dT} \tag{1-15}$$

由于热容与系统所含的物质的量有关，故给出摩尔热容 C_m 的定义：

$$C_m \equiv \frac{C}{n} = \frac{\delta Q}{n\mathrm{d}T} \tag{1-16}$$

摩尔热容的单位为 $\mathrm{J \cdot K^{-1} \cdot mol^{-1}}$。

因为热与途径有关，所以系统的热容也与途径有关。封闭系统等容过程的热容称为等容热容，用符号 C_V 表示；等压过程的热容称为等压热容，用符号 C_p 表示。根据式 (1-11) 和式 (1-13)，有

$$C_V = \frac{\delta Q_V}{\mathrm{d}T} = \left(\frac{\partial U}{\partial T}\right)_V; \quad \Delta U = Q_V = \int_{T_1}^{T_2} C_V \mathrm{d}T \tag{1-17}$$

$$C_p = \frac{\delta Q_p}{\mathrm{d}T} = \left(\frac{\partial U}{\partial T}\right)_p; \quad \Delta U = Q_p = \int_{T_1}^{T_2} C_p \mathrm{d}T \tag{1-18}$$

利用式 (1-17) 和式 (1-18) 可以计算无相变化和化学变化且非体积功为零的封闭系统的热力学能和焓的变化值，但要注意公式的适用条件。

系统的热容是温度的函数，具体的函数关系式随物质的种类、聚集状态、温度范围的不同而异，热力学数据手册中 $C_{p,m}$ 的两种类型的经验式如下：

$$C_{p,m} = a + bT + cT^2 + \cdots$$

$$C_{p,m} = a + bT + c'/T^2 + \cdots$$

式中，a、b、c、c' 为物质在温度变化范围的经验常数，可以通过实验求得。常用物质的摩尔等压热容参见附录 2～附录 4。

例 1-4　将 100 kPa、298.15 K 的某气体在压缩缸内极快地压缩为 200 kPa、350 K，已知在该温度范围内 $C_{V,m}$= 25.29 $\mathrm{J \cdot K^{-1} \cdot mol^{-1}}$，$C_{p,m}$= 33.60 $\mathrm{J \cdot K^{-1} \cdot mol^{-1}}$，试求 1 mol 该气体在此压缩过程中的 W、Q、ΔU 和 ΔH。

解　极快速压缩时，系统和环境之间来不及进行热量交换，可近似处理为绝热过程，因此 $Q = 0$，$\Delta U = W$。因为 U 为状态函数，ΔU 只取决于系统的始态和终态，与变化途径无关，故 ΔU 可通过 Q_V 计算。

$$\Delta U = n\int C_{V,m}\mathrm{d}T = nC_{V,m}(T_2 - T_1)$$

$$= 25.29 \times (350 - 298.15) = 1311.29 \text{ (J)}$$

$$W = \Delta U = 1311.29 \text{ (J)}$$

$$\Delta H = n\int C_{p,m}\mathrm{d}T = nC_{p,m}(T_2 - T_1)$$

$$= 33.60 \times (350 - 298.15) = 1742.16 \text{ (J)}$$

1.6　热力学第一定律在理想气体简单状态变化过程中的应用

1.6.1　理想气体的热力学能和焓

盖-吕萨克 (Gay-Lussac) 在 1807 年，焦耳 (Joule) 在 1843 年，分别设计了如下实验 (图 1-6)：将两个容量相等的容器浸在水浴中，两容器之间由带有活塞的管子连接起来，其中一个容器抽成真空，另一个容器中装有一定温度和压力的气体，水浴中有温度计测定水浴温度的变化。然后打开活塞，气体就由装满气体的容器自由膨胀到抽成真空的容器中，系统最后达到平衡状态，此过程中并未观察到水温的变化。由此表明：①系统 (气体) 与环境 (水浴) 之间没有热量的交换，$Q = 0$；②气体向真空膨胀，系统对环境所做的功为零，即 $W = 0$。因此 $\Delta U = Q + W = 0$，说明气体在该过程中热力学能不变。

温度计

绝热壁

水浴

气体   真空

图 1-6 Gay-Lussac-Joule 实验示意图

对于一定量均相纯物质, 通常可以在 p、V、T 中任选两个独立变量来确定热力学能, 现设以 V、T 为独立变量, $U = f(T, V)$, 则

$$dU = \left(\frac{\partial U}{\partial T}\right)_V dT + \left(\frac{\partial U}{\partial V}\right)_T dV$$

温度不变, $dT = 0$; 又因为 $dU = 0$, 那么

$$\left(\frac{\partial U}{\partial V}\right)_T dV = 0$$

显然, $dV \neq 0$, 所以

$$\left(\frac{\partial U}{\partial V}\right)_T = 0 \qquad (1\text{-}19)$$

此式表示在等温时, 改变体积, 气体的热力学能不变。

同理可以证明

$$\left(\frac{\partial U}{\partial p}\right)_T = 0 \qquad (1\text{-}20)$$

此式表示在等温时, 改变压力, 气体的热力学能不变。综合上两式可得: 气体的热力学能仅是温度的函数, 与体积、压力无关, 即

$$U = f(T)$$

严格说来, Gay-Lussac-Joule 实验是不够精确的, 因为水的热容量很大, 即使气体膨胀时吸收了一点热量, 放入水浴中的温度计也未必能够测定出温度的变化。进一步的实验表明, 实际气体向真空膨胀时, 温度会发生微小变化, 而且这种温度的变化是随着气体起始压力的降低而变小。由此可以推论, 只有当气体的起始压力趋近为零, 即气体趋近为理想气体时, 上述实验才是完全正确的。这点也可以由理想气体的特性说明, 因为理想气体分子之间没有相互作用力, 分子本身也为无体积的质点, 因此体积和压力的变化并不影响它的热力学能。最后可以得出结论: 理想气体的热力学能仅是温度的函数, 与体积和压力无关。

理想气体焓的变化为

$$\Delta H = \Delta U + \Delta(pV) = \Delta U + p_2 V_2 - p_1 V_1$$

在等温条件下 $p_2 V_2 = p_1 V_1$, 同时因为 $\Delta U = 0$, 所以

$$\Delta H = 0$$

微小变化时, $dH = 0$。

对于一定量均相纯物质理想气体, $H = f(T, V)$

$$dH = \left(\frac{\partial H}{\partial T}\right)_V dT + \left(\frac{\partial H}{\partial V}\right)_T dV$$

已证明等温条件下, $dT = 0$, $dH = 0$; 又因为 $dV \neq 0$, 所以

$$\left(\frac{\partial H}{\partial V}\right)_T = 0 \qquad (1\text{-}21)$$

同理可证: $\left(\frac{\partial H}{\partial p}\right)_T = 0$, 即理想气体的焓与热力学能一样, 仅是温度的函数。

$$H = f(T)$$

根据

$$C_V = \left(\frac{\partial U}{\partial T}\right)_V, \quad C_p = \left(\frac{\partial H}{\partial T}\right)_p$$

所以, 理想气体的 C_V 和 C_p 也仅是温度的函数。

例 1-5 1 mol N_2(可视为理想气体)由 300.15 K、100 kPa 等温可逆压缩到 1000 kPa, 求该

过程的 Q、W、ΔU 和 ΔH。

解 理想气体等温过程中

$$\Delta U = \Delta H = 0$$

等温可逆过程

$$Q = -W = nRT \ln \frac{V_2}{V_1} = nRT \ln \frac{p_1}{p_2}$$

$$= 1 \times 8.314 \times 300.15 \times \ln \frac{100}{1000} = -5745.98 (\text{J})$$

$$W = 5745.98 (\text{J})$$

1.6.2 理想气体的 $C_{p,\mathrm{m}}$ 与 $C_{V,\mathrm{m}}$ 的关系

加热一组成不变的均相封闭系统，若升高同样的温度，等压加热和等容加热系统所吸收的热量不同。这是因为等容过程中，系统不做体积功，当升高温度时，它从环境吸收的热全部用来增加热力学能；而在等压过程中，升高温度时，系统除了增加热力学能外，还要有一部分热用于对外做体积功，$\Delta H = \Delta U + p_\mathrm{e}\Delta V$。因此，一般情况下气体的 C_p 恒大于 C_V。

对于任意没有相变化和化学变化且只做体积功的封闭系统，其 C_p 与 C_V 的关系为

$$C_p - C_V = \left(\frac{\partial H}{\partial T}\right)_p - \left(\frac{\partial U}{\partial T}\right)_V$$

将 $H = U + pV$ 代入上式得

$$\begin{aligned} C_p - C_V &= \left(\frac{\partial(U + pV)}{\partial T}\right)_p - \left(\frac{\partial U}{\partial T}\right)_V \\ &= \left(\frac{\partial U}{\partial T}\right)_p + p\left(\frac{\partial V}{\partial T}\right)_p - \left(\frac{\partial U}{\partial T}\right)_V \end{aligned} \tag{1-22}$$

根据复合函数的偏微商公式

$$\left(\frac{\partial U}{\partial T}\right)_p = \left(\frac{\partial U}{\partial T}\right)_V + \left(\frac{\partial U}{\partial V}\right)_T \left(\frac{\partial V}{\partial T}\right)_p \tag{1-23}$$

将式(1-23)代入式(1-22)，得

$$C_p - C_V = \left(\frac{\partial U}{\partial V}\right)_T \left(\frac{\partial V}{\partial T}\right)_p + p\left(\frac{\partial V}{\partial T}\right)_p = \left[\left(\frac{\partial U}{\partial V}\right)_T + p\right]\left(\frac{\partial V}{\partial T}\right)_p \tag{1-24}$$

上式推导中没有引进任何条件，所以它适用于任意纯物质的均相系统。

对于固体或液体系统，由于体积随温度的变化很小，$\left(\dfrac{\partial V}{\partial T}\right)_p$ 近似等于零，故 $C_p \approx C_V$。

对于理想气体，因为

$$\left(\frac{\partial U}{\partial V}\right)_T = 0, \quad \left(\frac{\partial V}{\partial T}\right)_p = \frac{nR}{p}$$

代入式(1-24)，可得

$$C_p - C_V = nR \quad \text{或} \quad C_{p,\mathrm{m}} - C_{V,\mathrm{m}} = R \tag{1-25}$$

可见，任何理想气体的摩尔等压热容和摩尔等容热容的差值均为摩尔气体常量 R。

在温度不太高的情况下，理想气体的 $C_{p,\mathrm{m}}$、$C_{V,\mathrm{m}}$ 是与 T 无关的常数，也与物质的本性无关：单原子分子理想气体，$C_{V,\mathrm{m}} = \dfrac{3}{2}R$，$C_{p,\mathrm{m}} = \dfrac{5}{2}R$；双原子分子理想气体，$C_{V,\mathrm{m}} = \dfrac{5}{2}R$，$C_{p,\mathrm{m}} = \dfrac{7}{2}R$；多原子分子理想气体(非线性)，$C_{V,\mathrm{m}} = 3R$，$C_{p,\mathrm{m}} = 4R$。

另外，有一个重要的物理量 $\gamma = \dfrac{C_p}{C_V} = \dfrac{C_{p,m}}{C_{V,m}}$，$\gamma$ 也是温度的函数，随气体分子的复杂性增加而减小。例如，对单原子分子气体 $\gamma = 1.67$，双原子分子气体 $\gamma = 1.40$，三原子分子气体 $\gamma = 1.37$。

例 1-6 1 mol 理想气体，在 100 kPa 恒压下由 293.15 K 加热至 370.15 K，若已知该理想气体：

$$C_{V,m} = (25.29 + 11.4\times10^{-3}T)\,\mathrm{J\cdot K^{-1}\cdot mol^{-1}}$$

计算此过程的 ΔU 和 ΔH。

解 此系统为无相变化和化学变化且非体积功为零的封闭系统，因此可得

$$\Delta U = \int_{T_1}^{T_2} nC_{V,m}\,\mathrm{d}T$$

$$= \int_{T_1}^{T_2} n(25.29 + 11.4\times10^{-3}T)\,\mathrm{d}T$$

$$= 1\times25.29\times(T_2 - T_1) + \frac{1}{2}\times11.4\times10^{-3}(T_2^2 - T_1^2) = 2238.45(\mathrm{J})$$

$$\Delta H = \int_{T_1}^{T_2} nC_{p,m}\,\mathrm{d}T = \Delta U = \int_{T_1}^{T_2} n(C_{V,m} + R)\,\mathrm{d}T$$

$$= \int_{T_1}^{T_2} n(33.604 + 11.4\times10^{-3}T)\,\mathrm{d}T$$

$$= 1\times33.604\times(T_2 - T_1) + \frac{1}{2}\times11.4\times10^{-3}(T_2^2 - T_1^2) = 2878.61(\mathrm{J})$$

1.6.3 理想气体绝热过程

1. 理想气体绝热可逆过程方程式 若系统和环境之间在变化过程中没有热量的交换，即 $Q = 0$，该过程称为绝热过程。根据热力学第一定律可得

$$\mathrm{d}U = \delta W$$

如果系统仅做体积功，又因为 $\mathrm{d}U = C_V\mathrm{d}T$，则

$$C_V\mathrm{d}T = -p_e\mathrm{d}V$$

对于理想气体的绝热可逆过程而言

$$C_V\mathrm{d}T = -p_i\mathrm{d}V = -p\mathrm{d}V = -\frac{nRT}{V}\mathrm{d}V$$

即

$$\frac{C_V}{T}\mathrm{d}T = -\frac{nR}{V}\mathrm{d}V$$

若体积从 V_1 变为 V_2，温度从 T_1 变为 T_2，对上式积分可得

$$\int_{T_1}^{T_2}\frac{C_V}{T}\mathrm{d}T = -\int_{V_1}^{V_2}\frac{nR}{V}\mathrm{d}V$$

因为理想气体 $C_p - C_V = nR$，所以

$$C_V\ln\frac{T_2}{T_1} = -nR\ln\frac{V_2}{V_1} = -(C_p - C_V)\ln\frac{V_2}{V_1}$$

两边除以 C_V，同时因为 $C_p/C_V = \gamma$，整理上式可得

$$\ln\frac{T_2}{T_1} = (\gamma-1)\ln\frac{V_1}{V_2}$$

$$T_1V_1^{\gamma-1} = T_2V_2^{\gamma-1} \quad 即 \quad TV^{\gamma-1} = K \tag{1-26}$$

式中，K 为常数，结合 $pV = nRT$，可推得

$$pV^\gamma = K' \tag{1-27}$$

$$T^\gamma p^{1-\gamma} = K'' \tag{1-28}$$

K' 和 K'' 也为常数，式(1-26)、式(1-27)及式(1-28)称为理想气体在不做非体积功时的绝热可逆过程方程式。

2. 理想气体绝热过程的体积功　对于绝热过程而言

$$W = \int \delta W = \int \mathrm{d}U$$

$$W = \int_{T_1}^{T_2} C_V \mathrm{d}T = C_V(T_2 - T_1) \tag{1-29}$$

由于 $C_p - C_V = nR$，两边同时除以 C_V，则

$$\frac{C_p - C_V}{C_V} = \gamma - 1 = \frac{nR}{C_V}$$

$$C_V = \frac{nR}{\gamma - 1} \tag{1-30}$$

将式(1-30)代入式(1-29)可得

$$W = \frac{nR(T_2 - T_1)}{\gamma - 1} = \frac{p_2 V_2 - p_1 V_1}{\gamma - 1} \tag{1-31}$$

式(1-31)可用于计算理想气体的绝热功，若为可逆过程，则理想气体绝热可逆过程的体积功为

$$W = -\int_{V_1}^{V_2} p\mathrm{d}V = -\int_{V_1}^{V_2} \frac{K'}{V^\gamma}\mathrm{d}V$$

$$= \frac{K'}{\gamma - 1}\left(\frac{1}{V_2^{\gamma-1}} - \frac{1}{V_1^{\gamma-1}}\right) = \frac{1}{\gamma - 1}\left(\frac{p_2 V_2^\gamma}{V_2^{\gamma-1}} - \frac{p_1 V_1^\gamma}{V_1^{\gamma-1}}\right)$$

$$= \frac{p_2 V_2 - p_1 V_1}{\gamma - 1} = \frac{nR(T_2 - T_1)}{\gamma - 1}$$

可见与式(1-31)相同，说明该式对理想气体的绝热可逆过程及绝热不可逆过程均适用。

例 1-7　1 mol 理想气体，从 300.15 K、1 L，经(1)绝热可逆膨胀，(2)恒外压下经过绝热不可逆过程一次膨胀，均达到终态压力为 100 kPa。分别求出两过程终态的体积和温度，以及 Q、W、ΔU、ΔH 的值。已知气体 $C_{V,\mathrm{m}} = 12.55\ \mathrm{J \cdot K^{-1} \cdot mol^{-1}}$，$C_{p,\mathrm{m}} = 20.92\ \mathrm{J \cdot K^{-1} \cdot mol^{-1}}$。

解　(1)绝热可逆过程

$$
\boxed{\begin{array}{l} n = 1\ \mathrm{mol} \\ p_1 = nRT_1/V_1 \\ T_1 = 300.15\ \mathrm{K} \\ V_1 = 1\mathrm{L} \end{array}}
\xrightarrow{\text{绝热可逆膨胀}}
\boxed{\begin{array}{l} n = 1\ \mathrm{mol} \\ p_2 = 100\ \mathrm{kPa} \\ T_2 = ? \\ V_2 = ? \end{array}}
$$

由式(1-27) $p_2 V_2^\gamma = p_1 V_1^\gamma$ 求出 V_2：

$$\gamma = \frac{C_{p,\mathrm{m}}}{C_{V,\mathrm{m}}} = \frac{20.92}{12.55} = 1.67$$

$$p_1 = \frac{nRT}{V_1} = \frac{1 \times 8.314 \times 300.15}{10^{-3}} = 2.495 \times 10^6 (\mathrm{Pa}) = 2495.45(\mathrm{kPa})$$

因此可得 $V_2 = 6.86(\mathrm{L})$

$$T_2 = \frac{p_2 V_2}{nR} = \frac{100 \times 6.86}{1 \times 8.314} = 82.51\ (\mathrm{K})$$

热力学函数变量如下：
因为绝热　　　　　　　　　　　　　　$Q = 0$

$$W = nC_{V,m}(T_2 - T_1) = 1 \times 12.55 \times (82.51 - 300.15) = -2731.38 \text{ (J)}$$

$$\Delta U = W = -2783.91 \text{ (J)}$$

$$\Delta H = nC_{p,m}(T_2 - T_1) = 1 \times 20.92 \times (82.51 - 300.15) = -4553.03 \text{ (J)}$$

(2)绝热不可逆膨胀，反抗恒定外压 100 kPa 一次膨胀过程

因为是绝热过程，故 $Q=0$，$\Delta U=W$，又因为

$$W = -p_e(V_2 - V_1)$$

$$\Delta U = nC_{V,m}(T_2 - T_1)$$

所以

$$nC_{V,m}(T_2 - T_1) = -p_e(V_2 - V_1) = -p_2\left(\frac{nRT_2}{p_2} - V_1\right)$$

解该式可得

$$T_2 = 185.34 \text{K}$$

$$V_2 = \frac{nRT_2}{p_2} = \frac{1 \times 8.314 \times 185.34}{100} = 15.41 \text{(L)}$$

其他热力学变量为

$$W = nC_{V,m}(T_2 - T_1) = 1 \times 12.55 \times (185.34 - 300.15) = -1440.87 \text{(J)}$$

$$\Delta U = W = -1440.87 \text{(J)}$$

$$\Delta H = nC_{p,m}(T_2 - T_1) = 1 \times 20.92 \times (185.34 - 300.15) = -2401.83 \text{(J)}$$

以上计算结果表明，自同一始态经绝热可逆与绝热不可逆过程是不能达到同一终态的。从同样始态压力到相同的终态压力，由于过程不同，终态的温度不同，所做的功也不同，系统在绝热可逆膨胀过程中对环境做功较大，系统在绝热不可逆膨胀过程中对环境做功较小。

3. 理想气体绝热可逆过程与等温可逆过程

图 1-7 等温可逆过程与绝热可逆过程示意图

等温可逆过程和绝热可逆过程中的功可以用示意图 1-7 来表示。图中 AB 线下的面积代表理想气体等温可逆过程所做的功，AC 线下的面积代表理想气体绝热可逆过程所做的功。由相同的始态出发，体积均由 V_1 变化到 V_2，对绝热可逆过程的 $pV^\gamma = K'$ 微分可得

$$\left(\frac{\partial p}{\partial V}\right)_S = -\gamma \frac{K}{V^{\gamma+1}} = -\gamma \frac{pV^{-\gamma}}{V^{\gamma+1}} = -\gamma \frac{p}{V} \qquad (1\text{-}32)$$

由于绝热可逆过程是等熵过程(见热力学第二定律)，所以用下标 S 表示。同样，对等温可逆过程 $pV = C$(这里 C 也是常数，为了区别不再用 K)，微分可得

$$\left(\frac{\partial p}{\partial V}\right)_T = -\frac{C}{V^2} = -\frac{pV}{V^2} = -\frac{p}{V} \qquad (1\text{-}33)$$

因为 $\gamma > 1$，所以在绝热可逆膨胀过程中气体压力的降低要比等温可逆膨胀过程中更为显著，即绝热可逆膨胀过程的 AC 线斜率的绝对值比等温可逆膨胀过程的 AB 线斜率的绝对值大。这是因为在等温可逆膨胀过程中，气体的压力仅随体积的增大而减小；而在绝热可逆膨胀过程中，则有气体的体积增大和温度降低两个因素使压力降低，所以气体的压力降低得更快。自同一始态经绝热可逆与等温可逆过程是不能到达同一终态的。

在实际过程中不可能进行完全理想的绝热或完全理想的热交换，一切过程都不是严格地绝热或严格地等温，而是介于两者之间。这种过程称为**多方过程**（polytropic process），其方程式可用 pV^n=常数，$\gamma > n > 1$，当 $n = \gamma$ 时就是绝热可逆过程，当 $n = 1$ 时就是等温可逆过程。

1.7　热力学第一定律在相变化过程中的应用

物质具有气体、液体和固体三种主要的聚集状态，符号分别用 g、l、s 表示。相是指系统中化学性质和物理性质完全均匀的部分。通常，对纯物质而言，气相或液相只有一相，少数情况下有两种液相，如液氦 I 和液氦 II；而纯物质的固体可以有多个相，如高压下的冰有六种晶型固体，硫有单斜硫和正交硫两种晶型固体。注意，不要将聚集状态与相的概念混淆。例如，碳酸钙分解达平衡时

$$CaCO_3(s) \longrightarrow CaO(s) + CO_2(g)$$

此系统是一个固相 $CaCO_3$、固相 CaO 和气相 CO_2 平衡共存的三相系统，而非仅为固、气两相。

物质从一相转移到另一个相的过程称为相变化。相变化若没有特别指明，一般看作等温过程，如蒸发、冷凝、熔化、结晶、升华、凝华、晶型转变等。在相变化过程中往往有体积的变化，因此存在体积功。物质蒸发、熔化、升华等由于分子间间距增加，为了克服分子间力，必须供给能量，因此为吸热过程；冷凝、结晶、凝华等则相反，为放热过程。晶型转变过程中也有能量变化，要根据具体情况判断为吸热还是放热过程。

标准相变焓是指相变化前后物质温度相同且处于标准状态时的焓差，常用单位为 $kJ \cdot mol^{-1}$。需要说明的是物质的标准状态。纯固体或纯液体的标准状态为指定温度 T 下，压力为标准压力 $p^{\ominus}$ 时的纯固体或纯液体；气体物质的标准状态为指定温度 T 下，压力为 $p^{\ominus}$ 时具有理想气体性质的纯气体；溶液中的溶质的标准状态是指在压力为 $p^{\ominus}$ 时无限稀释溶液中的溶质。$p^{\ominus}$ 表示标准压力，为 100kPa。上标 $\ominus$ 即表示标准状态。例如，$U_m^{\ominus}$、$V_m^{\ominus}$ 分别表示物质的标准摩尔热力学能和标准摩尔体积。

标准摩尔蒸发焓　$\Delta_{vap} H_m^{\ominus} = H_m^{\ominus}(g) - H_m^{\ominus}(l)$

标准摩尔熔化焓　$\Delta_{fus} H_m^{\ominus} = H_m^{\ominus}(l) - H_m^{\ominus}(s)$

标准摩尔升华焓　$\Delta_{sub} H_m^{\ominus} = H_m^{\ominus}(g) - H_m^{\ominus}(s)$

标准摩尔转变焓　$\Delta_{trs} H_m^{\ominus} = H_m^{\ominus}(cr2) - H_m^{\ominus}(crl)$

上面各式中下标 "vap"、"fus"、"sub"、"trs" 分别指蒸发、熔化、升华和晶型转变，cr1、cr2 指第一种和第二种晶型。显然，标准摩尔冷凝焓、标准摩尔结晶焓和标准摩尔凝华焓分别为 $-\Delta_{vap} H_m^{\ominus}$、$-\Delta_{fus} H_m^{\ominus}$ 和 $-\Delta_{sub} H_m^{\ominus}$。

相变化根据条件不同，可分为可逆相变化和不可逆相变化。液体在其沸点时的蒸发、固体在其熔点时的熔化等都是在平衡可逆条件下进行的，是可逆相变。在实际生产和科学研究中，遇到的相变常常偏离平衡条件，是不可逆相变化，多数情况也是在等温、等压下进行，但是并非正常相变化，有时也会在变温、等压的条件下进行。对于这种不可逆相变化过程，计算时需要应用状态函数的特征设计变化途径。

若系统在等温、等压的条件下，物质由相态 1 转移至相态 2，则过程的体积功为

$$W = -p_e \Delta V = -p_e(V_2 - V_1)$$

相态 1 若为凝聚相（液相或固相），相态 2 为气体且视为理想气体，则 $V_2 \gg V_1$，则

$$W = -p_e(V_2 - V_1) \approx -p_e V_2 = -nRT$$

$$\Delta U = Q + W = \Delta H - nRT$$

例 1-8 在 101.325 kPa、373.15 K 下，1 mol 液态水变为水蒸气（可视为理想气体），试计算此相变化过程中的 ΔU、ΔH、Q 和 W。已知在 101.325 kPa、373.15 K 下，液态水变为水蒸气的相变热为 40.67 kJ·mol^{-1}。

解 气体按理想气体处理，由于是等温、等压条件，则

$$\Delta H = Q_p = 40.67 \, (\text{kJ} \cdot \text{mol}^{-1})$$

$$W = -p_e(V_g - V_l) \approx -p_e V_g = -nRT = -1 \times 8.314 \times 373.15 = -3.10 \, (\text{kJ} \cdot \text{mol}^{-1})$$

$$\Delta U = Q_p + W = 40.67 - 3.10 = 37.57 \, (\text{kJ} \cdot \text{mol}^{-1})$$

例 1-9 在 101.325 kPa、378.15 K 下，4 mol 液态水变为水蒸气，试计算此相变化过程中的反应焓变。已知液态水和水蒸气的平均摩尔等压热容分别为 75.31 J·K^{-1}·mol^{-1} 和 33.47 J·K^{-1}·mol^{-1}，在 101.325 kPa、373.15 K 下液态水变为水蒸气的相变热为 40.67 kJ·mol^{-1}。

解 分析题意可知此相变化过程为不可逆相变化，因此设计反应途径

因为焓是状态函数，因此所求的不可逆相变焓变

$$\Delta H = \Delta H_1 + \Delta H_2 + \Delta H_3$$

$$\Delta H_1 = n \int_{378.15}^{373.15} C_{p,m}(\text{H}_2\text{O,l}) \, \mathrm{d}T$$
$$= 4 \times 75.31 \times (373.15 - 378.15) = -1506.20 (\text{J})$$

$$\Delta H_2 = n Q_p = 4 \times 40.67 = 162.68 (\text{kJ}) = 162680 (\text{J})$$

$$\Delta H_3 = n \int_{373.15}^{378.15} C_{p,m}(\text{H}_2\text{O,g}) \, \mathrm{d}T$$
$$= 4 \times 33.47 \times (378.15 - 373.15) = 669.40 (\text{J})$$

$$\Delta H = \Delta H_1 + \Delta H_2 + \Delta H_3$$
$$= -1506.20 + 162680 + 669.40 = 1.62 \times 10^5 (\text{J})$$

1.8 热力学第一定律在化学变化中的应用

1.8.1 热化学中的基本概念

1. 反应热 化学反应常常伴有吸热或放热现象，系统在不做非体积功的等温过程所吸收或放出的热称为化学反应热效应，简称反应热。研究化学反应热效应的学科称为**热化学**（thermochemistry），它是热力学第一定律在化学变化中的具体应用。在热化学中，热的符号与热力学第一定律的规定一致，即系统吸热，反应热为正；系统放热，反应热为负。热化学在科学研究和生产中有着十分重要的作用，化工生产设备的设计、生产条件的控制，需要有关热化学数据；化学平衡常数的计算、反应速率的估算，也需要有关热化学数据；药物的剂型调配、药物稳定性分析、药物及营养物质在人体内的代谢过程等都需要利用热化学规律来进行研究。

任一化学反应既可以在等温、等压下进行，也可以在等温、等容下进行，最终得到相同的产物，但是所处的状态不同。因此，两个过程的热效应 Q_p 和 Q_V 也不相同，前者称为等压反应热，后者称为等容反应热，两者的关系为：

所以
$$\Delta H = \Delta U_2 + \Delta(pV) = \Delta U_1 + \Delta U_2' + p_1(V_2 - V_1)$$

式中，$\Delta U_2'$ 为生成物在等温变化中热力学能的变化值。若反应系统的生成物为液体或固体，当压力变化不太大时，$\Delta U_1 \gg \Delta U_2'$，$\Delta U_2'$ 可以忽略；若生成物为理想气体，则理想气体的热力学能仅仅是温度的函数，因此 $\Delta U_2' = 0$。两种情况下，均可以得到：

$$\Delta H = \Delta U_1 + \Delta(pV)$$
$$Q_p = Q_V + \Delta(pV)$$

对于固体或液体的反应系统(也称为凝聚系统)，$\Delta(pV)$ 值很小，可以忽略，所以对于该类系统
$$Q_p \approx Q_V \tag{1-34}$$

对于理想气体的反应系统，若 n_P、n_R 分别代表生成物气体和反应物气体组分的物质的量，则
$$\Delta(pV) = p_1(V_2 - V_1) = n_P RT - n_R RT = (\Delta n)RT$$
$$Q_p = Q_V + (\Delta n)RT$$

或
$$\Delta_r H = \Delta_r U + (\Delta n)RT \tag{1-35}$$

若反应系统中既有理想气体又有固体或液体参与，因为固体或液体相对气体来说其体积可以忽略不计，仍可以用式(1-35)进行计算。式中，Δn 是指反应前后气体组分物质的量的差值。

2. 反应进度　对于任一化学反应

$$a\mathrm{A} + d\mathrm{D} \longrightarrow g\mathrm{G} + h\mathrm{H}$$

它的化学计量方程式的通式为

$$\sum_{\mathrm{B}} \nu_{\mathrm{B}} \mathrm{B} = 0$$

式中，B 表示化学计量方程式中的任一物质，ν_{B} 为物质 B 的化学计量系数，并规定反应物的化学计量系数为负，生成物的化学计量系数为正，它们都是量纲为 1 的量。

显然，在化学反应中，各物质量的变化是彼此相关的，它们受各物质的化学计量系数所制约，也就是说用不同物质描述反应情况时，所得到的变化速率有所不同。因此，我们在讨论化学反应时，需要引入一个重要的物理量——**反应进度**(extent of reaction advancement)，用符号 ξ 表示。

$$n_{\mathrm{B}}(\xi) \equiv n_{\mathrm{B}}(0) + \nu_{\mathrm{B}}\xi$$

即
$$\xi \equiv \frac{n_{\mathrm{B}}(\xi) - n_{\mathrm{B}}(0)}{\nu_{\mathrm{B}}} \tag{1-36}$$

式中，$n_{\mathrm{B}}(0)$ 表示反应进度 $\xi = 0$ 时物质 B 的物质的量，$n_{\mathrm{B}}(\xi)$ 表示反应进度 $\xi = \xi$ 时物质 B 的物质的量。上式的微分式为

$$\mathrm{d}\xi = \frac{\mathrm{d}n_{\mathrm{B}}}{\nu_{\mathrm{B}}}$$

由上式可知，反应进度 ξ 的单位为 mol。

引入反应进度 ξ 的优点在于，可以用任一反应物或生成物来描述反应进行的程度，其数值均相同。对于上述反应：

$$a\mathrm{A} + d\mathrm{D} \longrightarrow g\mathrm{G} + h\mathrm{H}$$

$$\mathrm{d}\xi = \frac{\mathrm{d}n_\mathrm{A}}{\nu_\mathrm{A}} = \frac{\mathrm{d}n_\mathrm{D}}{\nu_\mathrm{D}} = \frac{\mathrm{d}n_\mathrm{G}}{\nu_\mathrm{G}} = \frac{\mathrm{d}n_\mathrm{H}}{\nu_\mathrm{H}}$$

在使用反应进度时应注意：①反应进度虽然具有物质的量的单位，但不是物质的量，两者有本质的区别；②反应进度必须与化学计量方程式对应，它描述的是反应按所给反应式的化学计量系数比进行了一个单位的化学反应，此时 $\xi = 1$ mol。

例 1-10 氢气和氧气生成液态水的反应

(1) $\mathrm{H_2(g)} + \dfrac{1}{2}\mathrm{O_2(g)} \longrightarrow \mathrm{H_2O(l)}$

(2) $2\mathrm{H_2(g)} + \mathrm{O_2(g)} \longrightarrow 2\mathrm{H_2O(l)}$

设初始时氢气和氧气分别为 2 mol、1 mol，最后有 0.5 mol 液态水生成，试计算两个反应方程式的反应进度。

解 根据反应(1)，计算反应进度 ξ

$$\xi = \frac{\Delta n_{\mathrm{H_2(g)}}}{-1} = \frac{\Delta n_{\mathrm{O_2(g)}}}{-\frac{1}{2}} = \frac{\Delta n_{\mathrm{H_2O(L)}}}{1} = \frac{-0.5}{-1} = \frac{-0.25}{-\frac{1}{2}} = \frac{0.5}{1} = 0.5(\mathrm{mol})$$

同理，根据反应(2)，计算反应进度 ξ

$$\xi = \frac{\Delta n_{\mathrm{H_2(g)}}}{-2} = \frac{\Delta n_{\mathrm{O_2(g)}}}{-1} = \frac{\Delta n_{\mathrm{H_2O(l)}}}{2} = \frac{-0.5}{-2} = \frac{-0.25}{-1} = \frac{0.5}{2} = 0.25(\mathrm{mol})$$

此例题也说明了反应进度的数值与化学计量方程式的书写有关，计量系数比例不同，反应进度具有不同的数值，但 $\xi = 1$ mol 均表示完成一个单位的化学反应。

3. 摩尔反应焓变、摩尔反应热力学能变 反应进度为 1 mol 时系统的焓变和热力学能变分别称为摩尔反应焓变和摩尔反应热力学能变，分别用 $\Delta_\mathrm{r}H_\mathrm{m}$ 和 $\Delta_\mathrm{r}U_\mathrm{m}$ 表示，即

$$\Delta_\mathrm{r}H_\mathrm{m} = \frac{\Delta_\mathrm{r}H}{\xi}, \quad \Delta_\mathrm{r}U_\mathrm{m} = \frac{\Delta_\mathrm{r}U}{\xi} \tag{1-37}$$

这里 $\Delta_\mathrm{r}H_\mathrm{m}$ 和 $\Delta_\mathrm{r}U_\mathrm{m}$ 与所给化学计量方程式有关，表示完成一个单位化学反应所产生的焓变和热力学能变。

4. 热化学方程式 表示化学反应与热效应关系的方程式称为热化学方程式。反应的热效应主要取决于反应物和生成物的性质，同时与物质的状态、温度、压力等有关，因此需要在热化学方程式中标明。通常用 g 表示气态，用 l 表示液态，用 s 表示固态。若固态的晶型不同应注明具体晶型，如 C(石墨)、C(金刚石)。

例如，同样是氢气和氧气反应生成水：

$$\mathrm{H_2(g)} + \frac{1}{2}\mathrm{O_2(g)} \longrightarrow \mathrm{H_2O(g)} \qquad \Delta_\mathrm{r}H_\mathrm{m}^{\ominus} = -241.8 \ \mathrm{kJ \cdot mol^{-1}}$$

$$\mathrm{H_2(g)} + \frac{1}{2}\mathrm{O_2(g)} \longrightarrow \mathrm{H_2O(l)} \qquad \Delta_\mathrm{r}H_\mathrm{m}^{\ominus} = -285.8 \ \mathrm{kJ \cdot mol^{-1}}$$

$$2\mathrm{H_2(g)} + \mathrm{O_2(g)} \longrightarrow 2\mathrm{H_2O(l)} \qquad \Delta_\mathrm{r}H_\mathrm{m}^{\ominus} = -571.6 \ \mathrm{kJ \cdot mol^{-1}}$$

如果某反应物或产物是有大量水存在的溶液，则用 aq 表示，表示水溶液进一步稀释时，不再有热效应，如

$$\mathrm{KCl(s)} \xrightarrow{\mathrm{H_2O}} \mathrm{K^+(aq)} + \mathrm{Cl^-(aq)} \qquad \Delta_r H_m^{\ominus} = -17.18\mathrm{kJ \cdot mol^{-1}}$$

最后需要指出，热化学方程式中的热效应是指反应完成后，温度回到初始时刻温度时的热效应。不论反应能否真正进行完全，反应热都是指按反应的化学计量方程式完全反应的热效应。

1.8.2　反应热的计算

1. 盖斯定律　1840 年盖斯(G. H. Hess)通过分析定压下反应热效应的实验结果，总结出了一个重要的定律：无论化学反应是一步完成的，还是分几步完成的，该反应的热效应相同。这也就是说，反应的热效应只与系统的始态和终态有关，而与反应所经历的途径无关。这就是**盖斯定律**(Hess's law)，也称为热效应总值一定律。显然，由前面知识可知，盖斯定律只对非体积功为零条件下的等容反应或等压反应才成立，因为在热力学第一定律建立后，无非体积功条件下的等容过程的热效应等于热力学能的变化值，无非体积功条件下的等压过程的热效应等于焓的变化值，而系统的热力学能和焓都是状态函数。因此，任一反应，不论其反应途径如何，只要始态和终态相同，则 ΔU、ΔH 必定相同，也就是 Q_V、Q_p 与反应的途径无关。

盖斯定律是热化学的基本定律，有很多用处。对于某些进行得很慢的化学反应，或者直接测定反应热比较困难或不准确的情况下，就可以应用该定律将化学反应方程式像代数式一样进行计算，从而间接得到化学反应的热效应。

例 1-11　C(石墨)和 O_2 生成 CO 的反应，由于 CO 不可避免地生成 CO_2，因此生成 CO 的反应热不能直接测得，试用盖斯定律进行计算，间接得到 $C(石墨) + \frac{1}{2}O_2 \longrightarrow CO$ 反应的等压热效应 $\Delta_r H_m^{\ominus}$。

已知　(1) $C(石墨) + O_2(g) \longrightarrow CO_2(g)$　　$\Delta_r H_m^{\ominus}(1) = -393.51\ kJ\cdot mol^{-1}$

　　　　(2) $CO(g) + O_2(g) \longrightarrow CO_2(g)$　　$\Delta_r H_m^{\ominus}(2) = -282.98\ kJ\cdot mol^{-1}$

解　(3) $C(石墨) + \frac{1}{2}O_2(g) \longrightarrow CO(g)$

因为(1)－(2)就可以得到反应(3)

所以　　　　　$\Delta_r H_m^{\ominus}(3) = \Delta_r H_m^{\ominus}(1) - \Delta_r H_m^{\ominus}(2)$

$$= -393.51 - (-282.98) = -110.53(kJ\cdot mol^{-1})$$

2. 标准摩尔生成焓　等温、等压下化学反应的焓变 $\Delta_r H$ 等于生成物焓的总和减去反应物焓的总和：

$$\Delta_r H = Q_P = (\sum H)_{生成物} - (\sum H)_{反应物}$$

那么如果能够获得各种物质焓的绝对值，对于任何反应都可以利用上式计算得到反应焓变，这种方法最为简便。但实际上，焓的绝对值是不知道的，为了解决这一问题，人们采用了一个相对标准。规定在标准压力 $p^{\ominus}$ 和一定温度 T 下，由最稳定的单质生成标准状态下 1 摩尔化合物的焓变称为该化合物在此温度下的**标准摩尔生成焓**(standard molar enthalpy of formation)，用符号 $\Delta_f H_m^{\ominus}(B，相态，T)$ 表示。注意：有些单质并不一定是最稳定的单质。例如，碳的最稳定单质是石墨而不是金刚石，磷的最稳定单质是白磷而不是红磷，溴的最稳定单质是液态溴等。

例如，在 298.15 K 时，HCl(g)的标准摩尔生成焓的计算如下：

已知　$\frac{1}{2}H_2(g) + \frac{1}{2}Cl(g) \longrightarrow HCl(g)$　　$\Delta_r H_m^{\ominus} = -92.31\ kJ\cdot mol^{-1}$

显然该反应 $\Delta_f H_m^{\ominus}(HCl, g, 298.15K) = \Delta_r H_m^{\ominus} = -92.31\ kJ\cdot xmol^{-1}$。

根据上述生成焓的定义，则最稳定单质的标准摩尔生成焓等于零，即：$\Delta_f H_m^{\ominus}(T，最稳定单质) = 0$。值得注意的是，对于标准摩尔生成焓指定了压力为标准压力 $p^{\ominus}$，但是并没有指定温度，所以不同的反应温度下都对应有不同的值，但通常在没有注明温度时均是指反应温度为

298.15 K 时的数值。

若一个反应中的各个物质的生成焓都已知，则可求得整个反应的标准摩尔反应焓。例如，对于任一反应：

$$aA + dD \longrightarrow gG + hH$$

我们可以设计反应途径：

由于焓是系统的状态函数，反应的始、终态一致时，焓的变化值相等，则

$$\Delta_r H_1 + \Delta_r H_m^{\ominus} = \Delta_r H_2$$

$$\Delta_r H_m^{\ominus} = \Delta_r H_2 - \Delta_r H_1$$

而 $\quad \Delta_r H_1 = a\Delta_f H_{m,A}^{\ominus} + d\Delta_f H_{m,D}^{\ominus}$

$\quad \Delta_r H_2 = g\Delta_f H_{m,G}^{\ominus} + h\Delta_f H_{m,H}^{\ominus}$

$$\Delta_r H_m^{\ominus} = g\Delta_f H_{m,G}^{\ominus} + h\Delta_f H_{m,H}^{\ominus} - (a\Delta_f H_{m,A}^{\ominus} + d\Delta_f H_{m,D}^{\ominus})$$

则可得

$$= \sum_B \nu_B \Delta_f H_m^{\ominus}(B) \tag{1-38}$$

例 1-12 已知，反应 $C_2H_5OH(l) + 3O_2(g) \longrightarrow 2CO_2(g) + 3H_2O(l)$ 的反应热为 $-1367\ kJ$，试根据 $CO_2(g)$ 和 $H_2O(l)$ 的 $\Delta_f H_m^{\ominus}$ 计算 $C_2H_5OH(l)$ 在 298.15 K 时的标准摩尔生成焓。

解 根据题意分析可得

(1) $C(\text{石墨}) + O_2(g) \longrightarrow CO_2(g)$ $\qquad \Delta_r H_{m,1}^{\ominus} = -393.51\ kJ \cdot mol^{-1}$

(2) $H_2(g) + \dfrac{1}{2}O_2(g) \longrightarrow H_2O(l)$ $\qquad \Delta_r H_{m,2}^{\ominus} = -285.83\ kJ \cdot mol^{-1}$

反应(1)×2＋反应(2)×3 可得

(3) $2C(\text{石墨}) + 3H_2(g) + \dfrac{7}{2}O_2(g) \longrightarrow 2CO_2(g) + 3H_2O(l)$ $\qquad \Delta_r H_3$

$$\Delta_r H_3 = 2\Delta_r H_{m,1}^{\ominus} + 3\Delta_r H_{m,2}^{\ominus}$$

$$= 2 \times (-393.51) + 3 \times (-285.83)$$

$$= -1644.51\ (kJ \cdot mol^{-1})$$

反应(4)为

$\quad C_2H_5OH(l) + 3O_2(g) \longrightarrow 2CO_2(g) + 3H_2O(l)$ $\qquad \Delta_r H_4 = -1367\ kJ \cdot mol^{-1}$

反应(3)－反应(4)可得

$\quad 2C(\text{石墨}) + 3H_2(g) + \dfrac{1}{2}O_2(g) \longrightarrow C_2H_5OH(l)$ $\qquad \Delta_r H_m^{\ominus}$

$$\Delta_f H_m^{\ominus}(C_2H_5OH,l) = \Delta_r H_m^{\ominus} = \Delta_r H_3 - \Delta_r H_4$$
$$= -1644.51 - (-1367) = -277.51 \ (kJ \cdot mol^{-1})$$

3. 标准摩尔燃烧焓　绝大部分有机化合物不能由稳定单质直接生成，故其标准摩尔生成焓无法直接测得。但是有机化合物易燃烧，可以通过实验测定其燃烧反应的热效应。因此规定：在标准压力 $p^{\ominus}$ 和反应温度 T 下，1 摩尔物质完全燃烧为同温度下稳定产物时的标准摩尔焓变，称为该物质的**标准摩尔燃烧焓**(standard molar enthalpy of combustion)，用符号 $\Delta_c H_m^{\ominus}$ (B，相态，T) 表示。

定义中的完全燃烧是指被燃烧的物质变成最稳定的指定产物。例如，化合物中的 C 变为 $CO_2(g)$，H 变为 $H_2O(l)$，N 变为 $N_2(g)$，S 变为 $SO_2(g)$，Cl 变为 HCl(aq)，金属如 Ag 等都成为游离状态。根据以上定义，稳定产物的标准摩尔燃烧焓为零。

例如，在 298.15 K 及 $p^{\ominus}$ 下
$$CH_3COOH(l) + 2O_2(g) \longrightarrow 2CO_2(g) + 2H_2O(l) \quad \Delta_r H_m^{\ominus} = -874.54 kJ \cdot mol^{-1}$$

显然，该反应的产物均为标准摩尔燃烧焓定义中的指定产物，因此
$$\Delta_c H_m^{\ominus}(CH_3COOH,l,298.15K) = \Delta_r H_m^{\ominus} = -874.54 \ kJ \cdot mol^{-1}$$

对于标准摩尔燃烧焓指定了压力为标准压力 $p^{\ominus}$，但是并没有指定温度，所以不同的反应温度下都对应有不同的值，但通常在没有注明温度时均是指反应温度为 298.15 K 的数值。

由已知物质的标准摩尔燃烧焓可以求得化学反应的热效应，对化学反应
$$aA + dD \longrightarrow gG + hH$$

可以设计反应途径：

显然
$$\Delta_r H_m^{\ominus} + \Delta_r H_2 = \Delta_r H_1$$
$$\Delta_r H_m^{\ominus} = \Delta_r H_1 - \Delta_r H_2$$

而
$$\Delta_r H_1 = a\Delta_c H_{m,A}^{\ominus} + d\Delta_c H_{m,D}^{\ominus}$$
$$\Delta_r H_2 = g\Delta_c H_{m,G}^{\ominus} + h\Delta_c H_{m,H}^{\ominus}$$

则可得
$$\Delta_r H_m^{\ominus} = a\Delta_c H_{m,A}^{\ominus} + d\Delta_c H_{m,D}^{\ominus} - (g\Delta_c H_{m,G}^{\ominus} + h\Delta_c H_{m,H}^{\ominus})$$
$$= -\sum_B \nu_B \Delta_c H_m^{\ominus}(B) \tag{1-39}$$

从燃烧焓也可以求生成焓，特别是一些不能直接由单质合成的有机化合物。例如，求如下反应在 298.15 K 时，产物的标准摩尔生成焓。
$$C(s) + 2H_2(g) + \frac{1}{2}O_2(g) \longrightarrow CH_3OH(l)$$

该反应的焓变就是 $CH_3OH(l)$ 的标准摩尔生成焓，因此
$$\Delta_r H_m^{\ominus} = \Delta_f H_m^{\ominus}(CH_3OH,l)$$
$$= \Delta_c H_m^{\ominus}(C,s) + 2\Delta_c H_m^{\ominus}(H_2,g) - \Delta_c H_m^{\ominus}(CH_3OH,l)$$

4. 离子标准摩尔生成焓　对于有离子参加的化学反应，若已知每种离子的标准摩尔生成焓，则能计算出这类反应的热效应。由于溶液是电中性的，正负离子总是同时存在，因此无法

直接测得某种离子的标准摩尔生成焓。这样，必须建立新的相对标准作为参考点，通常规定：H^+在无限稀释时的标准摩尔生成焓为零，即

$$\frac{1}{2}H_2(g) \longrightarrow H^+(\infty,aq) + e^- \longrightarrow \Delta_f H_m^{\ominus}(H^+,aq,\infty) = 0$$

由此可求得其他各种离子在无限稀释时的离子标准摩尔生成焓。

例 1-13 已知 298.15 K 时的化学反应：

(1) $HCl(g) \xrightarrow{H_2O} H^+(aq,\infty) + Cl^-(aq,\infty)$ $\Delta_r H_m^{\ominus} = -75.14\ kJ \cdot mol^{-1}$

(2) $\frac{1}{2}Cl_2(g) + \frac{1}{2}H_2(g) \longrightarrow HCl(g)$ $\Delta_r H_m^{\ominus} = -92.31\ kJ \cdot mol^{-1}$

求 Cl^- 在无限稀释时的标准摩尔生成焓。

解 因为反应(1)+(2)可得

$$\frac{1}{2}Cl_2(g) + \frac{1}{2}H_2(g) \longrightarrow H^+(aq,\infty) + Cl^-(aq,\infty) \qquad \Delta_r H_m^{\ominus}$$

所以

$$\Delta_r H_m^{\ominus} = -75.14 + (-92.31) = -167.45(kJ \cdot mol^{-1})$$

而

$$\Delta_r H_m^{\ominus} = \Delta_f H_m^{\ominus}(H^+,aq,\infty) + \Delta_f H_m^{\ominus}(Cl^-,aq,\infty) - \frac{1}{2}\Delta_f H_m^{\ominus}(H_2,g) + \frac{1}{2}\Delta_f H_m^{\ominus}(Cl_2,g)$$

$$= 0 + \Delta_f H_m^{\ominus}(Cl^-,aq,\infty) - 0 - 0 = -167.45\ (kJ \cdot mol^{-1})$$

可得

$$\Delta_f H_m^{\ominus}(Cl^-,aq,\infty) = -167.45\ (kJ \cdot mol^{-1})$$

同理，可以得到其他各种离子的标准摩尔生成焓。

5. 溶解热与稀释热

1) 溶解热：溶解热是指在一定温度及压力下溶质溶解在一定量的溶剂中时所产生的热效应。在等压条件下，溶解热等同于焓值的变化，因此也被称为溶解焓。

溶解热又分为积分溶解热和微分溶解热。在等温等压不做非体积功的条件下，将物质的量为 n_B 的溶质 B 溶解于一定体积的溶剂 A 中形成一定浓度的溶液，若该过程的焓变为 $\Delta_{isol}H$，则溶质形成此浓度溶液的摩尔积分溶解热定义为

$$\Delta_{isol}H_m^{\ominus} = \frac{\Delta_{isol}H}{n_B} \tag{1-40}$$

通常积分溶解热可由实验直接测定。

微分溶解热则指维持 T、p 恒定的条件下，在给定浓度的溶液里加入 dn_B 溶质时产生的微量热效应。因为加入的溶质为极微量，影响很小，故此时溶液浓度可视为不变，溶质 B 在该浓度的摩尔微分溶解热定义为

$$\Delta_{dsol}H_m^{\ominus} = \left(\frac{\partial H}{\partial n_B}\right)_{T,p,n_A} = \left(\frac{\partial Q_p}{\partial n_B}\right)_{T,p,n_A} \tag{1-41}$$

2) 稀释热：稀释热也可分为积分稀释热和微分稀释热。积分稀释热是指把一定量的溶剂 A 加到一定量的溶液中的稀释过程产生的热效应，可用符号 $\Delta_{idil}H_m^{\ominus}$ 表示。其值可由积分溶解热获得：

$$\Delta_{idil}H_m^{\ominus} = \Delta_{idil}H_m^{\ominus}(c_2) - \Delta_{idil}H_m^{\ominus}(c_1)$$

式中，c_1、c_2 分别为始态和终态溶液的浓度。

微分稀释热指在一定浓度的溶液中加入 dn_A 溶剂时产生的微量热效应，此时溶剂改变量很微小，故溶液浓度也视为不变化。若 n_B 表示溶质的物质的量，则

$$\Delta_{\text{idil}}H_{\text{m}}^{\ominus} = \left(\frac{\partial H}{\partial n_{\text{A}}}\right)_{T,p,n_{\text{B}}} = \left(\frac{\partial Q_p}{\partial n_{\text{A}}}\right)_{T,p,n_{\text{B}}} \tag{1-42}$$

6. 热性质数据的测定 热容、相变热及燃烧热均可以通过实验测定,专门测定变化过程中产生的热效应,进而研究物理和化学变化中普遍规律的学科称为量热学。图 1-8(a) 是测定燃烧热的氧弹量热计,弹形反应器 A 置于水浴 B 中,水浴外为绝热装置,整个过程在恒容与绝热的条件下进行,测出的热效应为 Q_V。图 1-8(b) 为火焰量热计,被测物质与氧气同时流入并燃烧,整个仪器置于流动水浴中,测量水进出口温差,测出的热效应为 Q_p。图 1-8(c) 为热容测定仪,先用标准物测定仪器的热容,再测定待测物的热容。

(a)氧弹量热计　　　　(b)火焰量热计　　　　(c)热容测定仪

图 1-8　热效应的测定仪器

1.8.3　反应热与温度的关系——基尔霍夫方程

一般热力学手册上给出的均是 298.15 K 时的数据,实际上大多数的化学反应并非在 298.15 K 时进行。因此,需要找到反应热效应与温度的关系,才能从已知温度的热效应求得该反应在其他温度时的热效应。

设等压条件下有一化学反应,如果已知 T_1(通常指 T_1=298.15 K)时的反应热效应 $\Delta_{\text{r}}H_{\text{m}}^{\ominus}(T_1)$,求该反应在 T_2 时的反应热效应 $\Delta_{\text{r}}H_{\text{m}}^{\ominus}(T_2)$,设计反应途径如下:

$$
\begin{array}{ccc}
a\text{A}+d\text{D} & \xrightarrow{\Delta_{\text{r}}H_{\text{m}}^{\ominus}(T_2)} & g\text{G}+h\text{H} \\
\Big\downarrow \Delta H_1 & & \Big\uparrow \Delta H_2 \\
a\text{A}+d\text{D} & \xrightarrow{\Delta_{\text{r}}H_{\text{m}}^{\ominus}(T_1)} & g\text{G}+h\text{H}
\end{array}
$$

反应物温度由 T_2 变到 T_1,若该温度区间反应物没有相变化发生,则

$$\Delta H_1 = \int_{T_2}^{T_1} [aC_{p,\text{m}}(\text{A}) + dC_{p,\text{m}}(\text{D})]\text{d}T \tag{1-43}$$

产物温度由 T_1 改变到 T_2,若该温度区间产物没有相变发生,则

$$\Delta H_2 = \int_{T_1}^{T_2} [gC_{p,\text{m}}(\text{G}) + hC_{p,\text{m}}(\text{H})]\text{d}T \tag{1-44}$$

由于焓是状态函数,与反应的途径无关,只要系统的始、终态相同,则焓的变化值相等

$$\Delta_{\text{r}}H_{\text{m}}^{\ominus}(T_2) = \Delta H_1 + \Delta_{\text{r}}H_{\text{m}}^{\ominus}(T_1) + \Delta H_2$$

将式(1-43)和式(1-44)代入上式中可得

$$\Delta_r H_m^\ominus (T_2) = \int_{T_2}^{T_1} [aC_{p,m}(A) + dC_{p,m}(D)]dT + \Delta_r H_m^\ominus (T_1) + \int_{T_1}^{T_2} [gC_{p,m}(G) + hC_{p,m}(H)]dT \tag{1-45}$$

$$= \Delta_r H_m^\ominus (T_1) + \int_{T_1}^{T_2} \Delta C_p dT$$

式中，ΔC_p 为产物等压热容总和与反应物等压热容总和之差，即

$$\Delta C_p = [gC_{p,m}(G) + hC_{p,m}(H)] - [aC_{p,m}(A) + dC_{p,m}(D)] = \sum_B v_B C_{p,m}(B)$$

式(1-45)是定积分的形式，也可以写成不定积分形式

$$\Delta_r H_m^\ominus (T) = \int \Delta C_p dT + 常数 \tag{1-46}$$

式(1-45)和式(1-46)均称为**基尔霍夫定律**(Kirchhoff's law)，利用该定律可以由化学反应某温度下的反应焓变计算该反应另一温度下的反应焓变。同时利用该定律可以判断反应热效应随温度的变化情况，若 $\Delta C_p = 0$，则反应热不随温度而变；若 $\Delta C_p < 0$，则反应热随温度升高而减小；若 $\Delta C_p > 0$，则反应热随温度升高而增大。

当温度变化范围不大时，ΔC_p 可视为常数，则式(1-45)可写成

$$\Delta_r H_m^\ominus (T_2) = \Delta_r H_m^\ominus (T_1) + \Delta C_p (T_2 - T_1) \tag{1-47}$$

此时，各物质的等压热容是 T_1 到 T_2 温度区间内的平均值。

当温度变化范围较大时，因为 $C_{p,m} = a + bT + cT^2 + \cdots$，则 ΔC_p 是与温度有关的函数

$$\Delta C_p = \Delta a + \Delta bT + \Delta cT^2 + \cdots$$

式中，$\Delta a = \sum_B v_B b(B), \Delta b = \sum_B v_B a(B), \Delta c = \sum_B v_B c(B), \cdots$

倘若 T_1 到 T_2 温度区间内，反应物或产物有相变化发生，则由于等压热容与温度的关系不再是连续的函数关系，因此要在相变化前后进行分段积分，并加上相变热。

例 1-14 试求 1 kg 石墨在 400.15 K，$p^\ominus$ 下与过量 $CO_2(g)$ 反应，完全生成 $CO(g)$ 的反应热。已知：石墨、$CO_2(g)$、$CO(g)$ 在 298.15 K 时的标准摩尔生成焓分别为 0、$-393.5 \text{ kJ} \cdot \text{mol}^{-1}$、$-110.5 \text{ kJ} \cdot \text{mol}^{-1}$，平均标准摩尔等压热容分别为 8.6 $\text{J} \cdot \text{K}^{-1} \cdot \text{mol}^{-1}$、37.1 $\text{J} \cdot \text{K}^{-1} \cdot \text{mol}^{-1}$、29.1 $\text{J} \cdot \text{K}^{-1} \cdot \text{mol}^{-1}$。

解 根据已知数据可得反应

$$C(石墨) + CO_2(g) \longrightarrow 2CO(g)$$

在 298.15 K 时的标准摩尔反应焓：

$$\Delta_r H_m^\ominus (298.15 \text{ K}) = \sum_B v_B \Delta_f H_{m,B}^\ominus$$

$$= 2 \times (-110.5) - (-393.5) - 0 = 172.5 (\text{kJ} \cdot \text{mol}^{-1})$$

$$\Delta C_p = \sum_B v_B C_{p,m}(B)$$

$$= 2 \times 29.1 - 37.1 - 8.6 = 12.5 (\text{J} \cdot \text{K}^{-1} \cdot \text{mol}^{-1})$$

应用基尔霍夫定律，可得该反应在 400.15 K 时的反应焓：

$$\Delta_r H_m^\ominus (400.15 \text{K}) = \Delta_r H_m^\ominus (298.15 \text{K}) + \Delta C_p (T_2 - T_1)$$

$$= 172.5 \times 10^3 + 12.5 \times (400.15 - 298.15) = 17.4 (\text{kJ} \cdot \text{mol}^{-1})$$

1 kg 石墨完全反应的反应热为

$$Q_p = \Delta_r H = \frac{1000}{12} \times 17.4 = 1450.0 (\text{kJ})$$

知识扩展

热力学第一定律的实质就是能量守恒定律,生命系统涉及的一切生命活动也必须遵循其定律,因此不论是单细胞动、植物还是多细胞复杂的人类,其一切生命活动均不能凭空创造能量。生物能学(bioenergentics)就是专门研究生命系统内能量流动和能量转化规律的一门科学,生物能学完全是建立在热力学基础上的。

但与经典热力学不同的是,生物体是一个非常复杂的敞开系统。例如,人体通过其呼吸和消化系统不断与环境进行物质和能量的交换,因此适用于人体的热力学第一定律应表示为

$$\Delta U = Q + W + U_{\mathrm{m}}$$

式中,U_{m}为物质带入或带出人体时相应的能量。

生物体在能量代谢过程中,一部分能量合成高能量的三磷酸腺苷(ATP)储能于生物体内,另一部分能量以热的形式散发成为代谢热以及用于做功(如心脏不断做功以维持体内血液循环,为维持神经信号传递做电功,劳作或锻炼时做机械功等)。生物体内物质的浓度很低,所以生化反应的热效应也很小,因此,一般的绝热式量热计无法测量其值,只能运用微量量热技术,采用高灵敏度的精密微量量热计,以热电偶功率补偿法准确测量系统与环境之间的温差,再由补偿功率随时间的变化得出热谱图,最后根据图解积分法求得生化反应过程的热量。因此热谱图的形状可提供生物体新陈代谢的重要信息。例如,采用微量量热法连续测量细菌生长过程中的热效应的变化,可获得细菌生长的热谱图,为细菌代谢和生长特性的研究提供有用的数据;研究药物与肿瘤细胞作用的热效应变化,获得的热谱图可以为抗肿瘤药物的筛选提供重要依据。随着精密微量量热技术的发展,人类将探知更多的机体生理活动机制,解释更多的生命现象之谜。

关 键 词

热力学 thermodynamics	循环过程 cyclic process
系统 system	自由膨胀 free expansion
环境 surroundings	绝热过程 adiabatic process
敞开系统 open system	功 work
封闭系统 closed system	热 heat
孤立系统 isolated system	热力学能 thermodynamic energy
广度性质 extensive property	焓 enthalpy
强度性质 intensive property	热力学第一定律 first law of thermodynamics
状态函数 state function	准静态过程 quasi-static process
状态方程 equation of state	可逆过程 reversible process
热力学平衡态 thermodynamics equilibrium state	热容 heat capacity
过程 process	反应进度 extent of reaction advancement
途径 path	盖斯定律 Hess's law
等温过程 isothermal process	标准摩尔生成焓 standard molar enthalpy of formation
等压过程 isobaric process	标准摩尔燃烧焓 standard molar enthalpy of combustion
等容过程 isochoric process	基尔霍夫定律 Kirchhoff's law

本章内容小结

热力学第一定律就是能量守恒定律，对于封闭系统 $\Delta U = Q + W$，微小变化则为 $dU = \delta Q + \delta W$。这里要注意热力学能 U 为状态函数，满足状态函数的特征，但 W 和 Q 不是状态函数，与系统变化的途径有关。所以 Q 和 W 的计算必须依照实际过程进行，Q 由热容计算或由热力学第一定律求得，体积功计算使用公式 $W = -\int_{V_1}^{V_2} p_e dV$ 求得。

热力学第一定律应用于等容过程，在非体积功为零 $(W' = 0)$ 的情况下有：$Q_V = \Delta U$；热力学第一定律应用于等压过程，在非体积功为零 $(W' = 0)$ 的情况下有：$Q_p = \Delta H(H$ 的定义：$H = U + pV)$。

热力学第一定律在理想气体简单状态变化过程中的应用：①焦耳实验证明理想气体的热力学能和焓仅仅是温度的函数；②理想气体 $C_p - C_V = nR$；③理想气体不做非体积功的绝热可逆过程运用绝热可逆过程方程式进行讨论。

热力学第一定律对于相变过程的应用要区分可逆相变和不可逆相变，对于不可逆相变过程，可运用状态函数与途径无关的原则设计途径求得相关量。

热力学第一定律对于化学变化过程的应用，可利用标准摩尔生成焓、标准摩尔燃烧焓等计算标准摩尔反应焓变及标准摩尔反应热力学能变，对于非 298.15 K 下的反应可运用基尔霍夫定律求得其他温度下的标准摩尔反应焓变。

思考题与习题

1. 下列说法对吗？为什么？

(1)状态函数改变后，系统的状态一定改变；反之，系统的状态改变后，所有状态函数也一定随之变化。

(2)绝热刚性容器一定是孤立系统。

(3)盖斯定律说明反应的热效应只与系统的始态和终态有关，而与反应所经历的途径无关，说明 Q 也是状态函数。

(4)对于一封闭系统，其热与功的和只与系统始态、终态有关。

(5)当系统的温度升高时就一定吸热，而温度不变时，系统既不吸热也不放热。

2. 如下图(a)所示在绝热装置的水浴中放入盛有 NaOH 的烧杯，打破烧杯中装有稀盐酸液体的小玻璃瓶，温度计是否有变化？图(b)是烧杯外装上了绝热装置，则温度计又如何变化？

(a)   (b)

3. 如右图所示，在一具有导热器的容器上部装有一可移动的活塞；当在容器中同时放入金属钠块及盐酸令其发生化学反应，以钠块与盐酸为系统时，系统的 Q、W 和 ΔU 是大于 0、小于 0 还是等于 0?

金属Na
HCl

4. 1 mol 理想气体从 60℃、0.02 m³ 经过下述四个过程变为 60℃、0.1 m³：(1)等温可逆膨胀；(2)自由膨胀；(3)等外压为终态压力下膨胀；(4)等温下先以外压等于气体体积为 0.05 m³ 时的压力膨胀至 0.1 m³，再以外压等于终态压力下膨胀至 0.1 m³。求各过程系统所做的体积功。

5. 判断下列过程哪些是可逆过程：

(1)理想气体真空膨胀；

(2)–5℃过冷水在 101.325 kPa 下蒸发为同温同压下的水蒸气；

(3)液态水在其冰点凝结为同温同压下的固体冰；

(4)在 25℃下将等物质的量的氮气和氢气混合。

6. 试证明理想气体：

(1) $\left(\dfrac{\partial C_V}{\partial V}\right)_T = 0$;

(2) $\left(\dfrac{\partial C_p}{\partial P}\right)_T = 0$

7. 试证明 1 mol 理想气体在恒压下升温 1 K 时，系统对环境所做的功等于 $-R$(R 为摩尔气体常量)。

8. 1 mol 单原子分子理想气体由 273.15 K、202.65 kPa，沿 $pT=$常数可逆途径压缩到终态压力为 405.3 kPa，求此过程的 Q、W、ΔU、ΔH。

9. 一定量理想气体置于一绝热的带活塞气缸中，气体由 298.15 K、26.31 L 经过绝热可逆过程膨胀至 273.15 K、30 L，试判断该理想气体是何种理想气体?

10. 在 1127.15 K 和 101.325 kPa 下，1 mol $Na_2O(s)$ 向真空升华为同温同压下的蒸气，求此过程的 Q、W、ΔU、ΔH。若已知在该条件下 $Na_2O(s)$ 的气化热为 9858 kJ·mol⁻¹，同时其蒸气可视为理想气体。

11. 已知苯在 101.325 kPa 下的熔点为 5℃，若已知在 5℃时，$\Delta_{sub}H_m^{\ominus} = 9916$ J·mol⁻¹，液态苯和固态苯的标准摩尔等压热容($C_{p,m}^{\ominus}$)分别为 126.78 J·K⁻¹·mol⁻¹ 和 122.56 J·K⁻¹·mol⁻¹，试计算在 101.325 kPa、0℃下苯的 $\Delta_{sub}H_m^{\ominus}$。

12. 氢气和氮气在绝热钢瓶内反应生成氨气，若以钢瓶及内部物质为系统，判断系统的 ΔU 和 ΔH 的情况（大于 0、小于 0 或等于 0)。

13. 在 298.15 K 及标准压力下，下列反应的热效应分别为

(1) $CH_4(g) + 2O_2(g) \longrightarrow CO_2(g) + 2H_2O(l)$　　　$\Delta_r H_{m,1}^{\ominus} = -890.31$ kJ·mol⁻¹

(2) $H_2(g) + \dfrac{1}{2}O_2(g) \longrightarrow H_2O(l)$　　　$\Delta_r H_{m,2}^{\ominus} = -285.83$ kJ·mol⁻¹

(3) $\dfrac{1}{2}H_2(g) + \dfrac{1}{2}Cl_2(g) \longrightarrow HCl(g)$　　　$\Delta_r H_{m,3}^{\ominus} = -92.31$ kJ·mol⁻¹

(4) $CH_3Cl(g) + \dfrac{3}{2}O_2(g) \longrightarrow CO_2(g) + H_2O(l) + HCl(g)$　　　$\Delta_r H_{m,4}^{\ominus} = -686.20$ kJ·mol⁻¹

试计算反应 $CH_4(g) + Cl_2(g) \longrightarrow CH_3Cl(g) + HCl(g)$ 的 $\Delta_r H_{m,5}^{\ominus}$。

14. 已知下列各反应在 298.15 K 时的热效应

(1) $Na(s) + \dfrac{1}{2}Cl_2(g) \longrightarrow NaCl(s)$　　　$\Delta_r H_{m,1}^{\ominus} = -411.153$ kJ·mol⁻¹

(2) $H_2(g) + S(正交硫) + 2O_2(g) \longrightarrow H_2SO_4(l)$ $\Delta_r H_{m,2}^{\ominus} = -813.989 \text{ kJ} \cdot \text{mol}^{-1}$

(3) $2Na(s) + S(正交硫) + 2O_2(g) \longrightarrow Na_2SO_4(s)$ $\Delta_r H_{m,3}^{\ominus} = -1387.08 \text{ kJ} \cdot \text{mol}^{-1}$

(4) $\frac{1}{2}H_2(g) + \frac{1}{2}Cl_2(g) \longrightarrow HCl(g)$ $\Delta_r H_{m,4}^{\ominus} = -92.307 \text{ kJ} \cdot \text{mol}^{-1}$

求反应 $2NaCl(s) + H_2SO_4(l) \longrightarrow Na_2SO_4(s) + 2HCl(g)$ 在 298.15 K 时的 $\Delta_r H_m^{\ominus}$ 和 $\Delta_r U_m^{\ominus}$。

15. 在 298.15 K、$p^{\ominus}$ 下液态水的标准摩尔生成焓为 -285.83 kJ·mol^{-1}，在 373.15 K，$p^{\ominus}$ 下液态水蒸发为气态水蒸气吸热 40.67 kJ·mol^{-1}。若已知在 298.15～400.15 K 温度范围内 $H_2(g)$、$O_2(g)$ 和 $H_2O(l)$ 的标准摩尔等压热容 ($C_{p,m}^{\ominus}$) 分别为 28.85 J·K^{-1}·mol^{-1}、29.12 J·K^{-1}·mol^{-1} 和 75.29 J·K^{-1}·mol^{-1}。求 373.15 K 时 $H_2O(g)$ 的标准摩尔生成焓。

(邓 萍)

第2章 热力学第二定律与化学平衡

1. 掌握：热力学第二定律的本质，能够利用热力学判据(熵判据、亥姆霍兹自由能判据和吉布斯自由能判据)判断过程的方向及限度。

2. 掌握：多组分系统偏摩尔量及化学势的定义及应用。

3. 掌握：化学反应的平衡条件以及化学平衡的影响因素，能够利用化学反应等温方程式及平衡常数进行相关计算。

4. 熟悉：各种热力学函数之间的基本关系，熟练计算理想气体简单状态变化过程、相变化过程以及化学变化过程的熵变及吉布斯自由能变。

5. 了解：热力学第三定律以及熵的物理意义，了解不同反应系统中标准平衡常数的各种表示方法。

自然界所发生的一切过程都必须遵循热力学第一定律，即能量守恒定律。但遵循了热力学第一定律的过程是否都能发生呢？人们在长期实践中发现，不违背能量守恒定律的很多过程在自然条件下并不能够发生。例如，热可以自动地从高温物体传向低温物体，直至两物体的温度相等，而其逆过程即热从低温物体传向高温物体的过程却不能够自动进行，虽然该过程也并不违反热力学第一定律。事实表明，自然界中发生的一切过程都具有方向性和限度。热力学第一定律只能指出变化过程中能量的守恒和转化关系，但不能指出变化的方向和限度。对于像上述热传导的简单例子可以通过常识进行判断，但对于复杂的变化过程，如某个化学反应，其在给定条件下向着正反应方向进行还是向着逆反应方向进行，以及进行到什么程度，需由热力学第二定律解决。

将热力学第二定律的基本原理应用于化学反应，即可解决化学反应进行的方向和限度、平衡条件，以及影响化学平衡的因素等问题。这些研究对于优化反应条件、了解生产潜力、降低生产成本等方面具有重大的现实意义。

2.1 自发过程

在一定条件下，无需借助任何外力就能自动发生的过程即为**自发过程**(spontaneous process)。相反，系统必须通过外力介入才能发生的过程为非自发过程。自发过程具有以下特点：

(1)一切自发过程都具有确定的方向和限度。水自发地从高处流向低处，直到两处水位高度相等；气体自发地从高压区向低压区运动，直到各处压力相等；溶液中的溶质分子自发地从高浓度区向低浓度区扩散，直到各处浓度相等；电流自发地从高电势端流向低电势端，直到导体两端的电势相等。这些自发过程都具有确定的、单一的方向和限度，而其限度即为在该条件下系统的平衡状态。自发过程的逆过程为非自发过程，必须借助外力才可能发生。

(2)一切自发过程都是热力学的不可逆过程。自发过程具有不可逆性，一个自发过程发生后，可以借助外力使变化逆向进行，从而使系统恢复原状。例如，热传递过程发生后，通过制冷机可以使热反向流动，从而使系统复原；水流过程发生后，可借助水泵将水由低水位转移至高水位，从而使系统复原；理想气体向真空膨胀后，经过等温压缩可以使气体恢复原状。在以上各例中，虽然系统都恢复了原状，但对于环境来说，都是付出了功，得到了等量的热。若要使环境也恢复到原状，则取决于能否将环境得到的热不付代价地全部转化为功。实践表明，所有自发过程的热力学可逆与否的问题，最终都可以归结为"在不付出任何代价的情况下，热能否全部转变为功"这一共同问题。人类经验证明，功和热的转换具有方向性，功可以自发地不付代价地全部转化为热，而热却不能不付代价地全部转化为功。换言之，要使热全部转化为功，必然引起其他变化。由此可以得出结论，一切自发变化都是热力学的不可逆过程，这是自发过程的共同特征，而其本质是功与热转化的不可逆性。

(3)一切自发过程均具有做功的能力。水从高水位向低水位的自发流动过程可用于水力发电；高温热源向低温热源的自发热传导过程可使热机做功；高浓度向低浓度自发扩散的过程可用于制备浓差电池做电功；自发进行的化学反应也可做成原电池而做电功。随着自发过程的进行，高度差、温度差、浓度差等逐渐减小，系统做功的能力也逐渐降低，直至达到平衡，此时系统即丧失做功能力。

2.2 热力学第二定律

热力学第二定律(second law of thermodynamics)是人们在研究自发过程不可逆性本质的过程中提出的关于自发过程的方向和限度的规律。热力学第二定律有多种表述，其中最具代表性的是克劳修斯(Clausius)和开尔文(Kelvin)的表述。

1850 年，克劳修斯从热传导的不可逆性角度阐述了热力学第二定律，即"不可能把热从低温物体传到高温物体而不引起其他变化"。此处需要注意的是，并不是说不能将热从低温物体传到高温物体，而是说若要发生这样的过程，必定会引起某种变化作为代价。制冷机就是将热从低温物体传到高温物体的设备，图 2-1 是其工作原理示意图。在制冷机的一次工作循环过程中，环境对制冷机做功 W，制冷机从低温物体吸取热量 Q_1，传递给高温物体(环境)的热量为 Q_2，而 $Q_2 = Q_1 + W$，即制冷机经过一次循环后，将热量 Q_1 从低温物体传给高温物体，而对于环境而言，失去了 W 大小的功而得到了等量的热。这就是热从低温物体传到高温物体所"引起的其他变化"。

图 2-1 制冷机工作原理

1851 年，开尔文从热功转换的不可逆性角度阐述了热力学第二定律，即"不可能从单一热源取出热使之完全变成功，而不发生其他变化"。此说法的重点依然是"不发生其他变化"，即不可简单片面地理解为"功可以完全变成热，而热不能完全变为功"。这里并不是说热不能完全转变为功，而是指在不产生任何变化的条件下，热不能完全转变为功。例如，理想气体的等温膨胀过程就是将从单一热源吸收的热全部转化成了功，但其结果是气体的体积变大了，这就是该过程"发生的其他变化"。开尔文的说法也可表述为"第二类永动机是不可能造成的"。第二类永动机是指一种能够从单一热源吸热并使之不付代价地全部转变为功的机器。这种机器并不违反能量守恒定律，但实践证明是永远造不成的。

热力学第二定律的各种表述均是从不同角度表达某种过程的不可逆性和单向性，尽管内容有所差别，但各种表述的实质是等效的。自发过程伴随着系统做功能力的降低，能量蜕变为更分散、更无序的形式，虽然过程中总能量是守恒的，但能量的形式发生了变化，质量降低。

2.3　熵函数及热力学第二定律的数学表达式

2.3.1　卡诺循环和卡诺定理

1. 卡诺循环　热机是指将热能(热)转变为机械能(功)的装置。19 世纪初，热机的效率还很低，大部分的能量被浪费，工程师们竞相研究可提高热机效率的方法，但一直没能找到提高热机效率的根本途径以及弄清热机效率的极限是多少。直到 1824 年,法国工程师卡诺(S.Carnot)才从理论上回答了这一问题。卡诺在论文《论火的动力》中提出，热机即便是在最理想的情况下，也不可能把吸收的热全部转化为功，即热机效率不能无限制地提高，存在一个极限。

热机必须在两个热源之间循环工作，卡诺将此循环理想化，设计了一个理想热机，即以理想气体为工作介质的由四步可逆过程构成的循环，人们称为**卡诺循环**(Carnot cycle)。如图 2-2 所示，卡诺循环包括：①等温(T_2)可逆膨胀($A{\to}B$)；②绝热可逆膨胀，温度由 T_2 降为 T_1($B{\to}C$)；③等温(T_1)可逆压缩($C{\to}D$)；④绝热可逆压缩，温度由 T_1 变为 T_2($D{\to}A$)。在此循环过程中，理想气体从高温热源(T_2)吸收热量 Q_2，一部分用于做功 W，一部分放热 Q_1 给低温热源(T_1)。

图 2-2　卡诺循环

接下来，我们来分析卡诺热机的效率问题。卡诺热机的效率是指循环完成后热机所做的功与其从高温热源所吸收的热量之比。

(1)$A{\to}B$ 等温可逆膨胀：状态为 A 的理想气体，与高温热源(T_2)接触，经等温可逆膨胀到状态 B，系统从高温热源吸热 Q_2，对环境做功 W_1。因理想气体的等温变化过程，$\Delta U_1 = 0$，故可得

$$Q_2 = -W_1 = \int_{V_1}^{V_2} p\mathrm{d}V = nRT_2 \ln \frac{V_2}{V_1}$$

其值为曲线 AB 下方的面积。

(2)$B{\to}C$ 绝热可逆膨胀：系统由状态 B 经绝热可逆膨胀至状态 C，温度由 T_2 降至 T_1，系统对环境做功 W_2。绝热过程 $Q = 0$，则

$$W_2 = \Delta U_2 = \int_{T_2}^{T_1} C_V \mathrm{d}T$$

其值为曲线 BC 下方的面积。

(3)$C{\to}D$ 等温可逆压缩：系统与低温热源(T_1)接触，由状态 C 经等温可逆压缩至状态 D，系统向低温热源(T_1)放热 Q_1，同时接受环境做的功 W_3。因理想气体的等温变化过程，$\Delta U_3 = 0$，故

$$Q_1 = -W_3 = \int_{V_3}^{V_4} p\mathrm{d}V = nRT_1 \ln \frac{V_4}{V_3}$$

环境对系统所做的功 W_3 为曲线 CD 下方的面积。

(4)$D{\to}A$ 绝热可逆压缩：系统由状态 D 经绝热可逆压缩回到状态 A，温度由 T_1 升回至 T_2，因该过程 $Q = 0$，环境所做的功 W_4 全部用于增加系统的热力学能，即

$$W_4 = \Delta U_4 = \int_{T_1}^{T_2} C_V \mathrm{d}T$$

其值为曲线 DA 下方的面积。

以上四步过程构成一可逆循环，系统回到始态，$\Delta U = 0$。整个过程系统所做的总功 W，即

图 2-2 中四条曲线围成的面积 $ABCD$，与系统的总热之间存在如下关系

$$-W = Q_1 + Q_2 \tag{2-1}$$

系统所做的总功为

$$\begin{aligned}
W &= W_1 + W_2 + W_3 + W_4 \\
&= -nRT_2 \ln \frac{V_2}{V_1} + \int_{T_2}^{T_1} C_V dT - nRT_1 \ln \frac{V_4}{V_3} + \int_{T_1}^{T_2} C_V dT \\
&= -nRT_2 \ln \frac{V_2}{V_1} - nRT_1 \ln \frac{V_4}{V_3}
\end{aligned} \tag{2-2}$$

因过程(2)和(4)都是理想气体的绝热可逆过程，故有

$$T_2 V_2^{\gamma-1} = T_1 V_3^{\gamma-1}$$
$$T_2 V_1^{\gamma-1} = T_1 V_4^{\gamma-1}$$

两式相除，得

$$\frac{V_2}{V_1} = \frac{V_3}{V_4}$$

代入式(2-2)，得

$$W = -nRT_2 \ln \frac{V_2}{V_1} + nRT_1 \ln \frac{V_2}{V_1} = -nR(T_2 - T_1) \ln \frac{V_2}{V_1}$$

热机效率指热机对环境所做的功(取绝对值)与热机从高温热源吸取的热(Q_2)之比，用 η 表示。即

$$\eta = \frac{-W}{Q_2} = \frac{Q_2 + Q_1}{Q_2} = 1 + \frac{Q_1}{Q_2} \qquad (Q_1 < 0) \tag{2-3}$$

因此，卡诺热机的效率为

$$\eta_r = \frac{-W}{Q_2} = \frac{nR(T_2 - T_1) \ln \frac{V_2}{V_1}}{nRT_2 \ln \frac{V_2}{V_1}} = \frac{T_2 - T_1}{T_2} = 1 - \frac{T_1}{T_2} \tag{2-4}$$

由此可知，卡诺热机的效率只与两热源的温度相关，两热源的温差越大，热机效率越高，热量的利用越完全，这就从理论上为提高热机效率指明了方向；当 $T_1 = T_2$ 时，热机的效率为 0，即热不能转化为功，表明热机必须工作于两个不同温度的热源之间；由于绝对零度不可能达到，即 T_1 不可能为 0，因此热机效率总是小于 1，想使热机效率达到 100%的做法一定是徒劳的。

2. 卡诺定理　在设计了卡诺循环之后，卡诺又提出了著名的卡诺定理：在同一组高温热源和低温热源之间工作的所有热机，以可逆热机的效率最高。卡诺定理解决了热机所能达到的最高效率的问题。卡诺定理虽发表于热力学第二定律确立之前，但要证明其正确性还需用到热力学第二定律。采用反证法证明卡诺定理如下：

假设在两个热源之间有两台热机在工作，一台为可逆热机，用 r 表示；另一台为任意热机，用 i 表示。调节两个热机，使它们所做的功相等，即 $W_r = W_i = W$。在完成一次循环的过程中，可逆热机 r 从高温热源吸热 Q_r，做功 W，放热 $Q_r - W$ 到低温热源，其热机效率 $\eta_r = W/Q_r$(W 取绝对值)；任意热机 i 从高温热源吸热 Q_i，做功 W，放热 $Q_i - W$ 到低温热源，其热机效率 $\eta_i = W/Q_i$。

现假设任意热机的效率大于可逆热机，即

$$\eta_i > \eta_r \quad \text{或} \quad \frac{W}{Q_i} > \frac{W}{Q_r}$$

由此可得 $Q_r > Q_i$。

现以任意热机 i 带动可逆热机 r，使可逆热机逆向运转，运转所需之功 W 由热机 i 提供，

如图 2-3 所示。可逆热机 r 接受 W 的功，从低温热源吸热 $Q_r - W$，放热 Q_r 到高温热源。两热机组合完成一次循环后，两机均复原，除了在两热源之间有热量交换外，没有引起其他变化。

从低温热源吸收的热为 $\quad (Q_r - W) - (Q_i - W) = Q_r - Q_i > 0$

高温热源所得到的热为 $\quad\quad\quad\quad Q_r - Q_i > 0$

即净结果是热从低温热源传到高温热源而没有发生其他变化，这有悖于热力学第二定律的克劳修斯说法，所以假设 $\eta_i > \eta_r$ 不能成立。

图 2-3 卡诺定理的证明

因此有

$$\eta_i \leqslant \eta_r \tag{2-5}$$

这就证明了卡诺定理的正确性。

根据卡诺定理还可以得出以下推论：工作于同温高温热源和同温低温热源之间的所有可逆热机的效率相等，且与热机中的工作介质无关。可证明如下：假设 Ⅰ 和 Ⅱ 是工作于同一组热源之间的两个可逆热机，其中的工作介质不同。采用证明卡诺定理的相同方法，先用可逆机 Ⅰ 带动可逆机 Ⅱ，可得 $\eta_I \leqslant \eta_{II}$；反之，若用可逆机 Ⅱ 带动可逆机 Ⅰ，则可得 $\eta_I \geqslant \eta_{II}$。要使两个不等式同时成立，则必有 $\eta_I = \eta_{II}$。

据此，以理想气体为工作介质的卡诺热机(可逆热机)的效率公式 $\eta_r = (T_2 - T_1)/T_2$ 可以推广到任意的可逆热机。因此由卡诺定理和式(2-3)可得

$$\frac{T_2 - T_1}{T_2} \geqslant \frac{Q_2 + Q_1}{Q_2} \tag{2-6}$$

式中，不等号适用于不可逆热机，等号适用于可逆热机。

卡诺定理虽然讨论的是热机效率的问题，但它对热力学的发展起到了非常重要的作用，定理中的不等号定量地区分了可逆循环与不可逆循环，从而为熵函数的导出奠定了基础，而由熵函数得出的熵判据是自发过程方向和限度的最基本判据。

2.3.2 熵函数

克劳修斯从卡诺定理出发，经过严格的数学推导，得出了一个十分重要的物理量——熵函数。

对于卡诺循环过程，有 $\dfrac{T_2 - T_1}{T_2} = \dfrac{Q_2 + Q_1}{Q_2}$

整理可得

$$\frac{Q_1}{T_1} + \frac{Q_2}{T_2} = 0 \tag{2-7}$$

式中，$\dfrac{Q}{T}$ 称为"热温商"。式(2-7)说明，卡诺循环过程的热温商之和等于零。

对于有多个热源的任意可逆循环，情况又会是怎样的呢？下面来讨论一个任意的可逆循环过程。

图 2-4 任意可逆循环

如图 2-4 所示，一个任意可逆循环 A—B—A，可以用若干极为接近的可逆等温线和可逆绝热线，把整个封闭曲线分成许多个小的卡诺循环。图中虚线部分是两个相邻的小卡诺循环共同的部分。如图中虚线 cd，对于右边的小卡诺循环是绝热可逆压缩线，而对于左边的小卡诺循环是绝热可逆膨胀线，过程中的功刚好相互抵消。这样图中的小卡诺循环就构成了一条封闭折线，当小卡诺循环趋于无穷多个时，这些小卡诺循环的总效应与封闭曲线相当，即可以用众多的小卡诺循环来代替任意可逆循环。

对于每一个小卡诺循环，其热温商之和等于零，即

$$\frac{(\delta Q_1)_r}{T_1}+\frac{(\delta Q_2)_r}{T_2}=0\,,\quad \frac{(\delta Q_3)_r}{T_3}+\frac{(\delta Q_4)_r}{T_4}=0\,,\quad\cdots$$

式中，δQ_r 表示无限小的可逆过程的热交换量；T 为热源温度，即环境温度，在可逆过程中可用系统温度代替。将上列各式相加，得

$$\frac{(\delta Q_1)_r}{T_1}+\frac{(\delta Q_2)_r}{T_2}+\frac{(\delta Q_3)_r}{T_3}+\frac{(\delta Q_4)_r}{T_4}+\cdots=0$$

即

$$\sum\frac{(\delta Q_i)_r}{T_i}=0$$

或

$$\oint\frac{(\delta Q_i)_r}{T_i}=0 \tag{2-8}$$

由此可见，任意的可逆循环过程的热温商之和为零。

现假设有一任意可逆循环，如图 2-5 所示。从封闭曲线上任取两点 A、B，此时整个可逆循环可看作由 A→B 的可逆过程 I 和 B→A 的可逆过程 II 构成。因任意可逆循环过程的热温商之和为零，故可得

$$\int_A^B(\frac{\delta Q_r}{T})_I+\int_B^A(\frac{\delta Q_r}{T})_{II}=0$$

或

$$\int_A^B(\frac{\delta Q_r}{T})_I=-\int_B^A(\frac{\delta Q_r}{T})_{II}=\int_A^B(\frac{\delta Q_r}{T})_{II}$$

图 2-5 熵是状态函数

上式表明，从状态 A 到状态 B，沿途径 I 和途径 II 的热温商积分值相等。说明，可逆过程的热温商 $\frac{\delta Q_r}{T}$ 只与系统的始态和终态有关，而与途径无关。这完全符合某一状态函数的特征，克劳修斯将此状态函数定义为熵(entropy)，用符号 S 表示，单位为 $J\cdot K^{-1}$。

若用 S_A 和 S_B 分别代表状态 A 和状态 B 的熵，则

$$\Delta S=S_B-S_A=\int_A^B\frac{\delta Q_r}{T}\quad 或\quad \Delta S=\sum_i\left(\frac{\delta Q_i}{T_i}\right)_r \tag{2-9}$$

上式表明，系统由状态 A 到状态 B，ΔS 具有确定的值，即等于可逆过程的热温商之和。对于微小变化过程，可表示为

$$dS=\frac{\delta Q_r}{T} \tag{2-10}$$

式(2-10)是熵函数全微分的定义式。熵是状态函数，是系统的广度性质，具有加和性。

2.3.3 热力学第二定律的数学表达式

由卡诺定理可知，对于不可逆循环，式(2-6)应取大于符号，即

$$\frac{T_2-T_1}{T_2}>\frac{Q_2+Q_1}{Q_2}$$

变形可得

$$\frac{Q_1}{T_1}+\frac{Q_2}{T_2}<0 \tag{2-11}$$

同理，推广至任意的不可逆循环，式(2-11)可以表示为

$$\sum\left(\frac{\delta Q_i}{T_i}\right)_i<0 \tag{2-12}$$

式中，括号外下标"i"表示不可逆，T_i 表示热源温度，即环境的温度(对于不可逆过程，不能

用系统温度代替环境温度)。上式表明,对于任意的不可逆循环,
其热温商之和小于 0。

现假设有一循环过程由可逆过程 r 和不可逆过程 i 组成,如
图 2-6 所示。由于循环中存在不可逆步骤,因此,整个循环属
于不可逆循环过程。根据式(2-12)可得

$$\left(\sum_{A}^{B}\frac{\delta Q}{T}\right)_{i}+\left(\sum_{B}^{A}\frac{\delta Q}{T}\right)_{r}<0$$

因

$$\left(\sum_{B}^{A}\frac{\delta Q}{T}\right)_{r}=S_{A}-S_{B}$$

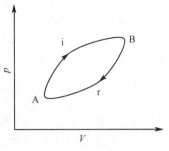

图 2-6　不可逆循环过程

可得

$$\Delta S = S_{B} - S_{A} > \left(\sum_{A}^{B}\frac{\delta Q}{T}\right)_{i} \tag{2-13}$$

由上式可知,不可逆过程的热温商之和小于过程的熵变。在相同的始态和终态之间,将式(2-9)
与式(2-13)合并,可得

$$\Delta S_{A\rightarrow B} - \sum_{A}^{B}\frac{\delta Q}{T}\geqslant 0 \quad 或 \quad dS-\frac{\delta Q}{T}\geqslant 0 \tag{2-14}$$

式(2-14)称为**克劳修斯不等式**(Clausius inequality),也是热力学第二定律的数学表达式。δQ
是实际过程中的热效应,T 是环境的温度。式中的等号适用于可逆过程,此时环境的温度等于
系统的温度;不等号适用于不可逆过程。系统发生某一状态变化,只要始、终态确定,则系统
的熵变 ΔS 确定。而变化过程可分为可逆过程和不可逆过程,系统熵变 ΔS 在数值上等于可逆过
程的热温商之和,而大于不可逆过程的热温商之和。换言之,将 ΔS 与实际过程的热温商之和
相比较,即可判别过程的可逆与否。

2.3.4　熵增加原理和熵判据

将克劳修斯不等式应用于绝热封闭系统和孤立系统,可得出著名的熵增加原理以及自发过
程方向和限度的重要判据——熵判据。

1. 绝热系统　对于绝热封闭系统中所发生的任何过程,由于 $\delta Q = 0$,所以根据克劳修斯不
等式有

$$\Delta S_{绝热}\geqslant 0 \tag{2-15}$$

显然,对于封闭系统中的绝热过程,若过程可逆,则熵不变,$\Delta S = 0$;若过程不可逆,则
系统的熵增加,$\Delta S > 0$。总之,在封闭系统的绝热过程中,系统的熵不可能减少,这就是**熵增
加原理**(principle of entropy increasing)。

必须指出的是,自发过程一定是不可逆过程,但不可逆过程却未必一定是自发过程,即可
能自发,也可能非自发。因绝热系统与环境虽无热量交换,但却可以通过做功交换能量,所以
式(2-15)只能判断绝热系统中发生的某过程是否可逆,但不能判断过程是否自发。

2. 孤立系统　对于孤立系统,系统与环境既无物质交换也无能量交换,排除了环境对系统
任何形式的干扰和影响。因此,孤立系统中发生的不可逆过程必然是自发过程。而孤立系统也
必然是绝热的,式(2-15)依然适用,可表示为

$$\Delta S_{孤立}\geqslant 0 \tag{2-16}$$

上式表明,孤立系统中的自发过程总是朝着熵值增大的方向进行,直到在该条件下系统熵
值达到最大,此时系统达到平衡,即孤立系统中自发过程的限度就是系统熵值达到最大。孤立
系统的熵永不减少,这是熵增加原理在孤立系统中的推广。

将克劳修斯不等式运用到孤立系统,通过熵变就解决了孤立系统中过程的方向和限度的判

断问题。然而，世界是物质的，物质是普遍联系的。在实际生活中，几乎无法找到绝对的孤立系统，这使得孤立系统熵增加原理的实际运用十分困难。为了解决这个问题，人们把系统和与系统密切相关的环境作为一个整体，当成一个大的孤立系统来处理。显然此时大的孤立系统依然服从熵增加原理，且熵具有广度性质，因此，该孤立系统的熵变等于系统的熵变加上环境的熵变，即

$$\Delta S_{孤立} = \Delta S_{系统} + \Delta S_{环境} \geq 0 \tag{2-17}$$

式(2-17)可作为判断自发过程方向和限度的依据，称为**熵判据**(entropy criterion)。对于任意系统，通过计算系统的熵变 $\Delta S_{系统}$ 和环境的熵变 $\Delta S_{环境}$ 便可判断过程的方向和限度。至此，用熵增加原理判别过程方向和限度的问题得以解决。

2.3.5 熵的物理意义

热力学是研究热现象的宏观理论，其研究对象是由大量分子组成的集合体。热力学理论以实验为基础，具有高度的可靠性和普遍性，但由于其并不关注研究对象的微观状态和微观结构，因此对一些热力学性质的微观意义并不能给出很好的解释，而这些对深入理解热力学函数的物理意义却是十分有益的。例如熵函数，虽然在热力学上给出了严格的定义，但它的本质是什么呢？经典热力学从宏观角度并不能给出答案，只有从微观角度，采用统计力学的方法才能给予回答，从而更深刻地理解热力学第二定律的本质。接下来我们将探讨从微观角度如何看待熵函数的物理意义。

1. 熵是系统混乱程度的量度　前已述及，凡是自发过程都是不可逆的，而一切不可逆过程都与热功转换的不等价性相联系，即功可以自发地全部转化为热，但在不引起其他变化的条件下热不能全部转化为功。如果从微观的角度来研究热功转化的问题，我们会发现，热是分子混乱运动的一种表现，分子相互碰撞的结果导致混乱程度增加；而功则与有方向的运动相联系，是有序的运动，因此功转变为热的过程是规则运动转化成无规则的运动，是向混乱度增加的方向进行。有序的运动可自发地向着无序的运动转变；反之，无序的运动却不会自动变为有序的运动，这就是不可逆过程的本质，即一切不可逆过程都是向着混乱度增加的方向进行，直至达到该条件下最混乱的状态。

当物质温度升高时，分子热运动加剧，分子的有序性减小，混乱度增加；对于气体的混合过程，混合后每种气体分子的运动范围扩大，分子的空间分布更加无序，系统混乱度增加；物质从固态经液态到气态，系统中大量分子的有序性降低，分子运动的混乱程度依次增加。这些混乱程度增加的过程，经计算表明也都是熵值增加的过程。通过更多类似的例子可以得出结论：熵是系统混乱程度的量度，这也正是熵的物理意义。

自发过程的方向是从熵值较小的有序状态向着熵值较大的无序状态进行，直至达到该条件下系统混乱度最大，即熵值最大的状态。这也是热力学第二定律所阐述的自发过程的本质。

2. 熵与热力学概率的关系——玻尔兹曼公式　熵是系统混乱程度的量度，但要进一步了解熵与混乱度之间的关系，就需要先了解热力学概率的概念。

大量分子构成的孤立系统，处于热力学平衡的宏观状态，由于分子运动的微观状态瞬息万变，对应于某一确定的热力学平衡态，可能出现许多的微观状态。通常把与某宏观状态所对应的微观状态数称作**热力学概率**(probability of thermodynamics)，用符号 Ω 表示。为了说明宏观状态与微观的热力学概率之间的关系，我们可做如下假设：将 4 个不同颜色的小球 a、b、c、d 分别放入两个体积相同的容器(Ⅰ、Ⅱ)中，有如表 2-1 所示的放入法。

表 2-1　小球的概率分布

宏观分配方式	微观分配状态		热力学概率(Ω)	概率分布
	I	II		
(4，0)	abcd		1	1/16
(3，1)	abc	d	4	4/16
	abd	c		
	acd	b		
	bcd	a		
(2，2)	ab	cd	6	6/16
	ac	bd		
	ad	bc		
	bc	ad		
	bd	ac		
	cd	ab		
(1，3)	d	abc	4	4/16
	c	abd		
	b	acd		
	a	bcd		
(0，4)		abcd	1	1/16

　　若将四个小球的每一种放入法看作一个微观状态，则由表 2-1 可知，该小球共有 16 种微观状态数，每一种微观状态出现的概率均相等，为 1/16。但 16 种微观状态所对应的宏观状态是 5 种，且每一种宏观状态对应的微观状态数并不相同，例如，宏观状态(2，2)这种均匀分布所具有的微观状态数最多，则这种均匀分布的宏观状态出现的概率分布最大，为 6/16。换言之，微观状态数越多，即热力学概率越大，其宏观状态出现的概率也越大。

　　若将以上小球换成 L(阿伏伽德罗常量)个气体分子，则其总的微观状态数就有 2^L 种。同小球的情况类似，全部分子集中在某一个容器中的状态只有一种，其概率为 $\left(\dfrac{1}{2}\right)^L$，其值非常小，从宏观上看就是气体全部集中于某一个容器的概率实际近似为零。而两个容器均匀分布的微观状态数最多，其概率接近于 1。这样如果最初所有气体分子都集中于容器 I，当抽掉容器 I 和 II 中间的隔板后，气体会逐渐地从概率趋近于 0 的状态变化到概率趋近于 1 的均匀分布状态，这是一个自发过程。

　　由此可见，在孤立系统中，自发过程总是由热力学概率小的状态向着热力学概率大的状态变化，直至热力学概率最大即平衡状态。这与孤立系统中的熵增加原理一致，系统的热力学概率 Ω 和系统的熵 S 有着相同的变化方向，可以推知两者之间存在某种函数关系，即 $S = f(\Omega)$。

　　设某一系统由 A、B 两部分组成，热力学概率分别为 Ω_A、Ω_B，相应的熵为 $S_A = f(\Omega_A)$、$S_B = f(\Omega_B)$，根据概率定理，系统的总概率等于各个部分概率的乘积，即 $\Omega = \Omega_A \Omega_B$。整个系统的熵等于各部分的熵之和，即

$$S = S_A + S_B = f(\Omega_A) + f(\Omega_B) = f(\Omega_A \Omega_B) = f(\Omega)$$

能够满足上述函数关系的只有对数函数，即

$$S = k \ln \Omega \tag{2-18}$$

　　这就是著名的**玻尔兹曼**(Boltzmann)公式，式中 k 为玻尔兹曼常量。玻尔兹曼公式是将系统的宏观物理量 S 与微观物理量 Ω 联系起来的重要桥梁。

2.4 熵变的计算

根据前面推导出的熵判据，对一任意系统，可以通过计算系统熵变和环境熵变来判断自发过程的方向和限度。接下来就是熵变的计算问题。

1. 环境熵变的计算 与系统相比，环境很大，相当于一个巨大的储热器。当系统状态发生变化时，其吸收和放出的热量对环境的影响极其微小，可近似地认为环境的温度、压力等均不发生变化，过程交换的热量对环境来说可视为可逆热，记作 $Q_{环境}$，且 $Q_{环境} = -Q_{系统}$。因此，环境熵变的计算公式为

$$\Delta S_{环境} = \frac{Q_{环境}}{T_{环境}} = -\frac{Q_{系统}}{T_{环境}} \tag{2-19}$$

2. 系统熵变的计算 与环境熵变的计算相比，系统熵变的计算就相对复杂一些。我们知道，熵是状态函数，其变化值只与始、终态有关，与变化途径无关。根据克劳修斯不等式，熵变等于可逆过程的热温商之和。因此，某一系统由状态 A 变化到状态 B，无论其实际过程是否可逆，我们都可以假设一种可逆过程来计算过程的热温商之和，其值就是该状态变化过程中的熵变。计算公式为

$$\Delta S_{系统} = S_B - S_A = \int_A^B \frac{\delta Q_r}{T} \tag{2-20}$$

2.4.1 理想气体简单状态变化过程系统熵变的计算

设 n mol 理想气体，由状态 A(p_1, V_1, T_1) 变化到状态 B(p_2, V_2, T_2)，根据公式(2-20)，其熵变为

$$\Delta S = \int_A^B \frac{\delta Q_r}{T} = \int_A^B \frac{dU - \delta W_{max}}{T} = \int_A^B \frac{dU + pdV}{T} = \int_{T_1}^{T_2} \frac{nC_{V,m}}{T}dT + \int_{V_1}^{V_2} \frac{nR}{V}dV \tag{2-21}$$

若在温度 T_1 到 T_2 的变化过程中，$C_{V,m}$ 和 $C_{p,m}$ 可视为常数，则上式可表示为

$$\Delta S = nC_{V,m}\ln\frac{T_2}{T_1} + nR\ln\frac{V_2}{V_1} \tag{2-22}$$

由理想气体状态方程 $V = \frac{nRT}{p}$ 和 $C_{p,m} - C_{V,m} = R$，上式可变为

$$\Delta S = nC_{p,m}\ln\frac{T_2}{T_1} - nR\ln\frac{p_2}{p_1} \tag{2-23}$$

式(2-22)和式(2-23)即为理想气体简单状态变化过程熵变的计算公式。

1. 理想气体等温过程的熵变计算 对于等温过程，$T_1 = T_2$，则式(2-22)和式(2-23)可简化为

$$\Delta S = nR\ln\frac{V_2}{V_1} = -nR\ln\frac{p_2}{p_1} \tag{2-24}$$

例 2-1 1 mol 理想气体，在 298.15 K 下，从 110 kPa 膨胀至 11 kPa，试分别求算下列两个不同过程的熵变，并判断过程的可逆性：(1)$p_e = 11$ kPa，(2)$p_e = 0$。

解 (1) $\Delta S_{系统} = -nR\ln\frac{p_2}{p_1} = -1\times8.314\times\ln\frac{11}{110} = 19.14(\text{J}\cdot\text{K}^{-1})$

因理想气体的等温变化过程 $\Delta U = 0$，故

$$Q = -W = p_e(V_2 - V_1) = p_e\left(\frac{RT}{p_2} - \frac{RT}{p_1}\right) = RTp_e\left(\frac{1}{p_2} - \frac{1}{p_1}\right)$$

$$= 8.314 \times 298.15 \times 11000 \times \left(\frac{1}{11000} - \frac{1}{110000}\right) = 2230.9(\text{J})$$

$$\Delta S_{环境} = -\frac{Q}{T_{环境}} = -\frac{2230.9}{298.15} = -7.48(\text{J} \cdot \text{K}^{-1})$$

$$\Delta S_{孤立} = \Delta S_{系统} + \Delta S_{环境} = 19.14 - 7.48 = 11.66(\text{J} \cdot \text{K}^{-1}) > 0$$

(2)因始、终态与(1)相同，所以过程(2)中所有状态函数的变化量与(1)相同，即 $\Delta U = 0$，$\Delta S_{系统} = 19.14\text{J} \cdot \text{K}^{-1}$。又因 $p_e = 0$，$W = 0$，故 $Q = -W = 0$，即 $\Delta S_{环境} = 0$

$$\Delta S_{孤立} = \Delta S_{系统} + \Delta S_{环境} = 19.14(\text{J} \cdot \text{K}^{-1}) > 0$$

以上计算表明，过程(1)和过程(2)均是自发的不可逆过程。

2. 理想气体变温过程的熵变计算　对于等容变温过程，$V_1 = V_2$，则由式(2-22)可得

$$\Delta S = nC_{V,m}\ln\frac{T_2}{T_1} \tag{2-25}$$

对于等压变温过程，$p_1 = p_2$，则由式(2-23)可得

$$\Delta S = nC_{p,m}\ln\frac{T_2}{T_1} \tag{2-26}$$

对于 p、V、T 同时变化的过程，可直接由式(2-22)或式(2-23)进行计算。

例 2-2　若 2 mol 某理想气体在等容条件下由 298.15 K 加热到 348.15 K，计算过程的熵变。已知在该温度范围内，该理想气体的 $C_{V,m} = 19.5\,\text{J} \cdot \text{K}^{-1} \cdot \text{mol}^{-1}$。

解　该过程为理想气体的等容变温过程，因此有

$$\Delta S = nC_{V,m}\ln\frac{T_2}{T_1}$$

$$= 2 \times 19.5 \times \ln\frac{348.15}{298.15} = 6.05(\text{J} \cdot \text{K}^{-1})$$

例 2-3　将 8 mol H_2 由 273.15 K、10^5 Pa 绝热压缩到 587.15 K、10^6 Pa，设 H_2 是理想气体。试求过程的熵变，并判断过程的可逆性。

解　这是理想气体 p、V、T 同时变化的过程，因已知始、终态的压力，故代入式(2-23)可得

$$\Delta S = nC_{p,m}\ln\frac{T_2}{T_1} - nR\ln\frac{p_2}{p_1} = 8 \times \frac{7}{2} \times 8.314 \times \ln\frac{587.15}{273.15} - 8 \times 8.314 \times \ln\frac{10^6}{10^5} = 25.00(\text{J} \cdot \text{K}^{-1})$$

在绝热过程中系统的熵增加，根据熵增加原理，该过程不可逆。

3. 理想气体混合过程的熵变计算　混合过程是十分常见的一种物理过程，如不同浓度溶液的混合、不同气体的相互混合等。下面讨论最简单的一种混合过程，即理想气体在等温等压下的混合。理想气体的等温等压混合过程，ΔU、Q 及 W 都等于零，且过程自发，混合熵大于零。由于理想气体分子间无相互作用，可分别计算不同理想气体在混合过程的熵变，再进行加和，即得混合过程的总熵变。

例 2-4　在 273.15 K 下用隔板将一密闭容器分隔为两部分，一边装有 1.5 mol、10^5 Pa 的 H_2，另一边装有 3 mol、10^5 Pa 的 N_2，如图所示。抽去隔板后，两种气体混合均匀，试求混合熵，并判断过程是否自发。

解 混合气体中，H_2 和 N_2 的分压分别为

$$p_{H_2} = px_{H_2} \qquad p_{N_2} = px_{N_2}$$

两种气体混合后的系统总压力与混合前 H_2 和 N_2 的压力相同，即均为 10^5 Pa，用 p 表示。H_2 在混合过程中经膨胀，压力由 p 变化到 p_{H_2}，这是理想气体的等温变化过程，因此有

$$\Delta S_{H_2} = -n_{H_2}R\ln\frac{p_{H_2}}{p} = -n_{H_2}R\ln x_{H_2} = -1.5 \times 8.314 \times \ln\frac{1.5}{1.5+3} = 13.70(\text{J}\cdot\text{K}^{-1})$$

同法，求算 N_2 的熵变可得

$$\Delta S_{N_2} = -n_{N_2}R\ln\frac{p_{N_2}}{p} = -n_{N_2}R\ln x_{N_2} = -3 \times 8.314 \times \ln\frac{3}{1.5+3} = 10.11(\text{J}\cdot\text{K}^{-1})$$

熵是广度性质，系统的熵是 H_2 和 N_2 的熵之和，因此有

$$\Delta S_{系统} = \Delta S_{H_2} + \Delta S_{N_2} = 13.70 + 10.11 = 23.81(\text{J}\cdot\text{K}^{-1})$$

因 $Q = 0$，故 $\Delta S_{环境} = 0$

$$\Delta S_{孤立} = \Delta S_{系统} + \Delta S_{环境} = 23.81 + 0 = 23.81(\text{J}\cdot\text{K}^{-1}) > 0$$

计算结果表明，上述混合过程总熵增加，是自发过程。

将例 2-4 的结果推广至多种理想气体在等温等压下的混合过程，即每种气体单独存在时的压力都相等且等于混合后气体的总压力，此混合过程熵变的计算通式可表示为

$$\Delta_{mix}S = -R\sum_{B}n_B\ln x_B$$

式中，x_B 为气体 B 的摩尔分数。对于实际气体，由于分子间存在相互作用，不能应用以上公式。

2.4.2　纯物质变温过程的熵变计算

熵是温度的函数，温度变化会引起系统熵的改变。在等容条件下，纯物质变温过程的熵变为

$$\text{d}S = \frac{\delta Q_r}{T} = \frac{C_V\text{d}T}{T} \quad 即 \quad \Delta S = \int_{T_1}^{T_2}\frac{C_V}{T}\text{d}T$$

同理，在等压条件下纯物质变温过程的熵变为

$$\text{d}S = \frac{\delta Q_r}{T} = \frac{C_p\text{d}T}{T} \quad 即 \quad \Delta S = \int_{T_1}^{T_2}\frac{C_p}{T}\text{d}T$$

例 2-5 2 mol 金属银在等容下由 288.15 K 升温至 308.15 K，求系统的 ΔS。已知在该温度范围内银的 $C_{V,m} = 24.48$ J·K^{-1}·mol^{-1}。

解 此为纯物质在等容条件下的变温过程，因此有

$$\Delta S = \int_{T_1}^{T_2}\frac{C_V}{T}\text{d}T = \int_{T_1}^{T_2}\frac{nC_{V,m}}{T}\text{d}T = nC_{V,m}\ln\frac{T_2}{T_1}$$

$$= 2 \times 24.48 \times \ln\frac{308.15}{288.15} = 3.29(\text{J}\cdot\text{K}^{-1})$$

2.4.3　相变过程的熵变计算

相变可分为可逆相变和不可逆相变。若在某一温度和压力下两相可以平衡共存，则在此条件下发生的相变即为可逆相变；若两相不能平衡共存，则在此条件下发生的相变为不可逆相变。

对于等温等压下的可逆相变过程，如 101.325 kPa 下 0℃的水凝固成 0℃的冰，或 100℃的水蒸发为 100℃的水蒸气等，过程的熵变等于相变热除以相变温度，即

$$\Delta S = \frac{Q_r}{T} = \frac{Q_p}{T} = \frac{\Delta H}{T} \tag{2-27}$$

对于不可逆相变过程，不能直接用式(2-27)进行计算，而需在始、终态之间设计一可逆变化过程再进行计算。

例 2-6　在 101325 Pa 下，有 0.5 mol 的水分别在 273.15 K 和 258.15 K 下凝结成冰。已知冰和水的平均摩尔等压热容分别为 36.4 J·K^{-1}·mol^{-1} 和 75.3 J·K^{-1}·mol^{-1}；在正常冰点下水的摩尔凝固热为–6.0 kJ·mol^{-1}，试分别求算上述两个过程的熵变。

解　(1)水在 101325 Pa、273.15 K 下凝结成冰，此过程为等温、等压下的可逆相变过程，故由式(2-27)可得

$$\Delta S = \frac{\Delta H}{T} = -\frac{0.5 \times 6.0 \times 10^3}{273.15} = -11.0 (\text{J·K}^{-1})$$

(2)水在 101325 Pa、258.15 K 下凝结成冰，此过程为等温等压下的不可逆相变过程，需设计一可逆过程来计算熵变，如图所示。

过程 1 为 H$_2$O(l) 的等压可逆变温过程，过程熵变为

$$\Delta S_1 = nC_{p,\text{m(l)}} \ln \frac{T_2}{T_1} = 0.5 \times 75.3 \times \ln \frac{273.15}{258.15} = 2.13 (\text{J·K}^{-1})$$

过程 2 为可逆相变，过程熵变与题(1)所得结果相同，即

$$\Delta S_2 = -11.0 \ (\text{J·K}^{-1})$$

过程 3 为 H$_2$O(s) 的等压可逆变温过程，过程熵变为

$$\Delta S_3 = nC_{p,\text{m(s)}} \ln \frac{T_1}{T_2} = 0.5 \times 36.4 \times \ln \frac{258.15}{273.15} = -1.03 (\text{J·K}^{-1})$$

因此，该不可逆相变过程的熵变为

$$\Delta S = \Delta S_1 + \Delta S_2 + \Delta S_3 = 2.13 - 11.0 - 1.03 = -9.9 (\text{J·K}^{-1})$$

2.4.4　化学反应的熵变计算——热力学第三定律

热力学第二定律和克劳修斯不等式告诉我们系统状态变化过程中熵变的计算方法，但不能给出某状态下熵的绝对值。于是为了表示熵的大小，人们规定了熵的零点值，并以此来求相对熵值。这个相对的熵值我们称为规定熵，而零点值的规定就是热力学第三定律讨论的问题。

1. 热力学第三定律　至今人们并不能获知熵的绝对值，因此需要一个熵值的相对标准。这个相对标准的确定经过了一个不短的过程。1906 年，能斯特(H.W.Nernst)在研究凝聚系统化学反应时发现，低温下，等温过程的熵变随温度降低越来越趋近于零。故提出假设：在温度趋近于 0 K 时，一切等温过程的熵变为零，即

$$\lim_{T \to 0\text{K}} (\Delta S)_T = 0$$

在以上假设的启发下，1911 年普朗克(M.Planck)提出进一步的假设：在 0 K 时，一切物质

的熵均等于零，即

$$\lim_{T \to 0\text{K}} S = 0 \tag{2-28}$$

1920 年，路易斯(Lewis)和吉普逊(Gibson)对普朗克假设进行了限定，即：在 0 K 时，一切纯物质的完美晶体的熵等于零，这便是热力学第三定律(third law of thermodynamics)。定律中的完美晶体指晶体中的原子或分子只有一种排列方式。例如 HCl，当只有 H—Cl 或 Cl—H 一种排列方式时才是完美晶体，两种排列方式同时存在则不是完美晶体。这就为我们确定任意状态下物质的熵提供了相对标准。热力学第三定律的另一种表述是能斯特于 1912 年提出的绝对零度达不到原理，即"不可能通过有限步骤达到热力学温度的零度"。

2. 规定熵 根据纯物质系统熵值与温度的关系知道，在等压条件下，当系统由 0 K 变温到 T K 时，系统的熵变为

$$\Delta S = S_T - S_0 = \int_0^T dS = \int_0^T \frac{C_p}{T} dT$$

根据热力学第三定律，0 K 时，一切完美晶体的熵为零，即 $S_0 = 0$，故上式可表示为

$$S_T = \int_0^T \frac{C_p}{T} dT = \int_0^T C_p d\ln T \tag{2-29}$$

由式(2-29)可求得某一纯物质在 T K 时的熵值 S_T，但这样求得的是依据热力学第三定律得到的相对熵，故将 S_T 称为该物质在此状态下的**规定熵**(conventional entropy)。

若在 0 K→T K 的过程中，物质有相变，则必须考虑相变熵，进行分段计算，并采用相应状态及温度下的 C_p 值。10 K 以下的极低温度范围内物质的热容难以测定，此时可利用德拜(Debye)立方定律进行估算，即 $C_{p,\text{m}} = \alpha T^3$，$\alpha$ 为物质的特性常数，T 为热力学温度。

纯物质在温度 T 下的规定熵可由下列步骤求得

$$S_\text{m}^\ominus = \int_0^{10} \frac{\alpha T^3}{T} + \int_{10}^{T_\text{fus}} \frac{C_{p,\text{m(s)}}^\ominus}{T} dT + \frac{\Delta_\text{fus} H_\text{m}^\ominus}{T_\text{fus}} + \int_{T_\text{fus}}^{T_\text{vap}} \frac{C_{p,\text{m(l)}}^\ominus}{T} dT + \frac{\Delta_\text{vap} H_\text{m}^\ominus}{T_\text{vap}} + \int_{T_\text{vap}}^{T} \frac{C_{p,\text{m(g)}}^\ominus}{T} dT$$

1 mol 物质 B 在标准状态(T，$p^\ominus = 100$ kPa)下的规定熵称为物质 B 在温度 T 时的**标准摩尔熵**(standard molar entropy)，用符号 $S_{\text{m,B}}^\ominus$ 表示。通常应用较多的是标准压力 $p^\ominus$ 和 298.15 K 时的标准摩尔熵。

3. 化学反应的熵变计算 熵是状态函数，其变化量只与始、终态有关。因此对于化学反应，只要知道反应条件下各组分的规定熵，即可通过计算产物与反应物的熵之差得到化学反应的熵变。

对于在标准压力 $p^\ominus$ 下进行的任意化学反应，反应的标准摩尔熵变 $\Delta_r S_\text{m}^\ominus$ 可用下式计算

$$\Delta_r S_\text{m}^\ominus = \sum_B \nu_B S_{\text{m,B}}^\ominus \tag{2-30}$$

式中，$S_{\text{m,B}}^\ominus$ 为物质 B 的标准摩尔熵，ν_B 为反应计量方程式中物质 B 的计量系数，并规定反应物的化学计量系数为负，生成物的化学计量系数为正。通常在化学手册中所列出的标准摩尔熵是 298.15 K 时的值，因此，通过查表求得的 $\Delta_r S_\text{m}^\ominus$ 是反应在 298.15 K 下的标准摩尔熵变 $\Delta_r S_\text{m}^\ominus (298.15\text{K})$。而对于标准压力 $p^\ominus$ 和任意温度 T 下进行的化学反应，其标准摩尔熵变 $\Delta_r S_\text{m}^\ominus (T)$ 可用下式进行计算

$$\Delta_r S_\text{m}^\ominus (T) = \Delta_r S_\text{m}^\ominus (298.15\text{K}) + \int_{298.15}^{T} \frac{\sum_B \nu_B C_{p,\text{m}}(B)}{T} dT \tag{2-31}$$

式中，$C_{p,\text{m}}(B)$ 为物质 B 的摩尔等压热容。在计算任意温度下的化学反应熵变时，需要注意的是，如果温度变化过程中伴随相变化，则需分段积分，且应考虑相变熵。

例 2-7 在 298.15 K 及 $p^\ominus$ 下，1 mol 蔗糖发生氧化反应。各物质在 298.15 K 时的标准摩尔熵如表所示，试计算该化学反应的熵变。

$$C_{12}H_{22}O_{11}(s) + 12O_2(g) = 12CO_2(g) + 11H_2O(l)$$

	$C_{12}H_{22}O_{11}(s)$	$O_2(g)$	$CO_2(g)$	$H_2O(l)$
$S_m^{\ominus}/(J \cdot K^{-1} \cdot mol^{-1})$	360.24	205.03	213.6	69.91

解　根据式(2-30)可得

$$\Delta_r S_m^{\ominus} = \sum_B \nu_B S_{m,B}^{\ominus} = 11 \times 69.91 + 12 \times 213.6 - 1 \times 360.24 - 12 \times 205.03$$

$$= 511.61(J \cdot K^{-1} \cdot mol^{-1})$$

2.5　亥姆霍兹自由能与吉布斯自由能

通过前面的学习，我们知道运用克劳修斯不等式导出的熵判据可以判断孤立系统变化过程的方向和限度，但实际过程中几乎见不到真正的孤立系统，因此在运用熵判据时，除了需要计算系统熵变外，还需计算环境的熵变，十分不便。实际发生的化学反应、相变、混合等变化过程，大多是在等温等压或等温等容条件下进行的，是否有在这些特殊条件下过程方向和限度的更为直接简单的判断方法呢？根据这个思路，亥姆霍兹(Helmholtz)和吉布斯(Gibbs)分别导出了两个新的状态函数，定义为亥姆霍兹自由能和吉布斯自由能。根据系统的这两个函数的变化值便可直接判断在等温等容或等温等压条件下过程的方向和限度，而不用再考虑环境的熵变。

2.5.1　热力学第一定律与第二定律的联合表达式

由热力学第二定律(克劳修斯不等式)：$dS \geqslant \dfrac{\delta Q}{T_{环}}$

即

$$T_{环}dS \geqslant \delta Q$$

而根据热力学第一定律：$\delta Q = dU - \delta W$

式中，δW 为总功，包括非体积功 $\delta W'$ 和体积功 $-p_e dV$。

将两式联合表示，得

$$T_{环}dS - dU \geqslant -\delta W \tag{2-32}$$

式(2-32)称为热力学第一定律和第二定律的联合表达式，式中的等号表示可逆过程，不等号表示不可逆过程。该联合表达式可应用于封闭系统的任何过程。由式(2-32)出发，引入等温等容或等温等压条件，则可导出两个新的状态函数——亥姆霍兹自由能和吉布斯自由能。

2.5.2　亥姆霍兹自由能与吉布斯自由能

1. 亥姆霍兹自由能　封闭系统经过一等温过程由始态变化到终态，由于过程等温，故 $T_1 = T_2 = T_{环} = T$，且 $TdS = d(TS)$，式(2-32)可表示为

$$d(TS) - dU \geqslant -\delta W$$

或

$$-d(U - TS) \geqslant -\delta W \tag{2-33}$$

定义

$$F \equiv U - TS \tag{2-34}$$

F 称为**亥姆霍兹自由能**(Helmholtz free energy)。因 U、T、S 均为状态函数，推知 F 也是状态函数。将式(2-34)代入式(2-33)得

$$-dF \geqslant -\delta W \quad 或 \quad -\Delta F \geqslant -W \tag{2-35}$$

由于该式是由第一、第二定律联合表达式推导而来，式中的符号意义不变，即等号表示可逆过程，不等号表示不可逆过程。式(2-35)表明，对于封闭系统的等温过程，亥姆霍兹自由能

的减少等于系统所做的最大功，由此可知亥姆霍兹自由能也可看作等温条件下系统做功的能力，由此人们也常把 F 称作功函。亥姆霍兹自由能是系统的性质，是状态函数，其变化值 ΔF 只与系统的始、终态有关，与变化途径无关，而只有在等温可逆过程中系统对外所做的最大功才等于亥姆霍兹自由能的减少。

系统在等温等容且非体积功为零的条件下，式(2-35)可表示为

$$dF_{T,V,W'=0} \leqslant 0 \quad 或 \quad \Delta F_{T,V,W'=0} \leqslant 0 \tag{2-36}$$

式(2-36)表明，在等温等容且非体积功为零的条件下，封闭系统中的自发过程总是向着亥姆霍兹自由能减小的方向进行，直至达到该条件下所允许的最小值，此时系统达到平衡，这就是**最小亥姆霍兹自由能原理**(principle of minimization of Helmholtz free energy)。显然，封闭系统在等温等容且不做非体积功的条件下，不可能自发发生亥姆霍兹自由能增加的过程。式(2-36)可作为封闭系统等温等容非体积功为零的条件下自发过程方向和限度的判据，称为**亥姆霍兹自由能判据**(Helmholtz free energy criterion)。

2. 吉布斯自由能　对于封闭系统的等温等压过程，有 $T_1 = T_2 = T_{环} = T$，$p_1 = p_2 = p_e = p$，在此条件下，将式(2-32)中的 δW 分为体积功和非体积功两项表示，可得

$$T_{环}dS - dU \geqslant p_e dV - \delta W'$$

$$-d(U + pV - TS) \geqslant -\delta W'$$

即

$$-d(H - TS) \geqslant -\delta W' \tag{2-37}$$

定义

$$G \equiv H - TS \tag{2-38}$$

G 称为**吉布斯自由能**(Gibbs free energy)。因 H、T、S 均为状态函数，所以 G 也是状态函数。将式(2-38)代入式(2-37)得

$$-dG_{T,p} \geqslant -\delta W' \quad 或 \quad -\Delta G_{T,p} \geqslant -W' \tag{2-39}$$

式中，等号表示可逆过程，不等号表示不可逆过程。式(2-39)表明，在等温等压条件下，封闭系统可逆过程所做的最大非体积功等于吉布斯自由能的减少；若是不可逆过程，则系统所做的非体积功小于吉布斯自由能的减少。吉布斯自由能也是一个状态函数，其变化值 ΔG 只与始、终态有关，与变化途径无关，而只有在等温等压下的可逆过程中系统对外所做最大非体积功才等于吉布斯自由能的减少。

在等温等压且非体积功为零的条件下，式(2-39)可表示为

$$dG_{T,p,W'=0} \leqslant 0 \quad 或 \quad \Delta G_{T,p,W'=0} \leqslant 0 \tag{2-40}$$

式(2-40)表示，在等温等压且非体积功为零的条件下，封闭系统中的自发过程总是向着吉布斯自由能减小的方向进行，直至达到该条件下所允许的最小值，此时系统达到平衡，这就是最小**吉布斯自由能原理**(principle of minimization of Gibbs free energy)。显然，封闭系统在等温等压且非体积功为零的条件下，不能自发发生吉布斯自由能增加的过程。式(2-40)可作为封闭系统等温等压且非体积功为零的条件下自发过程方向和限度的判据，称为**吉布斯自由能判据**(Gibbs free energy criterion)。因化学反应通常是在上述条件下进行的，所以式(2-40)也是最常用的判据。

2.5.3　过程方向和限度的判据——热力学判据

热力学第二定律的核心便是解决自发过程进行的方向和限度问题。至此，基于不同的适用条件，得出了三个热力学判据，即熵判据、亥姆霍兹自由能判据和吉布斯自由能判据，其中熵判据是基本判据，而吉布斯自由能判据是最常用的判据。

熵判据适用于孤立系统，在孤立系统中自发过程总是向着熵值增大的方向进行，直至达到该条件下熵最大，此时系统处于平衡态。孤立系统中不可能发生熵值减小的过程。

亥姆霍兹自由能判据适用于等温等容且无非体积功的封闭系统，此时系统中的变化过程向着亥姆霍兹自由能减小的方向自发进行，直至该条件下亥姆霍兹自由能降到最小，系统达到平衡。

　　吉布斯自由能判据适用于等温等压且无非体积功的封闭系统，此时系统中的变化过程向着吉布斯自由能减小的方向自发进行，直至该条件下吉布斯自由能降到最小，系统达到平衡。

　　上述三个热力学判据的相关内容，总结于表 2-2 中。

表 2-2　自发过程方向和限度的判据

熵判据		亥姆霍兹自由能判据		吉布斯自由能判据	
孤立系统		封闭系统：等温等容、$W' = 0$		封闭系统：等温等压、$W' = 0$	
$dS \geqslant 0$	>自发 =可逆	$dF \leqslant 0$	<自发 =可逆	$dG \leqslant 0$	<自发 =可逆
自发过程向熵增加的方向进行		自发过程向亥姆霍兹自由能减少的方向进行		自发过程向吉布斯自由能减少的方向进行	

　　当然，这里所指的过程的自发方向，仅仅指"有可能发生"，至于实际是否能够发生以及发生的速率大小等问题就不是热力学研究的内容，这些问题将留待动力学部分解决。

2.6　吉布斯自由能变的计算

　　等温等压是适用吉布斯自由能判据的前提条件，因此在绝大多数化学变化和相变中，计算 ΔG 的数值就具有十分重要的意义。由于 G 属于状态函数，因此在计算 ΔG 时，对于不可逆过程，则可以在始态和终态间通过设计可逆过程来完成计算。

2.6.1　等温过程的吉布斯自由能变

　　根据吉布斯自由能的定义

$$G = H - TS$$

因为等温，所以可得到

$$\Delta G = \Delta H - T\Delta S \tag{2-41}$$

　　从上式可看出，只要能够计算出 ΔH 和 ΔS，就可得到 ΔG。

　　同样根据吉布斯自由能的定义 $G = H - TS$，当系统发生一个微小变化时，有

$$dG = dH - TdS - SdT$$

结合焓的定义

$$dG = dU + pdV + Vdp - TdS - SdT$$

若过程可逆且系统只做体积功，则热力学第一定律可表示为

$$dU = \delta Q - pdV = TdS - pdV$$

代入上式，得

$$dG = -SdT + Vdp \tag{2-42}$$

在等温条件下，有

$$dG = Vdp \tag{2-43}$$

若系统为理想气体，则将理想气体状态方程式代入式(2-43)，可得

$$\Delta G = \int_{p_1}^{p_2} Vdp = \int_{p_1}^{p_2} \frac{nRT}{p}dp = nRT\ln\frac{p_2}{p_1} \tag{2-44}$$

　　例 2-8　298.15 K 时，将 2 mol N_2 从 100 kPa 等温可逆压缩到 300 kPa，求 Q、W、ΔU、ΔH、ΔS、ΔF、ΔG。若始终以 300 kPa 的外压等温压缩至终态，计算上述热力学量的变化值。

　　解　视 N_2 为理想气体，因过程等温，因此 $\Delta U = 0$，$\Delta H = 0$

$$Q = -W = nRT\ln\frac{p_1}{p_2} = 2 \times 8.314 \times 298.15 \times \ln\frac{100}{300} = -5446.52(\text{J})$$

$$\Delta S = \frac{Q}{T} = \frac{-5446.52}{298.15} = -18.27 (J \cdot K^{-1})$$

$$\Delta F = \Delta U - T\Delta S = \Delta U - T\frac{Q}{T} = \Delta U - Q = W = 5446.52(J)$$

$$\Delta G = nRT \ln\frac{p_2}{p_1} = 2 \times 8.314 \times 298.15 \times \ln\frac{300}{100} = 5546.52(J)$$

若始终以 300 kPa 的外压等温压缩至终态，由于始、终态与上述等温可逆变化过程相同，因此所有状态函数的变化值，即 ΔU、ΔH、ΔS、ΔF、ΔG 与等温可逆过程的计算结果相同。

$$Q = -W = p_e\Delta V = p_e\left(\frac{nRT}{p_2} - \frac{nRT}{p_1}\right) = p_e nRT\left(\frac{1}{p_2} - \frac{1}{p_1}\right)$$

$$= 300 \times 10^3 \times 2 \times 8.314 \times 298.15 \times \left(\frac{1}{300 \times 10^3} - \frac{1}{100 \times 10^3}\right)$$

$$= -9.92(kJ)$$

2.6.2 相变过程的吉布斯自由能变

1. 等温等压下的可逆相变　根据 2.4 节中关于相变过程中熵变的计算式式(2-27)

$$\Delta S = \frac{Q_r}{T} = \frac{Q_p}{T} = \frac{\Delta H}{T}$$

在等温等压可逆相变中有

$$T\Delta S = \Delta H$$

根据

$$\Delta G = \Delta H - T\Delta S$$

在等温等压下的可逆相变过程中

$$\Delta G = 0$$

2. 等温等压下的不可逆相变　对于等温等压下的不可逆相变过程，在计算 ΔG 时需要通过设计可逆过程加以计算。

例 2-9　在 293.15 K、101.325 kPa 下将 1 mol $H_2O(g)$ 变为同温同压下的 $H_2O(l)$，求此过程的 ΔG。已知，293.15 K 时 $H_2O(l)$ 的饱和蒸气压为 2.338 kPa，水的平均密度为 $1.0 \times 10^3 \ kg \cdot m^{-3}$。

解　此为不可逆相变过程，设计可逆过程如下

$$\Delta G = \Delta G_1 + \Delta G_2 + \Delta G_3$$

$$= \int_{p_1}^{p_2} V_g dp + \Delta G_2 + \int_{p_2}^{p_1} V_l dp$$

$$= nRT\ln\frac{p_2}{p_1} + 0 + \frac{m}{\rho}(p_1 - p_2)$$

$$= 1 \times 8.314 \times 293.15 \times \ln\frac{2338}{101325} + \frac{0.018}{1.0 \times 10^3} \times (101325 - 2338)$$

$$= -9186.11 + 1.78$$

$$= -9184.33(J)$$

计算结果表明，由于液体为凝聚相，体积较气体体积要小很多，等温时压力引起的吉布斯

自由能变化很小，通常情况下可以忽略不计。

2.6.3　化学反应过程的吉布斯自由能变

化学反应过程的吉布斯自由能变化用 $\Delta_r G$ 表示，$\Delta_r G$ 的计算通常有两种方法。

1. 通过 $\Delta_r H$ 和 $\Delta_r S$ 计算 $\Delta_r G$　根据 G 的定义可知

$$\Delta_r G = \Delta_r H - T\Delta_r S$$

因此只需算出该化学反应的 $\Delta_r H$ 与 $\Delta_r S$ 即可求得 $\Delta_r G$。

例 2-10　计算下列反应在 298.15 K 时的 $\Delta_r G_m^\ominus$。

$$CH_3CH_2OH(g) \longrightarrow CH_3CHO(g) + H_2(g)$$

解　查表得到下列热力学数据

	$CH_3CH_2OH(g)$	$CH_3CHO(g)$	$H_2(g)$
$\Delta_f H_m^\ominus/(kJ\cdot mol^{-1})$	−235.10	−166.19	0
$S_m^\ominus/(J\cdot K^{-1}\cdot mol^{-1})$	282.70	250.3	130.684

$$\begin{aligned}\Delta_r H_m^\ominus &= \Delta_f H_m^\ominus(H_2,g) + \Delta_f H_m^\ominus(CH_3CHO,g) - \Delta_f H_m^\ominus(CH_3CH_2OH,g)\\ &= 0 + (-166.19) - (-235.10)\\ &= 68.91(kJ\cdot mol^{-1})\\ \Delta_r S_m^\ominus &= S_m^\ominus(H_2,g) + S_m^\ominus(CH_3CHO,g) - S_m^\ominus(CH_3CH_2OH,g)\\ &= 130.684 + 250.3 - 282.70\\ &= 98.284(J\cdot K^{-1}\cdot mol^{-1})\\ \Delta_r G_m^\ominus &= \Delta_r H_m^\ominus - T\Delta_r S_m^\ominus\\ &= 68.91 - 298.15\times 98.284\times 10^{-3}\\ &= 39.61(kJ\cdot mol^{-1})\end{aligned}$$

从计算结果可以看出，该反应的 $\Delta_r G_m^\ominus > 0$，说明乙醇脱氢产生乙醛的反应在 298.15 K 和标准压力下不能自发进行，若提高温度达到 $\Delta_r G_m^\ominus < 0$ 则可使反应进行。

2. 通过 $\Delta_f G^\ominus$ 计算 $\Delta_r G$　根据吉布斯自由能的定义式可知其绝对值无法获得，但因 G 是状态函数，在热力学研究中只需得到吉布斯自由能的变化值即可，故参照标准生成焓的应用，规定在标准压力下，最稳定单质的吉布斯自由能为 0。由稳定单质生成 1 mol 某化合物时，该生成反应的摩尔吉布斯自由能的变化值就可以定义为该化合物的**标准摩尔生成吉布斯自由能** (standard molar Gibbs free energy of formation)，用符号 $\Delta_f G_m^\ominus$ 表示。

一些常见化合物在 298.15 K 时的 $\Delta_f G_m^\ominus$ 可以在本书附录中查到，用以计算化学反应的 $\Delta_r G$。与前面介绍的通过化合物标准摩尔生成焓计算反应的焓变的方法类似，对于任意的化学反应

$$dD + eE \longrightarrow gG + hH$$

$$\Delta_r G_m^\ominus = (g\Delta_f G_{m,G}^\ominus + h\Delta_f G_{m,H}^\ominus) - (d\Delta_f G_{m,D}^\ominus + e\Delta_f G_{m,E}^\ominus)$$

或表示为

$$\Delta_r G_m^\ominus = \sum_B \nu_B \Delta_f G_{m,B}^\ominus$$

对于例 2-10，也可通过上式进行计算，即

查表可得到下列热力学数据

	$CH_3CH_2OH(g)$	$CH_3CHO(g)$	$H_2(g)$
$\Delta_f G_m^\ominus/(kJ\cdot mol^{-1})$	−168.49	−128.86	0

$$\Delta_r G_m^\ominus = \Delta_f G_m^\ominus(H_2, g) + \Delta_f G_m^\ominus(CH_3CHO, g) - \Delta_f G_m^\ominus(CH_3CH_2OH, g)$$
$$= 0 + (-128.86) - (-168.49)$$
$$= 39.63(kJ \cdot mol^{-1})$$

2.6.4 吉布斯自由能随温度的变化——吉布斯-亥姆霍兹公式

由于实际发生的反应并非都在298.15K下进行，而且手册上所能查到的数据有限，因此需要找到吉布斯自由能变化与温度之间的关系，这样就可以通过温度 T_1 时的 $\Delta_r G_1$ 来计算温度 T_2 下的 $\Delta_r G_2$。

根据式(2-42) $dG = -SdT + Vdp$，在等压条件下，可得

$$S = -\left(\frac{\partial G}{\partial T}\right)_p$$

即

$$-\Delta S = \left(\frac{\partial \Delta G}{\partial T}\right)_p \tag{2-45}$$

在温度 T 时，$\Delta G = \Delta H - T\Delta S$，即

$$-\Delta S = \frac{\Delta G - \Delta H}{T}$$

代入式(2-45)，可得

$$\left(\frac{\partial \Delta G}{\partial T}\right)_p = \frac{\Delta G - \Delta H}{T} \tag{2-46}$$

将式(2-46)进行变形，使之可以进行积分

$$\frac{1}{T}\left(\frac{\partial \Delta G}{\partial T}\right)_p - \frac{\Delta G}{T^2} = -\frac{\Delta H}{T^2}$$

显然上式等号左边为 $\left(\frac{\Delta G}{T}\right)$ 对 T 的微分，因此

$$\left(\frac{\partial \left(\frac{\Delta G}{T}\right)}{\partial T}\right)_p = -\frac{\Delta H}{T^2} \tag{2-47}$$

对式(2-47)做不定积分，可得

$$\frac{\Delta G}{T} = -\int \frac{\Delta H}{T^2}dT + I \tag{2-48}$$

如果温度变化范围不大，则 ΔH 可近似看作常数，对式(2-47)进行定积分，可得

$$\frac{\Delta G_2}{T_2} - \frac{\Delta G_1}{T_1} = \Delta H\left(\frac{1}{T_2} - \frac{1}{T_1}\right) \tag{2-49}$$

式(2-47)、式(2-48)、式(2-49)均可称为吉布斯-亥姆霍兹公式，利用这些公式可计算不同温度下的 ΔG。

2.7　热力学函数间的关系

到目前为止，我们已经通过热力学第一、第二定律学习了五个状态函数 U、H、S、F 和 G，其中 U 和 S 是基本函数，而 H、F 和 G 则是由基本函数导出的。这些热力学函数的定义各不相同，但是它们都与系统的 p、V、T 性质有关，说明它们之间应当存在着某些关联，若能够找到

它们之间的关系，那么对更好地认识理解热力学，在理论研究及解决实际问题的过程中将提供很大的帮助，因此这些关系具有重要的意义。

2.7.1 热力学基本关系式

前面介绍了热力学第一定律和第二定律的联合表达式，即

$$T_{环}dS - dU \geqslant -\delta W$$

若过程可逆且不做非体积功，则上式可写为

$$dU = TdS - pdV \tag{2-50}$$

由焓的定义 $H = U + pV$，微分可得

$$dH = dU + pdV + Vdp$$

将式(2-50)代入可得

$$dH = TdS + Vdp \tag{2-51}$$

对 F 和 G 的定义 $F = U - TS$，$G = H - TS$ 采用相同处理方法，可得

$$dF = -SdT - pdV \tag{2-52}$$

$$dG = -SdT + Vdp \tag{2-53}$$

式(2-50)～式(2-53)称为热力学基本关系式，适用于组成不变、不做非体积功的封闭系统。基本关系式的推导过程中虽然引用了可逆过程的条件，但由于上述物理量均为状态函数，在始、终态一定时，其变化量为定值，所以热力学基本关系式与过程可逆与否无关。

通过四个基本关系式，又可以进一步推导出其他的热力学关系式。例如，由式(2-50)和式(2-51)可得

$$T = \left(\frac{\partial U}{\partial S}\right)_V = \left(\frac{\partial H}{\partial S}\right)_p \tag{2-54}$$

由基本关系式还可以得到

$$p = -\left(\frac{\partial U}{\partial V}\right)_S = -\left(\frac{\partial F}{\partial V}\right)_T \tag{2-55}$$

$$V = \left(\frac{\partial H}{\partial p}\right)_S = \left(\frac{\partial G}{\partial p}\right)_T \tag{2-56}$$

$$S = -\left(\frac{\partial F}{\partial T}\right)_V = -\left(\frac{\partial G}{\partial T}\right)_p \tag{2-57}$$

式(2-54)～式(2-57)的意义在于可以通过一个已知的热力学函数去求得另一个未知的热力学函数。

2.7.2 麦克斯韦关系式

假设系统的任一性质 Z 是变量 x 和 y 的函数，即 $Z = f(x, y)$，则 Z 的全微分为

$$dZ = \left(\frac{\partial Z}{\partial x}\right)_y dx + \left(\frac{\partial Z}{\partial y}\right)_x dy$$

令 $M = \left(\frac{\partial Z}{\partial x}\right)_y$，$N = \left(\frac{\partial Z}{\partial y}\right)_x$，则 Z 的全微分可表示为

$$dZ = Mdx + Ndy$$

M、N 都是 x 和 y 的函数，将 M 在 x 不变的前提下，对 y 偏微分可以得到

$$\left(\frac{\partial M}{\partial y}\right)_x = \left[\frac{\partial}{\partial y}\left(\frac{\partial Z}{\partial x}\right)_y\right]_x = \frac{\partial^2 Z}{\partial y \partial x}$$

同样，将 N 在 y 不变的前提下，对 x 偏微分可以得到

$$\left(\frac{\partial N}{\partial x}\right)_y = \left[\frac{\partial}{\partial x}\left(\frac{\partial Z}{\partial y}\right)_x\right]_y = \frac{\partial^2 Z}{\partial x \partial y}$$

因二阶导数与求导次序无关，所以可得

$$\left(\frac{\partial M}{\partial y}\right)_x = \left(\frac{\partial N}{\partial x}\right)_y$$

上式在数学中又称为全微分的欧拉倒易关系，将该式应用于热力学基本关系式 $dU = TdS - pdV$ 中，对照 $dZ = Mdx + Ndy$，可得 $M = T$，$N = -p$，$x = S$，$y = V$，因此有

$$\left(\frac{\partial T}{\partial V}\right)_S = -\left(\frac{\partial p}{\partial S}\right)_V \tag{2-58}$$

同理，将该关系分别用于其他三个基本关系式(2-51)、式(2-52)和式(2-53)，则可以得到

$$\left(\frac{\partial T}{\partial p}\right)_S = \left(\frac{\partial V}{\partial S}\right)_p \tag{2-59}$$

$$\left(\frac{\partial S}{\partial V}\right)_T = \left(\frac{\partial p}{\partial T}\right)_V \tag{2-60}$$

$$\left(\frac{\partial S}{\partial p}\right)_T = -\left(\frac{\partial V}{\partial T}\right)_p \tag{2-61}$$

式(2-58)～式(2-61)称为**麦克斯韦(Maxwell)关系式**。通过这些式子我们可以将不可测量或不便测量的物理量换成等号另一侧容易测量的物理量。例如，式(2-61)中熵的偏微商 $\left(\frac{\partial S}{\partial p}\right)_T$ 不易测量，因此可以通过测量 $\left(\frac{\partial V}{\partial T}\right)_p$ 来代替。

除此之外，麦克斯韦关系式在理论推导或阐明各函数之间关系时也十分有用。例如，我们前面介绍过理想气体的 U、H 只是温度 T 的函数，现在可以通过麦克斯韦关系式加以论证了。

例 2-11 表示出等温条件下热力学能 U 随体积 V 的变化关系，并证明理想气体的 U 只是温度的函数。

解 已知 $dU = TdS - pdV$，等温时对 V 求偏微分得

$$\left(\frac{\partial U}{\partial V}\right)_T = T\left(\frac{\partial S}{\partial V}\right)_T - p$$

由于式中的 $\left(\frac{\partial S}{\partial V}\right)_T$ 不易测定，将麦克斯韦关系式 $\left(\frac{\partial S}{\partial V}\right)_T = \left(\frac{\partial p}{\partial T}\right)_V$ 代入可得

$$\left(\frac{\partial U}{\partial V}\right)_T = T\left(\frac{\partial p}{\partial T}\right)_V - p$$

上式中等号右侧的分别为容易测定的物理量 p、V、T，根据状态方程式就可以得知等温条件下 U 随 V 的变化关系。

对于理想气体，$p = \dfrac{nRT}{V}$，由此可得

$$\left(\frac{\partial p}{\partial T}\right)_V = \frac{nR}{V}$$

根据等温条件下 U 随 V 的变化关系式可得

$$\left(\frac{\partial U}{\partial V}\right)_T = T \cdot \frac{nR}{V} - p = 0$$

由此证明理想气体的热力学能 U 只是温度的函数。

2.8　多组分系统热力学

多组分系统（multi-component system）是由两种或两种以上组分组成的热力学系统，它可以是单相的，也可以是多相的，本节主要讨论多组分单相封闭系统。多组分系统主要分为两大类：混合物和溶液。

混合物（mixture）是指组分之间性质相似，具有相同的标准态，服从相同的经验规律，可以任意比例混合，任一组分都可以用相同的热力学方法处理的一类多组分系统。按聚集状态，混合物可分为气态混合物、液态混合物和固态混合物。混合物还可分为理想混合物与非理想混合物，理想混合物完全服从某些经验定律，混合时没有热效应且无体积变化；非理想混合物中各组分不完全服从经验定律，混合时发生偏差，需要加以修正。

溶液（solution）是指多组分均相系统中各组分标准态不同，遵守不同的经验规律。例如，气体、固体或少量液体（溶质）溶入液体（溶剂）中所形成的一类多组分均相系统，任一组分都必须用不同的热力学方法处理。按聚集状态，溶液可分为液态溶液（如电解质溶液、非电解质溶液）和固态溶液（如合金）。本节主要讨论的溶液是非电解质溶液。

溶液一般还可分为浓溶液和稀溶液，稀溶液包括理想稀溶液和非理想稀溶液，理想稀溶液中，溶剂和溶质均符合拉乌尔（Raoult）定律，同时溶质还符合亨利（Henry）定律；非理想稀溶液的溶质、溶剂均对上述经验定律发生偏差，因此也需要修正。

前面热力学中所涉及的都是纯物质或组成不变的均相封闭系统，即系统中的广度性质与物质的量成正比，具有加和性，因此只要确定两个变量，就可以确定系统所处的状态。而在多组分系统中，除了理想混合物之外，任一广度性质一般都不会等于混合前各纯物质所具有广度性质的简单加和，之所以如此是因为系统的组成也成了决定系统状态的一个变量。因此在多组分系统的研究中，则需要引入两个重要的概念，即偏摩尔量和化学势。

2.8.1　偏摩尔量

1. 偏摩尔量的定义　设有一均相多组分系统由组分 1、2、3、…、k 所组成，系统中的任一广度性质 X（如 V、U、H、S、F 和 G 等）除了与温度 T 和压力 p 有关外，还与系统中各组分的物质的量 n_1、n_2、n_3、…、n_k 有关，函数形式可表示为

$$X = f(T, p, n_1, n_2, \cdots, n_k)$$

当自变量 $(T,\ p,\ n)$ 发生了微小变化时，X 也会发生相应的变化，其全微分可表示为

$$
\begin{aligned}
dX &= \left(\frac{\partial X}{\partial T}\right)_{p,n} dT + \left(\frac{\partial X}{\partial p}\right)_{T,n} dp + \left(\frac{\partial X}{\partial n_1}\right)_{T,p,n_j(j\neq 1)} dn_1 + \left(\frac{\partial X}{\partial n_2}\right)_{T,p,n_j(j\neq 2)} dn_2 + \cdots \\
&= \left(\frac{\partial X}{\partial T}\right)_{p,n} dT + \left(\frac{\partial X}{\partial p}\right)_{T,n} dp + \sum_{B=1}^{k} \left(\frac{\partial X}{\partial n_B}\right)_{T,p,n_j(j\neq B)} dn_B
\end{aligned}
\tag{2-62}
$$

上式中，前两项的下角标 n 表示系统中所有组分的物质的量均保持不变，后面各项中的下角标 n_j 表示除 B 物质以外的其他组分的物质的量保持不变。令

$$X_{B,m} = \left(\frac{\partial X}{\partial n_B}\right)_{T,p,n_j(j\neq B)} \tag{2-63}$$

$X_{B,m}$ 称为多组分系统中 B 物质的广度性质 X 的**偏摩尔量**(partial molar quantity)。则式(2-62)可表示为

$$dX = \left(\frac{\partial X}{\partial T}\right)_{p,n} dT + \left(\frac{\partial X}{\partial p}\right)_{T,n} dp + \sum_{B=1}^{k} X_{B,m} dn_B \tag{2-64}$$

等温等压条件下,则

$$dX = X_{1,m} dn_1 + X_{2,m} dn_2 + \cdots = \sum_{B=1}^{k} X_{B,m} dn_B \tag{2-65}$$

偏摩尔量的物理意义为:在等温等压条件下,保持 B 以外的其他组分 n_j 不变,只有 B 组分物质的量 n_B 发生微小变化所引起的系统广度性质 X 的变化率;也相当于在一个足够大的且组成保持不变的多组分系统中,加入单位物质的量的 B 组分所引起的系统广度性质 X 的变化。

X 表示均相系统任意的广度性质,因此系统的广度性质都可以写出相应的偏摩尔量,即

偏摩尔体积 $V_{B,m} = \left(\dfrac{\partial V}{\partial n_B}\right)_{T,p,n_j(j\neq B)}$ 　　　偏摩尔热力学能 $U_{B,m} = \left(\dfrac{\partial U}{\partial n_B}\right)_{T,p,n_j(j\neq B)}$

偏摩尔焓 $H_{B,m} = \left(\dfrac{\partial H}{\partial n_B}\right)_{T,p,n_j(j\neq B)}$ 　　　偏摩尔亥姆霍兹自由能 $F_{B,m} = \left(\dfrac{\partial F}{\partial n_B}\right)_{T,p,n_j(j\neq B)}$

偏摩尔熵 $S_{B,m} = \left(\dfrac{\partial S}{\partial n_B}\right)_{T,p,n_j(j\neq B)}$ 　　　偏摩尔吉布斯自由能 $G_{B,m} = \left(\dfrac{\partial G}{\partial n_B}\right)_{T,p,n_j(j\neq B)}$

使用偏摩尔量时应当注意:①只有多组分系统的广度性质才具有偏摩尔量,如多组分系统的偏摩尔体积;对应单一组分系统的广度性质,则是摩尔量,如纯物质的摩尔体积;②与摩尔量一样,偏摩尔量属于强度性质,在等温等压下偏摩尔量只与系统的组成有关,与系统的量无关;③只有在等温等压且其他组分的量不变的情况下,一个广度性质对组分 B 的物质的量的偏微分才称为偏摩尔量,故偏摩尔量的下角标均为 T, p, n_j,如偏微商 $\left(\dfrac{\partial X}{\partial n_B}\right)_{T,V,n_j(j\neq B)}$ 就不能称为偏摩尔量。

2. 偏摩尔量的加和公式　由于偏摩尔量属于强度性质,在等温等压下只与系统的组成有关,与系统的量无关,因此在等温等压且保持系统组成不变的条件下,按照一定的比例向系统中加入各组分,则各组分的偏摩尔量均保持不变。对式(2-65)积分可得

$$X = X_{1,m}\int_0^{n_1} dn_1 + X_{2,m}\int_0^{n_2} dn_2 + \cdots + X_{k,m}\int_0^{n_k} dn_k$$
$$= n_1 X_{1,m} + n_2 X_{2,m} + \cdots n_k X_{k,m}$$

即

$$X = \sum_{B=1}^{k} n_B X_{B,m} \tag{2-66}$$

式(2-66)称为偏摩尔量的加和公式,也称为偏摩尔量的集合公式。从加和公式可以看出,均相系统的广度性质 X 等于各组分物质的量与相应偏摩尔量的乘积之和。例如,由两个组分 1 和 2 组成的均相系统,其体积为

$$V = n_1 V_1 + n_2 V_2$$

2.8.2 化学势

在多组分均相系统中,系统的任何热力学性质不仅与两个独立变量有关,同时也与系统组成 n_B 有关,因此在热力学基本公式中要添加变量 n_B 作为考虑因素,即

$$U = f(S, V, n_1, n_2, \cdots, n_k)$$
$$H = f(S, p, n_1, n_2, \cdots, n_k)$$
$$F = f(T, V, n_1, n_2, \cdots, n_k)$$
$$G = f(T, p, n_1, n_2, \cdots, n_k)$$

全微分形式为

$$\mathrm{d}U = \left(\frac{\partial U}{\partial S}\right)_{V,n} \mathrm{d}S + \left(\frac{\partial U}{\partial V}\right)_{S,n} \mathrm{d}V + \sum_{B=1}^{k} \left(\frac{\partial U}{\partial n_B}\right)_{S,V,n_j(j \neq B)} \mathrm{d}n_B$$

$$\mathrm{d}H = \left(\frac{\partial H}{\partial S}\right)_{p,n} \mathrm{d}S + \left(\frac{\partial H}{\partial p}\right)_{S,n} \mathrm{d}p + \sum_{B=1}^{k} \left(\frac{\partial H}{\partial n_B}\right)_{S,p,n_j(j \neq B)} \mathrm{d}n_B$$

$$\mathrm{d}F = \left(\frac{\partial F}{\partial T}\right)_{V,n} \mathrm{d}T + \left(\frac{\partial F}{\partial V}\right)_{T,n} \mathrm{d}V + \sum_{B=1}^{k} \left(\frac{\partial F}{\partial n_B}\right)_{T,V,n_j(j \neq B)} \mathrm{d}n_B$$

$$\mathrm{d}G = \left(\frac{\partial G}{\partial T}\right)_{p,n} \mathrm{d}T + \left(\frac{\partial G}{\partial p}\right)_{T,n} \mathrm{d}p + \sum_{B=1}^{k} \left(\frac{\partial G}{\partial n_B}\right)_{T,p,n_j(j \neq B)} \mathrm{d}n_B$$

上面四个全微分式中，每一个式子的前两项与单组分系统的热力学基本公式相符，因此可以引入单组分系统热力学基本公式将四个微分式变为

$$\mathrm{d}U = T\mathrm{d}S - p\mathrm{d}V + \sum_{B=1}^{k} \left(\frac{\partial U}{\partial n_B}\right)_{S,V,n_j(j \neq B)} \mathrm{d}n_B \qquad (\text{I})$$

$$\mathrm{d}H = T\mathrm{d}S + V\mathrm{d}p + \sum_{B=1}^{k} \left(\frac{\partial H}{\partial n_B}\right)_{S,p,n_j(j \neq B)} \mathrm{d}n_B \qquad (\text{II})$$

$$\mathrm{d}F = -S\mathrm{d}T - p\mathrm{d}V + \sum_{B=1}^{k} \left(\frac{\partial F}{\partial n_B}\right)_{T,V,n_j(j \neq B)} \mathrm{d}n_B \qquad (\text{III})$$

$$\mathrm{d}G = -S\mathrm{d}T + V\mathrm{d}p + \sum_{B=1}^{k} \left(\frac{\partial G}{\partial n_B}\right)_{T,p,n_j(j \neq B)} \mathrm{d}n_B \qquad (\text{IV})$$

$$(2\text{-}67)$$

从式(2-67)可以看出，多组分系统与单组分系统的热力学基本公式是相似的，不同之处仅仅在于后面加上了一个偏微商，特别要注意的是由于每个热力学函数所选择的独立变量各不相同，因此四个偏微商的下标都是不同的。

在热力学中我们将以下这四个偏微商 $\left(\frac{\partial U}{\partial n_B}\right)_{S,V,n_j(j \neq B)}$ 　$\left(\frac{\partial H}{\partial n_B}\right)_{S,p,n_j(j \neq B)}$ 　$\left(\frac{\partial F}{\partial n_B}\right)_{T,V,n_j(j \neq B)}$ 　和

$\left(\frac{\partial G}{\partial n_B}\right)_{T,p,n_j(j \neq B)}$ 　定义为**化学势**（chemical potential），用 μ_B 表示，通过证明（证明过程略）可以得知这四个偏微商是等价的，即

$$\mu_B = \left(\frac{\partial U}{\partial n_B}\right)_{S,V,n_j(j \neq B)} = \left(\frac{\partial H}{\partial n_B}\right)_{S,p,n_j(j \neq B)} = \left(\frac{\partial F}{\partial n_B}\right)_{T,V,n_j(j \neq B)} = \left(\frac{\partial G}{\partial n_B}\right)_{T,p,n_j(j \neq B)} \qquad (2\text{-}68)$$

式(2-68)中的四个偏微商称为化学势的广义定义，将式(2-68)分别代入式(2-67)可得到多组分系统的热力学基本公式

$$dU = TdS - pdV + \sum_B \mu_B dn_B$$

$$dH = TdS + Vdp + \sum_B \mu_B dn_B$$

$$dF = -SdT - pdV + \sum_B \mu_B dn_B$$

$$dG = -SdT + Vdp + \sum_B \mu_B dn_B$$

在这四个化学势的定义中，$\mu_B = \left(\dfrac{\partial G}{\partial n_B}\right)_{T,p,n_j(j\neq B)}$ 恰好与偏摩尔吉布斯自由能的形式一样，考虑到大多数反应又是在等温等压下进行，因此该化学势应用最广、最为重要。不做特殊说明的情况下，化学势 μ_B 一般就是指偏摩尔吉布斯自由能，又称为化学势的侠义定义。在判断相变化和化学变化时，化学势十分有用，因为在变化过程中物质 B 总是从化学势高的一边转化成化学势低的一边，直至平衡。

2.8.3 多组分系统中的化学势

对于多组分系统，$dG = -SdT + Vdp + \sum_B \mu_B dn_B$，在等温等压条件下，该式可表示为 $dG = \sum_B \mu_B dn_B$。

已知等温等压且不做非体积功的条件下，过程的自发性判据为

$$dG_{T,p,W'=0} \leqslant 0 \quad \begin{cases} <0 & \text{不可逆，自发} \\ =0 & \text{可逆，系统达到平衡} \end{cases}$$

因此可以在相同条件下，利用化学势作为多组分系统过程方向与限度的判据，即

$$\sum_B \mu_B dn_B \leqslant 0 \quad \begin{cases} <0 & \text{不可逆，自发} \\ =0 & \text{可逆，系统达到平衡} \end{cases}$$

1. 化学变化和相变化中的化学势

1) 化学变化中的化学势：对于一个化学反应

$$d\text{D} + e\text{E} \longrightarrow g\text{G} + h\text{H}$$

在等温等压下，当有 d mol 的 D 发生反应时，则必然有 e mol 的 E 发生反应，同时也就有 g mol 的 G 和 h mol 的 H 生成，反应的吉布斯自由能变化为

$$\begin{aligned} dG &= \sum_B \mu_B dn_B \\ &= g\mu_G dn + h\mu_H dn - d\mu_D dn - e\mu_E dn \\ &= (g\mu_G + h\mu_H - d\mu_D - e\mu_E)dn \end{aligned}$$

由于 dn 为正，因此若反应物的化学势之和大于产物的化学势之和，则 $dG<0$，说明反应可以正向自发进行，直至反应物的化学势之和等于产物的化学势之和，此时反应就达到了平衡。反之，反应则逆向自发进行，直至平衡。

2) 相变化中的化学势：设有一多组分系统由 α、β 两相组成，在等温等压条件下，有 dn_B 的 B 组分从 α 相转移至 β 相，此时系统的吉布斯自由能变化为

$$dG = dG^\alpha + dG^\beta$$
$$= -\mu_B^\alpha dn_B + \mu_B^\beta dn_B$$
$$= \left(\mu_B^\beta - \mu_B^\alpha\right) dn_B$$

由于 dn_B 为正，因此若 $\mu_B^\beta - \mu_B^\alpha < 0$，则 $dG < 0$，说明 B 组分可以自发地从化学势高的 α 相转移至化学势低的 β 相，直至在两相中的化学势相等，即 $dG = 0$，此时 B 组分在两相中的分配将达到平衡。

通过以上研究可知，如同电势决定了电流的方向与限度、水势决定水流的方向与限度一样，化学势是物质传递过程方向和限度的判据。

2. 理想气体和非理想气体的化学势

1) 单组分理想气体的化学势：对于单组分理想气体而言，化学势就是其摩尔吉布斯自由能 G_m，则有

$$dG_m = d\mu = -S_m dT + V_m dp$$

对于理想气体的等温过程，上式可以写为

$$d\mu = V_m dp$$

代入理想气体状态方程式，得

$$d\mu = RT d\ln p$$

如果压力从 $p^\ominus$ 变至 p，则化学势就从 $\mu^\ominus$ 变成 μ，对上式积分，可得

$$\mu = \mu^\ominus(T) + RT \ln \frac{p}{p^\ominus} \tag{2-69}$$

若将处于标准压力 $p^\ominus$ 及一定温度时的状态规定为理想气体的标准态，则式 (2-69) 中 $\mu^\ominus(T)$ 就是理想气体的标准化学势，因为压力规定为标准压力，所以 $\mu^\ominus(T)$ 仅是温度的函数。

2) 混合理想气体的化学势：对于混合理想气体而言，其微观模型与单一理想气体是一致的，即分子体积和分子之间的相互作用均可忽略，因此混合理想气体中组分 B 的行为与该气体单独存在时的状态相同，故可以在单种理想气体化学势表示式的基础上，将压力 p 改为混合物中 B 气体的分压 p_B，从而得到其化学势的表达式，即

$$\mu_B = \mu_B^\ominus(T) + RT \ln \frac{p_B}{p^\ominus} \tag{2-70}$$

式中，$\mu_B^\ominus(T)$ 为组分 B 的标准化学势，其状态等于 B 单独处于混合理想气体所处温度和标准压力下的状态。

3) 非理想(实际)气体的化学势：非理想气体的化学势与理想气体的化学势表示类似，区别在于需要通过对实际气体的压力的修正来表示，即采用**逸度**(fugacity)代替，实际气体的化学势可以表示为

$$\mu_B = \mu_B^\ominus(T) + RT \ln \frac{f_B}{p_B^\ominus} \tag{2-71}$$

式中，f_B 为气体的逸度，也称为有效压力或校正压力，它是对压力的修正，即 $f = \gamma p$，其中 γ 称为**逸度因子**(fugacity coefficient)或逸度系数。逸度因子的大小反映实际气体与理想气体性质的偏差程度，当 γ 趋近于 1 时，说明实际气体的行为趋近于理想气体，即逸度趋近于压力。

由于实际气体的化学势是通过对理想气体表示式中压力的修正来表示的，所以式 (2-71) 中的 $\mu_B^\ominus(T)$ 仍是理想气体的标准化学势。由此可知，不论是纯气体还是混合气体，不论是理想气体还是实际气体，其标准态化学势都是指当 $p_B = p^\ominus$ 时，具有理想气体性质的纯气体的

化学势。

3. 液态混合物和溶液的化学势

1) 稀溶液的两个经验定律：在稀溶液中，溶剂服从**拉乌尔定律**（Raoult's law）。法国化学家拉乌尔通过大量研究关于加入非挥发性溶质所引起溶剂蒸气压下降的实验结果，于 1887 年总结出一个重要的经验定律，称为拉乌尔定律。即：一定温度下，稀溶液中溶剂 A 的蒸气压 p_A 等于纯溶剂的蒸气压 p_A^* 乘以溶液中溶剂的摩尔分数 x_A。数学表达式为

$$p_A = p_A^* x_A \tag{2-72}$$

式 (2-72) 表明，溶剂的蒸气压只与 p_A^* 和 x_A 有关，而与溶质种类无关。若溶液中只有一种溶质 B，则 $x_A + x_B = 1$，上式可写为

$$p_A^* - p_A = p_A^* x_B$$

上式说明溶剂的蒸气压下降与溶质在溶液中的摩尔分数成正比。

与溶剂不同，稀溶液中的溶质则服从亨利定律（Henry's law）。通过大量实验研究，英国化学家亨利于 1803 年总结出一个重要的经验定律，称为亨利定律。即：在一定温度、压力的平衡状态下，气体或挥发性溶质在溶剂中的溶解度 (x_B, m_B 或 c_B) 与该溶质的平衡分压 p_B 成正比。数学表达式为

$$
\begin{aligned}
p_B &= k_{x,B} \cdot x_B \quad &\text{(I)} \\
p_B &= k_{m,B} \cdot m_B \quad &\text{(II)} \\
p_B &= k_{c,B} \cdot c_B \quad &\text{(III)}
\end{aligned}
\tag{2-73}
$$

式中，x_B、m_B 和 c_B 分别为溶质 B 的摩尔分数、质量摩尔浓度和物质的量浓度；$k_{x,B}$、$k_{m,B}$ 和 $k_{c,B}$ 分别为与相应浓度所对应的比例系数，也称为亨利系数，显然由于浓度表示法不相同，三种亨利系数的单位也不一样，但是三者之间可以相互换算。

2) 理想液态混合物的化学势：理想液态混合物是指在一定温度和压力下，任一组分在全部浓度范围内均服从拉乌尔定律的多组分液态系统。理想液态混合物中，各组分分子体积相同、分子间作用力相同，各组分混合后无体积变化和热效应，构成混合物时各组分之间只有稀释作用。

事实上，自然界中并不存在真正的理想液态混合物，但是某些物质的混合物，如二甲苯的三种异构体的混合物、苯和甲苯的混合物等是可以近似当作理想液态混合物的。理想液态混合物服从的规律比较简单，特别是适用于理想液态混合物的公式稍加修正就可用于研究实际溶液，因此研究理想液态混合物是十分必要的。

若一定温度和压力下，某理想液态混合物达到处于气液两相平衡的状态，则混合物中某一组分 B 在两相中的化学势必然相等，即

$$\mu_{B,l} = \mu_{B,g} = \mu_B^{\ominus}(T) + RT \ln \frac{p_B}{p^{\ominus}} \tag{2-74}$$

由于每一组分均遵守拉乌尔定律，即 $p_B = p_B^* x_B$，代入式 (2-74)，得

$$\mu_B = \mu_B^{\ominus}(T) + RT \ln \frac{p_B^*}{p^{\ominus}} + RT \ln x_B \tag{2-75}$$

将上式等号右侧前两项合并表示为

$$\mu_B^{\ominus}(T) + RT \ln \frac{p_B^*}{p^{\ominus}} = \mu_B^*(T,P) \tag{2-75}$$ $\mu_B^*(T,p)$ 表示 $x_B = 1$，即纯液体 B 在温度 T 和压力 p 时的化学势。因此可得到

$$\mu_B = \mu_B^*(T,p) + RT \ln x_B \tag{2-76}$$

式(2-76)即为理想液态混合物中任一组分 B 的化学势表示式。

3)理想稀溶液的化学势：理想稀溶液中溶剂服从拉乌尔定律，参照理想液态混合物中化学势的表示方法，即根据式(2-76)，可得到溶剂 A 的化学势表示式

$$\mu_A = \mu_A^*(T,p) + RT \ln x_A \tag{2-77}$$

式中，$\mu_A^*(T,p)$ 是指当 $x_A = 1$，即纯液体 A 在温度 T 和压力 p 时的化学势。

理想稀溶液中的溶质服从亨利定律。则在一定温度下，当气液两相达到平衡时，溶质 B 的化学势也符合式(2-74)，即

$$\mu_{B,l} = \mu_{B,g} = \mu_B^\ominus(T) + RT \ln \frac{p_B}{p^\ominus}$$

若将亨利定律的三个表达式分别代入上式，可得

$$\mu_B = \mu_B^\ominus(T) + RT \ln \frac{k_{x,B}}{p^\ominus} + RT \ln x_B \qquad (\text{I})$$

$$\mu_B = \mu_B^\ominus(T) + RT \ln \frac{k_{m,B} m_B^\ominus}{p^\ominus} + RT \ln \frac{m_B}{m^\ominus} \qquad (\text{II}) \tag{2-78}$$

$$\mu_B = \mu_B^\ominus(T) + RT \ln \frac{k_{c,B} c_B^\ominus}{p^\ominus} + RT \ln \frac{c_B}{c^\ominus} \qquad (\text{III})$$

合并等号右侧前两项，分别用 $\mu_B^*(T,p)$、$\mu_{B,m}^*(T,p)$ 和 $\mu_{B,c}^*(T,p)$ 表示，可得

$$\mu_B = \mu_B^*(T,P) + RT \ln x_B \qquad (\text{I})$$
$$\mu_B = \mu_{B,m}^*(T,P) + RT \ln m_r \qquad (\text{II}) \tag{2-79}$$
$$\mu_B = \mu_{B,c}^*(T,P) + RT \ln c_r \qquad (\text{III})$$

式中，$\mu_B^*(T,p)$ 是 $x_B = 1$ 且仍服从亨利定律的假想状态的化学势，$\mu_{B,m}^*(T,p)$ 和 $\mu_{B,c}^*(T,p)$ 分别是当 $m_B = 1\text{mol·kg}^{-1}$ 和 $c_B = 1\text{mol·L}^{-1}$ 时仍服从亨利定律的溶质 B 的化学势，是一种假想状态；m_r 和 c_r 表示相对浓度。

4)非理想(实际)溶液的化学势：非理想溶液是指溶剂不完全服从拉乌尔定律，溶质也不完全服从亨利定律的实际溶液。为简便起见，人们参考实际气体的研究方法，引入了活度的概念，即在保持标准态不变的前提下，将实际溶液对理想态的偏差，全部反映在对实际溶液浓度的修正上。

实际溶液中溶剂 A 的活度可表示为

$$a_{A,x} = \gamma_x x_A$$

式中，$a_{A,x}$ 为用摩尔分数表示的 A 组分的活度(activity)，也称为 A 的有效浓度；γ_x 称为活度因子(activity coefficient)或活度系数，活度因子的大小反映了实际溶液与液态混合物的偏差程度。当 x_A 趋近于 1 时，γ_x 也趋近于 1，则活度近似等于浓度，表示溶液趋近于理想溶液。引入活度概念后，实际溶液中溶剂 A 的化学势可表示为

$$\mu_A = \mu_A^*(T,p) + RT \ln \gamma_x x_A = \mu_A^*(T,p) + RT \ln a_{A,x} \tag{2-80}$$

对于实际溶液中溶质 B 的化学势，则有

$$\mu_B = \mu_B^*(T,P) + RT \ln a_{B,x}$$

$$\mu_B = \mu_{B,m}^*(T,P) + RT \ln a_{B,m}$$

$$\mu_B = \mu_{B,c}^*(T,P) + RT \ln a_{B,c}$$

上式中，$\mu_B^*(T,p)$、$\mu_{B,m}^*(T,p)$ 和 $\mu_{B,c}^*(T,p)$ 的意义与理想稀溶液中的溶质 B 一样，且

$$a_{B,x} = \gamma_x x_B$$

$$a_{B,m} = \gamma_m m_B$$

$$a_{B,c} = \gamma_c c_B$$

其中 γ_x、γ_m 和 γ_c 为对应不同浓度表示法的活度因子。

2.9 化 学 平 衡

化学反应都是向正、反两个方向同时进行的，但有些反应正向进行的程度非常大，而逆向进行的程度非常小，有的逆向反应甚至可以忽略不计，像这种进行得"彻底"的反应称为单向反应；而大多数化学反应正、反两个方向进行得很明显，这类反应称为可逆反应或对峙反应。当可逆反应中正、反两个方向的反应速率相等时，化学反应就达到平衡。平衡后若外界条件不变，则系统中各组分的数量和种类就不再随时间发生变化，而当外界条件发生改变时，平衡状态也会随之改变，直至达到新的平衡状态。化学平衡是化学反应在一定条件下的限度，也反映出化学反应的可能性问题，因此研究化学平衡是十分必要的。

2.9.1 化学反应方向和平衡的热力学条件

假设任意封闭系统中发生一化学反应

$$dD + eE \rightleftharpoons gG + hH$$

当其发生一微小变化时，系统吉布斯自由能的变化为

$$dG = -SdT + Vdp + \sum_B \mu_B dn_B$$

若变化在等温等压条件下进行，则有

$$dG_{T,p} = \sum_B \mu_B dn_B$$

$$= \mu_D dn_D + \mu_E dn_E + \mu_G dn_G + \mu_H dn_H$$

根据反应进度 ξ 的定义 $dn_B = \nu_B d\xi$

则

$$dG_{T,p} = \mu_D dn_D + \mu_E dn_E + \mu_G dn_G + \mu_H dn_H$$

$$= -d\mu_D d\xi - e\mu_E d\xi + g\mu_G d\xi + h\mu_H d\xi$$

$$= (-d\mu_D - e\mu_E + g\mu_G + h\mu_H)d\xi$$

即

$$dG_{T,p} = \sum_B \nu_B \mu_B d\xi \qquad (2\text{-}81)$$

将式(2-81)表示为偏微商形式，得

$$\left(\frac{\partial G}{\partial \xi} \right)_{T,p} = \sum_B \nu_B \mu_B \qquad (2\text{-}82)$$

若 $\xi = 1$ mol，则上式又可表示为

$$\left(\Delta_r G_m \right)_{T,p} = \sum_B \nu_B \mu_B \qquad (2\text{-}83)$$

式(2-82)和式(2-83)适用于等温等压且不做非体积功的化学反应。在反应中各物质的化学

势 μ_B 保持不变的前提是各物质的浓度应当保持不变。因此，若在有限量的系统中发生一个微小的变化，即 ξ 很小，或者是在大量的系统中发生进度为 1mol 的变化时，系统中各物质的浓度均可视为保持不变，因而各物质的化学势 μ_B 也可视为不变。

对于一定量的反应系统，在 ξ 从 0～1mol 的变化过程中，系统中各物质的组成、μ_B 及系统总的吉布斯自由能 G 也随之变化，这种变化可通过图 2-7 来表示。

图中纵坐标为 G，横坐标为 ξ，R 点是反应物的吉布斯自由能，P 点是产物的吉布斯自由能，曲线表示反应中 G 随 ξ 的变化情况。曲线上每一点都代表了系统在反应中所处的状态，且曲线上每一点的切线的斜率为偏微商 $\left(\dfrac{\partial G}{\partial \xi}\right)_{T,p}$。

图 2-7 化学反应中系统吉布斯自由能与反应进度的关系

反应开始后的 $R\to E$ 段，有

$$\left(\Delta_r G_m\right)_{T,p} = \left(\frac{\partial G}{\partial \xi}\right)_{T,p} < 0 \text{ 或 } \sum_B \nu_B \mu_B < 0 \tag{2-84}$$

表示反应可以正向自发进行。

曲线的 $E\to P$ 段，有

$$\left(\Delta_r G_m\right)_{T,p} = \left(\frac{\partial G}{\partial \xi}\right)_{T,p} > 0 \text{ 或 } \sum_B \nu_B \mu_B > 0 \tag{2-85}$$

表示反应不能正向自发进行，即表示反应逆向自发进行。

在曲线的 E 点处，有

$$\left(\Delta_r G_m\right)_{T,p} = \left(\frac{\partial G}{\partial \xi}\right)_{T,p} = 0 \text{ 或 } \sum_B \nu_B \mu_B = 0 \tag{2-86}$$

表示反应达到了平衡。从图中可以看出，此时系统吉布斯自由能达到了最低点，反应物与产物不论是种类还是数量，从整体上看不再发生变化。由此可以明确，达到化学平衡就是化学反应的最终限度，而式 (2-86) 就是化学平衡的热力学条件。

2.9.2 化学反应等温方程式及标准平衡常数

1. 化学反应等温方程式 设在等温等压条件下，发生一理想气体化学反应

$$d\text{D} + e\text{E} \rightleftharpoons g\text{G} + h\text{H}$$

系统的吉布斯自由能变为

$$\Delta_r G_m = \sum_B \nu_B \mu_B$$

将理想气体化学势表示式 $\mu_B = \mu_B^{\ominus}(T) + RT \ln \dfrac{p_B}{p^{\ominus}}$ 代入上式，可得

$$\begin{aligned} \Delta_r G_m &= \sum_B \nu_B \left(\mu_B^{\ominus}(T) + RT \ln \frac{p_B}{p^{\ominus}} \right) \\ &= \sum_B \nu_B \mu_B^{\ominus}(T) + \sum_B \nu_B RT \ln \frac{p_B}{p^{\ominus}} \end{aligned}$$

即

$$\Delta_r G_m = g\mu_G^{\ominus} + h\mu_H^{\ominus} - d\mu_D^{\ominus} - e\mu_E^{\ominus} + RT\ln\frac{\left(\dfrac{p_G}{p^{\ominus}}\right)^g \left(\dfrac{p_H}{p^{\ominus}}\right)^h}{\left(\dfrac{p_D}{p^{\ominus}}\right)^d \left(\dfrac{p_E}{p^{\ominus}}\right)^e} \tag{2-87}$$

令

$$\Delta_r G_m^{\ominus} = g\mu_G^{\ominus} + h\mu_H^{\ominus} - d\mu_D^{\ominus} - e\mu_E^{\ominus} \tag{2-88}$$

式中，$\Delta_r G_m^{\ominus}$ 称为反应的标准吉布斯自由能变。

令

$$Q_p = \frac{\left(\dfrac{p_G}{p^{\ominus}}\right)^g \left(\dfrac{p_H}{p^{\ominus}}\right)^h}{\left(\dfrac{p_D}{p^{\ominus}}\right)^d \left(\dfrac{p_E}{p^{\ominus}}\right)^e} \tag{2-89}$$

Q_p 称为压力商，为产物压力与标准压力之比的相应系数次方的乘积除以反应物压力与标准压力之比的相应系数次方的乘积。

因此，式(2-87)可以表示为

$$\Delta_r G_m = \Delta_r G_m^{\ominus} + RT\ln Q_p \tag{2-90}$$

上式就称为化学反应的**等温方程式**(reaction isotherm)。根据式(2-90)可以看出：只要知道了一定温度下的 $\Delta_r G_m^{\ominus}$，代入反应中各物质的压力，即可求得 $\Delta_r G_m$，从而判断出化学反应的方向和限度。对于任意的化学反应，若将压力商换为相应的逸度商 Q_f、浓度商 Q_c 或活度商 Q_a（以上均称为反应商 Q）就可以得到实际气体、理想稀溶液或实际溶液反应的等温方程式。

2. 化学反应标准平衡常数 对于上述理想气体反应，当反应达到平衡时，$\Delta_r G_m = 0$，因此有

$$\Delta_r G_m^{\ominus}(T) = -RT\ln\frac{\left(\dfrac{p_G}{p^{\ominus}}\right)_{eq}^g \left(\dfrac{p_H}{p^{\ominus}}\right)_{eq}^h}{\left(\dfrac{p_D}{p^{\ominus}}\right)_{eq}^d \left(\dfrac{p_E}{p^{\ominus}}\right)_{eq}^e} \tag{2-91}$$

由于一定温度下，$\mu_B^{\ominus}$ 为一定值，因此 $\Delta_r G_m^{\ominus}$ 也为定值，因而式(2-91)中等号右侧对数项也为定值。将此定值用 $K_p^{\ominus}$ 表示，称为平衡常数

$$K_p^{\ominus} = \frac{\left(\dfrac{p_G}{p^{\ominus}}\right)_{eq}^g \left(\dfrac{p_H}{p^{\ominus}}\right)_{eq}^h}{\left(\dfrac{p_D}{p^{\ominus}}\right)_{eq}^d \left(\dfrac{p_E}{p^{\ominus}}\right)_{eq}^e} \tag{2-92}$$

$\mu_B^{\ominus}$ 对应反应中各物质的标准态，因此，$K_p^{\ominus}$ 称为化学反应的**标准平衡常数**(standard equilibrium constant)，或热力学平衡常数。由于 $\mu_B^{\ominus}$ 只是温度的函数，因此 $K_p^{\ominus}$ 也是温度的函数，且量纲为 1。为简化书写，式(2-91)和式(2-92)中的"eq"可以被省略。将 $K_p^{\ominus}$ 代入后，式(2-91)可以表示为

$$\Delta_r G_m^{\ominus}(T) = -RT \ln K_p^{\ominus} \tag{2-93}$$

同理，将 $K_p^{\ominus}$ 代入后，式(2-90)可以表示为

$$\Delta_r G_m = -RT \ln K_p^{\ominus} + RT \ln Q_p \tag{2-94}$$

式(2-94)是化学反应等温方程式的另一表示式。推广到理想气体之外的任意化学反应，式(2-93)和式(2-94)可用如下通式表示

$$\Delta_r G_m^{\ominus}(T) = -RT \ln K_a^{\ominus} \tag{2-95}$$

$$\Delta_r G_m = -RT \ln K_a^{\ominus} + RT \ln Q_a \tag{2-96}$$

其中，a 为广义活度，对于气体代表压力(或逸度)，对于溶液则代表浓度(或活度)。从式(2-96)可以看出，当 $K_a^{\ominus} > Q_a$ 时，$\Delta_r G_m < 0$，反应正向自发进行；当 $K_a^{\ominus} < Q_a$ 时，$\Delta_r G_m > 0$，反应逆向自发进行；当 $K_a^{\ominus} = Q_a$ 时，$\Delta_r G_m = 0$，反应达到平衡。

3. 平衡常数的表示方法　由于不同系统中反应物、产物的浓度表示方法及化学势的表示方法不同，因此气相反应、液相反应和复相反应中 $K^{\ominus}$ 的表示方法也不相同。总的来说只要能够正确表示出各组分的化学势即可求得相应的反应平衡常数。

1)理想气体反应的平衡常数：式(2-92)即为理想气体反应的平衡常数表达式，即

$$K_p^{\ominus} = \frac{\left(\dfrac{p_G}{p^{\ominus}}\right)_{eq}^g \left(\dfrac{p_H}{p^{\ominus}}\right)_{eq}^h}{\left(\dfrac{p_D}{p^{\ominus}}\right)_{eq}^d \left(\dfrac{p_E}{p^{\ominus}}\right)_{eq}^e}$$

当理想气体反应达到平衡时，其压力商就是平衡常数。特别要注意的是，反应方程式的计量数不同，平衡常数的值也不相同。

2)非理想(实际)气体反应的平衡常数：对于实际气体反应可参照理想气体反应的平衡常数表达式，用实际气体的逸度 f_B 代替 p_B. 即

$$K_f^{\ominus} = \frac{\left(\dfrac{f_G}{p^{\ominus}}\right)_{eq}^g \left(\dfrac{f_H}{p^{\ominus}}\right)_{eq}^g}{\left(\dfrac{f_D}{p^{\ominus}}\right)_{eq}^g \left(\dfrac{f_E}{p^{\ominus}}\right)_{eq}^g} \tag{2-97}$$

根据 $f_B = \gamma_B p_B$，则上式可改写为

$$K_f^{\ominus} = \frac{\left(\dfrac{\gamma_G p_G}{p^{\ominus}}\right)_{eq}^g \left(\dfrac{\gamma_H p_H}{p^{\ominus}}\right)_{eq}^h}{\left(\dfrac{\gamma_D p_D}{p^{\ominus}}\right)_{eq}^d \left(\dfrac{\gamma_E p_E}{p^{\ominus}}\right)_{eq}^e} = K_p^{\ominus} K_\gamma \tag{2-98}$$

通过上式可以看出，当压力趋近于 0 时，K_γ 趋近于 1，则 $K_f^{\ominus} = K_p^{\ominus}$，实际气体趋近于理想气体。此外，由于气体的逸度因子与温度和压力有关，故 $K_f^{\ominus}$ 也与温度和压力有关。

3)理想液态混合物反应的平衡常数：对于理想液态混合物，反应商 Q 用摩尔分数表示，当反应达到平衡时根据等温方程式有

$$\Delta_r G_m = -RT \ln K_x^{\ominus} + RT \ln Q_x = 0 \tag{2-99}$$

由此可以得到理想液态混合物反应的平衡常数表达式

$$K_x^{\ominus} = \left(\frac{x_G^g x_H^h}{x_D^d x_E^e} \right)_{eq} \qquad (2\text{-}100)$$

4) 理想稀溶液反应的平衡常数: 对于理想稀溶液的反应系统, 忽略压力对系统的影响, 且溶剂不参与反应的前提下, 溶质的化学势为

$$\mu_B = \mu_B^* + RT \ln c_{r,B}$$

参照气体反应平衡常数的推导过程, 同理可得出

$$K_c^{\ominus} = \left(\frac{c_{r,G}^g \cdot c_{r,H}^h}{c_{r,D}^d \cdot c_{r,E}^e} \right)_{eq} \qquad (2\text{-}101)$$

上式中, $K_c^{\ominus}$ 为理想稀溶液的反应系统中, 溶质浓度用物质的量浓度表示的标准平衡常数, 故下角标为"c"。

若溶质浓度用质量摩尔浓度表示, 则标准平衡常数应表示为

$$K_m^{\ominus} = \left(\frac{m_{r,G}^g \cdot m_{r,H}^h}{m_{r,D}^d \cdot m_{r,E}^e} \right)_{eq} \qquad (2\text{-}102)$$

上式中, $K_m^{\ominus}$ 为理想稀溶液的反应系统中, 溶质浓度用质量摩尔浓度表示的标准平衡常数, 故下角标为"m"。

5) 非理想(实际)溶液反应的平衡常数: 对于浓度较大的实际溶液, 一般采用活度来替代浓度, 即

$$a_{B,c} = \gamma_c c_B$$

$$a_{B,m} = \gamma_m m_B$$

$$a_{B,x} = \gamma_x x_B$$

因此实际溶液反应的标准平衡常数分别为

$$K_{a,c}^{\ominus} = \left(\frac{(c_{r,G} \cdot \gamma_{c,G})^g (c_{r,H} \cdot \gamma_{c,H})^h}{(c_{r,D} \cdot \gamma_{c,D})^d (c_{r,E} \cdot \gamma_{c,E})^e} \right)_{eq} = K_c^{\ominus} K_{\gamma,c} \qquad (2\text{-}103)$$

$$K_{a,m}^{\ominus} = \left(\frac{(c_{r,G} \cdot \gamma_{m,G})^g (c_{r,H} \cdot \gamma_{m,H})^h}{(c_{r,D} \cdot \gamma_{m,D})^d (c_{r,E} \cdot \gamma_{m,E})^e} \right)_{eq} = K_m^{\ominus} K_{\gamma,m} \qquad (2\text{-}104)$$

$$K_{a,x}^{\ominus} = \left(\frac{(c_{r,G} \cdot \gamma_{x,G})^g (c_{r,H} \cdot \gamma_{x,H})^h}{(c_{r,D} \cdot \gamma_{x,D})^d (c_{r,E} \cdot \gamma_{x,E})^e} \right)_{eq} = K_x^{\ominus} K_{\gamma,x} \qquad (2\text{-}105)$$

注意, 由于浓度的表示方法不同, 活度也不同, 因此 $K_{a,c}^{\ominus}$、$K_{a,m}^{\ominus}$ 和 $K_{a,x}^{\ominus}$ 在数值上不相等, 但它们均只是温度的函数(因液态物质属于凝聚相, 其化学势受压力影响很小, 可以忽略不计), 且量纲均为1。在实际应用时, 可根据实际情况选择相应的标准平衡常数。

6) 复相反应的平衡常数: 反应系统中各物质存在于不止一个相中, 而是多个相中的反应称为**复相反应**(heterogeneous reaction), 也称为多相反应。

为了研究的方便, 通常设定一些前提, 即复相反应系统中的凝聚相(液相或固相)应当处于纯态, 且忽略压力的影响, 因此凝聚相的化学势近似等于其标准态的化学势; 同时规定气相为单种理想气体或混合理想气体, 因此这种反应的标准平衡常数就只与气相物质的压力有关。例如一个多相反应

$$d\mathrm{D(g)} + e\mathrm{E(1)} \longrightarrow g\mathrm{G(g)} + h\mathrm{H(s)}$$

反应的标准平衡常数只与系统中的气态物质有关, 与凝聚相物质无关, 因此可以表示为

$$K^{\ominus} = \frac{\left(\dfrac{p_G}{p^{\ominus}}\right)^g_{eq}}{\left(\dfrac{p_D}{p^{\ominus}}\right)^d_{eq}} \tag{2-106}$$

2.9.3　平衡常数的计算

标准平衡常数是人们认识、研究、利用化学反应的重要依据，因此获得平衡常数的数值在生产实践中具有重要意义。通常若要得到标准平衡常数，可以通过实验测量反应平衡状态时各组分的分压或浓度计算而得，也可通过热力学方法计算得到。

1. 通过测定实验数据计算平衡常数　标准平衡常数的数值可以通过实验测量得到，即需要测量反应系统在化学平衡状态下的各组分的平衡压力或平衡浓度。测定的前提是一定要确定反应达到了平衡，判断平衡的方法如下：

(1) 在反应条件不变的前提下，系统组成宏观上不再发生变化。

(2) 在一定反应条件下，反应无论是从正向还是从逆向开始，最终都达到同一状态下的平衡。

(3) 在相同反应条件下，虽然改变了参与反应各物质的起始浓度，但平衡常数均不发生改变。

测定平衡系统中各物质浓度或压力的方法通常有以下两种：

1) 物理分析方法：通过测定与浓度或压力呈线性相关的一些物理量(如密度、体积、旋光度、折光率、吸光度、电导率、电动势、定量色谱或定量磁共振谱等)，求出平衡系统中各组分的浓度。

2) 化学分析方法：采用一定手段(如骤冷、稀释、清除催化剂等)使反应保持在一定平衡状态下，进而通过相应的化学分析方法得到平衡系统的物质组成。

上述两种方法在实际应用时必须确认反应已达平衡，还要确保分析过程中不能干扰平衡，因此虽然由实验测定平衡常数较为直接，在实际应用中完全做到这两点还是有一定困难的，因此通过实验数据测定计算平衡常数是有一定局限性的，有些反应从实际操作角度来讲甚至根本无法测量。

2. 通过 $\Delta_r G_m^{\ominus}$ 的计算求得平衡常数　根据化学反应的标准摩尔吉布斯自由能变与标准平衡常数之间的关系，即

$$\Delta_r G_m^{\ominus} = -RT \ln K^{\ominus}$$

可以看出，只要通过热力学方法计算出 $\Delta_r G_m^{\ominus}$，就可以求得 $K^{\ominus}$。

1) 利用标准生成摩尔吉布斯自由能 $\Delta_f G_m^{\ominus}$ 计算 $\Delta_r G_m^{\ominus}$：在 2.6 节我们已经介绍了通过 $\Delta_f G_m^{\ominus}$ 来计算 $\Delta_r G_m^{\ominus}$ 的方法，即通过热力学数据表查到参与反应各物质的 $\Delta_f G_m^{\ominus}$，进而计算 $\Delta_r G_m^{\ominus}$。

例 2-12　计算 298.15 K 时乙醇脱氢生成乙醛反应的 $K^{\ominus}$。

$$CH_3CH_2OH(g) \longrightarrow CH_3CHO(g) + H_2(g)$$

解　在例 2-10 中已经计算出 $\Delta_r G_m^{\ominus} = 39.61 (kJ \cdot mol^{-1})$

由 $\Delta_r G_m^{\ominus} = -RT \ln K^{\ominus}$，得

$$K^{\ominus} = 1.15 \times 10^{-7}$$

2) 利用 $\Delta_r H_m^{\ominus}$ 和 $\Delta_r S_m^{\ominus}$ 计算 $\Delta_r G_m^{\ominus}$：当反应发生于标准状态下，且反应进度为 1mol 时，有

$$\Delta_r G_m^{\ominus} = \Delta_r H_m^{\ominus} - T\Delta_r S_m^{\ominus}$$

因此，只要查到热力学数据表中的 $\Delta_f H_m^{\ominus}$ 或 $\Delta_c H_m^{\ominus}$ 便可以计算出 $\Delta_r H_m^{\ominus}$，同样利用标准摩

尔熵 $S_m^{\ominus}$ 可以计算出 $\Delta_r S_m^{\ominus}$，从而可以求得 $K_p^{\ominus}$，并通过进一步计算得到 $K^{\ominus}$。

例 2-13 已知化学反应

$$C_6H_{12}O_6(葡萄糖, s) \longrightarrow 2C_2H_6O(乙醇, l) + 2CO_2(g)$$

其相关热力学数据分别为

$\Delta_f H_m^{\ominus}$ (葡萄糖，s) $=-1274.5$ kJ·mol^{-1}，$\Delta_f H_m^{\ominus}$ (乙醇，l) $=-227.6$ kJ·mol^{-1}，

$\Delta_f H_m^{\ominus}$ (CO$_2$，g) $=-393.5$ kJ·mol^{-1}；$S_m^{\ominus}$ (葡萄糖，s) $=212.1$ J·K^{-1}·mol^{-1}，

$S_m^{\ominus}$ (乙醇，l) $=160.7$ J·K^{-1}·mol^{-1}，$S_m^{\ominus}$ (CO$_2$，g) $=213.8$ J·K^{-1}·mol^{-1}，

试计算该反应在 298.15 K 时的 $K^{\ominus}$。

解 根据已知条件可求得

$$\Delta_r H_m^{\ominus} = 2\Delta_f H_m^{\ominus}(乙醇) + 2\Delta_f H_m^{\ominus}(CO_2) - \Delta_f H_m^{\ominus}(葡萄糖)$$

$$= 2\times(-227.6) + 2\times(-393.5) - (-1274.5)$$

$$= -67.83(kJ·mol^{-1})$$

$$\Delta_r S_m^{\ominus} = 2S_m^{\ominus}(乙醇) + 2S_m^{\ominus}(CO_2) - S_m^{\ominus}(葡萄糖)$$

$$= 2\times160.7 + 2\times213.8 - 212.1$$

$$= 536.87(J·K^{-1}·mol^{-1})$$

根据 $\Delta_r G_m^{\ominus} = \Delta_r H_m^{\ominus} - T\Delta_r S_m^{\ominus}$ 得

$$\Delta_r G_m^{\ominus} = \Delta_r H_m^{\ominus} - T\Delta_r S_m^{\ominus}$$

$$= -67.83 - 295.15 \times 536.87 \times 10^{-3}$$

$$= -227.9(kJ·mol^{-1})$$

由 $\Delta_r G_m^{\ominus} = -RT \ln K^{\ominus}$，得

$$K^{\ominus} = 8.48\times10^{39}$$

3) 利用已知反应的 $\Delta_r G_m^{\ominus}$ 求算未知反应的 $\Delta_r G_m^{\ominus}$：由于吉布斯自由能为状态函数，反应方程式的加减与状态函数的变化值的加减一致，因此可以利用一些容易测定反应的 $\Delta_r G_m^{\ominus}$，通过加减关系来推算一些不容易测定反应的 $\Delta_r G_m^{\ominus}$。

例 2-14 求 298.15 K 和标准压力下，化学反应 (1) 的 $\Delta_r G_m^{\ominus}$ 和 $K^{\ominus}$。

(1) $$C(s) + \frac{1}{2}O_2(g) \longrightarrow CO(g)$$

已知：

(2) $$C(s) + O_2(g) \longrightarrow CO_2(g) \qquad \Delta_r G_m^{\ominus}(2) = -394.4 \text{ kJ·mol}^{-1}$$

(3) $$CO(g) + \frac{1}{2}O_2(g) \longrightarrow CO_2(g) \qquad \Delta_r G_m^{\ominus}(3) = -257.1 \text{ kJ·mol}^{-1}$$

解 由于 (2) $-$ (3) $=$ (1)

所以 $\Delta_r G_m^{\ominus} = \Delta_r G_m^{\ominus}(2) - \Delta_r G_m^{\ominus}(3) = -394.4 - (-257.1) = -137.3(kJ·mol^{-1})$

由 $\Delta_r G_m^{\ominus} = -RT \ln K^{\ominus}$，得

$$K^{\ominus} = 1.14\times10^{24}$$

3. 平衡转化率 用平衡常数描述反应进行的限度往往不够直观，人们通常使用平衡转化率来表示反应限度。平衡转化率是指当反应系统达到平衡后，某种反应物被消耗的量与起始投入的量之比，用 α 来表示。即

$$\alpha = \frac{某反应物被消耗的物质的量}{该反应物起始的物质的量} \times 100\% \tag{2-107}$$

根据平衡常数可以计算反应平衡时各物质的浓度，进而求得平衡转化率。平衡转化率又称

为理论转化率或最高转化率，是利用原料的消耗量来衡量反应限度的一种方法。此外，工业上还习惯用平衡产率来衡量反应的限度，平衡产率是指产品的物质的量与投入的反应物按化学反应计量式计算得到产品的理论值之比，即

$$平衡产率 = \frac{产品的物质的量}{投入反应物按化学反应计量式计算得到产品的理论值} \times 100\%$$

由于副反应的存在或反应未完全达到平衡，因此工业上的实际产率往往比平衡产率要小得多。

2.9.4　化学平衡的影响因素

很多因素会使化学平衡发生移动，从而达到新的平衡。这些影响因素包括温度、压力、惰性气体以及浓度，其中，温度对化学平衡的影响最为显著，因为温度的变化会引起平衡常数的改变；压力、惰性气体和浓度一般只影响平衡的组成，而不改变平衡常数。

1. 温度对化学平衡的影响　根据吉布斯-亥姆霍兹公式，若参加反应各物质均处于标准态，则有

$$\left[\frac{\partial \left(\dfrac{\Delta_r G_m^\ominus}{T} \right)}{\partial T} \right]_p = -\frac{\Delta_r H_m^\ominus}{T^2} \tag{2-108}$$

将 $\Delta_r G_m^\ominus = -RT \ln K^\ominus$ 代入，可得

$$\left(\frac{\partial \ln K^\ominus}{\partial T} \right)_p = \frac{\Delta_r H_m^\ominus}{RT^2} \tag{2-109}$$

式(2-109)称为**范特霍夫方程式**(van't Hoff equation)，也称为**化学反应等压方程式**。从该方程式可以看出温度对平衡常数的影响，即：对于吸热反应，$\Delta_r H_m^\ominus > 0$，$\dfrac{d \ln K^\ominus}{dT} > 0$，$K^\ominus$ 值随着温度的升高而增大，即升高温度对吸热反应是有利的；对于放热反应，$\Delta_r H_m^\ominus < 0$，$\dfrac{d \ln K^\ominus}{dT} < 0$，$K^\ominus$ 值随着温度的升高而减小，说明升高温度对放热反应是不利的。

若 $\Delta_r H_m^\ominus$ 与温度无关或 $T_1 \sim T_2$ 的温度变化范围不大，则可将 $\Delta_r H_m^\ominus$ 视为常数处理，对式(2-109)进行定积分，即

$$\int_{K_1^\ominus}^{K_2^\ominus} d \ln K^\ominus = \int_{T_1}^{T_2} \frac{\Delta_r H_m^\ominus}{RT^2} dT$$

可得

$$\ln \frac{K_2^\ominus}{K_1^\ominus} = \frac{\Delta_r H_m^\ominus}{R} \left(\frac{1}{T_1} - \frac{1}{T_2} \right) \tag{2-110}$$

式(2-110)称为**范特霍夫定积分方程式**。根据该方程式，在 $\Delta_r H_m^\ominus$ 已知的前提下，可以利用一个温度下的平衡常数去求得另一个温度下的平衡常数；或者通过两个温度下的已知平衡常数求得 $\Delta_r H_m^\ominus$。

例 2-15　高温制备水煤气的反应为 $C(s) + H_2O(g) \Longrightarrow H_2(s) + CO(g)$

已知反应的 $K_{1000\,K}^\ominus = 2.472$，$K_{1200\,K}^\ominus = 37.58$。试求：(1)该反应在 1000~1200 K 范围内的 $\Delta_r H_m^\ominus$(设 $\Delta_r H_m^\ominus$ 在此温度范围内为常数)；(2)在 1150 K 时的标准平衡常数 $K_{1150\,K}^\ominus$。

解　(1)根据范特霍夫定积分方程式

$$\ln\frac{K_2^{\ominus}}{K_1^{\ominus}} = \frac{\Delta_r H_m^{\ominus}}{R}\left(\frac{1}{T_1} - \frac{1}{T_2}\right)$$

$$\ln\frac{37.58}{2.472} = \frac{\Delta_r H_m^{\ominus}}{8.314}\left(\frac{1}{1000} - \frac{1}{1200}\right)$$

解得

$$\Delta_r H_m^{\ominus} = 135.8(\text{kJ}\cdot\text{mol}^{-1})$$

(2)根据范特霍夫定积分方程式

$$\ln\frac{K_{1200\,K}^{\ominus}}{K_{1150\,K}^{\ominus}} = \frac{\Delta_r H_m^{\ominus}}{R}\left(\frac{1}{1150} - \frac{1}{1200}\right)$$

代入相关数据得

$$\ln\frac{37.58}{K_{1150\,K}^{\ominus}} = \frac{135.8\times10^3}{8.314}\left(\frac{1}{1150} - \frac{1}{1200}\right)$$

解得

$$K_{1150\,K}^{\ominus} = 20.95$$

2. 压力对化学平衡的影响 由于标准平衡常数仅是温度的函数,因此改变反应系统的总压力对 $K^{\ominus}$ 无影响,但是会改变平衡的组成。由于固相和液相对压力不敏感,所以通常可以忽略压力对凝聚相反应平衡的影响,所以这里只讨论压力对理想气体反应平衡的影响。

对于一个理想气体反应

$$dD + eE \longrightarrow gG + hH$$

$$K_p^{\ominus} = \frac{\left(\dfrac{p_G}{p^{\ominus}}\right)_{eq}^{g}\left(\dfrac{p_H}{p^{\ominus}}\right)_{eq}^{h}}{\left(\dfrac{p_D}{p^{\ominus}}\right)_{eq}^{d}\left(\dfrac{p_E}{p^{\ominus}}\right)_{eq}^{e}} = \prod_B\left(\frac{p_B}{p^{\ominus}}\right)^{\Delta\nu} \tag{2-111}$$

将道尔顿分压定律 $p_B = px_B$(p 为总压)代入上式,可得

$$K_p^{\ominus} = \prod_B\left(\frac{p_B}{p^{\ominus}}\right)^{\Delta\nu} = \prod_B\left(\frac{p\cdot x_B}{p^{\ominus}}\right)^{\Delta\nu} = \prod_B x_B^{\nu_B}\left(\frac{p}{p^{\ominus}}\right)^{\Delta\nu} = K_x\left(\frac{p}{p^{\ominus}}\right)^{\Delta\nu}$$

即

$$K_p^{\ominus} = K_x\left(\frac{p}{p^{\ominus}}\right)^{\Delta\nu} \tag{2-112}$$

上式中,K_x 为用摩尔分数表示的平衡常数。当温度一定时,$K_p^{\ominus}$ 为常数,而 K_x 则与温度、压力均有关,当压力 p 发生变化时,K_x 也相应发生变化。

当 $\Delta\nu > 0$ 时,说明反应气体分子数增加,当增大总压 p 时,$\left(\dfrac{p}{p^{\ominus}}\right)^{\Delta\nu}$ 变大,由于 $K_p^{\ominus}$ 不变,因此 K_x 变小,即产物在反应混合物中所占比例下降,因此增加总压对气体分子数增加的反应不利。

若 $\Delta\nu < 0$,反应气体分子数减小,当增大总压 p 时,K_x 变大,即产物在反应混合物中所占比例增大,因此增加总压对气体分子数减小的反应有利。

若 $\Delta\nu = 0$,反应前后气体分子数不变,总压 p 对平衡组成无影响。

例2-16 在温度 T 和 $100\,\text{kPa}$ 压力下,反应 $N_2O_4(g) \rightleftharpoons 2CO_2(g)$ 的解离度为 0.62。试计

算温度不变，压力增大 5 倍后此反应的解离度。

解　设解离度为 α

$$N_2O_4(g) \Longrightarrow 2CO_2(g)$$

初始	1	0
平衡	$1-\alpha$	2α　　　总量为 $1+\alpha$

$$K_p^{\ominus} = \prod_B \left(\frac{p_B}{p^{\ominus}}\right)^{\Delta\nu} = \frac{\left(\dfrac{p_{NO_2}}{p^{\ominus}}\right)^2}{\left(\dfrac{p_{N_2O_4}}{p^{\ominus}}\right)} = \frac{\left(\dfrac{2\alpha}{1+\alpha}\right)^2 \left(\dfrac{p}{p^{\ominus}}\right)^2}{\left(\dfrac{1-\alpha}{1+\alpha}\right)\left(\dfrac{p}{p^{\ominus}}\right)} = \frac{4\alpha^2 p}{\left(1-\alpha^2\right)p^{\ominus}}$$

代入 $\alpha = 0.62$，解得

$$K_p^{\ominus} = 2.50$$

当压力增大 5 倍后

$$K_p^{\ominus} = \frac{4\alpha^2(5p)}{\left(1-\alpha^2\right)p^{\ominus}} = 2.50$$

解得

$$\alpha = 0.38$$

该反应气体分子数增加，当增大总压 p 时，解离度减小，说明增压不利于反应进行。

3. 惰性气体对化学平衡的影响　惰性气体指在反应系统中不参与反应的气态物质。惰性气体对平衡常数无影响，但同样能影响系统平衡的组成，从而使化学平衡发生移动。例如，将空气通入 SO_2 中并将其氧化为 SO_3 的反应中，空气中 O_2 参与了反应，而 N_2 并未参与，因此 N_2 属于惰性气体。从效果上来看，当总压一定时，由于惰性气体只起到了稀释作用，因此与减少反应气体总压 p 等效。

根据 $p_B = p x_B$，由于

$$x_B = \frac{n_B}{\sum\limits_B n_B}$$

因此 $p_B = p \dfrac{n_B}{\sum\limits_B n_B}$，代入 $K_p^{\ominus} = K_x \left(\dfrac{p}{p^{\ominus}}\right)^{\Delta\nu}$ 中可得

$$K_p^{\ominus} = \prod_B (n_B)^{\nu_B} \left(\frac{p}{p^{\ominus}\sum\limits_B n_B}\right)^{\Delta\nu} \tag{2-113}$$

当 $\Delta\nu > 0$ 时，反应气体分子数增加，当加入惰性气体后，$\sum\limits_B n_B$ 变大，$\left(\dfrac{p}{p^{\ominus}\sum\limits_B n_B}\right)^{\Delta\nu}$ 变小，由于 $K_p^{\ominus}$ 不变，因此 $\prod\limits_B (n_B)^{\nu_B}$ 变大，即产物在反应混合物中所占比例增加，因此加入惰性气体对气体分子数增加的反应有利。

若 $\Delta\nu < 0$，反应气体分子数减少，当加入惰性气体后，$\sum\limits_B n_B$ 变大，$\left(\dfrac{p}{p^{\ominus}\sum\limits_B n_B}\right)^{\Delta\nu}$ 变大，

由于 $K_p^{\ominus}$ 不变，因此 $\prod\limits_{B}(n_B)^{\nu_B}$ 变小，即产物在反应混合物中所占比例减小，因此加入惰性气体对气体分子数减少的反应不利。

若 $\Delta \nu_B = 0$，反应前后气体分子数不变，惰性气体对平衡组成无影响。

4. 浓度对化学平衡的影响 除了温度、压力、惰性气体影响化学平衡之外，浓度的变化也会使化学平衡发生移动。由化学反应的等温方程式 $\Delta_r G_m = -RT\ln K_a^{\ominus} + RT\ln Q_a$ 可知，若增加反应物浓度或减少生成物浓度，则 $K_a^{\ominus} > Q_a$，从而使 $\Delta_r G_m < 0$，平衡将向正反应方向移动；反之，若减小反应物浓度或增加生成物浓度，则 $K_a^{\ominus} < Q_a$，使 $\Delta_r G_m > 0$，平衡将向逆反应方向移动，直至达到新的平衡。

知识扩展

非平衡态热力学简介

到目前为止，我们所讨论的都是平衡态热力学，即所涉及热力学过程为可逆过程，即使过程不可逆，也只讨论系统始、终态是平衡态的不可逆过程。平衡态热力学基于热力学三个定律，前提为系统处于宏观上不再随时间变化的平衡态，因为在这样的条件下讨论状态函数才有意义，一般在平衡态热力学理论框架下所得到的结论，均未违背客观事实，因而平衡态热力学又称为经典热力学，也是我们重点学习的物理化学内容之一。

事实上自然界中所发生的一切实际过程，如热的传导、物质扩散、化学反应等，都是在非平衡状态下进行的不可逆过程。由此从 20 世纪 50 年代开始逐渐形成了热力学研究的一个新的分支——**非平衡态热力学**（nonequilibrium thermodynamics），普里高京（Prigogine）在该研究领域做出了突出贡献，因而获得了 1977 年的诺贝尔化学奖。

平衡态热力学认为孤立系统中实际发生的过程总是趋向于熵增加，即实际发生的过程总是从有序到无序，但是自然界中某些变化或生命过程却是从无序的平衡态转变为有序的非平衡态。例如，植物通过光合作用以及汲取养料可以开出鲜艳的花朵、结出丰硕的果实，或在生物体内利用氨基酸形成蛋白质等。这些问题只能通过非平衡态热力学的观点加以认识和理解。

普里高京把自然界和生命体中从无序到有序的时空结构称为**耗散结构**（dissipative structure），即生命体是敞开系统，与环境之间既有能量交换又有物质交换，在不断的交换过程中，不可逆过程所导致的无序性增加幅度出现差异，而这种差异被放大至系统本身却会通过能量的耗散形成某些有序的状态。这种非平衡稳定状态的自发产生是需要条件的，即存在敞开系统和负熵流。

敞开系统的熵变由两部分组成，即系统内部不可逆过程引起的熵变 dS_i 和系统与外界环境交换物质、能量引起的熵变 dS_e，可以表示为

$$dS = dS_i + dS_e$$

由于系统的 $dS_i \geqslant 0$，则系统要维持非平衡稳定状态，就需要 dS_e 为负值，且 $-dS_e > dS_i$，即系统输出的熵要不少于系统输入的熵，也就是说要有足够的负熵流才能维持系统的有序。对于生命体而言，摄入高度有序的低熵大分子物质，如蛋白质、淀粉等，经消化吸收排出分子质量小、无序性大的高熵排泄物，从而保证了负熵流，形成了非平衡的有序。

耗散理论的建立，为人们更好地认识自然世界和生命现象提供了理论基础，并展现了广阔的发展前景。但该理论目前仍不完善，需要我们不断地去探索。

关　键　词

自发过程　spontaneous process

卡诺循环　Carnot cycle

熵　　　　entropy

克劳修斯不等式　Clausius inequality

熵增加原理　principle of entropy increasing

熵判据　entropy criterion

规定熵　conventional entropy

标准摩尔熵　standard molar entropy

亥姆霍兹自由能　Helmholtz free energy

亥姆霍兹自由能判据　Helmholtz free energy criterion

吉布斯自由能　Gibbs free energy

吉布斯自由能判据　Gibbs free energy criterion

标准摩尔生成吉布斯自由能　standard molar Gibbs free energy of formation

偏摩尔量　partial molar quantity

化学势　chemical potential

等温方程式　reaction isotherm

标准平衡常数　standard equilibrium constant

范特霍夫方程式　van't Hoff equation

本章内容小结

　　热力学第二定律的核心是解决自发过程进行的方向和限度问题，可通过三个著名的热力学判据：熵判据、亥姆霍兹自由能判据和吉布斯自由能判据进行。熵判据适用于孤立系统，在孤立系统中自发过程总是向着熵值增大的方向进行，直至达到该条件下熵最大，此时系统处于平衡态。亥姆霍兹自由能判据适用于等温等容且无非体积功的封闭系统，此时系统中的变化过程向着亥姆霍兹自由能减小的方向自发进行，直至该条件下亥姆霍兹自由能降到最小，系统达到平衡。吉布斯自由能判据适用于等温等压且无非体积功的封闭系统，此时系统中的变化过程向着吉布斯自由能减小的方向自发进行，直至该条件下吉布斯自由能降到最小，系统达到平衡。

　　熵是克劳修斯在卡诺定理启发下得出的自然界一个十分重要的状态函数，是系统混乱程度的量度，在 0-K 时，一切纯物质的完美晶体的熵为零，这就是热力学第三定律。

　　热力学第一、第二定律主要涉及八个状态函数 U、H、S、F、G、p、V、T，它们之间的关系可通过四个热力学基本公式以及麦克斯韦关系式相关联。

　　在多组分系统中，偏摩尔量和化学势是两个重要的概念。多组分均相系统的广度性质 X 等于各组分物质的量与相应偏摩尔量乘积之和。化学势 μ_B 通常是指偏摩尔吉布斯自由能，可利用化学势判断相变和化学反应自发进行的方向和限度：物质 B 总是从化学势高的一边转化成化学势低的一边，直至平衡。

　　研究化学平衡的主要目的是为了判断化学反应的方向和限度，可通过比较反应商 Q_a 与平衡常数 $K_a^\ominus$ 的大小来判断，当 $K_a^\ominus > Q_a$ 时，反应正向自发进行；当 $K_a^\ominus < Q_a$ 时，反应逆向自发进行；当 $K_a^\ominus = Q_a$ 时，反应达到平衡。平衡常数一般通过化学反应吉布斯自由能变求得（$\Delta_r G_m^\ominus = -RT \ln K^\ominus$），计算式应当注意要与化学计量方程式相对应。

　　温度会改变平衡常数的数值，因而是影响反应平衡的最主要因素，压力、惰性气体及浓度也会影响反应平衡，但与温度不同，它们主要是通过改变平衡组成而影响反应平衡。

思考题与习题

1. 简述自发过程的特征。

2. 简述熵判据、亥姆霍兹自由能判据和吉布斯自由能判据的适用条件。

3. 能否把热力学第二定律表述为"功可以全部转变成热，而热不能全部转变成功"？请举例说明。

4. 判断下列说法是否正确，并说明理由。

(1) 理想气体在等温条件下，经恒外压压缩至平衡状态，该过程的系统熵变小于零，环境熵变大于零。

(2) (1)中，若将"等温条件"变为"绝热条件"，则过程的系统熵变和环境熵变均等于零。

(3) 1 mol H_2 从同一状态经绝热可逆过程和绝热不可逆过程均可到达同一终态。

(4) 若在用隔板隔开的两密闭容器中分别装有 $p = 100$ kPa、$T = 298.15$ K、$V = 0.5$ L 的 H_2 和 $p = 100$ kPa、$T = 298.15$ K、$V = 1.5$ L 的 H_2。若抽掉隔板，让两部分气体充分混合，由于混合过程熵值增加，知此过程中 H_2 的熵变大于零。

(5) 其他条件不变的条件下，一列火车在冬天行驶时内燃机的效率更高。

5. 对用隔板隔开的 1 mol、温度为 263.15 K、体积为 V 的理想气体 N_2 和 1 mol、温度为 273.15 K、体积为 V 的理想气体 H_2，若将隔板抽掉，试求混合达到平衡后的熵变。设气体的 C_p 均是 28.00J·K^{-1}·mol^{-1}。

6. 1mol H_2O 在压力为 100 kPa 下从温度 288.15 K 升温到 313.15 K，若该温度区间 $C_{p,m} = 75.40$ J·K^{-1}·mol^{-1}。试求：(1)热源温度始终与系统一同升高时的熵变；(2)热源温度恒定为 353.15K 时的熵变。

7. 求压力为 101325 Pa、温度为 265.15 K 的过冷液态苯 1mol 变为固体的熵变。已知苯的正常凝固点是 278.15 K，熔化热为 9.94 kJ·mol^{-1}，且在该温度苯的 $C_{p,m}(l)$ 和 $C_{p,m}(s)$ 分别为 127J·K^{-1}·mol^{-1} 和 123 J·K^{-1}·mol^{-1}。

8. 计算化学反应：$C_2H_5OH(l) \longrightarrow C_2H_4(g) + H_2O(g)$ 在 298.15 K、$p^{\ominus}$ 时的标准熵变。已知 298.15 K 下 $C_2H_5OH(l)$、$C_2H_4(g)$、$H_2O(g)$ 的 $S_m^{\ominus}$ 分别为 160.70 J·K^{-1}·mol^{-1}、219.45 J·K^{-1}·mol^{-1} 和 188.74 J·K^{-1}·mol^{-1}。

9. 四个热力学基本公式适用的条件是什么？是否一定要过程可逆？

10. 溶液的化学势就等于溶液中各组分的化学势之和，这种说法是否正确？

11. 已知下列反应在 298.15 K 时的标准摩尔反应焓为

(1) $Fe_2O_3(s) + 3C(石墨) \longrightarrow 2Fe(s) + 3CO(g)$ $\Delta H_{m,1}^{\ominus} = 489$ kJ·mol^{-1}

(2) $2CO(g) + O_2(g) \longrightarrow 2CO_2(g)$ $\Delta H_{m,2}^{\ominus} = -564$ kJ·mol^{-1}

(3) $C(石墨) + O_2(g) \longrightarrow CO_2(g)$ $\Delta H_{m,3}^{\ominus} = -393$ kJ·mol^{-1}

且 $O_2(g)$、$Fe(s)$、$Fe_2O_3(s)$ 的 $S_m^{\ominus}$ 分别为 205.0 J·K^{-1}·mol^{-1}、27.15 J·K^{-1}·mol^{-1} 和 90.0 J·K^{-1}·mol^{-1}。请问在 $p^{\ominus}$、298.15 K 下 O_2 含量为 20%的空气能否将 Fe(s) 氧化为 $Fe_2O_3(s)$？

12. 试计算 1 mol 的过冷苯(液态)在 $p^{\ominus}$，268.15 K 时凝固过程的 ΔG(已知 268.15 K 时固态苯和液态苯的饱和蒸气压分别为 2280 Pa 和 2675 Pa)。

13. 试证明对于理想气体，$\dfrac{\left(\dfrac{\partial U}{\partial V}\right)_S \left(\dfrac{\partial H}{\partial p}\right)_S}{\left(\dfrac{\partial U}{\partial S}\right)_V} = -nR$ 成立。

14. 下列偏微分哪些是偏摩尔量？哪些是化学势？

(1) $\left(\dfrac{\partial U}{\partial n_B}\right)_{S,V,n_c}$　　　　(2) $\left(\dfrac{\partial U}{\partial n_B}\right)_{S,T,n_c}$　　　　(3) $\left(\dfrac{\partial H}{\partial n_B}\right)_{S,p,n_c}$

(4) $\left(\dfrac{\partial H}{\partial n_B}\right)_{T,p,n_c}$　　　　(5) $\left(\dfrac{\partial G}{\partial n_B}\right)_{T,V,n_c}$　　　　(6) $\left(\dfrac{\partial G}{\partial n_B}\right)_{T,p,n_c}$

(7) $\left(\dfrac{\partial F}{\partial n_B}\right)_{T,p,n_c}$　　　　(8) $\left(\dfrac{\partial F}{\partial n_B}\right)_{T,V,n_c}$

15. 由水和乙醇组成的溶液中，醇的摩尔分数为 0.6，水的偏摩尔体积为 $16.18\ \text{cm}^3 \cdot \text{mol}^{-1}$，溶液的密度为 $0.8494\ \text{kg} \cdot \text{L}^{-1}$，求此溶液中乙醇的偏摩尔体积。

16. 298.15 K 时，合成氨反应 $\dfrac{1}{2}\text{N}_2(g) + \dfrac{3}{2}\text{H}_2(g) \Longleftrightarrow \text{NH}_3(g)$ 的 $\Delta_r G_m^{\ominus} = -16450\ \text{J} \cdot \text{mol}^{-1}$。试求：

(1) 物质的量之比为 $\text{N}_2 : \text{H}_2 : \text{NH}_3 = 1 : 3 : 2$ 的混合气体在总压 100 kPa 下的压力商 Q_p 和摩尔吉布斯自由能变 $\Delta_r G_m$，并判断反应的方向；

(2) 298.15 K 下的 $K^{\ominus}$，并判断反应的方向。

17. 已知在 298.15 K 和标准压力下，反应 $\text{H}_2(g) + \dfrac{1}{2}\text{O}_2(g) \Longleftrightarrow \text{H}_2\text{O}(l)$ 的 $\Delta_r G_m^{\ominus} = -237.13\ \text{kJ} \cdot \text{mol}^{-1}$，$\Delta_r S_m^{\ominus} = -163.3\ \text{J} \cdot \text{K}^{-1} \cdot \text{mol}^{-1}$，试计算 398.15 K 时该反应的 $\Delta_r G_m^{\ominus}$，假设 $\Delta_r H_m^{\ominus}$ 和 $\Delta_r S_m^{\ominus}$ 不随温度改变。

18. 已知化学反应 $\text{PCl}_5(g) \Longleftrightarrow \text{PCl}_3(g) + \text{Cl}_2(g)$，在 548.15K、100 kPa 时达到平衡，测得平衡混合物的密度为 $2.695\ \text{kg} \cdot \text{m}^{-3}$。试计算：

(1) PCl_5 的解离度 α；

(2) 反应的 $K_p^{\ominus}$；

(3) 反应的 $\Delta_r G_m^{\ominus}$。

19. 在温度 T 时，有下列反应

(1) $\text{C}(s) + 2\text{S}(s) \Longleftrightarrow \text{CS}_2(g)$

(2) $\text{Cu}_2\text{S}(s) + \text{H}_2(g) \Longleftrightarrow 2\text{Cu}(s) + \text{H}_2\text{S}(g)$

(3) $2\text{H}_2\text{S}(g) \Longleftrightarrow 2\text{H}_2(g) + 2\text{S}(s)$

已测得各反应的 $K^{\ominus}$ 分别为 0.258、0.0039 和 0.023。试计算在该温度下化学反应 $2\text{Cu}_2\text{S}(s) + \text{C}(s) \Longleftrightarrow 4\text{Cu}(s) + \text{CS}_2(g)$ 的平衡常数 $K^{\ominus}$。

（贾飞云　王　宁）

第3章 相平衡

　　相平衡属于化学热力学的范畴，也是热力学原理在化学领域实际应用的一个重要方面，相平衡原理在制药、化工、冶金、地质、材料等生产中有广泛的应用。根据相平衡的研究，我们可以得到一些复杂相变过程中最佳的实验条件。例如，在制药工业和化工生产中，常利用蒸馏、冷冻干燥、结晶、萃取等操作来提纯和分离所需的组分，而这些操作的理论基础来源于相平衡原理。此外，药剂学的增溶、剂型、配伍等研究也需要相平衡的理论指导。因此，进行相平衡研究在药学上有着重要的实际意义。在热力学基本原理指导下，人们利用多相系统的热力学函数讨论系统中相态与温度、压力、组分等参数之间的关系，虽然相变过程从形式上看是多种多样的，但它们都能使用一个普遍规律——"**相律**"（phase rule）来统一处理。

3.1 相 律

　　相律是相平衡所遵循的普遍规律，是吉布斯于 1875 年根据热力学原理建立的，讨论的是平衡系统中相数、独立组分数与自由度之间的关系。在引出相律的数学表达式之前，首先介绍几个基本概念。

3.1.1 相与相数

　　相（phase）是系统中物理性质和化学性质完全均一的部分。多相系统中，相与相之间存在明显的界面，越过界面时，物理性质或化学性质发生突变。系统中，相的数目称为**相数**（number of phase），用符号 Φ 表示。通常任何气体都能无限混合，故对于多种气体混合物，$\Phi=1$。液体间按照互溶程度不同，Φ 可为 1、2 或 3，一般不会超过 3。对于固体，通常是有几种固体就有几个相。例如，氯化钠与碳酸钠固体粉末无论混合得多么均匀，仍为两个相。同一种物质若以不同的晶型共存（如金刚石和石墨混合物），$\Phi=2$。但若几种固体之间能达到分子程度的均匀混合，我们称为固态混合物，其相数为 1。

3.1.2 物种数和组分数

　　一个系统通常包含多种物质，系统中所含化学物质的种类数称为**物种数**（number of chemical species），用符号 S 表示。应注意，一种物质以不同聚集状态共存，也只能算作是一个物种。例如，水、水蒸气、冰共存的系统，$S=1$。

　　足以表示系统中各相组成所需的最少的独立物种数称为独立组分数，简称**组分数**（number

of components），用符号 K 表示。组分数是相平衡中一个非常重要的概念，它与物种数不同，二者存在如下关系：

(1) 如果系统中没有化学反应发生，系统的物种数与组分数是相同的。例如苯和甲苯的混合溶液，$S = K = 2$。

(2) 如果系统中的某些物种之间存在化学反应，如 $HI(g)$、$H_2(g)$、$I_2(g)$ 三种物质构成的系统，由于存在下列化学平衡

$$2HI(g) \rightleftharpoons H_2(g) + I_2(g)$$

虽然 $S=3$，但因为只要任意两种物质确定了，第三种物质就必然随之确定，而且其组成可由化学反应的平衡常数来确定，此时，表示系统中各相组成的最少独立物种数可减少一个，即 $K=2$。同理，系统中若有 R 个独立的化学平衡，则

$$\text{组分数} = \text{物种数} - \text{独立化学平衡数}$$

即

$$K = S - R$$

(3) 某些情况下，还有一些特殊的浓度限制条件。假设上述系统中起始并不存在 $H_2(g)$ 和 $I_2(g)$，二者是由 $HI(g)$ 分解得到的。很显然，当系统达到平衡后，$H_2(g)$ 和 $I_2(g)$ 的物质的量之比为 1:1，这时就存在一定浓度关系的限制条件。因此系统的组分数 K 既不是 3，也不是 2，而是 1，即为单组分系统。如果系统中存在 R' 个独立的浓度限制条件，则组分数与物种数有下列关系

$$\text{组分数} = \text{物种数} - \text{独立化学平衡数} - \text{独立的浓度限制条件}$$

即

$$K = S - R - R'$$

应注意：浓度限制条件要在同一相中才能应用，不同相间不存在浓度限制条件。例如碳酸钙的分解反应：

$$CaCO_3(s) \rightleftharpoons CaO(s) + CO_2(g)$$

虽然分解反应产生的 $CaO(s)$ 和 $CO_2(g)$ 的物质的量相同，但由于一个是固相，另一个是气相，其间不存在浓度关系，故组分数是 2 而不是 1。

例 3-1 系统中有 $CO_2(g)$、$CO(g)$、$C(s)$、$O_2(g)$ 四种物质，其间有化学反应，求该系统在平衡后的组分数。

解 系统中同时存在三个化学平衡式：

$$(1)\ O_2(g) + C(s) \rightleftharpoons CO_2(g)$$
$$(2)\ CO_2(g) + C(s) \rightleftharpoons 2CO(g)$$
$$(3)\ O_2(g) + 2C(s) \rightleftharpoons 2CO(g)$$

显然，其中只有两个反应是独立的，第三个反应可通过其他两个反应获得，如 (1)+(2)=(3)，所以 $R=2$，系统中各种物质间无浓度限制条件，$R'=0$，所以 $K = S - R - R' = 4 - 2 - 0 = 2$。

例 3-2 在一抽空的容器中放有过量的硫氢化铵 $NH_4HS(s)$，加热时可发生下列反应：

$$NH_4HS(s) \rightleftharpoons NH_3(g) + H_2S(g)$$

求该系统的组分数。

解 因为 $R=1$，$R'=1$，$p(NH_3,g) = p(H_2S,g)$

故

$$K = S - R - R' = 3 - 1 - 1 = 1$$

在相平衡中引入组分数的概念是十分必要的，一个系统的物种数 S 可以随着人们考虑问题的角度不同而不同，但系统的组分数 K 始终为一个定值。例如，在 25℃ NaCl 饱和溶液的系统中，如果只考虑相平衡，$S = K = 2$（即 NaCl 和 H_2O）；若考虑 NaCl(s) 的解离，系统中存在的物种有 $NaCl(s)$、Na^+、Cl^-、H_2O，因此 $S=4$，但是这 4 个物种间存在一个浓度限制条件：$c(Na^+) = c(Cl^-)$；还存在一个独立的化学（离子）平衡，即 $NaCl(s) \rightleftharpoons Na^+ + Cl^-$，因此，

$K = S - R - R' = 4-1-1 = 2$；若再考虑 H_2O 的解离，系统中存在的物种有 $NaCl(s)$、Na^+、Cl^-、H_2O、H_3O^+、OH^-，因此 $S=6$，但是这 6 个物种间存在两个独立的化学（离子）平衡，即 $2H_2O \rightleftharpoons H_3O^+ + OH^-$ 和 $NaCl(s) \rightleftharpoons Na^+ + Cl^-$，还存在两个浓度限制条件：$c(Na^+) = c(Cl^-)$ 与 $c(H_3O^+) = c(OH^-)$，因此 $K = S - R - R' = 6-2-2 = 2$，故 K 始终为 2，不受影响。

3.1.3 自由度

平衡系统中，在不引起旧相消失和新相形成的前提下，可以在有限范围内独立变动的强度性质的数目，称为系统的**自由度**（degree of freedom），用符号 f 表示。例如，液态水可以在一定范围内同时任意改变温度和压力，仍能保持为液态，此时 $f = 2$。当将液态水加热至沸腾时，达到气—液两相平衡，若要不引起旧相消失和新相形成，系统的压力必须是所处温度下水的饱和蒸气压，此时，温度和压力二者之间存在一定的函数关系，只有一个可以独立变动，即 $f = 1$。自由度是由组分数和相数决定的，它们之间的关系可用相律描述。

3.1.4 相律

相律是描述多相平衡系统中的自由度 (f) 与组分数 (K)、相数 (Φ) 之间关系的规律。对于一多组分多相平衡系统，系统达到平衡时必须同时满足：

(1) 热平衡：各相温度相等，即 $T^\alpha = T^\beta = T^\gamma \cdots = T^\Phi$。

(2) 力平衡：各相压力相等，即 $p^\alpha = p^\beta = p^\gamma \cdots = p^\Phi$。

(3) 相平衡：每种物质在各相中的化学势相等，即 $\mu^\alpha = \mu^\beta = \mu^\gamma \cdots = \mu^\Phi$。

由于满足上述平衡，故指定一个温度和压力就确定了整个系统的温度和压力，也即温度和压力为系统的两个基本变量。

假设系统中有 K 种物质分布于 Φ 个相的每一相中，若用 1、2、3…K 代表各种物质，以 α、β、γ…Φ 代表各个相。每一相中都有 K 个组分，因 $\sum x_i = 1$，则有 $(K-1)$ 个组分的组成是独立变量。在 Φ 个相中就需要确定 $\Phi(K-1)$ 个组分的组成，再加上 T、p 两个变量，则总变量数为 $[\Phi(K-1)+2]$。

但是在多相平衡系统中这些组分的浓度变量并不是独立的。由于系统达到相平衡时，各物质在各相中的化学势相等，即

$$\mu_1^\alpha = \mu_1^\beta = \mu_1^\gamma \cdots = \mu_1^\Phi$$
$$\mu_2^\alpha = \mu_2^\beta = \mu_2^\gamma \cdots = \mu_2^\Phi$$
$$\mu_K^\alpha = \mu_K^\beta = \mu_K^\gamma \cdots = \mu_K^\Phi$$

根据 $\mu_B(T,p) = \mu_B^\ominus(T) + RT \ln x_B$ 可知，化学势是温度、压力和组成 (x_B) 的函数。每一个组分在 Φ 个相中，就有 $(\Phi-1)$ 个化学势相等的关系式，系统共有 $K(\Phi-1)$ 个化学势相等的关系式。有一个等式就有一个变量不独立，所以系统共有 $K(\Phi-1)$ 个变量不独立。因此，描述系统状态所需的独立变量数 f 为

$$f = [\Phi(K-1)+2] - K(\Phi-1)$$

则

$$f = K - \Phi + 2 \tag{3-1}$$

这就是相律的数学表示式。式中，f 为自由度数，K 为组分数，Φ 为相数，式中的 2 是指温度和压力两个变量。如果系统指定了温度或压力，则上式改为

$$f^* = K - \Phi + 1 \tag{3-2}$$

如果系统压力和温度均已指定，则

$$f^{**} = K - \Phi \tag{3-3}$$

式中, f^* 或 f^{**} 称为条件自由度。在有些情况下, 除温度和压力外, 平衡系统还受到电场、磁场、重力场等其他因素的影响, 这时相律应写成更普遍的形式:

$$f = K - \Phi + n \tag{3-4}$$

应该指出, 在推导相律数学表达式时, 曾设定 K 种组分分布于 Φ 个相中, 实际上即使某一相的组分数少于 K 个, 也并不影响上述推导的结论。如果某一相中少了一种组分, 则该相的浓度变量也就少了一个。而在考虑相平衡时, 也相应地少了一个化学势相等的关系式。也就是说在 $\Phi(K-1)$ 中减去 1 时, 同时在 $K(\Phi-1)$ 中也必然减去 1, 因此结论 $f = K - \Phi + 2$ 仍然成立。

相律是一切相平衡系统均遵循和适用的普遍规律, 但不涉及相平衡系统的细节。例如, 相律只能确定平衡系统中有几个相和几个自由度, 不能指出这些数目具体代表什么相(气相、液相或固相)和什么独立变量, 也不能确定温度、压力或各相的质量数值。

例 3-3 碳酸钠与水可组成下列几种化合物: $Na_2CO_3 \cdot H_2O$, $Na_2CO_3 \cdot 7H_2O$, $Na_2CO_3 \cdot 10H_2O$, 试说明:

(1)标准压力下, 与碳酸钠水溶液和冰共存的含水盐最多可有几种?

(2)30℃时, 可与水蒸气共存的含水盐最多可有几种?

解 此系统由 Na_2CO_3 与 H_2O 构成, $K = 2$, 虽然可有多种含水盐固体存在, 但每增加一种, 即有一个化学平衡关系存在, 故其总组分数为 2。

(1)在定压下, 有 $\qquad\qquad f^* = K - \Phi + 1 = 3 - \Phi$

当 $f^* = 0$ 时, 系统相数最多, 故有

$$\Phi_{max} = 3$$

碳酸钠水溶液和冰共存, 表明已存在液-固两相, 故最多只能存在 1 种含水盐。

(2)在指定温度 30 ℃时, 同样有 $\quad f^* = K - \Phi + 1 = 3 - \Phi$

同理 $\qquad\qquad\qquad\qquad \Phi_{max} = 3$

与水蒸气共存, 表明只有气相, 所以含水盐最多可以有 2 种。

例 3-4 试指出下列平衡系统的自由度数:

(1)25℃及标准压力下, $KCl(s)$ 与其水溶液平衡共存;

(2)$I_2(g)$ 与 $I_2(s)$ 呈平衡;

(3)开始时用任意的 $HCl(g)$ 和 $NH_3(g)$ 组成的系统中, 下列反应达到平衡:

$$HCl(g) + NH_3(g) \Longrightarrow NH_4Cl(s)$$

解 (1) $K = 2$; $f = 2 - 2 + 0 = 0$

指定温度、压力, 饱和 KCl 水溶液的浓度为定值, 系统已无自由度。

(2) $K = 1$; $f = 1 - 2 + 2 = 1$

纯物质气-固平衡时温度和压力仅有一个可独立变动。

(3) $S = 3$; $R = 1$; $R' = 0$; $K = 3 - 1 = 2$; $f = 2 - 2 + 2 = 2$

温度、总压及任一气体的浓度中有两个可独立变动。

3.2 单组分系统

组分数 $K=1$ 的系统称为单组分系统, 这时相律的一般表达式为

$$f = 1 - \Phi + 2 = 3 - \Phi$$

上式表明, 当系统中只有一个相时, $\Phi = 1$, $f = 2$, 即可随意改变两种强度性质(通常是温度和压力), 系统的相态保持不变; 若为两相平衡系统, $\Phi = 2$, $f = 1$, 温度和压力只有一个可独立变化; 当系统为三相共存时, $\Phi = 3$, $f = 0$, 此时温度和压力都不能变化。

3.2.1　克拉贝龙-克劳修斯方程

研究纯物质单组分系统时,最常见的是气—液、气—固、液—固两相平衡。$\Phi = 2$ 时, $f = 1$,温度和压力只有一个是独立可变的,二者之间存在着一定的函数关系,该关系可用**克拉贝龙方程**(Clapeyron equation)来描述。

1. 克拉贝龙方程　在一定温度和压力下,系统内纯物质的 α 相与 β 相两相平衡,对纯物质而言, $\mu = G_m$,则由相平衡条件可知

$$G_m^{\alpha} = G_m^{\beta}$$

当温度改变 dT 时,为建立新的平衡,相应压力也改变 dp 。该纯物质在温度 $T+dT$ 和压力 $p+dp$ 下又达到新的平衡,即有

$$G_m^{\alpha} + dG_m^{\alpha} = G_m^{\beta} + dG_m^{\beta}$$

则

$$dG_m^{\alpha} = dG_m^{\beta}$$

根据

$$dG = -SdT + Vdp$$

所以有

$$-S_m^{\alpha}dT + V_m^{\alpha}dp = -S_m^{\beta}dT + V_m^{\beta}dp$$

移项得

$$(V_m^{\beta} - V_m^{\alpha})dp = (S_m^{\beta} - S_m^{\alpha})dT$$

或

$$\frac{dp}{dT} = \frac{S_m^{\beta} - S_m^{\alpha}}{V_m^{\beta} - V_m^{\alpha}} = \frac{\Delta S_m}{\Delta V_m} \tag{3-5}$$

式中, ΔS_m 和 ΔV_m 分别为 1mol 纯物质由 α 相变到 β 相的熵变和体积变化。对可逆相变来说, $\Delta S_m = \frac{\Delta H_m}{T}$ (ΔH_m 为摩尔相变焓),将其代入式(3-5)得

$$\frac{dp}{dT} = \frac{\Delta H_m}{T\Delta V_m} \tag{3-6}$$

式(3-6)即为克拉贝龙方程,它给出了两相平衡系统中 T 和 p 之间的函数关系。由于推导过程中未引入任何假设,故该方程适用于任何纯物质单组分的任何两相平衡。

2. 克拉贝龙-克劳修斯方程　将克拉贝龙方程应用到气-液平衡系统, dp/dT 表示液体的饱和蒸气压随温度的变化率, ΔH_m 为摩尔气化焓 $\Delta_{vap}H_m$, $\Delta V_m = V_m(g) - V_m(l)$,即气液两相摩尔体积之差。通常温度下, $V_m(g) \gg V_m(l)$,故 $V_m(l)$ 可忽略不计。若再假设蒸气为理想气体,则 $\Delta V_m \approx V_m(g) = \frac{RT}{p}$,故

$$\frac{dp}{dT} = \frac{p \cdot \Delta_{vap}H_m}{RT^2}$$

或

$$\frac{d\ln p}{dT} = \frac{\Delta_{vap}H_m}{RT^2} \tag{3-7}$$

式中, p 为液体在温度为 T 时的饱和蒸气压。式(3-7)称为**克拉贝龙-克劳修斯方程**(Clapeyron-Clausius equation),简称克-克方程。它定量给出了温度对纯物质饱和蒸气压的影响,当温度变化范围不大时, $\Delta_{vap}H_m$ 可近似地看作是一常数,将式(3-7)积分,可得

$$\ln p = -\frac{\Delta_{vap}H_m}{RT} + C \tag{3-8}$$

式中, C 为积分常数。上式表明,将 $\ln p$ 对 $1/T$ 作图得一直线,此直线的斜率为 $\Delta_{vap}H_m/R$,根据斜率即可求算液体的 $\Delta_{vap}H_m$ 。

将式(3-7)在 T_1 和 T_2 之间定积分可得

$$\ln\frac{p_2}{p_1} = \frac{\Delta_{vap}H_m(T_2 - T_1)}{RT_1T_2} \tag{3-9}$$

上式表明，只要知道 $\Delta_{vap}H_m$，就可以根据某温度 T_1 时该液体的饱和蒸气压 p_1 求算 T_2 时液体的饱和蒸气压 p_2。

当缺乏液体摩尔气化焓 $\Delta_{vap}H_m$ 数据时，可通过**特鲁顿规则**(Trouton role)进行估算。对于非极性的、分子不缔合的液体，有

$$\frac{\Delta_{vap}H_m}{T_b} \approx 88 \ J \cdot K^{-1} \cdot mol^{-1} \tag{3-10}$$

式中，T_b 为正常沸点(指外压力为 101.325 kPa 时液体的沸点)，此规则不能用于极性较强的液体。

例 3-5 已知水在 373K 时的饱和蒸气压为 101.325kPa，摩尔气化焓为 $\Delta_{vap}H_m = 40.7 \ kJ \cdot mol^{-1}$，试计算：(1)水在 363 K 时的饱和蒸气压；(2)当外压为 85 kPa 时，水的沸点。

解 根据式(3-9) $\ln\dfrac{p_2}{p_1} = \dfrac{\Delta_{vap}H_m(T_2 - T_1)}{RT_1T_2}$ 得

(1)
$$\ln\frac{p_2}{101.325} = \frac{40700 \times (363 - 373)}{8.314 \times 373 \times 363}$$
$$p_2 = 70.58 \ (kPa)$$

(2)
$$\ln\frac{85.000}{101.325} = \frac{40700 \times (T_2 - 373)}{8.314 \times 373 \times T_2}$$
$$T_2 = 368.1 \ (K)$$

同理，将克拉贝龙方程应用于气—固平衡时，由于固体的体积比蒸气的体积小很多，因此 $V_m(g) - V_m(s) \approx V_m(g)$。根据克—克方程，只需将式(3-7)~式(3-9)中的 $\Delta_{vap}H_m$ 换成摩尔升华焓 $\Delta_{sub}H_m$，就可得到气—固平衡时，固体的饱和蒸气压与温度之间的关系：

$$\left.\begin{aligned} \frac{d\ln p}{dT} &= \frac{\Delta_{sub}H_m}{RT^2} \\ \ln p &= -\frac{\Delta_{sub}H_m}{RT} + C \\ \ln\frac{p_2}{p_1} &= \frac{\Delta_{sub}H_m(T_2 - T_1)}{RT_1T_2} \end{aligned}\right\} \tag{3-11}$$

3.2.2 单组分系统的相图

温度、压力等对多相系统相变化的影响是一个十分复杂的问题，其规律一般不易用函数形式表达，因而通常使用简单直观的几何图形——"**相图**"(phase diagram)来描述。所谓相图是根据实验所得数据绘制的系统状态与温度、压力、组成之间相互关系的图形，直观地反映了在给定条件下相变化的方向和限度。单组分系统的相图最简单，根据相律，单组分系统的自由度最多为 2，其相图可用双坐标系平面图表示，其中，横坐标为温度，纵坐标为压力，我们以水的相图为例加以说明。

图 3-1 水的相图

1. 水的相图 根据水的相平衡实验数据绘制成 p-T 图，即为水的相图，如图 3-1 所示。整个相图由三个区、三条线和一个点构成。

(1)三个区：三个区即 *AOB*、*AOC* 及 *BOC* 三个区域，分别代表气、液、固三个单相区。

单相区内，$\Phi=1$，故 $f=2$。在该区域内，可以有限度地独立改变温度和压力，而不会引起相的变化。要确定系统的状态，必须同时指定温度和压力两个变量。

(2) 三条线：三条线即 OA、OB 及 OC 三条实线，分别是气—液、气—固、液—固两个相的交界线，称为两相平衡线。在这些线上，$f=1$，表明在温度和压力两个变量中，只有一个是独立可变的，任意确定其中一个，则另一个自定，且系统就会处于定态。例如，若指定了温度，则系统的平衡压力就是曲线上该温度所对应的压力。OA、OB、OC 三条线的斜率可根据克拉贝龙方程或克-克方程求算。

OA 线为气—液平衡曲线，它表示水在不同温度下的饱和蒸气压，又称为水的饱和蒸气压曲线。系统处于气—液两相平衡时，饱和蒸气压随着温度的升高而增大。OA 线不能无限延伸，它止于水的**临界点**(critical point, 647.4 K, 2.2×10^7 Pa)A。当系统的温度和压力达到或高于临界点时，气—液两相的密度相同，气-液两相的界面消失，这种状态下的水称为**流体**(fluid)，该状态称为**超临界状态**(supercritical state)，相应的温度和压力称为临界温度和临界压力。如果要通过加压的方式使气体液化，系统的温度必须低于临界温度。

OB 线为气—固平衡曲线，它表示冰在不同温度下的饱和蒸气压，也称为冰的饱和蒸气压曲线或冰的升华曲线，在此曲线对应的压力下，冰可不经过熔化直接变为水蒸气，此过程称为**升华**(sublimation)。

OC 线为固—液平衡曲线，它表示不同压力下水的凝固温度或冰的熔化温度，又称为水的凝固点曲线或冰的熔点曲线。OC 线的斜率为负值，表明冰的熔点随压力的升高而降低，其原因是冰的密度比水的小。OC 线也不能任意延长，大约从 2.03×10^8 Pa，-20℃开始，相图变得比较复杂，有不同晶形的冰生成。

图 3-1 中还有一条虚线 OD 线，是 OA 线的延长线，称为液态水和水蒸气的介稳平衡线，反映了过冷水的饱和蒸气压与温度的关系。过冷水是沿着 OA 线使水降温，如果控制实验条件，使降温速度非常缓慢，得到的 0℃以下不结冰的液态水。过冷水是非稳定状态，将过冷水进行搅拌或向其中投入少量冰作引发，系统会迅速变为冰。

(3) 一个点：一个点即 OA、OB、OC 三条两相平衡线的交点 O，称为**三相点**(triple point)，在该点气、液、固三相共存。根据相律，由 $\Phi=3$，可知 $f=0$，表明该点为定态，系统的压力和温度均一定(273.16 K，610.62 Pa)。1967 年第十三届国际计量大会(CGPM)确定，把热力学温度的单位"1K"定义为水的三相点温度的 1/273.16。

需要说明的是，水的三相点(273.16 K，610.62 Pa)与**凝固点**(freezing point)(273.15 K，101325 Pa)是不同的，三相点是严格的单组分系统，而水的凝固点是在水中溶有空气和外压力为 101325 Pa 时测得的冰—水两相平衡的温度。凝固点温度比三相点温度低 0.01K 是由两种因素造成的：①外压增加，使凝固点下降 0.00748 K；②水中溶有空气，使凝固点下降 0.00241 K。两者共同使水的凝固点比三相点下降了 0.00989 K，总共约下降了 0.01 K。

知识扩展

从水的相图可以看出，当温度低于三相点 O 时，如将系统的压力降至 OB 线以下，固态冰可直接升华为水蒸气，这也是冷冻干燥技术(freeze drying technique)的原理。该技术广泛应用于药品和食品的生产。例如，一些生物制品或抗生素在水溶液中不稳定，可通过冷冻干燥技术将其制成粉针注射剂。先将敞口安瓿中盛有的药物水溶液用快速深度冷冻的方法，在短时间内全部凝结成冰，然后将系统压力降至冰的饱和蒸气压以下，使冰直接升华为水蒸气，从而获得干燥的制品，封口后便得到可以长时间储存的粉针剂。由于整个操作都在低温下进行，药物不致受热分解，并能使药品变成疏松的海绵固体，有利于使用时快速溶解。

由于冷冻干燥在低温低压下进行，在食品生产及加工中，也可以保持新鲜食品的色、香、味、形，此外，维生素和蛋白质等营养物质的损失也少。

2. 二氧化碳的相图 二氧化碳的相图是另一类重要的单组分系统相图，如图 3-2 所示。与水的相图相似，图中也有气、液、固三个单相区，有三条两相平衡线，一个三相点和一个临界点。但与水的相图的不同之处是，二氧化碳的三条两相平衡线的斜率都大于零，这是由于 $CO_2(s)$ 的密度大于 $CO_2(l)$ 的密度。

图 3-2 二氧化碳的相图

二氧化碳的气、液、固三相平衡点 O 点的温度为 216.7 K，压力为 518 kPa。由于该三相点的温度低于常温，而压力又高于大气压，因此在常温、常压下，二氧化碳是以气态存在。而在低温下，我们只能看到固态二氧化碳，很难看到它的液态，除非加压到 518 kPa 以上。因此，二氧化碳又称为干冰，干冰在常温、常压下总是直接升华为二氧化碳气体。

A 点是二氧化碳的临界点，温度为 304.2 K，压力为 7400 kPa。该温度和压力在工业上很容易达到，所以二氧化碳的超临界流体较容易制备。而且因为它具有对一些中草药有效成分、有机化合物等的溶解能力强、选择性好、毒性低、环境友好、可在接近室温下操作等优点，所以在实际工作中应用广泛。

3.2.3 超临界流体技术

超临界流体（supercritical fluid）是指温度及压力均处于临界点以上的流体。例如，二氧化碳相图中，EAF 区为超临界流体区。超临界流体兼有气体和液体的优点，其黏度小，扩散系数大，密度大，具有良好的溶解特性和传质特性。一种溶剂在超临界状态的萃取能力比在常温、常压条件下可提高几十倍，甚至几百倍。**超临界流体萃取**（supercritical fluid extraction, SFE）技术正是利用此原理，控制超临界流体在高于临界温度和临界压力的条件下，从目标物中萃取成分，再恢复到常压和常温，溶解在超临界流体中的成分即与超临界流体分开。该技术具有流程简单、操作方便、萃取效率高且能耗少、无溶剂残留等优势，为中药生产提供了一种高效的提取与分离方法。

在超临界流体中进行化学反应，可使传统的多相反应转化为均相反应，从而消除了各反应物之间以及反应物与催化剂之间的扩散限制，从而提高了反应速率。此外，在超临界状态下，压力对反应速率常数也有较大的影响，微小的压力变化可使反应速率常数发生几个数量级的变化。再加上反应中不使用有机溶剂、环境污染小、产物易分离等优点，超临界流体的化学反应技术日益受到人们的重视。

3.3 二组分系统

二组分系统的 $K=2$，相律 $f=2-\Phi+2=4-\Phi$，当 $f=0$ 时，$\Phi_{max}=4$，说明二组分系统最多可有四相共存。例如，NaCl 与水构成的系统，最多可出现 NaCl 固体、冰、溶液和水蒸气四相平衡。当 $\Phi=1$ 时，$f_{max}=3$，即系统最多可有三个变量，温度 T、压力 p 和组成 x。显然此系统需要用三维的立体相图才能表示。为了方便起见，可以固定其中一个变量，将三维的立体图转化为二维的平面图来表示。因此，二组分系统的相图有三种类型，即等温相图（p-x 图）、等压相图（T-x 图）和等浓度相图（p-T 图），其中以前两种较为常用。

在二组分系统中，双液系统较为重要。按两液体之间相互溶解程度的不同，可将二组分双液系统分为完全互溶、部分互溶及完全不互溶三种类型。完全互溶系统又可分为理想液态混合物和非理想液态混合物。

3.3.1 完全互溶的理想液态混合物

1. 理想液态混合物的 p-x 图 设一定温度下，液体 A 与液体 B 形成理想液态混合物，则 A 和 B 应在全部组成范围内均符合拉乌尔定律

$$p_A = p_A^* x_A$$

$$p_B = p_B^* x_B$$

理想液态混合物的总蒸气压

$$p = p_A + p_B = p_A^* x_A + p_B^* x_B$$
$$= p_A^*(1-x_B) + p_B^* x_B = p_A^* + (p_B^* - p_A^*)x_B \tag{3-12}$$

图 3-3 理想液态混合物蒸气压图

式 (3-12) 中，p_A^* 和 p_B^* 分别为纯 A 和纯 B 液体的饱和蒸气压，x_A 和 x_B 分别为液相中 A 和 B 组分的摩尔分数。若在等温下，以 x_B 为横坐标，蒸气压 p 为纵坐标，在 p-x 图上可分别表示出分压和总压。从式 (3-12) 可以看出，分压 p_A、p_B 及总压 p 都与 x_B 呈直线关系，如图 3-3 所示。因 x_B 最大值为 1，故采用横坐标右端封闭的图形，横坐标两端点分别表示纯组分 A、B。p 与 x_B 之间的关系曲线称为液相线。液相线是否呈直线可以作为该系统是否为理想液态混合物的依据。

作为完整的气—液二组分系统，平衡时气相组成与液相组成必然不同，因此，除了液相线外，还应有气相线，即 p 与气相组成 y 之间的关系曲线。若将气相看作理想气体，则气相中的 A 和 B 组分都遵循道尔顿(Dalton)分压定律

$$p_A = p y_A$$

$$p_B = p y_B$$

整理得
$$y_B = \frac{p_B}{p} = \frac{p_B^* x_B}{p_A^* + (p_B^* - p_A^*)x_B} \tag{3-13}$$

式 (3-13) 中若已知一定温度下纯组分的 p_A^* 和 p_B^*，就能从液相组成 x_B 求出相应的气相组成 y_B，连成线即得气相线，如图 3-4 所示。在 p-x 图中气相线总是在液相线下面。

液相线和气相线将 p-x 图分成三个区域：①液相线上方，由于系统压力很高，液态混合物将以液态存在，故为液相（单相）区，此时系统的自由度 $f^* = 2-1+1 = 2$，表明系统的压力和浓度都可独立改变，为双变量区；②气相线下方，由于系统压力很低，液态混合物将以气态存在，故为气相（单相）区，此时系统的自由度 $f^* = 2$，也为双变量区；③液相线与气相线之间的区域为气、液平衡共存的两相区，此时系统的自由度 $f^* = 2-2+1 = 1$，表明系统的压力 p 和浓度 x_B(或 y_B)只有一个可以独立改变，为单变量区。

图 3-4 理想液态混合物的 p-x 图

2. 理想液态混合物的 T-x 图 在等压下，系统气—液平衡时沸点 T 与组成 x 的关系曲线，

称为 T-x 图。以 A 和 B 组成的二组分理想液态混合物为例，首先在外压为 101.325 kPa 下测定纯 A 液体和纯 B 液体的沸点，然后分别标在 T-x 图上，如图 3-5 所示。图中 $T_{b,A}^*$ 是纯 A 液体的沸点，$T_{b,B}^*$ 是纯 B 液体的沸点，A 和 B 组成的液态混合物的沸点介于 $T_{b,A}^*$ 与 $T_{b,B}^*$ 之间。

将液态混合物的液相物系点 a 等压升温至 T_1 到达液相点 N_1 时，液相开始起泡沸腾，故 N_1 称为液相**泡点**（bubble point），把不同组成的泡点连接起来，就得到液相线。若将混合蒸气由气相物系点 b 等压降温至 T_2 到达气相点 M_2 时，气相开始凝结出如露水的小液滴，因此 M_2 称为**露点**（dew point），把不同组成的露点连接起来，就得到气相线。液相线下方为液相单相区，气相线上方为气相单相区，气相线和液相线之间是气、液平衡共存两相区。

图 3-5　理想液态混合物的 T-x 图

3.3.2　杠杆规则

我们把表示系统的温度、压力和总组成状态的点称为**物系点**（point of system），而表示某一相状态的点称为**相点**（point of phase）。当物系点处于单相区时，系统的总组成与该相的组成相同，物系点与相点重合；当物系点处于两相区时，物系点与相点则不重合。如图 3-6 中，过物系点 O 作水平线与液相线和气相线的交点，分别为液相点 M 和气相点 N。此时系统的存在形式为：组成为 x_1 的液相和组成为 x_2 的气相平衡共存。

图 3-6　杠杆规则示意图

假设在图 3-6 中，组成为 x_B 的物系点 O 落在两相区内，M、N 点分别为其液相点和气相点。若液相中总的物质的量及 B 的摩尔分数分别为 $n_{液}$ 和 x_1，气相中总的物质的量及 B 的摩尔分数分别为 $n_{气}$ 和 x_2，则 $\overline{MO} = x_B - x_1$，$\overline{ON} = x_2 - x_B$。

根据质量守恒定律得

$$n = n_{液} + n_{气}$$

$$(n_{液} + n_{气})x_B = n_{液}x_1 + n_{气}x_2$$

整理得

$$n_{液}(x_B - x_1) = n_{气}(x_2 - x_B)$$

即

$$n_{液} \times \overline{MO} = n_{气} \times \overline{ON} \tag{3-14}$$

式（3-14）中物系点 O 相当于力学中的支点，$\overline{MO}$ 和 $\overline{ON}$ 相当于力臂，故称为杠杆规则（lever rule）。若相图的横坐标用质量分数表示，杠杆规则为

$$m_{液} \times \overline{MO} = m_{气} \times \overline{ON} \tag{3-15}$$

由于杠杆规则在推导过程中没有任何设定条件，所以适用于二组分系统的任何两相平衡区。可以通过杠杆规则确定气液的相对量，若已知总量，就可以确定各相的量。

例 3-6　将 6 mol A 和 4 mol B 混合组成二组分理想液态混合物，某温度下在两相区达到平衡，B 在液相的摩尔分数 $x_B = 0.20$，在气相的摩尔分数 $y_B = 0.70$。试求气、液两相物质的量。

解　B 在混合物中的摩尔分数为

$$x_B = \frac{4}{6+4} = 0.40$$

根据杠杆规则： $$n_{液} \times \overline{MO} = n_{气} \times \overline{ON}$$

即 $$n_{液} \times (0.40 - 0.20) = n_{气} \times (0.70 - 0.40)$$

而 $$n_{液} + n_{气} = 10 \text{ mol}$$

解得 $$n_{液} = 6 \text{ (mol)} \qquad n_{气} = 4 \text{ (mol)}$$

3.3.3 完全互溶的非理想液态混合物

如果液态混合物的蒸气压和浓度之间不符合拉乌尔定律，我们称为非理想液态混合物，大多数真实的液态混合物都是非理想的，它们与拉乌尔定律存在各种偏差。因为两种液体混合时常会发生解离或形成氢键等现象，蒸气压偏离拉乌尔定律。若蒸气压实测值比拉乌尔定律的计算值大，称为正偏差，反之则称为负偏差，实际上二组分互溶系统以正偏差居多。当二组分极性差别很大时，蒸气压出现更大的正偏差，甚至变成部分互溶或完全不互溶的系统。

图 3-7　甲醇—水液态混合物的蒸气压—液相组成图

1. 蒸气压—液相组成图

(1)正(负)偏差较小的系统：液态混合物和两种组分的蒸气压对拉乌尔定律产生正(负)偏差，但在全部组成范围内，混合物的蒸气压均介于两个纯组分的饱和蒸气压之间。甲醇—水液态混合物的蒸气压—液相组成图就属于这种类型，如图 3-7 所示。图中下面两条虚线是按拉乌尔定律计算得到的两个组分的蒸气压曲线，最上面一条虚线是按拉乌尔定律计算得到的混合物的蒸气压曲线，图中的三条实线分别为实验得到的相应蒸气压曲线。液态混合物产生偏差是两个组分之间的分子相互作用的结果。在甲醇—水液态混合物中，当甲醇分子进入水相后，减弱了液态水分子之间的氢键作用，增加了水分子向气相逃逸的倾向，故出现正偏差。但甲醇和水之间的分子间作用力依然是较大的，所以偏差较小。

(2)正偏差很大的系统：液态混合物的蒸气压和两种组分的蒸气压对拉乌尔定律产生正偏差，但在某一组成范围内，混合物的蒸气压比易挥发组分的饱和蒸气压还大，因而蒸气压出现最大值。苯—乙醇液态混合物的蒸气压—液相组成图就属于这种类型，如图 3-8 所示。在苯—乙醇的液态混合物中，乙醇是极性化合物，分子间有一定的缔合作用，当非极性的苯分子混入后，乙醇分子间的缔合体发生解离，使液相中非缔合乙醇分子数增加，液体分子更容易向气相蒸发，因此产生较大的正偏差。

(3)负偏差很大的系统：液态混合物的蒸气压和两种组分的蒸气压对拉乌尔定律产生负偏差，但在某一组成范围内，混合物的蒸气压比不易挥发组分的饱和蒸气压还低，因而蒸气压出现最小值，硝酸—水液态混合物的蒸气压—液相组成图就属于这种类型，如图 3-9 所示。硝酸和水混合后，硝酸溶解于水中，并且产生电离作用，其结果是硝酸与水分子都减少了，因此产生较大的负偏差，HCl、甲酸等与水混合后与此类情况相同。一般形成这类溶液时常伴有温度升高和体积缩小的效应。

图 3-8 苯—乙醇液态混合物的蒸气压—液相组成图　　图 3-9 HNO₃-H₂O 液态混合物的蒸气压—液相组成图

2. 非理想液态混合物的 *p-x* 图　在二组分完全互溶的非理想液态混合物的 *p-x* 图中，液相线和气相线把相图分成液相区、气相区和气—液两相平衡区。液相线就是液态混合物的蒸气压曲线。液态混合物的液相线和气相线均是由实验测定而得到的。

1881 年，柯诺华洛夫在大量实验工作的基础上，总结出联系蒸气组成(y_B)和溶液组成(x_B)之间关系的两条定性规则：

(1)在二组分溶液中，如果加入某一组分而使溶液的总蒸气压增加(即在一定压力下使溶液的沸点下降)，那么，该组分在平衡蒸气相中的浓度将大于它在溶液相中的浓度。

(2)在溶液的蒸气压—液相组成图中，如果有极大点或极小点存在，则在极大点或极小点上平衡蒸气相的组成和溶液相的组成相同。

根据柯诺华洛夫的经验规则,非理想液态混合物压力与组成的关系可用图 3-10 表示。正(负)偏差较小的系统如图 3-10(a)所示，由于加入组分 B 使系统蒸气压增加，故 $y_B > x_B$，因此，气相线在液相线下面。究竟这两条曲线的位置有多远，这取决于 B 比 A 易挥发的程度。正偏差很大的系统如图 3-10(b)所示，当溶液浓度在 A 与 C 之间时，由于加入 B 将使系统蒸气压增加，故 $y_B > x_B$；当溶液浓度在 C 和 B 之间时，由于加入 A 将使系统蒸气压增加，故 $y_A > x_A$；溶液组成为 C 时，则 $y_B = x_B$。负偏差很大的系统如图 3-10(c)所示，溶液浓度在 A 和 D 之间时 $y_A > x_A$；溶液浓度在 D 和 B 之间时 $y_B > x_B$；在 D 点上时 $y_B = x_B$。

图 3-10 三种类型液态混合物的 p-x 图

3. 非理想液态混合物的 T-x 图 正（负）偏差较小系统的 T-x 图与理想液态混合物的 T-x 图相似，如图 3-11(a) 所示。正偏差很大系统的 p-x 图出现最高点，则这类混合物的 T-x 图必然出现最低点，气相线和液相线交于最低点，如图 3-11(b) 所示。在最低点处，混合物的气相组成与液相组成相同，因此沸腾时温度恒定不变。由于这一温度又是液态混合物沸腾的最低温度，因此称为**最低恒沸点**(minimum azeotropic point)。对应于该点组成的混合物称为**最低恒沸混合物**(minimum boiling azeotropic)。苯—乙醇二组分液态混合物就是具有最低恒沸点的混合物。负偏差很大系统的 p-x 图出现最低点，则这类混合物的 T-x 图必出现最高点，如图 3-11(c) 所示。最高点所对应的温度称为**最高恒沸点**(maximum azeotropic point)。具有最高点组成的混合物称为**最高恒沸混合物**(maximum boiling azeotropic)。硝酸—水二组分液态混合物就是具有最高恒沸点的混合物。

T-x 图是通过实验数据直接得到的。比较图 3-10 和图 3-11 可知，T-x 图的形状与 p-x 图成"倒转"关系，即 p-x 图上 $p_B^* > p_A^*$，在纵坐标上 p_B^* 比 p_A^* 高，而 T-x 图上 $T_{b,B}^* < T_{b,A}^*$ （蒸气压高的组分沸点低），在纵坐标上 $T_{b,B}^*$ 比 $T_{b,A}^*$ 低；当 p-x 相图上出现最高点时，在 T-x 图上有最低点。当 p-x 图上出现最低点时，T-x 图上将有最高点。液相线与气相线之间仍为气、液两相平衡共存区。T-x 图的液相线和气相线可以从 p-x 图"倒转"得到。

(a)

(b)

图 3-11 三种类型液态混合物的 T-x 图

3.3.4 蒸馏与精馏

蒸馏和精馏是工业生产及科学研究中分离液体混合物常用的方法,其原理及用途可通过相图加以说明。

蒸馏(distillation)是一种热力学的分离工艺,它利用混合液体或液—固系统中各组分沸点不同,让低沸点组分先蒸发,再冷凝,使其从整个组分中分离的过程,是蒸发和冷凝两种操作的联合。将组成为 x_1 的液态混合物置于烧瓶中加热,其温度和组成的变化关系可在图 3-12 中表示。当温度升高至 T_1 时液态混合物开始沸腾,此时产生的蒸气的组成为 y_1,液相的组成仍为 x_1。继续升高温度,系统进入两相区,当温度升高至 T_2 时,液相和气相的组成分别为 x_2 和 y_2。若温度升高至 T_3 时蒸馏结束,此时液相和气相的组成分别为 x_3 和 y_3。显然,随着温度的不断升高,液相及气相的组成是分别沿着气相线和液相线向 $T_{b,A}^*$ 方向移动的。

图 3-12 蒸馏原理

在整个蒸馏过程中,气相通过冷凝管不断地被冷凝而进入接收瓶中,从第一滴馏出液的组成 y_1,到蒸馏结束最后一滴馏出液的组成 y_3,馏出物的总组成约为 y_1 和 y_3 之间的平均值。但在蒸馏瓶中剩余的液体混合物的组成是 x_3,而不是 x_1 和 x_3 之间的平均值。由此可见,经过蒸馏,烧瓶内剩余的混合物中难挥发的 A 组分的含量比原混合物中会增加,馏出物中易挥发的 B 组分的含量比原始混合物中会增加。因此,蒸馏只能把混合系统进行粗略的分离,而不能完全彻底地分离得到两个纯组分。若要使液体混合物获得较为完全的分离,需要采用精馏的方法。

将液态混合物同时经多次部分气化和部分冷凝而使之分离的操作称为**精馏**(rectification),也称分馏。工厂和实验室实际应用精馏操作是在精馏塔中连续进行的。如图 3-13 所示,蒸馏塔由塔釜(或塔底)、塔身和塔顶三部分组成,底部装有加热釜,一般用蒸气加热釜中物料,使之气化。塔身内部装有许多块带有小孔的塔板,每块塔板上的温度是恒定的,且自下而上温度逐渐降低。塔顶装有冷凝器和回流阀。

精馏原理如图 3-14 所示,不同的温度 T_1、T_2、T_3、T_4、T_5 相当于精馏塔中不同的塔板。根据精馏塔的构造，温度 T 越高的塔板离塔釜越近，T 越低的塔板离塔顶越近。将组成为 x 的欲分离的液态混合物进料后加热到 M 点，在温度 T_3 下混合液达到气、液两相平衡，其组成分别为 y_3 和 x_3，其中组成为 y_3 的气相上升到达温度为 T_2(降温)的塔板，遇到温度较低的回流液，经过热质交换，气体部分冷凝，液体部分气化，平衡后，离开此板上升的气相组成为 y_2。组成为 y_2 的气相再上升到达温度为 T_1(降温)的塔板时，经过同样的热质交换平衡，形成组成为 y_1 的气相。如此反复多次的热质交换，气相中 B 的含量越来越高，最终在塔顶得到易挥发(低沸点)组分纯 B。同理，组成为 x_3 的液相向下流至温度为 T_4(升温)的塔板，遇到上升的蒸气，发生热质交换，平衡后，留下的液相组成为 x_4。组成为 x_4 的液体再向下流至温度为 T_5(升温)的塔板，经过同样的热质交换平衡，残留液体组成为 x_5。如此反复多次使液体中 A 的含量越来越高，最终在塔釜得到难挥发(高沸点)组分纯 A。

图 3-13　馏塔示意图　　　　　图 3-14　精馏原理

3.3.5　部分互溶的双液系统

当两种液体物质的性质相差较大时，它们在一定条件下可以完全互溶，但在其他条件下不能完全互溶而形成部分互溶的两相溶液，这样的系统称为部分互溶双液系统。

图 3-15　水—苯酚系统 T-x 相图

1. 具有最高临界溶解温度的部分互溶双液系统　将具有两个液层的部分互溶双液系统的温度升高到某一温度时，两个液相的界面消失而成为一个液相，这时的温度就称为**临界溶解温度**(critical solution temperature)，也称**会溶温度**(consolute temperature)。水—苯酚系统就属于具有最高临界溶解温度的部分互溶双液系统，其相图如图 3-15 所示。

图中曲线 DC 是苯酚在水中的溶解度曲线，曲线 EC 是水在苯酚中的溶解度曲线。随温度升高，苯酚在水中的溶解度和水在苯酚中的溶解度增大，以致可以完全互溶，两条溶解度曲线交会于点 C 形成一条光滑的曲线 DCE。在曲线 DCE 以外的是单液相区，曲线以内是液—液两相平衡区。点 C 所对应的温度 T_C 称为最高临界溶解温度。温度高于该温度时，水和苯酚两种液体可以完全互溶；温度低于该温度时，水和苯酚只能部分互溶。

图 3-15 也可描述系统状态变化的过程。例如，在指定温度和压力下，将苯酚逐渐加入水中，系统的物系点将沿着 ab 水平线由左向右移动。最初少量的苯酚全部溶于水中，形成单一液相，如物系点 a 点。此时，系统为苯酚在水中的不饱和溶液。但当所加的苯酚量增多，使物系点到达 l_1 点时，苯酚在水中已达饱和。若继续加苯酚，溶液中出现两个液层，一层是苯酚在水中的饱和溶液，另一层是水在苯酚中的饱和溶液，这两个平衡共存的液相互称为**共轭相**（conjugated phase），相点分别为 l_1 和 l_2。根据相律，在定温定压下，$f^* = K - \Phi + 0 = 2 - 2 = 0$，即共轭溶液的组成为定值。这说明，只要物系点落在 l_1l_2 水平线上，两个共轭相的组成均不变。只不过随着物系点自 l_1 由左向右移动时，两个液层的相对数量会发生变化，l_1 相的量相对减少，而 l_2 的量相对增多，两相的量比遵守杠杆规则。随着苯酚不断地增加，物系点沿着 l_1l_2 水平线由左至右移动，到达 l_2 点时，液相 l_1 消失，呈单一液相，此时系统为水在苯酚中的饱和溶液。继续加酚时，系统变为水在苯酚中的不饱和溶液，如 b 点所示。

图 3-16 水—三乙胺系统 T-x 相图

2. 具有最低临界溶解温度的部分互溶双液系统　水和三乙胺两种液体物质在温度较低时互溶程度较大，甚至在某一较低温度下完全互溶，但随着温度升高，互溶程度减小，出现分层现象，具有这种特征的双液系统称为具有最低临界溶解温度的部分互溶双液系统。水—乙胺系统的相图如图 3-16 所示。

图中点 C 所对应的温度 T_C 为最低临界溶解温度。系统温度低于 T_C 时，水和三乙胺完全互溶；系统温度高于 T_C 时，水和三乙胺只能部分互溶。溶解度曲线下方为单液相区，溶解度曲线上方为液—液两相平衡区。

某些部分互溶双液系统，既具有最高临界溶解温度，又具有最低临界溶解温度。这类系统具有完全封闭的溶解度曲线，封闭曲线内为液—液两相平衡区，封闭曲线外为单液相区。水—烟碱系统就属于这种类型，如图 3-17 所示。还有部分互溶双液系统没有临界溶解温度，两种液体在存在的温度范围内只能部分互溶。水—乙醚系统就属于这种类型，如图 3-18 所示。

图 3-17 水—烟碱系统 T-x 相图

图 3-18 水—乙醚系统 T-x 相图

药学上常利用部分互溶双液系统相图中的单相区配制澄清透明的药液；利用临界溶解温度的数据来选择优良的萃取剂。

3.3.6　完全不互溶的双液系统

相互之间溶解度很小的液体 A 和液体 B 组成的系统可以近似看作是完全不互溶双液系统。例如，水与汞、水与氯苯均属于这种系统。此种系统中各组分间几乎互不影响，每一种组分的蒸气压分别等于它们的饱和蒸气压，混合系统液面上总的蒸气压等于两种纯组分的饱和蒸气压之和，即 $p = p_A^* + p_B^*$。当系统的蒸气压等于外压时，系统便沸腾。由于完全不互溶双液系统的蒸气压大于任一纯组分的饱和蒸气压，因此混合液体的沸点比任一纯组分的沸点都要低。

图 3-19 中，a、b、c 三条曲线分别表示氯苯、水以及氯苯和水混合系统的 p-T 曲线，由图中可以看出，c 线上每个温度下的压力均等于该温度下 $p_水^*$ 和 $p_{氯苯}^*$ 之和。当外压为 $p^\ominus$ 时，水的正常沸点是 373.15 K，氯苯的正常沸点是 403.15K，而氯苯与水混合系统的沸点为 364.15 K，比氯苯和水的沸点都低。如果将氯苯和水的混合物共同蒸馏，会使氯苯在低于其沸点的情况下沸腾，这就是水蒸气蒸馏的原理。利用水蒸气蒸馏可以将沸点较高且高温会发生分解的液体

图 3-19 水、氯苯及其混合物的蒸气压曲线

物质在低于 100℃的温度下蒸馏出来，避免发生热分解。

馏出单位质量的高沸点物质所需要消耗的水蒸气 A 的量可用水蒸气消耗系数来衡量，该值越小，水蒸气蒸馏的效率越高。若把蒸出的蒸气看作理想气体，则气相中的水与高沸点物质 B 的物质的量比为

$$\frac{n(H_2O)}{n_B} = \frac{p^*(H_2O)}{p_B^*} = \frac{m(H_2O)/M(H_2O)}{m_B/M_B}$$

$$\frac{m(H_2O)}{m_B} = \frac{p^*(H_2O)M(H_2O)}{p_B^*M_B} \tag{3-16}$$

式(3-16)中 m 和 M 分别代表质量和摩尔质量。虽然高沸点物质的蒸气压 p_B^* 较小，但它的摩尔质量 M_B 比水的摩尔质量 $M(H_2O)$ 大很多，因此馏出物中高沸点物质的质量 m_B 并不低，即水蒸气消耗系数不会太大。

由于水蒸气蒸馏具有设备简单、操作方便等特点，在药学上常用于中药材中生物碱、黄酮苷等挥发性有效成分的提取。例如，临床上用于治疗支气管哮喘的麻黄碱可采用水蒸气蒸馏方法从麻黄属植物中提取。

例 3-7 某有机液体用水蒸气蒸馏时，在标准压力下于 90℃沸腾。馏出物中水的质量分数为 0.24。已知 90℃时水的饱和蒸气压为 7.01×10^4 Pa，试求此有机液体的摩尔质量。

解 设总质量为 100 g，则

$$m(H_2O) = 24.0\,g \ , \quad m_B = 76.0\,g$$

已知：
$$p^*(H_2O) + p_B^* = p^\ominus \ , \quad p_B^* = p^\ominus - 7.01\times10^4 = 2.99\times10^4 \ (Pa)$$

根据式(3-16)得

$$M_B = M(H_2O)\frac{p^*(H_2O)m_B}{p_B^*m(H_2O)} = 18.0 \times \frac{7.01\times10^4 \times 76.0}{2.99\times10^4 \times 24.0} = 134\,(g \cdot mol^{-1})$$

3.3.7 二组分固—液平衡系统

在研究固体和液体平衡时，如果外压大于平衡蒸气压，实际上系统的蒸气饱和相是不存在的，所以将只有固体和液体存在的系统称为"凝聚系统"。做实验时，通常将系统放置在大气中即可。应当知道，这时系统的压力并不是平衡压力，而是由于压力对凝聚系统的影响很小，在大气压下所得的结果与平衡压力下所得的结果没有什么差别，所以常不考虑压力的影响，这时相律可写为 $f^* = K - \varPhi + 1$。对于二组分固-液系统，最大自由度为 2，故只需用温度和组成两个变量来描述系统相态的变化。盐类的结晶提纯、药物片剂的主料和辅料混合等都属于这类系

统。二组分固—液系统的相图类型很多，也比较复杂。但不论相图如何复杂，都是由若干基本类型的相图构成，只要掌握基本类型相图的知识，就能看懂复杂相图的含义。最简单的是液相完全互溶而固相完全不互溶的二组分系统相图，此类相图中最常见的是简单低共熔混合物和生成化合物的相图。

1. 简单低共熔混合物的相图 这类二组分系统中出现的固相只有纯 A 和纯 B，其相图一般有两种绘制方法，对金属或晶体系统通常使用步冷曲线法，对水—盐系统一般采用溶解度法。

1) 步冷曲线法绘制相图：步冷曲线法也称热分析法，是将已知组成的样品加热至全部熔融成均相液态混合物，然后逐渐冷却，测定冷却过程中系统温度随时间的变化关系来研究系统相变的方法。得到的温度—时间曲线（T-t 曲线）就称为**步冷曲线**（cooling curve）。若冷却过程系统内不发生相变化，则温度随时间均匀地变化，步冷曲线近似为直线；若有固相析出，因凝固时放热使冷却速率变慢，步冷曲线出现转折或水平线段。步冷曲线上的转折点就是新相生成或旧相消失的相变点。

我们以邻硝基氯苯（A）和对硝基氯苯（B）的固—液系统为例来讨论。常压下，将质量分数 w_B 为 0.00、0.20、0.33、0.70 和 1.00 的五种样品加热至熔融，然后使其自然冷却，得到图 3-20（a）中的 5 条步冷曲线。

图 3-20 邻硝基氯苯（A）和对硝基氯苯（B）系统的步冷曲线和液—固相图

曲线 1 和 5 分别是纯 A 及纯 B 的样品。熔融状态时均为单组分均相，$f^* = K - \Phi + 1 = 1 - 1 + 1 = 1$，系统的温度随着放热过程的进行而均匀降低，因此曲线 1 和 5 的上部均为一直线。当温度降至纯 A 的熔点（305 K）和纯 B 的熔点（355 K）时分别析出纯 A 和纯 B。此时 $\Phi = 2$，$f^* = 1 - 2 + 1 = 0$，温度维持不变，在步冷曲线上出现水平线段。直至液相全部转变为固体，此时 $\Phi = 1$，$f^* = 1 - 1 + 1 = 1$，随后固体又均匀降温，因此在曲线 1 和 5 的下部也出现一直线。

曲线 2 和 4 为 A 中溶有 B 的样品，其中曲线 2 是系统中 A 的质量分数较大（$w_B = 0.20$），而曲线 4 是系统中 B 的质量分数较大（$w_B = 0.70$）。熔融状态时为二组分系统，$f^* = 2 - \Phi + 1$。当样品开始冷却时，系统只有一个相，$f^* = 2 - 1 + 1 = 2$，因此温度可均匀下降，步冷曲线上部表现为直线；当 2 号样品的温度降至 295 K（低于纯 A 的熔点 305 K）时，固体 A 开始析出，曲线 2 在此处出现转折点。此时系统处于固体 A 和熔融液的固—液两相共存，由于 $f^* = 2 - 2 + 1 = 1$，即在固体 A 析出的过程中系统温度仍不断降低；而 4 号样品的温度降至 331 K（低于纯 A 的熔点 355 K）时，固体 B 开始析出，此时，曲线 4 出现转折点。同样，系统为 B 和熔融液固—液两相共存，$f^* = 2 - 2 + 1 = 1$，在 B 析出过程中系统温度也不断降低；当温度降低至 288K 时，2 号样品开始析出固体 B，4 号样品开始析出固体 A，曲线在此处出现第二个转折点。此时系统处于固体 A、B 和熔融液三相共存，$f^* = 2 - 3 + 1 = 0$，即温度和组成都不随时间而改变，曲线出现水平线段。由于该线段所对应的温度为熔融液可能存在的最低温度，故此温度称为**低共熔点**（eutectic point），此时析出的 A 和 B 的混晶称为**简单低共熔混合物**（eutectic mixture）。这里的"低"是指混合物的熔点比两种纯物质的熔点均低，"共熔"是指对该混晶加热，二者可同时熔化。当所有的液体都凝固成固体后，只剩下固相 A 和 B，$f^* = 2 - 2 + 1 = 1$，温度又开始降低。

当样品的组成恰好为最低共熔混合物的组成（w_B 为 0.33）时，得到曲线 3。它与曲线 2 和 4 的不同之处是步冷曲线只有一个转折点。温度降至 288 K 之前，系统都只有一个相，温度均匀下降，步冷曲线表现为直线；当温度降至 288 K 时，固体 A 和 B 同时析出，呈三相共存状态，曲线表现为水平线段。当所有的液体都凝固成固体后，温度再继续下降。

将 5 条曲线上的转折点、水平线段所对应的温度对组成作图即得到邻硝基氯苯—对硝基氯苯系统的相图（具有简单低共溶混合物的相图），如图 3-20(b)所示。图中 MO 线代表纯 A 与熔融液平衡时，液相组成与温度的关系曲线，也可理解为当 A 中含有 B 时 A 的熔点降低曲线；NO 线为纯 B 与熔融液平衡时液相组成与温度的关系曲线，也称为 B 的熔点降低曲线。水平线 CF 是三相线，在三相线上固体 A、B 和熔融液三相平衡共存。

该相图能够提供以下信息：

(1) MON 线以上区域为熔融液的单相区，物系点落于该区域时，$\Phi = 1$，$f^* = 2$，温度和组成可同时任意改变，系统的相态不发生变化。

(2) MOC 区域为固体 A 和液体两相平衡区，物系点落于该区域时，$\Phi = 2$，$f^* = 1$，温度和组成两个变量中只有一个可以任意改变。

(3) NOF 区域为固体 B 和液体两相平衡区，物系点落于该区域时，温度和组成两个变量中只有一个可以任意改变。

(4) CF 线以下是固体 A 和 B 的两相共存区，物系点落于该区域时，$\Phi = 2$，$f^* = 1$，温度可任意改变而保持两个固相不变。两固相的数量比可用杠杆规则计算。

(5) 直线 CF 是固体 A、B 和液体三相共存线，物系点落于该线上任何一点（C、F 点除外），$\Phi = 3$，$f^* = 0$，表明温度和熔融液的组成都不能任意改变。该线上的 O 点对应的温度为低共熔点。

(6) M、N 分别表示纯 A 和纯 B 的熔点。

2) 溶解度法绘制相图：对于水—盐系统常使用溶解度法绘制相图。由经验可知，将某一种盐溶于水中时，会使水的凝固点降低，究竟凝固点降低多少，与盐在溶液中的浓度有关。若将盐的稀溶液降温，则在零摄氏度以下某个温度，将析出纯冰。但当盐在水中的浓度足够大时，在溶液冷却的过程中析出的固体不是冰而是盐，此时该溶液称为盐的饱和溶液，其浓度即为该温度下盐在水中的溶解度。等压下，测定盐的水溶液在不同浓度下水的凝固点和不同温度下盐的溶解度数据，以温度对浓度作图，即得到水—盐系统的温度-组成相图。我们以常压下 H_2O—$(NH_4)_2SO_4$ 系统的相图为例加以说明，如图 3-21 所示。

图 3-21 H_2O-$(NH_4)_2SO_4$ 系统的温度—组成相图

图 3-21 中，曲线 PM 为水的凝固点降低曲线，点 P 是纯水的凝固点；曲线 MN 是 $(NH_4)_2SO_4$ 的溶解度曲线，点 N 对应的温度是外压为 101.325

kPa下$(NH_4)_2SO_4$饱和溶液可能存在的最高温度，温度超过点N所对应的温度时，液相消失而成为水蒸气和$(NH_4)_2SO_4$晶体，但如果增大外压，曲线MN还可以向上延长。当溶液的相点变化到点M时，析出低共熔混合物冰和$(NH_4)_2SO_4$晶体，因此，点M所对应的温度称为低共熔点。水平线S_1S_2是三相线，在三相线上冰、$(NH_4)_2SO_4$晶体和$(NH_4)_2SO_4$溶液三相平衡共存。曲线PMN以上是$(NH_4)_2SO_4$不饱和溶液单相区，PMS_1区域是冰和$(NH_4)_2SO_4$溶液的两相平衡区，NMS_2区域是$(NH_4)_2SO_4$晶体和$(NH_4)_2SO_4$溶液的两相平衡区，三相线S_1S_2下方是冰和$(NH_4)_2SO_4$晶体两相平衡区。

水—盐系统的相图对于用结晶法分离或提纯盐类具有重要的指导意义（表3-1）。例如，欲从$(NH_4)_2SO_4$的质量分数为0.1的溶液中获得纯$(NH_4)_2SO_4$晶体，由图3-21（物系点从a到b的过程）可看出只用冷却方法得不到纯的$(NH_4)_2SO_4$晶体，因为冷却过程中先析出冰，冷却到$-18.50℃$时，$(NH_4)_2SO_4$晶体与冰同时析出。应先将溶液蒸发浓缩，使$(NH_4)_2SO_4$的质量分数大于点M所对应的质量分数0.398，再将浓缩后的溶液冷却至低共熔点以上，即可得到纯$(NH_4)_2SO_4$晶体。

表 3-1　某些盐和水的低共熔点

盐	低共熔点/℃	最低共熔点时盐的质量分数
NaCl	−21.1	0.233
NaBr	−28.0	0.403
NaI	−31.5	0.390
KCl	−10.7	0.197
KBr	−12.6	0.313
KI	−23.0	0.523
$(NH_4)_2SO_4$	−18.3	0.398
$MgSO_4$	−3.9	0.165
Na_2SO_4	−1.1	0.038
KNO_3	−3.0	0.112
$CaCl_2$	−55	0.299
$FeCl_3$	−55	0.331

3）低共熔混合物相图的应用

（1）利用熔点变化判断样品的纯度。测定熔点可以比较样品的纯度，熔点偏低越多含杂质就越多。当样品与标准品的熔点相同时，要验证二者是否为同一物质，可将样品与标准品混合后再测熔点，若熔点不变则证明是同一种物质，否则熔点将大幅度降低，这种鉴别方法称为混合熔点法。

（2）改良药物的剂型。在金相显微镜下，观察到药物在低共熔点度时析出低共熔混合物，其是以细小、均匀的微晶形式均匀分散在固体载体中。由于微晶具有很高的分散度，可增加药物的溶解度。例如，将难溶的氯霉素与尿素共熔，用快速冷却方法制成低共熔混合物。因尿素在胃液中很快溶解，剩下高分散度的药物，其溶解速度和溶解度都比大颗粒高，改善了氯霉素的吸收。

（3）固体药物的配伍。若两种固体药物的低共熔点接近室温或在室温以下，不易混在一起配方，防止形成糊状物或呈液态，则这两种药物不宜配伍。

2. 生成化合物的相图　一些二组分固-液系统，在一定的温度和组成下，两组分能以一定的比例发生反应，生成新的化合物。每生成一个化合物，各组分间就存在一个化学反应平衡关系，所以系统的组分数仍为2。根据新化合物的稳定性，这种类型的二组分系统相图又分为以下两类。

1)生成稳定化合物的相图:如果系统中两个纯组分之间形成一稳定化合物,如 Mg(A)和 Ca(B)能形成化合物 Mg·Ca(AB),则其 $T\text{-}x$ 图如图 3-22 所示。稳定化合物是指该化合物熔化时,所形成的液相与固体化合物有相同的组成,故称此化合物为具有"相合熔点"的化合物。

图 3-22 可看作是由两个简单低共熔混合物的相图拼合而成。左侧是化合物 AB 和 A 之间有一简单低共熔混合物 E_1,右侧是化合物 AB 和 B 之间有一简单低共熔混合物 E_2,在两个低共熔点 E_1 和 E_2 之间有一极大点 C。C 点溶液的组成与化合物 AB 的组成相同,故 C 点即为化合物 AB 的"相合熔点"。应注意在 C 点时,二组分系统实际上已成为单组分系统,因此在此组成的溶液冷却时,其步冷曲线的形式与纯物质相同,温度到达 C 点时将出现一水平线段。其他情况均与前节所述简单低共熔点的系统相同。

退热镇痛药复方氨基比林就属于这种类型,它是先由氨基比林和巴比妥以 1:1 的比例加热熔融后生成分子化合物,此化合物再与等量的氨基比林共熔得到。熔融处理后显著提高了其镇痛效果。

2)生成不稳定化合物的相图:若 A、B 两个组分形成的化合物 C_1 在升温过程中不稳定,达到熔点之前便分解为一个新固体 C_2(也可能是 A 或 B)和一个与原来固相组成不同的熔融液,则化合物 C_1 称为不稳定化合物,此反应可表示如下:

$$C_1(s) \rightleftharpoons C_2(s) + 熔融液(l)$$

由于不稳定化合物分解后产生的液相与原来固态化合物的组成不同,因此它具有不相合熔点,即不稳定化合物 C_1 的分解温度,这种反应称为转熔反应。转熔反应基本上是可逆的,即在加热时反应向右进行,冷却时反应向左进行。

图 3-23 是 CaF_2(A)和 $CaCl_2$(B)生成了不稳定化合物 $CaF_2·CaCl_2$(C)的相图。当加热到 1010 K 时,该稳定化合物便分解为固体 CaF_2 和 $CaCl_2$ 摩尔分数为 0.6 的熔融液,即

$$nCaF_2·CaCl_2(s) \rightleftharpoons mCaF_2(s) + 熔融液(l)$$

图 3-22 生成稳定化合物的相图

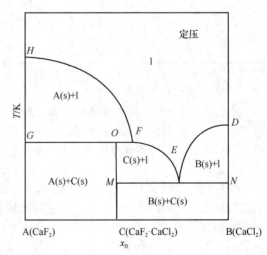

图 3-23 $CaF_2—CaCl_2$ 相图

该相图可提供以下信息:

(1)OC 线是 $CaF_2·CaCl_2$ 固相物质的单相线。

(2)GOF 线和 MEN 线均为三相线,物系点处于 GOF 线上,为 $CaF_2(s)—CaF_2·CaCl_2(s)—$熔融液(l)

三相平衡态，处于 *MEN* 线上为 $CaF_2 \cdot CaCl_2(s)$—$CaCl_2(s)$—熔融液(l) 三相平衡态。直线上 *G*、*O*、*F* 点分别是 $CaF_2(s)$、$CaF_2 \cdot CaCl_2(s)$ 和熔融液(l) 三个相的相点。

(3) *HFED* 以上区域：熔融液(l) 单相区。

(4) *HFG* 区域：$CaF_2(s)$—熔融液(l) 两相区。

(5) *GOCA* 区域：$CaF_2(s)$—$CaF_2 \cdot CaCl_2(s)$ 两相区。

(6) *MNBC* 区域：$CaF_2 \cdot CaCl_2(s)$—$CaCl_2(s)$ 两相区。

(7) *OFEM* 区域：$CaF_2 \cdot CaCl_2(s)$—熔融液(l) 两相区。

(8) *DEN* 区域：$CaCl_2(s)$—熔融液(l) 两相区。

这类相图在实际工作中具有重要的指导意义，如 CaF_2 和 $CaCl_2$ 液态组成落在 *C* 点左侧，冷却时，首先析出的是 CaF_2；若落在 *C* 点右侧，冷却时首先得到 $CaF_2 \cdot CaCl_2$ 固体；只有组成在 *E* 点右侧时，才可能得到较多的 $CaCl_2$ 固体。

3. 有固溶体生成的固—液系统相图　有一些二组分固—液系统，在加热熔化后冷却成固体时，如果一种组分能均匀分散在另一种组分中，便构成固体混合物，又称**固溶体**(solid solution)。根据两种组分在固相中互溶的程度不同，一般分为"完全互溶"和"部分互溶"两种情况。

1) 固相完全互溶系统的相图：当系统中的两个组分不仅能在液相中完全互溶，而且在固相中也能完全互溶时，其 *T-x* 图与简单低共熔的固—液系统 *T-x* 图有较大差异，却与完全互溶双液系统的 *T-x* 图形式相似。在这种系统中，析出的固相只能有一个相，所以系统中最多只有液相和固相两个相共存。根据相律 $f^* = 2 - 2 + 1 = 1$，即在压力恒定时，系统的自由度最少为 1，而不是零。因此，这种系统的步冷曲线上不可能出现水平线段。图 3-24 的 Bi-Sb 系统的相图及步冷曲线即为一例。

图 3-24　Bi-Sb 系统的相图和步冷曲线

图中 *F* 线为液相冷却时开始凝出固相的"凝点线"，*M* 线为固相加热时开始熔化的"熔点线"。*F* 线以上的区域为液相区，*M* 线以下的区域为固相区，*F* 线和 *M* 线之间的区域为液相和固相共存的两相平衡区。由图可以看出，平衡液相的组成与固相的组成是不同的。平衡液相中熔点较低的组分的质量分数要大于固相中该组分的质量分数。例如，与组成为 *A* 的液相成平衡的固相组成为 *B*。

将 *l* 点所代表的液相冷却，当冷却到 *A* 点时，将有组成为 *B* 的固相析出。如果在降温过程中始终能保持固、液两相的平衡，则随着固相的析出，液相组成沿 *AA'* 方向移动，与液相平衡的固相组成就沿 *BB'* 方向移动。当液相组成到达 *A'* 时，固相组成就到达 *B'*，这时固相组成与原先冷却液相的组成相同，即液相全部固化了。在冷却过程中，为了使液相和固相始终保持平衡，必须具备两个条件：①要使析出的固相与液相保持接触；②为了保持固相组成均匀一致，固相中的扩散速率必须大于析出固相的速率。以上两个条件只有在冷却过程很慢时才能满足。如果冷却速率比较快，固相析出的速率超过了固相内部扩散的速率，这时液相只能与固相的表面达到平衡，固相内部还保持着最初析出的固相组成，其中含有较多的高熔点组分，此时固相析出的温度范围将要扩大。因为当温度达到 T' 时，固相只有表面的组成为 B'，整个固相组成在 B 和 B' 之间，此时液相不会全部消失，而且固相和液相也不成平衡。所以随着温度的降低，继续有固相析出，直到液相组成与固相表面组成相同时为止；这就是说，可一直冷到低熔点组分 Bi 的熔点时液相方能全部固化。在上述冷却过程中，所析出的固相的组成是不均匀的，先析出者含高熔点组分较多，越往后析出的固相中含高熔点组分越少，最后析出的固相则几乎是纯 Bi 了。根据该原理，可用此法提纯金属。但另一方面，在制备合金时，快速冷却会因固相组成不均匀而造成合金性能上的缺陷，为了使固相组成均匀一致，可将固相温度升高到接近于熔化的温度，在此温度保持一相当长的时间，让固相扩散达到组成均匀一致，将这种方法称为"淬火"。

与液—气平衡的 T-x 图类似，有时在生成固溶体的相图中出现最高熔点或最低熔点。最高熔点或最低熔点处，液相组成和固相组成相同，此时的步冷曲线应出现水平线段。这种类似的相图如图 3-25 所示。不过，具有最高熔点的相图还发现得很少。

图 3-25　具有最高和最低熔点的相图

2) 固相部分互溶系统的相图：固体部分互溶的现象与液体部分互溶的现象很相似，也是一种物质在另一种物质中有一定的溶解度，超过此浓度将有另一个固溶体产生。两物质的互溶度往往与温度有关。对这种系统来说，系统中可以有三个相（两个固溶体和一个液相）共存。

图 3-26　KNO₃□TiNO₃系统的相图

纯物质的低共熔点。

因此，根据相律 $f^* = 2-3+1 = 0$，在步冷曲线上可能出现水平线段。

KNO₃—TiNO₃ 属于这类系统，如图 3-26 所示，TiNO₃ 溶于 KNO₃ 的固溶体用 α 表示，KNO₃ 溶于 TiNO₃ 的固溶体用 β 表示。AC 曲线和 BD 曲线分别为 α 相和 β 相的"熔点线"，AE 曲线和 BE 曲线分别为与 α 相和 β 相成平衡熔融液的"凝点线"。ACG 线的左边是 α 相的单相区，BDH 线的右边是 β 相的单相区；$GCDH$ 区域内是 α 和 β 共存的两相区；AEC 区域为熔融液与 α 相的两相平衡区，BED 区域为熔融液与 β 相的两相平衡区。E 点是组成为 C 的 α 相和组成为 D 的 β 相的低共熔点，因此，它是两种固溶体的低共熔点，并非两

现在讨论物系点为 a、h 的熔融液冷却过程的相变化过程：

(1)熔融液 a 的冷却：当冷却至 b 点时，开始析出固态混合物 α，其组成为 c。此后液相组成沿 AE 线向 e 点移动，同时与之平衡的固态混合物的组成沿 AC 线向 d 点移动，并且平衡两相的相对量符合杠杆规则。当冷却到 d 点时，液相 e 消失，剩下组成为 d 的固态混合物 α，其组成保持不变直到 f 点。冷却到 f 点时，在此温度下固态混合物 β 已达饱和，开始分离出组成为 g 的固态混合物 β。此后两种固态混合物的组成分别沿 CG 和 DH 线向 G 点和 H 点移动。

(2)溶液 h 的冷却：当冷却至 i 点时，有固态混合物 α 析出。继续冷却至 j 点时，固态混合物 α 的组分变为 C，而液相组成变为 E，同时组成为 D 的固态混合物 β 也同时从熔融液中析出。由于此时是三相共存，自由度等于零，温度和各相组成都保持不变，直至液相消失。此后两个固态混合物的组成分别沿 CG 和 DH 线变化。

3.4 三组分系统

三组分系统的 $K = 3$，依据相律 $f = 3 - \Phi + 2 = 5 - \Phi$，当 $\Phi = 1$ 时，$f = 4$，这表明三组分系统最多可有 4 个独立变量(温度、压力和两个浓度)。需用四维坐标才能完整地表达三组分系统的相图。但在实际研究中为了方便，通常固定温度和压力，此时 $f^{**} = 2$(两个浓度)，只需用平面图就可表示。

3.4.1 等边三角形组成表示法

由于三组分系统有两个浓度变量，因此不能像只有一个浓度变量的二组分系统那样在一条直线上表示。通常用等边三角形表示法，如图 3-27 所示。图中三角形的三个顶点分别表示纯组分 A、B 和 C，三条边上的点代表相应两个组分形成的二组分系统，其刻度为相应组分的质量分数。通过三角形内任意一点 D，引平行于各边的平行线，根据几何知识可知，$Da + Db + Dc = AB = BC = CA$。则 $Da = A\%$，$Db = B\%$，$Dc = C\%$。也可用各边上的截距 Cb、Ac、Ba 分别代表对应顶点 A、B、C 组分的含量。

图 3-27 等边三角形表示组成图

等边三角形坐标具有以下几个规律：

(1)如果有一系统，则其平行于底边的任意一条线上的所有物系点，含顶角组分的量相等。例如，图 3-28 中的 ee' 线上各点，组分 A 的含量相等。

(2)过顶点的任一条线上的物系点离顶点越近，含顶点组分的量越多，反之亦然。但其他两个顶角组分的含量比都相等。例如，图 3-28 中 M 点比 N 点离顶点 A 近，则 M 点中组分 A 的含量比 N 点多，但组分 B 与 C 的含量之比相等。

(3)若将两个物系混合，则新物系的组成一定在两个旧物系点的连线上，并靠近量多的物系点，可用杠杆规则求算其具体位置。例如，图 3-29 新物系点 O 在两旧物系点 M 和 N 的连线 MN 上，可用杠杆规则求算其位置。

(4)由三个物系混合成的新物系就是这三点组成的三角形的重心。例如，图 3-29 中 D、F 和 Q 三个物系点混合后的新物系点 H 为三角形 DFQ 的重心，也可通过两次利用杠杆规则求算其位置。即用杠杆规则先求出 D、Q 两个物系混合后的位置 E，再用同法求出 E 与 F 混合后的

物系点 H 的位置。

图 3-28　等边三角形组成表示法的规律

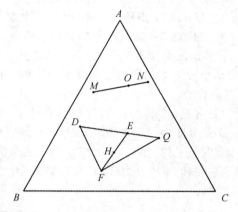

图 3-29　三组分系统的杠杆规则和重心原则

3.4.2　三组分系统的液—液平衡相图

1. 部分互溶的三液系统　在三组分系统中若 A、B、C 均为液体组分，则三对液体 A-B、B-C 和 A-C 间部分互溶可分为三种情况：一对液体部分互溶、两对液体部分互溶和三对液体部分互溶。图 3-30～图 3-32 分别是它们典型的相图。

图 3-30 是由甲苯、水和乙酸三种液体组成的三组分系统，甲苯与水只能部分互溶，而甲苯与乙酸、水与乙酸都完全互溶。三角坐标图的底边代表甲苯—水二组分系统。当甲苯中含少

图 3-30　一对液体部分互溶相图

量水或水中含少量甲苯时均为单相溶液。a 代表水在甲苯中的饱和溶液，b 代表甲苯在水中的饱和溶液，两液层溶液称为共轭溶液。如果物系点处于 a、b 两点之间，系统就会分成相点为 a 和 b 的两个液层平衡共存。逐渐向物系点为 d 的共轭溶液中加入乙酸，物系点将由 d 沿虚线向 O 点移动，共轭溶液的两液层组成也逐渐发生变化。每加入一定量的乙酸，测定一次两液层的组成，由杠杆规则依次确定相点 a_1 和 b_1、a_2 和 b_2、a_3 和 b_3…。依次连接相点可得到一条平滑的帽形曲线。帽形线外为单相区，帽形线内为两相共存区。实验结果表明，随着乙酸的加入，甲苯在水中的溶解度和水在甲苯中的溶解度都逐渐有所增加，即两液层的组成逐渐接近，最终合并成为单相点 O 点。又由于平衡共存的两层溶液中乙酸的浓度并不一样。所以各对共轭溶液对应相点的联结线（a_1b_1、a_2b_2、a_3b_3）与二组分系统不同，通常三组分系统的联结线与三角形的底边不平行。

同理也可以通过实验绘制三组分系统的两对或三对液体的部分互溶相图，如图 3-31 和图 3-32 所示。图中所有的帽形区外的区域皆为单相区，这些相图对配制药物具有重要的指导意义。若需配制透明的药液，物系点需要落在帽形区外的区域。所有的帽形区内皆为两相共存，物系点落在帽形区内的系统都能分层，可利用分液漏斗通过萃取进行分离。

图 3-31　两对液体部分互溶相图

图 3-32　三对液体部分互溶相图

2. 萃取　现以图 3-33 来说明萃取的原理。若想利用萃取剂 S 将所需的组分 B 从 A(稀释剂)、B 混合物中提取出来,三组分 A、B、S 需要满足条件:A 和 B、B 和 S 都完全互溶,而 A 和 S 的相互溶解度很小。在实验室中,将组成为 M 的 A、B 混合物装入分液漏斗,加入萃取剂 S,物系点将沿 M 向 S 移动,到达 N_1 点,静置分层后两液层组成分别为萃余相(主含稀释剂 A 的一相)x_1 和萃取相(主含萃取剂 S 的一相)y_1,将萃余相 x_1 分离后第二次加入萃取剂 S,新物系点为 N_2,再静置分层分离出萃余相 x_2。如此反复多次,萃余相的组成将接近纯组分 A。合并各次萃取相,蒸去萃取剂 S,剩余物的组成将接近纯组分 B。

图 3-33　萃取原理图

在工业生产中,萃取操作是在萃取塔中连续进行。塔内有多层筛板,萃取剂从塔顶加入,混合原料从塔下部输入。依靠密度不同,在上升与下降的过程中充分混合,达到反复萃取的目的。

3.4.3　三组分系统的固—液平衡相图

图 3-34　三组分水-盐系统

此类系统的相图类型很多,但目前只对含一相同离子的两种盐和水组成的三组分系统研究得比较多。

1. 固相是纯盐的系统　图 3-34 是 H_2O–NH_4NO_3–NH_4Cl 三组分在 298.15K 时的相图。图中的 D 和 E 点分别代表在 298.15 K 时 NH_4Cl 和 NH_4NO_3 在水中的溶解度,即盐在水中的饱和溶液的组成。若在已经饱和了 NH_4Cl 的水溶液中加入 NH_4NO_3,则饱和溶液的浓度沿 DF 线改变。同样在已经饱和了 NH_4NO_3 的水溶液中加入 NH_4Cl,则饱和溶液的浓度沿 EF 线改变。因此 DF 线是 NH_4Cl 在含有不同量 NH_4NO_3 的水溶液中的溶解度曲线。EF 线是 NH_4NO_3 在含有不同量 NH_4Cl 的水溶液中的溶解度曲线。F 点是 DF 线和 EF 线的交点,此组成的溶液中同时饱和了 NH_4NO_3 与 NH_4Cl。$DFEA$

是不饱和的单相区。BDF 区域是 $NH_4Cl(s)$ 与其饱和溶液的二相平衡区，也即 NH_4Cl 的结晶区。设物系点为 G，作 BG 连线交 DF 于 G_1，G_1 表示与固体 NH_4Cl 相平衡的饱和溶液组成，按杠杆规则 NH_4Cl 与溶液(G_1)量的比为 $\overline{GG_1} : \overline{BG_1}$。

同理，CEF 区是 NH_4NO_3 的结晶区。BFC 区域是 $NH_4Cl(s)$、$NH_4NO_3(s)$ 和组成为 F 的共饱和溶液三相共存区域，所以此区域内系统的自由度为零。

2. 生成水合物的系统 Na_2SO_4 与 H_2O 能生成 $Na_2SO_4 \cdot 10H_2O(s)$，该水合物的组成在图 3-35 中可用 B 表示，因此 E 点是水合物在纯水中的溶解度，而 EF 线是水合物在含有 $NaCl$ 溶液中的溶解度曲线，其他情况与图 3-34 相似。唯在 BS_1S_2 区域中为三种固态 Na_2SO_4、H_2O、$Na_2SO_4 \cdot 10H_2O$ 共存。

3. 生成复盐的系统 如果两种盐能生成复盐，其相图如图 3-36 所示。图中 M 点为复盐的组成，曲线 FG 为复盐的饱和溶解度曲线。F 点为同时饱和了 NH_4NO_3 和复盐(M)的溶液组成。G 点为同时饱和了 $AgNO_3$ 和复盐(M)的溶液组成。G 和 F 点都是三相点。

FS_1M 为 S_1、复盐和组成为 F 的溶液的三相区，GMS_2 为 S_2、复盐和组成为 G 的溶液的三相区、FMG 是饱和溶液与复盐成平衡的两相区。其他曲线与区域的含义与前述相同。

图 3-35 有水合物生成的系统   图 3-36 有复盐生成的系统

3.4.4 具有低共熔点的三组分系统相图

图 3-37 是 Bi-Sn-Pb 的三组分相图，纵坐标是温度。这个棱柱体的三个竖直面，各代表一个二组分的简单低共熔系统的相图。例如，左前方代表 Bi-Sn 的二组分相图，它有一个低共熔点 l_1；右前方代表 Sn-Pb 的二组分相图，其低共熔点为 l_2；后面代表 Bi-Pb 的相图，它有一个低共熔点 l_3。

若开始时 Sn-Pb 系统已在 l_2 点，当加入第三组分 Bi 后，系统成为三组分系统，l_2 点将沿 $l_2 l_4$ 线下降，达到 l_4 点时开始有固态 Bi 析出。同理，在 Bi-Pb 二组分系统的 l_3 点，当加入 Sn 后，l_3 点将沿 $l_3 l_4$ 线下降，到达 l_4 点时，开始有固体 Sn 析出。在 Bi-Sn 二组分系统的 l_1 点，当加入 Pb 后，l_1 点将沿 $l_1 l_4$ 线下降。$l_2 l_4$、$l_3 l_4$、$l_1 l_4$ 三条线汇聚于 l_4 点，在该点 Sn(s)-Pb(s)-Bi(s)-熔融液四相共存，l_4 点又称为三组分低共熔点。

$l_1 l_4$、$l_2 l_4$、$l_3 l_4$ 三条线和三条纵轴在空间中构成三个曲面，在曲面 Bi-$l_3 l_4 l_1$ 上，熔融液和 Bi(s) 平衡，在曲面 Pb-$l_2 l_4 l_3$ 上，熔融液和 Pb(s) 平衡，在曲面 Sn-$l_1 l_4 l_2$ 上，熔融液和 Sn(s) 平衡。

设系统开始时是任一组成的熔融液，当冷却后，根据相图就知道它在什么温度开始有什么固体析出。通常使用立体图在底面上的投影图更为方便，如图 3-38 是图 3-37 的等温截面图在底面上的投影图。设合金的最初组成相当于图上的 A 点。当从高温冷却时，在大约 490 K 时碰到 Bi-$l_1l_4l_3$ 曲面，开始析出 Bi 的晶体，由于晶体 Bi 的析出，剩下的液态熔融液的组成将发生变化，但它所含的 Sn 和 Pb 的相对比例不变，所以熔融液的组成将沿 Bi-A 的延长线移动，直至到达 E 点，E 点在 l_1l_4 线上，所以又开始析出 Sn。再继续冷却，Bi 和 Sn 的晶体将同时析出，熔融液的组成沿 l_1l_4 线下降，直至到达三组分低共熔点 l_4，又开始析出 Pb。此时系统是四相平衡。若继续冷却，系统就在 l_4 点全部凝固。上述冷却路线在图中用箭头表示。

图 3-37 三组分低共熔相图

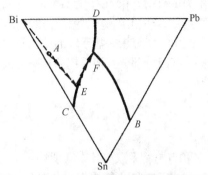

图 3-38 简单三组分系统的三角形状态图

关 键 词

相律 phase rule

相 phase

相数 number of phase

物种数 number of chemical species

组分数 number of components

自由度 degree of freedom

克拉贝龙 - 克劳修斯方程 Glausius-Clapeyron equation

相图 phase diagram

临界点 critical point

超临界状态 supercritical stat

三相点 triple point

凝固点 freezing point

超临界流体 supercritical fluid

物系点 point of system

相点 point of phase

杠杆规则 lever rule

最低恒沸点 minimum azeotropic point

最低恒沸混合物 minimum bo ling azeotropic

最高恒沸点 maximum azeotropic point

最高恒沸混合物 maximum boiling azeotropic

蒸馏 distillation

精馏 rectification

临界溶解温度 criti al solution temperature

共轭相 conjugated phase

本章内容小结

相平衡热力学是利用热力学原理研究多相系统中相变方向和限度的规律，解决的中心问题是物系在各个相中的温度、压力、组成间的关系，重点内容包括相律和相图两方面。

相律是各种相平衡系统所遵守的共同规律，根据相律可确定：①影响相平衡系统因素的数目；②在一定条件下相平衡系统中最多可共存的相数。

相图是根据实验数据绘制的多相系统状态与温度、压力、组成之间的关系图，可直观反映一定条件下相变的方向和限度。

单组分系统相图的基本特征为 3 个面、3 条线、1 个点。其中 3 个面代表 3 个单相区，物系点落于单相区，T 和 p 在一定范围内可自由变化而不引起相变。3 条线代表两相平衡线，物系点落于线上，T 和 p 中只有一个独立可变，二者的定量关系式遵循克拉贝龙方程。1 个点即三相点，无独立变量，为定态。

二组分系统相图常用的是 $p\text{-}x$ 图和 $T\text{-}x$ 图，其中以完全互溶的二组分系统相图最重要。该类相图存在单相区(气相区、液相区)和气—液两相共存区。在单相区，p 和 x(或 T 和 x)在一定范围内可自由变化而不引起相变。在两相区，气、液两相的相对数量可通过杠杆规则计算。

三组分系统相图，当等温等压时，用平面等边三角形表示三组分凝聚系统中各平衡系统的状态。简单三组分水—盐系统的相图最重要，当形成复盐、水合盐或两者同时存在时，相图较复杂些。三组分部分互溶系统的相图对液相组分的萃取分离有指导意义。

思考题与习题

1. 相点与物系点有什么区别?

2. 低共熔物能不能看作化合物?

3. 在实验中常用冰盐混合物作为致冷剂，试解释当把食盐放入 0 ℃的冰水平衡系统中时，为什么会自动降温? 降温的程度是否有限制，为什么? 这种致冷系统最多有几相?

4. 为何 CO_2 钢瓶口总有白色固体存在?

5. 下列说法对吗? 为什么?

(1)在一给定的系统中，独立组分数是一个确定的数。

(2)单组分系统的物种数一定等于 1。

(3)在相平衡系统中，如果每一相中的物种数不相等，则相律不成立。

6. 试求下述系统的自由度并指出变量是什么?

(1)在一定压力下，液体水与水蒸气达平衡。

(2)液体水与水蒸气达平衡。

(3)25 ℃ 和压力下，固体 NaCl 与其水溶液成平衡。

(4)固态 NH_4HS 与任意比例的 H_2S 及 NH_3 的气体混合物达化学平衡。

(5)$I_2(s)$ 与 $I_2(g)$ 成平衡。

7. 30℃时，以 60 g 水、40 g 酚混合，此时系统分两层，酚层含酚 70%，水层含水 92%，求酚层、水层各多少克?

8. 水—乙醇系统在 100 kPa 下有最低恒沸点 351.3 K，恒沸物中乙醇的质量分数为 0.96(下图)。若将工业酒精(质量分数为 0.75)进行精馏，能制得无水乙醇吗? 若要制备无水乙醇，应该如何操作?

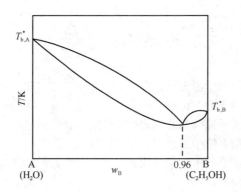

9. 已知 100℃时水的饱和蒸气压为 101.325 kPa，市售民用高压锅内的压力可达 233 kPa，问此时水的沸点为多少摄氏度？已知水的质量蒸发焓为 2259.4 kJ·kg^{-1}。

10. 乙酰乙酸乙酯是有机合成的重要试剂，已知其饱和蒸气压公式可表达为

$$\lg(p/kPa) = -\frac{2588}{T/K} + B$$

此试剂在正常沸点 181 ℃时部分分解，但在 70 ℃时是稳定的，用减压蒸馏法提纯时，压力应减少到多少？并求该试剂在正常沸点下的摩尔蒸发焓和摩尔蒸发熵。

11. 在温度 T 时，纯 A(l) 和纯 B(l) 的饱和蒸气压分别为 40 kPa 和 120 kPa。已知 A、B 两组分可形成理想液态混合物。

(1)在温度 T 下，将 y_B=0.60 的 A、B 混合气体于气缸中进行恒温缓慢压缩。求凝结出第一滴微小液滴(不改变气相组成)时系统的总压力及小液滴的组成 x_B 各为多少干？

(2)若 A、B 液态混合物恰好在温度 T、100 kPa 下沸腾，此混合物的组成 x_B 及沸腾时蒸气的组成 y_B 各为多少？

12. HAc(A) 及 C$_6$H$_6$(B) 的相图如下图所示。

(1)指出各区域所在的相和自由度数。

(2)从图中可以看出低共熔点为 265K，低共熔混合物含 C$_6$H$_6$ 为 0.64，试叙述将含有 C$_6$H$_6$ 质量分数分别为 0.75 和 0.25 的溶液，冷却至 263 K 时所经历的相变化。

13. 下图是碳的相图，试根据该图回答下列问题：

(1) 说明曲线 OA、OB、OC 分别代表什么?

(2) 说明点 O 的含义。

(3) 碳在室温及 101.325 kPa 下，以什么状态稳定存在?

(4) 在 2000 K 时增加压力，使石墨转变成金刚石是一个放热反应，试从相图判断两者的摩尔体积 V_m 哪个大?

(5) 从图上估计 2000 K 时，将石墨变为金刚石需要多大压力?

14. 指出下面二组分凝聚系统相图中各部分中的相。

（王蕴鹏）

第4章　电化学基础

1. 掌握：电化学中的基本概念以及浓度对电导率和摩尔电导率的影响。
2. 掌握：可逆电池的条件、电池的书写方式以及电池电动势测定的重要应用，利用能斯特方程进行相关计算。
3. 熟悉：电导的测定及其应用，熟练应用离子独立运动定律和摩尔电导率进行相关计算。
4. 熟悉：可逆电极类型及电池电动势的产生机制和测定原理。
5. 了解：电解过程的概念和基本原理。
6. 了解：膜电势的概念及电化学在生物学中的应用。

电化学(electrochemistry)是物理化学中一门重要的分支学科，它主要是研究电能与化学能之间的相互转化及转化过程中有关规律的科学。电化学理论被广泛应用于电解、电镀、冶金、化学电源、金属腐蚀及电化学分析等方面。对医药工作者而言，电化学分析手段也已被广泛使用在如电泳、电势滴定、极谱分析、离子选择性电极、电导滴定等领域，生物电化学已经成为21世纪的前沿学科。因此，电化学作为一门重要的、不断发展创新的边缘学科，正逐步成为一门新兴的独立学科。

本章主要讨论的内容包括四部分，即电化学基本概念及理论、电解质溶液的电导、可逆电池和生物电化学。

4.1　电化学基本概念及理论

4.1.1　基本概念

能够导电的物体称为**导体**(conductor)。根据导电方式的不同，导体可分为电子导体和离子导体。

电子导体(electronic conductor)：也称第一类导体，它依靠其自由电子的定向运动(迁移)而导电。电子导体包括金属(如 Cu、Zn)、部分非金属(如石墨)、一些金属氧化物(如 PbO_2、Fe_3O_4)和少数金属碳化物(如 WC)等。电子导体的特点是：①电流通过导体时，导体本身不发生化学反应；②当温度升高时，由于导体内部质点的热运动加剧，阻碍自由电子的定向运动，因而电阻增大，导电能力降低。

离子导体(ionic conductor)：也称第二类导体，它依靠正、负离子的定向运动(迁移)而导电。离子导体包括电解质溶液(如 NaOH 溶液)、固体电解质(如 PbI_2)和熔融状态的电解质等。离子导体的特点是：①电流通过导体时，会导致导体本身发生化学变化；②当温度升高时，由于溶液黏度降低、离子运动加快、在水溶液中离子水化作用减弱等原因，导电能力增强。

要使电解质溶液能够连续导电则需要有适当的电化学装置。电化学装置可分为两大类，即原电池和电解池，如图 4-1 所示，它们都是由电解质溶液和**电极**(electrode)两部分组成。**原电**

池(primary cell)是将化学能转变为电能的装置。**电解池**(electrolytic cell)则相反,是将电能转变为化学能的装置。

(a)原电池　　　　　　　　　(b)电解池

图 4-1　电化学装置示意图

原电池和电解池均含有两个电极,其电极的名称在电化学中规定如下:**阳极**(anode)是发生氧化反应的电极,**阴极**(cathode)是发生还原反应的电极。**正极**(positive electrode)是原电池中电势高的电极,**负极**(negative electrode)是原电池中电势低的电极。

一般在习惯上对原电池常用正负极命名,电解池常用阴阳极命名,但不少场合下,不论对原电池还是电解池都需要既提正负极,又提阴阳极,此时需要记忆其对应关系,见表 4-1。

表 4-1　原电池和电解池电极名称对照表

原电池	电解池
正极-阴极(还原极)	正极-阳极(氧化极)
负极-阳极(氧化极)	负极-阴极(还原极)

下面以电解池为例说明电能和化学能之间的相互转化,其结构如图 4-1(b)所示,由直流电源相连接的两个金属片(如铂片)插入 HCl 溶液而构成。当外电源对两个铂电极施加一定电压时,电流流入阳极(正极),而电子则由阳极经过外电路流进阴极(负极);同时,HCl 溶液中的正离子(H^+)在电场作用下向阴极迁移,从电极表面夺取电子发生还原反应,而负离子(Cl^-)向阳极迁移,在电极表面释放电子发生氧化反应。即:

阴极　　　　　　　　　$2H^+(aq) + 2e^- \longrightarrow H_2(g)$

阳极　　　　　　　　　$2Cl^-(aq) \longrightarrow Cl_2(g) + 2e^-$

电极反应的总结果　　　$2HCl\,(aq) \longrightarrow H_2(g) + Cl_2(g)$

在电极上发生的氧化或还原反应被称为**电极反应**(reaction of electrode),两个电极反应的总结果被称为**电池反应**(reaction of cell)。

上述例子表明电解池的导电机理如下:

(1)正、负离子向两电极的定向迁移可实现电流在溶液内部的传导。

(2)两电极上彼此独立进行的氧化和还原反应导致电子的得失,可实现电流在电极与溶液界面处的连续。

两种过程的同时进行在电解池中形成了闭合回路,从而实现了电能和化学能之间的相互转化。原电池实现化学能和电能之间的相互转化机制与电解池的机制相同。

4.1.2　法拉第电解定律

1834 年，法拉第（Faraday）在归纳大量电解实验的基础上，总结出了通过电解质溶液的电量与参与电极反应物质定量关系之间的两条基本规律，提出了**法拉第电解定律**（Faraday's law of electrolysis）。

(1)电解时，在任意一电极上发生反应的物质的量与通过溶液的电量成正比。

(2)若将几个电解池串联，当通入一定的电量后，在不同电解池的电极上发生反应的物质的量相同，析出物质的质量与其摩尔质量成正比。换句话说，等量的电流通过不同的电解质溶液时，在各个电极上发生变化的物质具有相同的物质的量。

电化学中，以含有单位元电荷 e 的物质作为物质的量的基本单元，如 H^+、$\frac{1}{2}Cu^{2+}$、$\frac{1}{3}PO_4^{3-}$ 等，所以 1mol 电子的电量通过电极时，电极上得失电子的物质的量也为 1mol。

1 mol 电子所带电量的绝对值称为**法拉第常量**（Faraday's constant），以符号 F 表示：

$$F = e \cdot L$$
$$= 1.6022 \times 10^{-19} \times 6.0221 \times 10^{23}$$
$$= 96486.09$$
$$\approx 96500 (C \cdot mol^{-1})$$

式中，e 为电子所带电荷，L 为阿伏伽德罗常量。因此，当电解通过的电量为 Q 时，电极上参加反应的物质的物质的量 n 为

$$n = \frac{Q}{zF} \text{ 或 } Q = nzF \tag{4-1}$$

上式为法拉第电解定律的数学表达式。其中 z 为电极反应中电子转移的计量系数。

法拉第定律虽然是法拉第在研究电解作用时从实验结果中归纳出来的，但实际上该定律无论是对电解池中的过程，还是对原电池中的过程都是适用的。该定律不受电解质浓度、温度、压力等因素的影响，没有限制条件，在任何温度和压力下都能适用，是自然界中为数不多的最准确的定律之一。

例 4-1　在 273.15 K 及 101.325 kPa 下，电解水制取 1.00 m³ 的干燥 H_2，需要消耗多少电量？

解　电解时电极反应为 $2H^+ + 2e^- \longrightarrow H_2(g)$，干燥 H_2 的物质的量为

$$n(H_2) = \frac{pV}{RT} = \frac{101.325 \times 10^3 \times 1.00}{8.314 \times 273.15} = 44.618(mol)$$

根据法拉第定律计算消耗的电量为

$$Q = nzF = 44.618 \times 2 \times 96500 = 8.611 \times 10^6(C)$$

例 4-2　在装有 $CuSO_4$ 溶液的电解池中通过 1.0 A 直流电 1928 s，阴极上有多少克铜析出？

解　阴极的电极反应为 $Cu^{2+} + 2e^- \longrightarrow Cu$，由式(4-1)可算得电极上参加反应的物质 Cu^{2+} 的物质的量 n 为

$$n = \frac{Q}{zF} = \frac{It}{zF} = \frac{1.0 \times 1928}{2 \times 96500} = 0.01(mol)$$

在阴极上析出的铜的质量 m 为

$$m = nM = 0.01 \times 64 = 0.64(g)$$

依据法拉第电解定律，人们往往通过分析测定电解过程中电极反应的反应物或产物物质的量的变化来计算电路中通过的电量，相应的测量装置称为电量计或库仑计，最常用的有银电量计、铜电量计、气体电量计等。

4.1.3 离子的电迁移现象

电化学中，将溶液中正、负离子在外电场作用下向阴极和阳极做定向运动的现象称为离子的**电迁移现象**（electromigration phenomena）。

如前所述，当电流通过电解质溶液时，溶液内部通过的电量由正、负离子共同迁移，溶液中承担导电任务的正、负离子将分别向阴极和阳极进行移动，并在相应的电极界面上发生还原反应和氧化反应，从而使阴阳两极附近溶液的浓度发生变化。下面以电解 1-1 价型的电解质溶液为例，讨论离子的电迁移现象，如图 4-2 所示。

图 4-2 离子电迁移现象示意图

假定用两个假想的平面 AA' 和 BB' 把电解池分为三个相等的部分，靠近阳极的部分为阳极区，靠近阴极的部分为阴极区，中间部分为中间区。用 "+"、"–" 的数量表示物质的量。电解前各部分电解质浓度是相同的，各区均含有 6 mol 电解质，如图 4-2 的最上方图所示。若通过电解池的总电量为 $4F$，根据法拉第定律，则在阳极上有 4 mol 负离子被氧化，阴极上有 4 mol 正离子被还原。下面，我们来探讨通电后溶液中正、负离子的迁移情况以及各区离子浓度的变化。

在图 4-2(a) 中，正、负离子迁移速率相同 $r_+ = r_-$，则在 AA' 面上有 2 mol 正离子携带 $2F$ 的电量从阳极区迁入中间区的同时，也有 2 mol 负离子携带 $2F$ 电量从中间区迁入阳极区，BB' 面上也是如此，有，2 mol 正离子从中间区迁入阴极区的同时，也有 2 mol 负离子从阴极区迁入中间区。通电完毕，阳极区剩下 4mol 电解质，阴极区也剩下 4 mol 电解质，中间区因迁入和迁出的正、负离子数相等，电解质浓度没有发生变化，仍为 6mol 电解质。由此可见，当 $r_+ = r_-$ 时，正、负离子迁移的电量也相同，当通过溶液总电量为 $4F$ 时，正、负离子各迁移了 $2F$ 的电量，通电完毕后，两极区电解质浓度发生了变化且变化量相同，中间区电解质浓度不变。

若正、负离子迁移速率不相同，例如，正离子迁移速率是负离子迁移速率的 3 倍，即 $r_+ = 3r_-$，如图 4-2(b) 所示，通过电解质溶液的总电量仍是 $4F$，则在 AA' 面上有 1 mol 负离子携带 $1F$ 电量从中间区迁入阳极区的同时，就有 3 mol 正离子携带 $3F$ 电量从阳极区迁入中间区，BB' 面上也是如此，有 1mol 负离子从阴极区迁入中间区的同时，也有 3mol 正离子从中间区迁入阴极区。通电完毕后，中间区电解质浓度没有发生变化，阳极区剩下 3 mol 电解质，阴极区剩下 5 mol 电解质。可见，正、负离子迁移速率不相同，$r_+ = 3r_-$，正、负离子迁移的电量也不相同，当通过溶液总电量为 $4F$ 时，正离子迁移了 $3F$ 电量，负离子迁移了 $1F$ 电量，通电完毕后，两极区电解质浓度也发生了变化且变化量不同。

由上述离子的电迁移过程的分析可得出如下结论：

(1) 电解质溶液导电是由正、负离子共同分担的，通过溶液的总电量 Q 等于正、负离子迁

移的电量之和，即

$$Q = Q_+ + Q_- \tag{4-2}$$

(2)正、负离子迁移速率不相同时，其迁移的电量也不相同，两种离子迁移的电量之比等于迁移速率之比，也等于两极区离子浓度变化之比：

$$\frac{\text{阳极区减少的物质的量}}{\text{阴极区减少的物质的量}} = \frac{\text{正离子迁移的电量} Q_+}{\text{负离子迁移的电量} Q_-} = \frac{\text{正离子的迁移速率} r_+}{\text{负离子的迁移速率} r_-} \tag{4-3}$$

4.1.4 离子迁移数及测定

当电流通过电解质溶液时，每一种离子都承担着一定的导电任务。但由于正、负离子的迁移速率不同，所带的电荷不一定相等，故它们在迁移时所输送的电量是不相等的。将某种离子 B 所迁移的电量与通过溶液的总电量的比值称为该离子的迁移数(transference number)，用符号 t_B 表示。对于只含有一种正离子和一种负离子的电解质溶液，则可将正离子的迁移数 t_+ 和负离子的迁移数 t_- 分别表示为

$$t_+ = \frac{Q_+}{Q_{\text{总}}} = \frac{Q_+}{Q_+ - Q_-} \qquad t_- = \frac{Q_-}{Q_{\text{总}}} = \frac{Q_-}{Q_+ - Q_-} \tag{4-4}$$

根据式(4-3)，可得

$$t_+ = \frac{r_+}{r_+ + r_-} \qquad t_- = \frac{r_-}{r_+ + r_-} \tag{4-5}$$

显然，$t_+ + t_- = 1$。由式(4-5)可见，离子的迁移数与溶液中正、负离子的迁移速率有关。此外，影响离子迁移速率的因素还包括电解质的种类、浓度、温度等。表 4-2 列出了 298.15 K 时一些正离子在不同浓度时的迁移数 t_+。

表 4-2　298.15 K 时，一些正离子在不同浓度和不同电解质中的迁移数

电解质	$c/(\text{mol} \cdot \text{L}^{-1})$				
	0.01	0.02	0.05	0.10	0.20
HCl	0.8215	0.8266	0.8292	0.8314	0.8337
LiCl	0.3299	0.3261	0.3211	0.3166	0.3112
NaCl	0.3918	0.3902	0.3876	0.3854	0.3621
KCl	0.4902	0.4901	0.4899	0.4898	0.4894
KBr	0.4833	0.4832	0.4831	0.4833	0.4841
KI	0.4884	0.4883	0.4882	0.4883	0.4887
KNO_3	0.5084	0.5087	0.5093	0.5103	0.5120
K_2SO_4	0.5084	0.5087	0.5093	0.5103	0.5120
$BaCl_2$	0.4403	0.4368	0.4317	0.4253	0.4185
$CaCl_2$	0.4264	0.4220	0.4140	0.4060	0.3953

由表 4-2 可以看出，同一种离子在不同电解质中的迁移速率不同，浓度对离子的迁移速率有不同程度的影响。同价离子在水溶液中，随离子半径的减小，水化离子半径逐渐增大，在溶液中的运动阻力增大，迁移数随之下降，如 $t(\text{Li}^+) < t(\text{Na}^+) < t(\text{K}^+)$。若价数不同，高价离子受浓度的影响较大。此外，温度对离子的迁移数也有影响，一般温度升高，正负离子的迁移数趋于相等。

离子迁移数的测定主要有三种方法，即希托夫法(Hittorf)、界面移动法和电动势法。其中希托夫法方法经典，较为简单；界面移动法可得到较精确的数据；电动势法适用于较宽的浓度

和温度范围。这里举例介绍前面两种最常用的方法，电动势法将在"4.3.7 电池电动势测定的应用"中再做相关讨论。

1. 希托夫法 希托夫法的实验装置如图 4-3 所示。在希托夫法迁移管内装有已知浓度的电解质溶液，如 $Cu(NO_3)_2$ 溶液，阳极是 Cu 电极，阴极是惰性电极。接通电源，让很小的电流通过电解质溶液，这时正、负离子分别向阴、阳极迁移，同时在电极上发生反应使电极附近的溶液浓度不断改变，而中部溶液的浓度基本不变。通电一段时间后，将阴极区(或阳极区)溶液放出进行称量和分析，从而根据阴极区(或阳极区)溶液中电解质含量的变化及串联在电路中的电量计测出的通过的总电量，就可以计算离子的迁移数。

图 4-3　希托夫法测定离子迁移数装置

图 4-4　界面移动法原理

2. 界面移动法 界面移动法测迁移数的原理如图 4-4 所示。此法的原理是把含有一种共同离子的两种电解质(如 HCl 和 $CdCl_2$)溶液小心地放入细长迁移管中，使两种溶液之间形成一个明显的 aa' 界面。在通电过程中，Cd 从阳极溶解下来，$H_2(g)$ 从阴极释放出来，由于 Cd^{2+} 的电迁移率比 H^+ 小，所以 Cd^{2+} 总是跟在 H^+ 后面向阴极迁移而不会产生新的界面。通电一段时间后，aa' 界面上移至 bb' 界面。根据管子的截面面积、在通电时间内界面移动的距离及通过该电解池的电量求出离子的迁移数。

例 4-3 用银电极电解 $AgNO_3$ 溶液，通电后，阳极上有 $1.15×10^{-3}$ kg 银析出，阴极区 $AgNO_3$ 的总量减少了 $9.53×10^{-4}$ kg，求 Ag^+ 和 NO_3^- 的迁移数。

解 阴极区发生的还原反应为

$$Ag^+ + e^- \longrightarrow Ag(s)$$

由阴极析出银的质量算出发生电解的银的物质的量：

$$n_{电解} = \frac{1.15×10^{-3}}{107.87×10^{-3}} = 0.01066(mol)$$

NO_3^- 不参加电极反应，电解前后阴极区 NO_3^- 浓度的变化是由 NO_3^- 的迁出造成的，故 NO_3^- 阴极区物质的量的变化为

$$n_{电解后} = n_{电解前} - n_{迁移}$$

$$n_{迁移} = n_{电解前} - n_{电解后} = \frac{9.53×10^{-4}}{169.87×10^{-3}} = 5.61×10^{-3}(mol)$$

$$t_{NO_3^-} = \frac{n_{迁移}}{n_{电解}} = \frac{5.61×10^{-3}}{0.01066} = 0.526$$

$$t_{Ag^+} = 1 - 0.526 = 0.474$$

例 4-4　用 $10.0 mol \cdot m^{-3}$ 的 LiCl 做界面移动实验，所用迁移管的截面积为 $1.25 \times 10^{-5} m^2$，当以 1.80×10^{-3} A 的电流通电 1490 s 后，界面从 aa'移动到 bb'，移动了 7.30×10^{-2} m，试求 Li^+ 的迁移数。

解　在 aa'bb'区间内的 Li^+ 均通过 bb'界面而上移，设这个区间的体积为 V，通过 bb'界面的 Li^+ 物质的量 n 等于 cV，它所传导的电量为

$$nF = z_+ cVF$$

经历时间 t 后通入的总电量为 It，根据迁移数的定义有

$$t_{Li^+} = \frac{Li^+ 所迁移的电量}{通过的总电量} = \frac{z_+ cVF}{It}$$

$$= \frac{1 \times 10.0 \times 1.25 \times 10^{-5} \times 7.30 \times 10^{-2} \times 96500}{1.80 \times 10^{-3} \times 1490}$$

$$= 0.328$$

4.2　电解质溶液的电导

电解质溶液的导电能力取决于溶液中所含的离子数目(严格说是电荷数目)和离子的电迁移率。下面讨论电解质溶液的导电能力如何表示和测量及其影响因素。

4.2.1　电导、电导率及摩尔电导率

电解质溶液的导电能力常用电导表示。**电导**(conductance)是电阻的倒数，用 G 表示。即

$$G = \frac{1}{R} = \frac{I}{U} \tag{4-6}$$

式中，U 为外加电压(单位：伏特，用 V 表示)，I 为通过溶液的电流(单位：安培，用 A 表示)，电导的单位为 S(单位：西门子，Semens)或 Ω^{-1}。

实验表明，电解质溶液的电导与两极间的距离 l 成反比，与电极面积 A 成正比，即

$$G = \kappa \frac{A}{l} \tag{4-7}$$

式中，κ(读作"卡帕")为比例常数，称为**电导率**(conductivity)或比电导，单位为 $S \cdot m^{-1}$。对于电解质溶液而言，电导率是指电极面积各为 $1 m^2$，两电极间距离为 $1 m$，中间放置 $1 m^3$ 的电解质溶液的电导，如见图 4-5 所示。

图 4-5　电导率 κ 定义示意图

图 4-6　Λ_m 与 κ 的关系

由于电解质溶液的电导率与溶液的浓度、温度、电解质的种类等因素有关，因此不能用电导率来衡量不同电解质的导电能力，需要引入摩尔电导率的概念。

在相距为 1 m 的两平行电极之间，放置的含有 1 mol 电解质的溶液的电导，称为**摩尔电导率**（molar conductivity），用符号 Λ_m 表示。因电解质的物质的量规定为 1 mol，故电解质溶液的体积将随其浓度而改变。设 c 为电解质溶液的物质的量浓度，其单位为 $mol \cdot m^{-3}$，则含 1 mol 电解质溶液的体积 V_m 应为浓度 c 的倒数，即 $V_m = 1/c$，V_m 的单位为 $m^3 \cdot mol^{-1}$。由于电导率 κ 是两平行电极间距离为 1 m 时 1 m^3 溶液的电导，所以摩尔电导率 Λ_m 与电导率 κ 的关系（图 4-6）为

$$\Lambda_m = \kappa V_m = \frac{\kappa}{c} \tag{4-8}$$

摩尔电导率 Λ_m 的单位为 $S \cdot m^2 \cdot mol^{-1}$。利用 Λ_m 可以方便地比较不同类型电解质的导电能力，但是必须在电荷量相同的基础上进行比较（即必须指明基本单元），如 $\Lambda_m(KCl)$、$\Lambda_m(\frac{1}{2}MgCl_2)$、$\Lambda_m(\frac{1}{3}H_3PO_4)$，等。而 $\Lambda_m(MgCl_2)$ 等也可称为摩尔电导率，只是 $\Lambda_m(MgCl_2) = 2\Lambda_m(\frac{1}{2}MgCl_2)$。

例 4-5 298.15 K 时，0.10 $mol \cdot dm^{-3}$ 的 H_2SO_4 溶液的电导率 $\kappa = 2.50\ S \cdot m^{-1}$，求 H_2SO_4 及 $\frac{1}{2}H_2SO_4$ 的摩尔电导率 Λ_m。

解 由式（4-8）可得

$$\Lambda_m(H_2SO_4) = \frac{\kappa}{c} = \frac{2.50}{0.1 \times 10^3} = 0.025(S \cdot m^2 \cdot mol^{-1})$$

$$\Lambda_m(\frac{1}{2}H_2SO_4) = \frac{1}{2}\Lambda_m(H_2SO_4) = 0.125(S \cdot m^2 \cdot mol^{-1})$$

4.2.2 电导率、摩尔电导率与浓度的关系

电导、电导率和摩尔电导率都可以用来描述电解质溶液的导电能力。电解质溶液的导电能力取决于电解质溶液中离子的浓度、离子的运动速率以及离子的价数。这里，主要讨论电解质溶液浓度与电导率和摩尔电导率的关系。

1. 电导率与溶液浓度的关系 电解质溶液的电导率随电解质的性质及溶液的浓度不同而不同，一般规律为：

（1）强酸和强碱的电导率最大，盐类次之，弱电解质最小。

（2）不论强、弱电解质，它们的电导率随浓度的变化都表现为先随浓度的增加而增大，达到一极值后，又随浓度的增加而减小。

但强电解质和弱电解质的变化规律有所不同。对强电解质来说，浓度增加，离子数目增加是主要的，导电能力增强，电导率也随之增大。但溶液浓度达到一定值以后，随着溶液浓度增加，离子间相互作用增强，离子间的相互作用占据了主导地位，溶液导电能力降低，因而电导率减小。对弱电解质来说，浓度增加，单位体积电解质分子的数目增加。但因受电离度的影响，离子数目的增加受到限制。因此，在起始阶段溶液浓度增加时，离子数目有所增加，电导率也随之增大，但增加不显著。当溶液浓度达到一定值后，随着弱电解质电离度的减小和离子间相互作用的增加共同占据了主导地位，这时溶液浓度增大，电导率减小，但总体而言，弱电解质的电导率曲线较为平坦。298.15 K 时，一些电解质水溶液的电导率与浓度的关系曲线如图 4-7 所示。

2. 摩尔电导率与溶液浓度的关系 在一定温度下，电解质溶液的摩尔电导率 Λ_m 总是随着溶液浓度的降低而增大，但强、弱电解质其摩尔电导率变化的规律仍有所不同，如图 4-8 所示。由于强电解质完全电离，随着浓度的降低，溶液中可导电的离子数并没有改变，只是离子间的

图 4-7　电解质溶液的电导率与浓度的关系

图 4-8　电解质溶液的摩尔电导率与浓度的关系

距离增加了，从而削弱了离子间的相互作用，离子的迁移速率增加，摩尔电导率也随之增加。但是，当浓度降低到一定值后，离子间相互作用力减小到极限，从而使摩尔电导率接近一定值。德国化学家、物理学家科尔劳施(Kohlrausch)总结大量实验结果，归纳得出结论：在浓度小于 $0.001\ mol \cdot L^{-1}$ 的极稀溶液中，强电解质溶液的摩尔电导率 Λ_m 与其溶液浓度的平方根 $\sqrt{c}$ 呈线性关系，即

$$\Lambda_m = \Lambda_m^{\infty}(1-\beta\sqrt{c}) \tag{4-9}$$

式中，Λ_m^{∞} 为电解质溶液在无限稀释时的摩尔电导率，称为无限稀释摩尔电导率，也叫**极限摩尔电导率**(limiting molar conductivity)，可用直线外推法作图求得；β 为经验常数，与电解质、溶剂的性质及温度有关。

对于弱电解质而言，在溶液稀释过程中虽然电极之间电解质的物质的量未变，但电离度增大，电离后产生的离子数目增加，同时离子间的间距增加，相互作用减小，也使摩尔电导率增大，而且浓度越低其摩尔电导率增加越快。当溶液浓度极稀时，几乎完全电离，离子数剧增，同时，离子相互作用也可忽略不计，因此，摩尔电导率急剧增大。但 Λ_m 与 c 之间不存在式(4-9)的简单关系。即使在浓度极稀时，Λ_m 与 Λ_m^{∞} 还是相差甚远，故弱电解质无限稀释摩尔电导率 Λ_m^{∞} 无法用外推法求得。科尔劳施提出的离子独立运动定律解决了弱电解质无限稀释时的摩尔电导率 Λ_m^{∞} 的计算问题。

4.2.3　离子独立运动定律

科尔劳施在研究了大量电解质在无限稀释溶液中的摩尔电导率的实验数据后发现：在相同温度下，具有相同阳离子(或阴离子)的一对电解质，它们的无限稀释溶液的摩尔电导率的差值为一定值，而与共存的阴离子(或阳离子)无关。表 4-3 列出了一些强电解质在 298.15 K 时的无限稀释摩尔电导率。

表 4-3　298.15 K 时一些强电解质的无限稀释摩尔电导率 Λ_m^{∞}

电解质	$\Lambda_m^{\infty} / (S \cdot m^2 \cdot mol^{-1})$	差值	电解质	$\Lambda_m^{\infty} / (S \cdot m^2 \cdot mol^{-1})$	差值
KCl	0.01499	3.49×10^{-3}	HCl	0.04262	0.49×10^{-3}
LiCl	0.01150		HNO$_3$	0.04213	
KNO$_3$	0.01450	3.49×10^{-3}	KCl	0.01499	0.49×10^{-3}
LiNO$_3$	0.01101		KNO$_3$	0.01450	
KOH	0.02715	3.49×10^{-3}	LiCl	0.01150	0.49×10^{-3}
LiOH	0.02367		LiNO$_3$	0.01101	

由表中数据可以看出以下几点：

(1) 在无限稀释溶液中，具有相同阴离子的钾盐和锂盐溶液，如 KCl 与 LiCl、KNO_3 与 $LiNO_3$、KOH 与 LiOH 三对电解质的 Λ_m^∞ 的差值相等 (3.49×10^{-3} S·m²·mol⁻¹)，与阴离子的性质（不论是 Cl⁻、NO_3^-，还是 OH⁻）无关。

(2) 具有相同阳离子的氯化物和硝酸盐溶液，如 HCl 与 HNO_3、KCl 与 KNO_3、LiCl 与 $LiNO_3$ 三对电解质的 Λ_m^∞ 之差也是一恒定值 0.49×10^{-3} S·m³·mol⁻³，而与阳离子的性质（不论是 H⁺、K⁺，还是 Li⁺）无关。

由此说明，在无限稀释的溶液中，所有电解质全部是电离的，且离子间彼此独立运动，互不影响，每一种离子对电解质溶液的导电都有恒定的贡献，即无限稀释摩尔电导率 Λ_m^∞ 反映的是离子间没有相互作用力时电解质所具有的导电能力。因此，科尔劳施提出了**离子独立运动定律**(law of independent migration of ions)，即：在无限稀释时，电解质的极限摩尔电导率 Λ_m^∞ 是正、负离子的极限摩尔电导率之和。对 1-1 价型电解质用公式表示为

$$\Lambda_m^\infty = \lambda_{m,+}^\infty + \lambda_{m,-}^\infty \tag{4-10}$$

式中，$\lambda_{m,+}^\infty$ 及 $\lambda_{m,-}^\infty$ 分别为无限稀释时正、负离子的摩尔电导率。

由此可知，若能得知各种离子的无限稀释摩尔电导率，就可利用离子独立运动定律计算任意电解质的无限稀释摩尔电导率，或由已知强电解质的无限稀释摩尔电导率来间接计算弱电解质的 Λ_m^∞。表 4-4 列出了 298.15 K 时一些常见离子的无限稀释摩尔电导率。

表 4-4　298.15 K 时一些常见离子在无限稀释水溶液中的摩尔电导率

正离子	$\lambda_{m,+}^\infty / (10^4 \text{ S·mol}^{-1})$	负离子	$\lambda_{m,+}^\infty / (10^4 \text{ S·mol}^{-1})$
H_3O^+	349.8	OH⁻	198.3
Li⁺	38.69	F⁻	55.4
Na⁺	50.11	Cl⁻	76.3
K⁺	73.50	Br⁻	78.4
NH_4^+	73.5	I⁻	76.8
A_g^+	61.92	CN⁻	82
$\frac{1}{2}Mg^{1+}$	53.06	NO_3^-	71.5
$\frac{1}{2}Ca^{2+}$	59.50	HCO_3^-	44.5
$\frac{1}{2}Fe^{2+}$	54	HSO_4^-	52.0
$\frac{1}{2}Cu^{2+}$	54.0	ClO_3^-	64.6
$\frac{1}{2}Zn^{2+}$	54.0	HCOO⁻	54.6
$\frac{1}{2}Ba^{2+}$	63.64	MnO_4^-	61
$\frac{1}{2}Ba^{2+}$	63.6	CH_3COO^-	40.9
$\frac{1}{2}Pb^{2+}$	59.4	$C_2H_5COO^-$	35.8
$\frac{1}{2}Zi^{2+}$	53	$\frac{1}{2}CO_3^{2-}$	69.8
$\frac{1}{3}Al^{3+}$	63.0	$\frac{1}{2}SO_3^{2-}$	79.8
$\frac{1}{3}Fe^{3+}$	63.0	$\frac{1}{2}PO_4^{3-}$	80
$\frac{1}{3}La^{3+}$	69.6	$\frac{1}{2}Fe(CN)_6^{3-}$	101.0

例如，HAc 是弱电解质，稀溶液中，其 Λ_m 与 $\sqrt{c}$ 不存在线性关系，无法用外推法确定其 Λ_m^∞，但可根据离子独立运动定律，将 Λ_m^∞ 表示为若干强电解质的 Λ_m^∞ 组合而求得，如

$$\Lambda_m^\infty(HAc) = \lambda_m^\infty(H^+)) + \lambda_m^\infty(Ac^-)$$

$$= \left[\lambda_m^\infty(H^+) + \lambda_m^\infty(Cl^-)\right] + \left[\lambda_m^\infty(Na^+) + \lambda_m^\infty(Ac^-)\right]$$

$$- \left[\lambda_m^\infty(Na^+) + \lambda_m^\infty(Cl^-)\right]$$

$$= \Lambda_m^\infty(HCl) + \Lambda_m^\infty(NaAc) - \Lambda_m^\infty(NaCl)$$

例 4-6 已知 25℃时，$\Lambda_m^\infty(HCl) = 426.2 \times 10^{-4} S \cdot m^2 \cdot mol^{-1}$，

$$\Lambda_m^\infty(KCl) = 149.9 \times 10^{-4} S \cdot m^2 \cdot mol^{-1}，$$

$$\Lambda_m^\infty(KAc) = 114.42 \times 10^{-4} S \cdot m^2 \cdot mol^{-1}，$$

求 HAc 无限稀释时的摩尔电导 $\Lambda_m^\infty(HAc)$。

解 $\Lambda_m^\infty(HAc) = \lambda_m^\infty(H^+) + \lambda_m^\infty(Ac^-)$

$$= \lambda_m^\infty(H^+) + \lambda_m^\infty(Cl^-) + \lambda_m^\infty(K^+) + \lambda_m^\infty(Ac^-) - \lambda_m^\infty(K^+) - \lambda_m^\infty(Cl^-)$$

$$= \Lambda_m^\infty(HCl) + \Lambda_m^\infty(KAc) - \Lambda_m^\infty(KCl)$$

$$= 426.2 \times 10^{-4} + 114.42 \times 10^{-4} - 149.9 \times 10^{-4}$$

$$= 390.72(S \cdot m^2 \cdot mol^{-1})$$

例 4-7 已知苯巴比妥钠的 $\Lambda_m^\infty(NaP) = 7.35 \times 10^{-3} S \cdot m^2 \cdot mol^{-1}$ 盐酸的 $\Lambda_m^\infty(HCl) = 4.262 \times 10^{-2} S \cdot m^2 \cdot mol^{-1}$，氯化钠 $\Lambda_m^\infty(NaCl) = 1.265 \times 10^{-2} S \cdot m^2 \cdot mol^{-1}$，求苯巴比妥溶液的无限稀释摩尔电导率 $\Lambda_m^\infty(HP)$。

解 根据式(4-10)

$$\Lambda_m^\infty(HP) = \lambda_m^\infty(H^+) + \lambda_m^\infty(P^-)$$

$$= \Lambda_m^\infty(HCl) + \Lambda_m^\infty(NaP) - \Lambda_m^\infty(NaCl)$$

$$= 4.262 \times 10^{-2} + 7.35 \times 10^{-3} - 1.265 \times 10^{-2}$$

$$= 3.73 \times 10^{-2}(S \cdot m^2 \cdot mol^{-1})$$

4.2.4 电导的测定及其应用

1. 电导的测定 电导是电阻的倒数，因此测定电解质溶液的电阻就可以换算出电导。通常采用惠斯通(Wheatstone)电桥法测定，如图 4-9 所示，在直流电源作用下，调节滑线电阻接触点 A，使检流计不发生偏转，使电桥达到平衡。此时，被测溶液的电导为

$$G = \frac{1}{R_x} = \frac{R_2}{R_1 R_3} = \frac{CA}{AD} \cdot \frac{1}{R_1}$$

因为电极的面积 A 和电极间距离 l 难以直接测定，所以常通过测定已知电导率溶液的电阻 R，换算成电导后代入式(4-7)中求得 l/A 比值。对于一个固定电导池而言，此比值被称为电导池常数或电池常数，单位为 m^{-1}。再将待测溶液置于该电导池中测其电阻 R'，即可根据式(4-11)计算待测溶液的电导率 κ'，再根据式(4-8)计算其摩尔电导率 Λ_m。

$$\kappa' = \frac{1}{R'} \cdot \frac{l}{A} = \frac{1}{R'} \cdot \kappa R \qquad (4-11)$$

计算电导率和摩尔电导率的步骤如下：

图 4-9 测定电阻的惠斯通电桥

(1) 将已知浓度的标准 KCl 溶液加入电导池测得电阻，由 $\dfrac{l}{A}=\dfrac{\kappa}{G}=\kappa R$ 计算出电导池常数。
298.15 K 时不同浓度 KCl 水溶液的电导率见表 4-5。

表 4-5　298.15 K 时不同浓度 KCl 水溶液的电导率

$c/(\mathrm{mol\cdot dm^{-3}})$	1.0	0.1	0.01	0.001	0.0001
$\kappa/(\mathrm{S\cdot m^{-1}})$	11.17	1.289	0.1413	0.01469	0.001489

(2) 将待测溶液装入该电导池中，在与步骤(1)相同条件下测定出电阻，由式(4-11)求出该待测液的电导率 κ'。

(3) 由待测溶液的浓度和电导率，据式(4-8)算出摩尔电导率 Λ_{m}。

通过测量溶液的电导来确定被测物的含量是电导分析法的基础。

例 4-8　298.15 K 时，用同一个电导池测定标准 KCl 溶液(0.01 mol·L^{-1})的电阻为 1064 Ω，HAc 溶液(0.01 mol·L^{-1})的电阻为 9256 Ω，试求此 HAc 溶液的摩尔电导率。

解　查表 4-5，得知 KCl 溶液(0.01 mol·L^{-1})的 $\kappa=0.1413$ S·m^{-1}，则该电导池常数为

$$\frac{l}{A}=\kappa R=0.1413\times1064=150(\mathrm{m^{-1}})$$

HAc 溶液(0.01 mol·L^{-1})的电导率为

$$\kappa'=\frac{l}{A}\cdot\frac{1}{R'}=150\times\frac{1}{9256}=0.0162(\mathrm{S\cdot m^{-1}})$$

摩尔电导率为

$$\Lambda_{\mathrm{m}}(\mathrm{HAc})=\frac{\kappa'}{c}=\frac{0.162}{0.01\times10^3}=0.00162(\mathrm{S\cdot m^2\cdot mol^{-1}})$$

2. 电导测定的应用

1) 水的纯度检验：利用电导率检验水的纯度是一种既方便又实用的方法。电导率越小，水中所含杂质离子越少，即水的纯度越高。一般的自来水的电导率在 1.0×10^{-1} S·m^{-1} 左右，普通蒸馏水的电导率在 1.0×10^{-3} S·m^{-1} 左右，重蒸馏水和去离子水的电导率可小于 1.0×10^{-4} S·m^{-1}。

医药行业对水的纯度有较高的要求，《中华人民共和国药典》(2015 年版)规定了合格制药用水水质的电导率限度值为 1.0×10^{-4} S·m^{-1}～3.0×10^{-4} S·m^{-1}。一些电子工业或精密科学实验对水的纯度要求更高，电导率要小于 1.0×10^{-4} S·m^{-1}。同时，电导法测定水质纯度还运用于环境监测等领域。

2) 弱电解质电离度和电离常数的测定：对于弱电解质，可以用电离度来表示其电离的程度。电离度是在达到电离平衡时，已电离的弱电解质浓度与弱电解质起始浓度之比，用 a 表示。

一般情况下，弱电解质的电离度较小，溶液中参与导电的离子浓度较低，离子间作用力可忽略。对 AB 型弱电解质而言，当溶液无限稀释时，弱电解质全部电离，此时的摩尔电导率为 $\Lambda_{\mathrm{m}}^{\infty}$。当溶液浓度为某浓度 c 时，电离度为 a，说明仅有部分正、负离子同时参与导电，这时的摩尔电导率为 Λ_{m}。显然此时的 Λ_{m} 与 $\Lambda_{\mathrm{m}}^{\infty}$ 的差别主要是由 a 不同造成的，即

$$a=\frac{\Lambda_{\mathrm{m}}}{\Lambda_{\mathrm{m}}^{\infty}} \tag{4-12}$$

由 a 还可进一步求弱电解质的电离常数 $K^{\ominus}$。

$$\mathrm{AB}\longrightarrow \mathrm{A^+}+\mathrm{B^-}$$

起始时　　　　　　　　　　c　　　0　　　0

平衡时　　　　　　　　$c(1-a)$　　　ca　　　ca

$$K^{\ominus} = \frac{a^2 \cdot \dfrac{c}{c^{\ominus}}}{1-a} \tag{4-13}$$

代入式(4-12)得

$$K^{\ominus} = \frac{\Lambda_{\mathrm{m}}^2 \cdot \dfrac{c}{c^{\ominus}}}{\Lambda_{\mathrm{m}}^{\infty}(\Lambda_{\mathrm{m}}^{\infty} - \Lambda_{\mathrm{m}})} \tag{4-14}$$

测定一系列浓度的 Λ_{m} 后,以 $\dfrac{1}{\Lambda_{\mathrm{m}}}$ 对 $c\Lambda_{\mathrm{m}}$ 作图,可由直线的斜率和截距分别求得 $K^{\ominus}$ 和 $\Lambda_{\mathrm{m}}^{\infty}$。

式(4-13)和式(4-14)均称为**奥斯特瓦尔德(Ostwald)稀释定律**,它适用于 1-1 价型的弱电解质。

例 4-9　298.15 K 时, HAc 溶液(0.05 mol·L^{-1})的电导率为 3.68×10^{-2} S·m^{-1},试求此 HAc 溶液的 a 及 $K^{\ominus}$。

解　根据条件计算 $\Lambda_{\mathrm{m}} = \dfrac{\kappa}{c} = \dfrac{3.68\times10^{-2}}{0.05\times10^3} = 7.36\times10^{-4}(\mathrm{S\cdot m^2\cdot mol^{-1}})$

$$\begin{aligned}\Lambda_{\mathrm{m}}^{\infty}(\mathrm{HAc}) &= \lambda_{\mathrm{m}}^{\infty}(\mathrm{H^+}) + \lambda_{\mathrm{m}}^{\infty}(\mathrm{Ac^-})\\ &= 349.82\times10^{-4} + 40.9\times10^{-4}\\ &= 390.72\times10^{-4}(\mathrm{S\cdot m^2\cdot mol^{-1}})\end{aligned}$$

HAc 的电离度　　$a = \dfrac{\Lambda_{\mathrm{m}}}{\Lambda_{\mathrm{m}}^{\infty}} = \dfrac{7.36\times10^{-4}}{390.72\times10^{-4}} = 0.01884$

电离平衡常数　　$K^{\ominus} = \dfrac{a^2\cdot\dfrac{c}{c^{\ominus}}}{1-a} = \dfrac{0.01884^2\times0.05}{1-0.01884} = 1.808\times10^{-5}$

或　　$K^{\ominus} = \dfrac{\Lambda_{\mathrm{m}}^2\cdot\dfrac{c}{c^{\ominus}}}{\Lambda_{\mathrm{m}}^{\infty}(\Lambda_{\mathrm{m}}^{\infty} - \Lambda_{\mathrm{m}})} = \dfrac{(7.36\times10^{-4})^2\times0.05}{390.72\times10^{-4}(390.72-7.36)\times10^{-4}} = 1.808\times10^{-5}$

3)难溶盐溶解度的测定:BaSO$_4$、AgCl 等难溶盐在水中的溶解度很小,很难用普通的滴定方法测定出来,但可以用电导测定的方法求得。一些难溶盐在水中溶解度太小,其饱和溶液可视为无限稀释,因此溶液的摩尔电导率可用无限稀释摩尔电导率代替,即 $\Lambda_{\mathrm{m}} = \Lambda_{\mathrm{m}}^{\infty}$,而 $\Lambda_{\mathrm{m}}^{\infty}$ 则可由难溶盐的离子的无限稀释摩尔电导率之和来计算。同样由于难溶盐在水中的浓度很低,难以忽略水对溶液电导率的贡献,计算中需扣除水的影响,即 $\kappa_{盐} = \kappa_{溶液} - \kappa_{水}$。式(4-15)可用于计算难溶盐的饱和溶液浓度。

$$c_{饱和} = \frac{\kappa_{溶液} - \kappa_{水}}{\Lambda_{\mathrm{m}}} \tag{4-15}$$

再进一步计算出难溶盐的溶解度 s 以及溶度积 K_{sp}。值得注意的是,当计算非 1-1 价型难溶电解质的溶解度时,Λ_{m} 和 c 所取的基本单元要一致。例如 BaSO$_4$,可取 $\Lambda_{\mathrm{m}}(\mathrm{BaSO_4})$ 和 $c(\mathrm{BaSO_4})$,或者 $\Lambda_{\mathrm{m}}(\frac{1}{2}\mathrm{BaSO_4})$ 和 $c(\frac{1}{2}\mathrm{BaSO_4})$。

例 4-10　298.15 K 时,测得 BaSO$_4$ 饱和溶液及水的电导率分别为 4.20×10^{-4} S·m^{-1}、1.05×10^{-4} S·m^{-1}。试求该 BaSO$_4$ 溶液的 S 和 $K_{\mathrm{sp}}^{\ominus}$ (已知 298.15 K 时, $\lambda_{\mathrm{m}}^{\infty}(\frac{1}{2}\mathrm{Ba^{2+}}) = 63.6\times10^{-4}$ S·m^2·mol^{-1},

$\lambda_{\mathrm{m}}^{\infty}(\frac{1}{2}\mathrm{SO_4^{2-}}) = 79.8\times10^{-4}$ S·m^2·mol^{-1})。

解 根据离子独立运动定律，可计算 298.15 K 时 $\frac{1}{2}BaSO_4$ 的极限摩尔电导率：

$$\Lambda_m^\infty(\frac{1}{2}BaSO_4) = \lambda_m^\infty(\frac{1}{2}Ba^{2+}) + \lambda_m^\infty(\frac{1}{2}SO_4^{2-})$$

$$= 63.6 \times 10^{-4} + 79.8 \times 10^{-4}$$

$$= 143.4 \times 10^{-4} (S \cdot m^2 \cdot mol^{-1})$$

据式(4-15)计算饱和溶液的浓度：

$$c(BaSO_4) = \frac{\kappa_{溶液} - \kappa_水}{\Lambda_m^\infty(BaSO_4)} = \frac{\kappa_{溶液} - \kappa_水}{2\Lambda_m^\infty(\frac{1}{2}BaSO_4)}$$

$$= \frac{(4.20 - 1.05) \times 10^{-4}}{2 \times 143.4 \times 10^{-4}}$$

$$= 1.10 \times 10^{-2} (mol \cdot m^{-3})$$

$$= 1.10 \times 10^{-5} (mol \cdot dm^{-3})$$

根据溶解度的定义：每千克溶液溶解的固体千克数。极稀溶液中，1 kg 溶液的体积约等于 1 L。所以 $s(BaSO_4)$ 为

$$s(BaSO_4) = c(BaSO_4) \times M(BaSO_4)$$

$$= 1.10 \times 10^{-5} \times 233 \times 10^{-3}$$

$$= 2.56 \times 10^{-6} (kg)$$

$$K_{sp}^\ominus(BaSO_4) = \frac{c(Ba^{2+})}{c^\ominus} \cdot \frac{c(SO_4^{2-})}{c^\ominus}$$

$$= (1.10 \times 10^{-5})^2$$

$$= 1.21 \times 10^{-10}$$

4) 电导滴定：对于某些有离子参加的滴定分析，通常是用被滴定溶液中的一种离子和滴入试剂中的一种离子相结合，生成解离度极小的弱电解质或沉淀。结果溶液中原有的一种离子被另一种离子代替，因此，溶液电导发生突变，就可以利用滴定终点前后溶液电导变化的转折来确定滴定终点。这种方法称为**电导滴定**(conductimetric titration)。许多酸碱滴定、氧化-还原滴定和沉淀滴定等均可用电导率法指示终点。尤其是当溶液浑浊或颜色较深时，电导滴定更显出其特殊的意义。

例如中和反应，用 NaOH 滴定 HCl 时，溶液中电导率很大的 H^+ 被电导率较小的 Na^+ 代替，因此溶液的电导随着 NaOH 溶液的加入而减小。当 HCl 被中和后，再加入 NaOH，则等于单纯增加溶液中的 Na^+ 和 OH^-，且由于 OH^- 的电导率也很大，所以溶液的电导骤增。如果以电导为纵坐标，所加 NaOH 溶液的体积为横坐标作图，如图 4-10 所示，可得 AB 和 BC 两条直线，它们的交点就是滴定终点。沉淀反应中，用 KCl 滴定 $AgNO_3$ 时，发生下列反应

$$AgNO_3 + KCl \longrightarrow AgCl\downarrow + KNO_3$$

溶液中的 Ag^+ 被 K^+ 代替，由于它们的电导率差别不大，因而溶液的电导仅有极小的变化。超过滴定终点后，再加 KCl 溶液时，由于溶液中有过量 KCl 存在，溶液的电导开始增加，如图 4-11 中，DE 和 EF 两条线的交点就是滴定的终点。

图 4-10　NaOH 滴定 HCl 的电导滴定

图 4-11　KCl 滴定 AgNO$_3$ 的电导滴定

5)电导测定在药学中的其他应用：电导测定在药学中应用较广。例如，电导法可用于测定药物的脂水分配系数、解离平衡常数，还可用于乳剂和微乳剂的类型鉴别等。

4.3　可逆电池的热力学

原电池是一种将化学能转化为电能的装置，简称电池。这种装置是将氧化反应和还原反应分区进行的。根据热力学关系式，在等温等压下，$\Delta_r G_{T,p} = W'_{max}$，即系统的吉布斯自由能的减少等于在等温等压条件下系统所做的最大非体积功，并与可逆电池的电动势 E 之间存在关系

$$(\Delta_r G_m)_{T,p} = \frac{-nEF}{\Delta\xi} = -zEF \tag{4-16}$$

式(4-16)中，n 为电池输出电荷时的物质的量，单位为 mol；F 为法拉第常量；E 为可逆电池的电动势，单位为伏特(V)；z 为电极反应中电子的计量系数。

研究电池的电动势非常有意义，一是可以借助热力学的知识计算化学能转变为电能的理论转化量，从而为提高电池性能提供依据；二是为热力学问题的研究提供了电化学手段和方法。

4.3.1　可逆电池与不可逆电池

可逆电池(reversible cell)也是一个热力学的概念。热力学意义上的可逆是指当可逆过程进行后，若按原过程的反向进行能使系统复原，同时环境也复原，则原过程是可逆过程。

按照热力学上可逆过程的定义，可逆电池必须同时满足下列条件：

(1)电池的化学反应可向正、反两个方向进行。若将电池与一个外加电动势 $E_{外}$并联，当电池电动势 E 稍大于外加电动势时，电池中将发生化学反应而放电；当外加电动势稍大于电池电动势时，电池将获得电能而被充电，这时电池中的化学反应将完全逆向进行，即可逆电池放电时的反应与充电时的反应必须互为逆反应。

(2)可逆电池在工作时，不论是充电或放电，所通过的电流必须十分微小，以使电池在接近平衡态下工作。此时，若作为原电池它能做出最大电功，若作为电解池它消耗的电能最小。换而言之，如果能把电池放电时所放出的能量全部储存起来，则用这些能量充电，就恰好可以使系统和环境均恢复原状。

(3)电池中所进行的其他过程(如离子迁移等)也必须可逆。

图 4-12 为铜锌原电池，将锌片和铜片分别插入 ZnSO$_4$ 和 CuSO$_4$ 溶液中，两个电解质溶液之间用盐桥连接(或用素烧瓷分开)。外电路接通后，则反应立即进行，同时电子沿着导线从锌

电极流向铜电极，从而产生电流，这就是典型的原电池，该电池又称为丹尼尔(Daniell)电池。现设该电池的电动势为 E，如果将其与一电动势为 E' 的外加电源并联，当 $E > E'$ 时，电池将放电，电极反应和电池反应为

负极(锌电极) $\qquad$ $Zn \longrightarrow Zn^{2+} + 2e^-$

正极(铜电极) $\qquad$ $Cu^{2+} + 2e^- \longrightarrow Cu$

电池反应 $\qquad$ $Zn + CuSO_4 \longrightarrow ZnSO_4 + Cu$

当 $E > E'$ 时，电池将充电，电极反应和电池反应为

阴极(锌电极) $\qquad$ $Zn^{2+} + 2e^- \longrightarrow Zn$

阳极(铜电极) $\qquad$ $Cu \longrightarrow Cu^{2+} + 2e^-$

电池反应 $\qquad$ $Cu + ZnSO_4 \longrightarrow Zn + CuSO_4$

电池在充电和放电时的反应是可逆的。若满足通过的电流无限小，能量转化也可逆，就可认为这个电池是一个可逆电池。然而并非所有的电池都符合上述情况，有的电池在充、放电时的反应没有可逆关系，如图 4-13 所示，将铜片和锌片插入稀 H_2SO_4 溶液中构成的伏打(Volta)电池。

放电时电池反应 $\qquad$ $Zn + 2H^+ \longrightarrow Zn^{2+} + H_2$

充电时电池反应 $\qquad$ $Cu + 2H^+ \longrightarrow Cu^{2+} + H_2$

图 4-12　化学反应可逆电池

图 4-13　化学反应不可逆电池

充电和放电对应的反应不可逆。这种电池不能通过充电、放电使系统复原，故本质上就不可逆。干电池不能充电就是这个道理。

总之，可逆电池必须同时具备物质可逆和能量可逆的条件，否则称为**不可逆电池**(irreversible cell)。有下列任一情况即为不可逆电池：

(1)有一个有限电流通过电极。

(2)放电与充电时，电池反应不同。

(3)其他过程为不可逆过程，例如，离子扩散过程为不可逆过程。

丹尼尔电池虽然电极反应和电池反应都可以可逆进行，但液体接界处有不可逆的离子迁移，故电池应该是不可逆的。严格地说，凡是具有两个不同电解质溶液接界的电池都是热力学不可逆的。但是在两溶液中插入盐桥时，可以近似地当作可逆电池处理。

4.3.2　可逆电极的类型

电化学中的电极，确切地说是一个由电子导体(如金属)和离子导体(如电解质溶液)组成的体系。电流通过时，两相间的电荷转移导致界面上发生净的电化学反应。可逆电极是指电极上

没有电流流过，电极上正、反向的反应速率相等，不发生任何净的电化学反应，处于平衡状态的电极体系，它是构成可逆电池的基本组成部分。可逆电极种类较多，主要有三类。

1. 第一类电极　这类电极包括金属和氢与其阳离子构成的电极以及非金属与其阴离子构成的电极。

1)金属电极：金属电极指金属作电极板浸入该金属的盐溶液中构成的电极，它只有一个界面，即金属与其阳离子组成的电极。当电极作为正极时，电极表示及电极反应为

$$M^{z+}(c) \,|\, M(s)$$

$$M^{z+}(c) + z\,e^- \longrightarrow M(s)$$

当电极作为负极时，电极表示及电极反应为

$$M(s) \,|\, M^{z+}(c)$$

$$M(s) \longrightarrow M^{z+}(c) + z\,e^-$$

显然，电极上的氧化和还原反应互为逆反应。

对于有些活泼金属，如碱金属 Na、K 等，与水有强烈作用，不能直接插入其盐的水溶液中。为了让其稳定，必须将其制成为**汞齐电极**(amalgam electrode)，其中汞只起传递电子的作用，不参加反应。由于活泼金属在汞齐中的浓度不同，其活度也不同，故在电极上要写明金属在汞齐中的活度，如钠汞齐电极表示为 $Na^+(a_1) \,|\, Na(Hg)\,(a_2)$，相应的电极反应为

$$Na^+(a_1) + Hg(l) + e^- \longrightarrow Na(Hg)(a_2) \,.$$

2)气体电极：这类电极是将气体物质通入其相应离子的溶液中，并借助不参与电极反应的惰性电极(如铂或石墨)起导电作用而构成的电极。常见的气体电极有氯电极、氧电极和氢电极等。例如，氧电极不同环境中的电极表示及电极反应为

酸性环境中　$H^+(a_1), H_2O \,|\, O_2(g) \,|\, Pt$　　$O_2(g) + 4H^+(a_1) + 4e^- \longrightarrow 2H_2O$

碱性环境中　$OH^-(a_2), H_2O \,|\, O_2(g) \,|\, Pt$　　$O_2(g) + 2H_2O + 4e^- \longrightarrow 4OH^-(a_2)$

2. 第二类电极　这类电极包括金属-金属难溶盐电极和金属-金属难溶氧化物电极。第二类电极容易制备，电极电势较稳定且使用方便，故常被用作标准电极或**参比电极**(reference electrode)。

1)金属-金属难溶盐电极：金属-金属难溶盐电极指将金属表面覆盖一层该金属的一种难溶盐，然后插入该难溶盐阴离子的溶液中所构成的电极。例如氯化银电极，它是将银丝的表面电镀上一层薄的 AgCl，然后浸入一定浓度的 Cl⁻溶液中而构成，电极表示及电极反应为

$$Cl^-(a) \,|\, AgCl(s) \,|\, Ag(s) \qquad AgCl(s) + e^- \longrightarrow Ag(s) + Cl^-(a)$$

实验室最常见的**甘汞电极**(calomel electrode)也属于这类电极。它的构造是在底部放少量汞，上面是汞和甘汞(Hg_2Cl_2)的糊状体，最上层是 KCl 溶液，导线为装入玻璃管中插到底部的铂丝。其电极表示为

$$Cl^-(a_1) \,|\, Hg_2Cl_2(s) \,|\, Hg(s)$$

电极反应分两步进行：

$$Hg_2Cl_2(s) \longrightarrow Hg_2^{2+}(a_1) + 2Cl^-(a)$$

$$Hg_2^{2+}(a_1) + 2e^- \longrightarrow 2Hg(l)$$

电极总反应：$Hg_2Cl_2(s) + 2e^- \longrightarrow 2Hg(l) + 2Cl^-(a)$

2)金属-金属难溶氧化物电极：在金属表面覆盖一层该金属的难溶氧化物，然后插入含 H^+(或 OH^-)的溶液中即构成此类电极。例如，汞-氧化汞电极，若插入酸性溶液中，则电极表示及电极反应为

$$H^+(a) \mid HgO(s), Hg(l) \qquad HgO(s) + 2H^+(a) + 2e^- \longrightarrow Hg(l) + H_2O$$

若插入碱性溶液中,则电极表示及电极反应为

$$OH^-(a) \mid HgO(s), Hg(l) \qquad HgO(s) + H_2O + 2e^- \longrightarrow Hg(l) + 2OH^-(a)$$

3. 第三类电极 这类电极是将惰性金属(如 Pt)插入含有不同氧化态的某种离子的溶液中构成的。这类电极中的金属只起导电作用,电极反应仅涉及组成电极的溶液中离子间的氧化还原反应,故又称为**氧化还原电极**(oxidation-reduction electrode)。例如,将 Pt 插入含有 Fe^{2+}、Fe^{3+} 的溶液构成电极,其电极表示及电极反应为

$$Fe^{3+}(a_1), Fe^{2+}(a_2) \mid Pt \qquad Fe^{3+}(a_1) + e^- \longrightarrow Fe^{2+}(a_2)$$

类似的还有 $Sn^{4+}(a_1), Sn^{2+}(a_2) \mid Pt$; $Fe(CN)_6^{4-}(a_1), Fe(CN)_6^{3-}(a_2) \mid Pt$ 等。醌-氢醌电极也属于这一类,它是一种对氢离子可逆的氧化还原电极,常被用来测定溶液的 pH。

4.3.3 可逆电池的书写方式

为了方便而科学地书面表达电池组成和结构,国际纯粹和应用化学联合会(the International Union of Pure and Applied Chemistry, IUPAC)作出具体的书写规定:

(1)按电流流动的方向,由左至右排列。发生氧化反应的负极写在左边,发生还原反应的正极写在右边。

(2)用单垂线 "$\mid$" 表示电极与电极液接触产生的相界面,可混溶的两种液体之间的接界面用逗号 "," 分开,若两液体之间的**接界电势**(junction potential)已经用盐桥消除,则用双垂线 "$\parallel$" 表示盐桥。

(3)注明电池中各物质及其所处的状态(g、l、s),气体要标明压力,溶液要标明浓度或活度。

(4)气体和液体,如 $H_2(g)$、$O_2(g)$、$Br_2(l)$ 等,不能直接作为电极,必须标明其吸附在惰性金属电极(如 Pt、Au 等)上。

(5)应注明外界的温度和压力。若不写明,则通常为 298.15 K、101.325 kPa。

总之,书写电池的表达式除了要写出电池的组成外,还要标明各种影响电池的因素,书写电极和电池反应时必须遵循物量和电量平衡。例如,著名的丹尼尔电池的书写方式如下:
$Zn(s) \mid ZnSO_4(a_1) \parallel CuSO_4(a_2) \mid Cu(s)$。

根据电池表示式的书写规定,可以由电池表示式写出相应的电池反应,也可以把某些反应设计成电池,被称为电池表示式和电池反应的 "互译"。

例 4-11 写出下列电池的电极反应和电池反应。

(1) $Zn(s) \mid Zn^{2+}(a_1) \parallel HCl(a_2) \mid Cl_2(p) \mid Pt$

(2) $Pt \mid H_2(p) \mid NaOH(a) \mid O_2(p) \mid Pt$

解 (1) 负极 $\qquad Zn(s) \longrightarrow Zn^{2+}(a_1) + 2e^-$

正极 $\qquad Cl_2(p) + 2e^- \longrightarrow 2Cl^-(a_2)$

电池反应 $\qquad Zn(s) + Cl_2(p) \longrightarrow Zn^{2+}(a_1) + 2Cl^-(a_2)$

(2) 负极 $\qquad H_2(p) + 2OH^-(a) \longrightarrow 2H_2O(l) + 2e^-$

正极 $\qquad \dfrac{1}{2}O_2(p) + H_2O(l) + 2e^- \longrightarrow 2OH^-(a)$

电池反应 $\qquad H_2(p) + \dfrac{1}{2}O_2(p) \longrightarrow H_2O(l)$

例 4-12 将下列反应设计为电池,并写出电池的书面表示式。

(1) $Zn(s) + Ni^{2+}(a_1) \longrightarrow Zn^{2+}(a_2) + Ni(s)$

(2) $Ag^+(a_1) + Cl^-(a_2) \longrightarrow AgCl(s)$

解 (1)该反应中 Zn 被氧化成 Zn^{2+},Ni^{2+} 被还原为 Ni,因此 Zn 为负极,Ni 为正极,电极

反应和电池反应分别为

　　　负极　　　　　$Zn(s) \longrightarrow Zn^{2+}(a_2) + 2e^-$

　　　正极　　　　　$Ni^{2+}(a_2) + 2e^- \longrightarrow Ni(s)$

　　　电池反应　　　$Zn(s) + Ni^{2+}(a_1) \longrightarrow Zn^{2+}(a_2) + Ni(s)$

　　正、负极均为金属电极，其负电极表示式为 $Zn(s)|Zn^{2+}(a_2)$；正电极表示式为 $Ni^{2+}(a_1)|Ni(s)$。由于两电极的电解质溶液不同，所以用盐桥隔开。设计的电池为：$Zn(s)|Zn^{2+}(a_2)\|Ni^{2+}(a_1)|Ni(s)$。

　　电池设计完后，须按照例 4-11 的方法写出对应的电极反应和电池反应，以核对与题中所给反应是否一致。

　　(2)虽然该反应中有关元素的氧化态没有变化，但可根据产物及反应物确定其中一个电极的类型，再用总反应减去该电极反应来确定另一个电极。

　　由于反应物和产物中涉及 Cl^- 和 $AgCl$，可判断其中一个为第二类电极的银-氯化银电极，而另一个电极的反应由题中所给方法确定为金属银电极。这样，各电极上的反应和电池反应分别为

　　　　　负极　　　　　$Cl^-(a_2) + Ag(s) \longrightarrow AgCl(s) + e^-$

　　　　　正极　　　　　$Ag^+(a_1) + e^- \longrightarrow Ag(s)$

　　　　　电池反应　　　$Cl^-(a_2) + Ag^+(a_1) \longrightarrow AgCl(s)$

设计的电池为　　$Ag(s)|AgCl(s)|Cl^-(a_2)\|Ag^+(a_1)|Ag(s)$

4.3.4　电池电动势的测定

1. 对消法测定电池电动势　可逆电池的电动势是当电池中工作电流为零时，两电极间的电势差，但伏特计不能直接测量电池的电动势，因为：①伏特计和待测电池接通后，电池中将发生电解反应，溶液浓度不断变化，电动势也不断变化，已不是可逆电池；②由于电池有内阻，伏特计测量的只是两极间的电势差，不是电动势。所以测定可逆电池的电动势必须在通过电池的电流趋近于零的条件下进行。因此，可在待测电池的外电路中接一个方向相反，但绝对值相等的外加电动势，使电路中无电流通过，然后进行测定。这就是波根多夫(Poggendorlf)对消法(compensation method，补偿法)，其线路图如图 4-14 所示。

图 4-14　对消法测定电动势的原理图

　　工作电池 E_N 是比待测电池 E_x 电动势高的电池。测量时工作电池 E_N 经 AB 构成一个通路，在均匀滑线电阻 AB 上产生均匀电势降。待测电池 E_x 的正极连接电键 K，经过检流计和工作电池的正极相连；负极连接到一个滑动接触点 C' 上，使检流计上没有电流通过，此时在 AC' 段上的电势降数值与待测电池的电动势的数值完全相等，而方向相反。此时有

$$\frac{E_x}{V_{AB}} = \frac{AC'}{AB} \tag{4-17}$$

　　式(4-17)中，V_{AB} 为 A、B 两点的电势差。同样，当电键 K 与 E_N 连接时，找到某一点，使检流计无电流通过。此时有

$$\frac{E_N}{V_{AB}} = \frac{AC}{AB}$$

上两式相除得

$$\frac{E_x}{E_N} = \frac{AC'}{AC} \tag{4-18}$$

式(4-18)中，E_N 为标准电池电动势，在一定温度下为已知值，AC 和 AC' 为实验测定值，由式(4-18)可求得 E_x。

图 4-15 韦斯顿标准电池图

2. 标准电池　标准电池(standard cell)是作为电动势参考标准用的一种化学电池。它的电动势极其准确，重现性好，具有极小的温度系数，并能长时间稳定不变。它的主要用途是配合电位差计测定另一电池的电动势。目前实验常用的标准电池是韦斯顿(Weston)标准电池，其结构如图 4-15 所示。

韦斯顿标准电池的负极是镉汞齐(含 Cd 12.5%)，正极为 Hg 和 Hg_2SO_4 的糊状物，在糊状物下部有少许 Hg，使正极与导线接触紧密。糊状物和镉汞齐均插入含有 $CdSO_4 \cdot \dfrac{8}{3}H_2O$ 晶体的饱和溶液中。韦斯顿标准电池书写为

$$Cd\text{-}Hg(12.5\%\,Cd)\,|\,CdSO_4 \cdot \frac{8}{3}H_2O(s)\,|\,CdSO_4(饱和溶液)\,|\,Hg_2SO_4(s)\,|\,Hg(l)$$

负极　　　$Cd(汞齐)+SO_4^{2-}(a)+\dfrac{8}{3}H_2O \longrightarrow CdSO_4 \cdot \dfrac{8}{3}H_2O(s)+2e^-$

正极　　　$Hg_2SO_4(s)+2e^- \longrightarrow 2Hg(l)+SO_4^{2-}(a)$

电池反应　$Cd(汞齐)+Hg_2SO_4(s)+\dfrac{8}{3}H_2O \longrightarrow 2Hg(l)+CdSO_4 \cdot \dfrac{8}{3}H_2O(s)$

在 293.15 K 时，E_s=1.01845 V；298.15 K 时，E_s=1.01832 V。电动势与温度的关系为

$$E_s(T) = 1.01845 - 4.05 \times 10^{-5}(T-293.15) - 9.5 \times 10^{-7}(T-293.15)^2 + 1 \times 10^{-8}(T-293.15)^3$$

实验室有时还用一种不饱和的韦斯顿电池(其电解液只是在 4℃时饱和的 $CdSO_4$ 溶液)，其特点是温度系数更小，一般情况下可忽略。标准电池不可长时间通电，否则其平衡状态发生改变，不能维持其电动势的标准值。

4.3.5　电池电动势与电极电势

1. 电池电动势的产生机理　电池之所以有电动势是因为电池内的化学反应有自发趋势，电池电动势是由组成电池的各相界面上所产生的电势差的代数和。下面让我们把注意力集中在电池的两个电极上，具体研究电极和溶液的相界面上的电势差究竟是如何产生的。

1) 电极-溶液界面电势差：电极-溶液界面电势差是电池电动势产生的主要原因。当金属棒(如 M)插入水中后，金属离子受到水分子的吸引发生水化作用。如果水化后的离子进入溶液中系统的吉布斯自由能更低，这些水化离子(如 M^{n+})就会离开金属表面进入水相，将电子留在金属表面，使得金属表面带负电，而溶液相带正电。如果将金属浸入含有该金属离子的水溶液中，金属离子撞击金属表面，并捕获电子，即沉积在金属表面后系统的吉布斯自由能更低，则金属带正电而液相带负电。于是，一方面溶液中带相反电荷的离子受到金属表面电荷的吸引，趋向于集中在金属表面附近；另一方面，由于热运动的影响，这些离子又趋向于远离金属表面向溶液中扩散。当静电引力和热扩散达到平衡时，在金属-溶液界面上形成由**紧密层**(contact layer)和**扩散层**(diffusion layer)组成的**双电层**(double layer)结构，如图 4-16 所示，紧密层和扩散层的厚度分别约为 10^{-10} m 和 $10^{-10}\sim10^{-6}$ m。由于双电层的存在，阻止了金属离子进一步向溶液中的溶入或向电极表面的沉积，最终达成平衡，形成电势差，称为电极与溶液界面电势差，即**电极电势**(electrode potential)。

2) 接触电势：接触电势通常指两种金属接触时界面上产生的电势差。这是因为不同金属中

电子的化学势不同，电子会自动从化学势较高的相向较低的相转移，由于静电作用，进入化学势较低相的电子紧密地分布在两相界面附近形成双电层，如图 4-17 所示，由此产生的电势差称为**接触电势**(contact potential)。接触电势一般较小，常可以忽略。

图 4-16　双电层结构示意图

图 4-17　接触电势示意图

3) 液体接界电势和盐桥：在两种不同的电解质溶液或是电解质相同但浓度不同的溶液界面上也会形成双电层，产生微小的电势差，称为**液体接界电势**(liquid junction potential)，也称扩散电势。液接电势产生的原因是溶液中离子的迁移速率(扩散速率)不同。例如，两个不同浓度的 HCl 溶液接界时，HCl 将会由浓的一侧向稀的一侧扩散，如图 4-18 所示。由于 H^+ 的迁移速率大于 Cl^- 的迁移速率，故在较稀溶液一侧出现过剩的 H^+ 而带正电，在较浓溶液一侧有过剩的 Cl^- 而带负电，加上离子的静电吸引作用，因此在溶液接界处形成双电层，产生电势差。另外，浓度相同的不同电解质溶液，如 KCl 和 HCl 溶液接界时，K^+ 和 H^+ 各向另一侧扩散，由于 K^+ 的迁移速率比 H^+ 的慢，故造成 KCl 一侧有过剩 H^+ 而带正电，

图 4-18　液体接界电势示意图

HCl 一侧则相应因负离子过剩而带负电，在液体接界处同样产生电势差。当液体接界处产生电势差后，会使得扩散通过界面的离子，速率快者减慢，速率慢者加快，最后以等速通过界面，在界面处形成稳定电势差，即为液体接界电势。液体接界电势通常不超过 0.03 V。

由于扩散为不可逆过程，因此液体接界电势的存在将破坏电池的可逆性。而且，液体接界电势也难以单独测量和准确计算，这将会影响测定电池电动势的稳定性，因此在工作中要设法消除液体接界电势。常用的方法是利用**盐桥**(salt bridge)尽量减小液体接界电势。盐桥一

图 4-19　盐桥消除液体接界电势示意图

般是用饱和的 KCl 琼脂溶液装在倒置的 U 形管内构成，如图 4-19 所示。将盐桥插入两溶液中，以两个液体接界代替原来的一个液体接界。因为 KCl 浓度大，在两个液体接界面上主要是 K^+ 和 Cl^- 向溶液中扩散，而 K^+ 和 Cl^- 的迁移速率极为相近，故在两界面上产生的液体接界电势很小且符号相反，其代数和比未加盐桥的液体接界电势要小得多(为 1～2 mV)，基本上可消除液体接界电势。在选择盐桥时需注意，如果组成电池的电解质溶液中含有 Ag^+、Hg^{2+} 等，就不能

用 KCl 溶液作盐桥，而必须改用 NH_4NO_3 和 KNO_3 溶液，这是因为 NH_4^+、K^+ 与 NH_4^- 的迁移速率极为相近。液体接界电势可尽量减小，但不能完全消除。

综上所述，可得出电池的电动势应为电池内各界面上的电势差的代数和。如电池：

$$Zn(s) \mid ZnSO_4(m) \parallel CuSO_4(m) \mid Cu(s)$$

$$\varphi_- \qquad\qquad \varphi_{液接} \qquad\qquad \varphi_+$$

电池电动势为 $E = \varphi_+ + \varphi_{液接} - \varphi_-$，$\varphi_{液接}$ 用盐桥基本消除，故整个电池的电动势可写为

$$E = \varphi_+ - \varphi_- \tag{4-19}$$

2. 标准氢电极与标准电极电势

1）标准氢电极：由前述可知，在消除液体接界电势后，电池的电动势就等于构成该电池的两电极电势的代数和，如果能测得各种电极与溶液界面上的电势差，便可求得电池电动势的绝对值。遗憾的是，目前尚无法得到单个电极的电极电势绝对值，但是，可以选定一个相对标准，通过比较的方法得到单个电极的电极电势的相对值。只要知道相对值就可以计算和应用了。1953 年 IUPAC 建议，采用**标准氢电极**（standard hydrogen electrode，SHE）为标准电极来确定其他电极的相对电极电势，并规定标准氢电极的电极电势为 0.0000 V，即 $\varphi_{SHE}^{\ominus} = 0.0000\text{ V}$。如图 4-20 所示，标准氢电极是将镀有一层海绵状铂黑的铂片浸入含有氢离子浓度为 1 $mol \cdot L^{-1}$（严格讲应为活度）的硫酸溶液中，在 298.15 K 时不断通入纯氢气，保持氢气的压力为 100 kPa，使铂黑所吸附氢气至饱和。被铂黑吸附的氢气与溶液中的氢离子建立了如下的动态平衡：

$$2H^+(a) + 2e^- \longrightarrow H_2(p)$$

2）标准电极电势

如图 4-21 所示，将任意待测电极和标准氢电极组成如下的原电池：

$$Pt \mid H_2(100\text{ kPa}) \mid H^+(1\text{ mol} \cdot L^{-1}) \parallel 给定电极$$

图 4-20　标准氢电极示意图　　　　图 4-21　电极电势测定图

通过测定该电池的电动势，就可求出待测电极的电极电势的相对值，用 φ 表示，单位为 V。由于是将给定电极作为发生还原作用的正极，所以按此规定得到的电极电势又称**还原电势**（reduction potential）。当电极处于标准态下，即参加电极反应的各物质的活度为 1 时的电极电势为**标准电极电势**（standard electrode potential）$\varphi^{\ominus}$。标准氢电极的电极电势规定为 0.0000 V，测出的标准电池电动势就等于待测电极的标准电极电势，即

$$E^{\ominus} = \varphi_{待测}^{\ominus} - \varphi_{SHE}^{\ominus} = \varphi_{待测}^{\ominus} \tag{4-20}$$

例如，298.15K 时，标准氢电极与标准铜电极组成的原电池，由于 $Cu^{2+}(a_{Cu^{2+}} = 1)$ 比 $H^+(a_{H^+} = 1)$ 更易获得电子，得知铜电极为正极，氢电极为负极，实验测得的电池电动势为 0.337

V，则 $\varphi^{\ominus}_{Cu^{2+}/Cu} = 0.337\ V$ 。

可用同样的方法测定 298.15 K 时标准锌电极的电极电势。由于 Zn^{2+}（$a_{Zn^{2+}} = 1$）比 H^+（$a_{H^+} = 1$）更易失去电子，作为正极的锌电极实际进行的是氧化反应，该电池的电动势应为负值，则 $\varphi^{\ominus}_{Zn^{2+}/Zn} = -0.763\ V$ 。

根据上述讨论得知，电极电势的数值大小反映了电极反应物质得失电子能力的强弱。一些常用的电极在 298.15 K 时以水为溶剂的标准电极电势值见表 4-6。表中数值说明，数值越负者其还原态的还原性越强，越易失去电子，与其他数值较正的电极组成原电池时总是发生氧化反应，属强还原剂。电势越正者，情况正好相反。因此，任意两个电极组成电池时，电势高的为正极，电势低的为负极。当两个电极的电势值相差较大时，还可用 $\varphi^{\ominus}$ 来判断反应方向。

表 4-6　标准电极电势 $\varphi^{\ominus}$（298.15 K）

电极组成	电极反应式氧化型+ne^- ⟶ 还原型	$\varphi^{\ominus}$/V
$K^+ \mid K$	$K^+ + e^- \longrightarrow K$	−2.924
$Na^+ \mid Na$	$Na^+ + e^- \longrightarrow Na$	−2.71
$Zn^{2+} \mid Zn$	$Zn^{2+} + 2e^- \longrightarrow Zn$	−0.7618
$Fe^{2+} \mid Fe$	$Fe^{2+} + 2e^- \longrightarrow Fe$	−0.4402
$Sn^{2+} \mid Sn$	$Sn^{2+} + 2e^- \longrightarrow Sn$	−0.1364
$Pb^{2+} \mid Pb$	$Pb^{2+} + 2e^- \longrightarrow Pb$	−0.1262
$H^+, H_2 \mid Pt$	$2H^+ + 2e^- \longrightarrow H_2$	0.0000
$Sn^{4+}, Sn^{2+} \mid Pt$	$Sn^{4+} + 2e^- \longrightarrow Sn^{2+}$	+0.15
$Cl^-, AgCl \mid Ag$	$AgCl + e^- \longrightarrow Ag + Cl^-$	+0.2223
$Cu^{2+} \mid Cu$	$Cu^{2+} + 2e^- \longrightarrow Cu$	+0.3402
$I^-, I_2 \mid Pt$	$I_2 + 2e^- \longrightarrow 2\ I^-$	+0.5355
$Fe^{3+}, Fe^{2+} \mid Pt$	$Fe^{3+} + e^- \longrightarrow Fe^{2+}$	+0.771
$Ag^+ \mid Ag$	$Ag^+ + e^- \longrightarrow Ag$	+0.7996
$Hg^{2+} \mid Hg$	$Hg^{2+} + 2e^- \longrightarrow Hg$	+0.851
$Hg^{2+}, Hg_2^{2+} \mid Pt$	$2Hg^{2+} + 2e^- \longrightarrow Hg_2^{2+}$	+0.905
$Br^-, Br_2 \mid Pt$	$Br_2 + 2e^- \longrightarrow 2Br^-$	+1.065
$Cl^-, Cl_2 \mid Pt$	$Cl_2 + 2e^- \longrightarrow 2Cl^-$	+1.35827
$MnO_4^-, Mn^{2+}, H^+ \mid Pt$	$MnO_4^- + 8H^+ + 5e^- \longrightarrow Mn^{2+} + 4H_2O$	+1.507

3. 能斯特方程　能斯特方程（Nernst equation）是表达电极的平衡电势与电极反应各组分活度关系的方程式。因最早是由能斯特以浓度而非活度提出了类似的表达式，为纪念他对电化学热力学的贡献而以他的名字命名。

1）电池反应的能斯特方程

在等温等压下任一可逆电池反应

$$aA + dD \longrightarrow gG + hH$$

若各组分的活度为 a_A、a_D、a_G、a_H，反应吉布斯自由能的变化值为

$$\Delta_r G_m = \Delta_r G_m^{\ominus} + RT \ln \frac{a_G^g \cdot a_H^h}{a_A^a \cdot a_D^d} \tag{4-21}$$

由式(4-16)可推知

$$\Delta_r G_m^{\ominus} = -zE^{\ominus}F \tag{4-22}$$

再将式(4-16)和式(4-22)代入式(4-21)中，得到

$$E = E^{\ominus} - \frac{RT}{zF}\ln\frac{a_G^g \cdot a_H^h}{a_A^a \cdot a_D^d} \tag{4-22}$$

上式称为电池反应的能斯特方程，是可逆电池的基本关系式。它表示在一定的温度下可逆电池的电动势与参加反应的各物质活度的关系。（注：气体组分以逸度表示；纯液体或纯固体的活度为 1）。由式(4-23)可见，电动势 E 与电池反应计量式的写法无关，因化学计量数幂次方增加多少倍，z 也增加多少倍，所以 E 不变。

例 4-13 已知 298.15 K 时下述电池的标准电动势为-0.337 V，计算其电动势。

$$Cu(s) \mid Cu^{2+}(a=0.10) \parallel H^+(a=0.01) \mid H_2(0.9\times10^5 Pa) \mid Pt$$

解 负极 $\qquad Cu(s) \longrightarrow Cu^{2+}(a=0.10) + 2e^-$

正极 $\qquad 2H^+(a=0.01) + 2e^- \longrightarrow H_2(p=0.9\times10^5 Pa)$

电池反应 $\quad Cu(s) + 2H^+(a=0.01) \longrightarrow Cu^{2+}(a=0.10) + H_2(p=0.9\times10^5 Pa)$

根据式(4-23)可得

$$E = E^{\ominus} - \frac{RT}{zF}\ln\frac{a_{Cu^{2+}} \cdot \left[p_{H_2}/p^{\ominus}\right]}{a_{Cu} \cdot a_{H^+}^2}$$

Cu 为纯固体，其活度视为 1，$z=2$，$E^{\ominus}=-0.337\,V$，故上式可写为

$$E = -0.337 - \frac{8.314\times298.15}{2\times96500}\ln\frac{0.10\times(\frac{0.90\times10^5}{1\times10^5})}{1\times0.01^2} = -0.424\,(V)$$

2) 电极反应的能斯特方程

对于任意一个电极的还原反应

$$m\text{氧化态} + ze^- \longrightarrow n\text{还原态}$$

电极电势的计算公式为

$$\varphi = \varphi^{\ominus} - \frac{RT}{zF}\ln\frac{a_{\text{还原态}}^n}{a_{\text{氧化态}}^m} \tag{4-24}$$

上式称为电极反应的能斯特方程。它表明电极电势与组成物质、活度以及温度有关，电极电势为强度性质。

例 4-14 计算 298.15 K 时在 Cu-Zn 电池中 $a_{Zn^{2+}}/a_{Cu^{2+}}$ 比值为多大时，电池才停止工作？已知：$\varphi_{Zn^{2+}/Zn}^{\ominus} = -0.7628\,V$，$\varphi_{Cu^{2+}/Cu}^{\ominus} = 0.337\,V$。

解 负极 $\qquad Zn(s) \longrightarrow Zn^{2+}(a_{Zn^{2+}}) + 2e^-$

正极 $\qquad Cu^{2+}(a_{Cu^{2+}}) + 2e^- \longrightarrow Cu(s)$

电池反应 $\qquad Zn(s) + Cu^{2+}(a_{Cu^{2+}}) \longrightarrow Zn^{2+}(a_{Zn^{2+}}) + Cu(s)$

$$E = \varphi_+ - \varphi_-$$

$$= [\varphi_{Cu^{2+}/Cu}^{\ominus} - \frac{RT}{2F}\ln\frac{a_{Cu}}{a_{Cu^{2+}}}] - [\varphi_{Zn^{2+}/Zn}^{\ominus} - \frac{RT}{2F}\ln\frac{a_{Zn}}{a_{Zn^{2+}}}]$$

当化学反应达到平衡时，电池停止工作，$E=0$

$$\varphi_+ = \varphi_-$$

$$[\varphi_{Cu^{2+}/Cu}^{\ominus} - \frac{RT}{2F}\ln\frac{a_{Cu}}{a_{Cu^{2+}}}] = [\varphi_{Zn^{2+}/Zn}^{\ominus} - \frac{RT}{2F}\ln\frac{a_{Zn}}{a_{Zn^{2+}}}]$$

$$0.337 - \frac{8.314\times298.15}{2\times96500}\times\ln\frac{a_{Cu}}{a_{Cu^{2+}}} = -0.7628 - \frac{8.314\times298.15}{2\times96500}\times\ln\frac{a_{Zn}}{a_{Zn^{2+}}}$$

$$\frac{a_{Zn^{2+}}}{a_{Cu^{2+}}} = 1.59\times10^{37}$$

也可直接代电池反应的能斯特方程计算，得

$$E = E^{\ominus} - \frac{RT}{2F}\ln\frac{a_{Zn^{2+}}}{a_{Cu^{2+}}}$$

当化学反应达到平衡时，电池停止工作，$E = 0$

$$E^{\ominus} = \frac{RT}{2F}\ln\frac{a_{Zn^{2+}}}{a_{Cu^{2+}}}$$

$$0.337 - (-0.7628) = \frac{8.314\times298.15}{2\times96500}\times\ln\frac{a_{Zn^{2+}}}{a_{Cu^{2+}}}$$

$$\frac{a_{Zn^{2+}}}{a_{Cu^{2+}}} = 1.59\times10^{37}$$

4. 生物氧化还原系统的电极电势　在生物化学中，许多氧化还原反应过程同时伴随着 H^+ 的转移，但在生物体内的反应大部分都是在体温下和 pH=7，即 $a_{H^+} = 10^{-7}$ 的条件下进行的。于是，生物化学的标准态规定 H^+ 的标准态为 $a_{H^+} = 10^{-7}$，而其他物质的标准态与物理化学中的规定相同。生物标准态的电极电势用 $\varphi^{\oplus}$ 表示，设有以下反应：

$$A + B + ze^- \longrightarrow C + H^+$$

标准态是指 $a_A = a_B = a_C = 1$，但 $a_{H^+} = 10^{-7}$，其与物理化学标准态的电极电势之间有以下关系：

$$\varphi^{\oplus} = \varphi^{\ominus} - \frac{RT}{zF}\ln 10^{-7}$$

(1) H^+ 作为产物时，在 298.15 K 时，两者的关系为

$$\varphi^{\oplus} = \varphi^{\ominus} + 0.414/z \tag{4-25}$$

(2) H^+ 作为反应物时，在 298.15 K 时，两者关系为

$$\varphi^{\oplus} = \varphi^{\ominus} - 0.414/z \tag{4-26}$$

凡是不涉及 H^+ 参与的反应，则 $\varphi^{\oplus} = \varphi^{\ominus}$。

部分生物体系在 298.15 K 时标准电极电势列于表 4-7 中。

表 4-7　某些生物体系的标准电极电势 (298.15 K，pH=7.00)

氧化态	还原态	$\varphi^{\oplus}$/V
乙酸	乙醛	−0.581
Fe^{3+}血红蛋白	Fe^{2+}血红蛋白	+0.17
Fe^{3+}肌红蛋白	Fe^{2+}肌红蛋白	+0.046
延胡索酸盐	琥珀酸盐	+0.031
MB	MBH_2	+0.011
草酰乙酸盐	苹果酸盐	−0.166

续表

氧化态	还原态	$\varphi^{\oplus}$/V
丙酮酸盐	乳酸盐	-0.185
FAD	FDAH$_2$	-0.219
NAD$^+$	NADH	-0.320
NADP$^+$	NADPH	-0.324
H$^+$	H$_2$	-0.414
氧化细胞色素 Cytc^{3+}	细胞色素 Cytc^{2+}	$+0.254$

例 4-15 在 298.15 K、pH=7 时，MB/MBH$_2$ 系统的 $\varphi^{\oplus} = 0.011\,\text{V}$，MB 代表亚甲基兰的氧化态，MBH$_2$ 代表亚甲基兰的还原态。问当亚甲蓝有 5% 被氧化时，其电极电势是多少？

解 电极反应：$2H^+ + MB + 2e^- \longrightarrow MBH_2$

$$\varphi = \varphi^{\ominus} - \frac{RT}{2F} \ln \frac{a_{MBH_2}}{a_{MB} a_{H^+}^2}$$

其中，pH=7

$$\varphi = \varphi^{\oplus} + \frac{RT}{2F} \ln \frac{a_{MB}}{a_{MBH_2}}$$

$$= 0.011 + \frac{8.314 \times 298.15}{2 \times 96500} \times \ln \frac{0.05}{1 - 0.05}$$

$$= -0.027(\text{V})$$

4.3.6 电池电动势与热力学函数的关系

可逆电池的电动势是原电池热力学的一个重要物理量，它是一个可以精确测定的量。通过测得不同温度下的可逆电动势，便可求得相应电池反应的热力学函数的变化值和过程热。

1. 由电池电动势计算电池反应的 $\Delta_r G_m$ 由热力学和电化学相互联系的重要公式式(4-16)可知，为了求取某反应的 $\Delta_r G_m$，只需将该反应设计成电池，测量电池的电动势 E 即可。

当 $\Delta_r G_m < 0$ 时，则 $E > 0$，说明原电池放电时化学反应自发进行。

同一原电池，若电池反应计量式写法不同，转移电子数不同，但该电池的电动势不变，而计量式对应的 $\Delta_r G_m$ 不同，电池反应的 $\Delta_r G_m$ 与电池反应计量式相对应。

2. 由电池电动势及温度系数计算电池反应的 $\Delta_r S_m$ 和 $\Delta_r H_m$ 将吉布斯-亥姆霍兹公式代入式(4-16)中，得到

$$\Delta_r S_m = -\left[\frac{\partial(\Delta_r G_m)}{\partial T} \right]_p = zF \left(\frac{\partial E}{\partial T} \right)_p \tag{4-27}$$

式(4-27) 中 $\left(\dfrac{\partial E}{\partial T} \right)_p$ 称为电池电动势的温度系数，可由实验测定。若已知电池电动势的温度系数，即可根据式(4-27)求得电池反应的 $\Delta_r S_m$。

又已知在等温条件下有

$$\Delta_r G_m = \Delta_r H_m - T\Delta_r S_m$$

$$\Delta_r H_m = \Delta_r G_m + T\Delta_r S_m$$

$$= -zEF + zFT \left(\frac{\partial E}{\partial T} \right)_p \tag{4-28}$$

式(4-28)用于求电池反应的焓变，通过实验可很精确地测量电池电动势和温度系数，从而求出 $\Delta_r H_m$。故电化学方法测出的一些反应的热力学函数变化量往往比热力学方法测得的数据

更精确一些。

例 4-16 已知 298.15 K 时电池 Cd(s)| CdCl$_2$(a) |AgCl(s)| Ag(s) 的 E=0.67533 V，$\left(\dfrac{\partial E}{\partial T}\right)_p = -6.5\times10^{-4}$ V·K^{-1}，求该温度下反应的 $\Delta_r G_m$、$\Delta_r S_m$ 和 $\Delta_r H_m$。

解 负极 $Cd(s) \longrightarrow Cd^{2+}(a) + 2e^-$

正极 $2\,AgCl(s) + 2e^- \longrightarrow Ag(s) + 2\,Cl^-(a)$

电池反应 $2\,AgCl(s) + Cd(s) \longrightarrow 2\,Ag(s) + 2\,Cl^-(a) + Cd^{2+}(a)$

$$\Delta_r G_m = -zEF$$
$$= -2\times96500\times0.67533$$
$$= -130.32\ (kJ\cdot mol^{-1})$$
$$\Delta_r S_m = zF\left(\frac{\partial E}{\partial T}\right)_p$$
$$= 2\times96500\times(-6.5\times10^{-4})$$
$$= -125.4 (J\cdot K^{-1}\cdot mol^{-1})$$
$$\Delta_r H_m = \Delta_r G_m + T\Delta_r S_m$$
$$= -130.32 - 298.15\times125.4$$
$$= 167.71 (kJ\cdot mol^{-1})$$

注意：$\Delta_r G_m$、$\Delta_r S_m$ 和 $\Delta_r H_m$ 的数值与电池反应的化学反应方程的写法有关。例如 $z=1$，则上面的 $\Delta_r G_m$、$\Delta_r S_m$ 和 $\Delta_r H_m$ 的数值要减半。

3. 计算电池可逆放电反应过程中的热效应 已知一定温度下，$Q_r = T\Delta_r S_m$，将式(4-27)代入得

$$Q_r = zFT\left(\frac{\partial E}{\partial T}\right)_p \tag{4-29}$$

由式(4-29)可知电池电动势温度系数的正负号，从而可确定电池等温条件下可逆放电时是吸热或放热。

$\left(\dfrac{\partial E}{\partial T}\right)_p < 0$，则 $Q_r < 0$，电池工作时向环境放热；

$\left(\dfrac{\partial E}{\partial T}\right)_p > 0$，则 $Q_r > 0$，电池工作时向环境吸热；

$\left(\dfrac{\partial E}{\partial T}\right)_p = 0$，则 $Q_r = 0$，电池工作时不放热也不吸热。

由式(4-28)和式(4-29)可得

$$\Delta_r H_m = \Delta_r G_m + Q_r = -zEF + Q_r \tag{4-30}$$

由上式可知，电池反应的焓变 $\Delta_r H_m$ 由两部分组成：一部分是 $\Delta_r G_m$，即电池做的电功；另一部分是 Q_r，即电池的工作热效应。由于温度系数 $\left(\dfrac{\partial E}{\partial T}\right)_p$ 一般都很小，所以 $\Delta_r H_m$ 与 $\Delta_r G_m$ 相差很小，电池可将绝大部分的焓变转化为电功，而变成热的很少，因此电池的效率很高。

例 4-17 已知 298.15 K 时电池 Ag(s)|AgCl(s)|HCl(a)|Cl$_2$($p^{\ominus}$)|Pt 的 E=1.137 V，$\left(\dfrac{\partial E}{\partial T}\right)_p = -5.95\times10^{-4}$ V·K^{-1}。试写出该电池的反应，并求该温度下反应的 $\Delta_r G_m$、$\Delta_r S_m$、$\Delta_r H_m$ 和电池可逆放电时的热效应 Q_r。

解 负极 $\qquad$ $Ag(s) + Cl^-(a) \longrightarrow AgCl(s) + e^-$

正极 $\qquad$ $\dfrac{1}{2}Cl_2(p^\ominus) + e^- \longrightarrow Cl^-(a)$

电池反应 $\qquad$ $Ag(s) + \dfrac{1}{2}Cl_2(p^\ominus) \longrightarrow AgCl(s)$

$$\Delta_r G_m = -zEF$$
$$= -1 \times 96500 \times 1.137$$
$$= -109.7(kJ \cdot mol^{-1})$$

$$\Delta_r S_m = zF\left(\frac{\partial E}{\partial T}\right)_p$$
$$= 1 \times 96500 \times (-5.95 \times 10^{-4})$$
$$= -57.42(J \cdot K^{-1} \cdot mol^{-1})]$$

$$\Delta_r H_m = \Delta_r G_m + T\Delta_r S_m = -126.82(kJ \cdot mol^{-1})$$

$$Q_r = T\Delta_r S_m = 298.15 \times (-57.42) = -171.20 \ (kJ \cdot mol^{-1})$$

4.3.7 电池电动势测定的应用

如前所述，测定可逆电池的电动势数据，可以求出电池反应的各种热力学函数，如 $\Delta_r G_m$、$\Delta_r H_m$、$\Delta_r S_m$ 等，借助于能斯特方程和 $\varphi^\ominus$ 数据还可以判别化学反应的趋势。实际上，电动势测定的应用极其广泛，本书仅择几种进行介绍。

1. 判断化学反应的方向 一个化学反应是否可以自发进行，从热力学上可利用等温等压下化学反应的吉布斯自由能变化来判断。而等温等压下体系吉布斯自由能的减少等于体系所做的最大非体积功，如果将反应设计成电池，则等温等压下体系吉布斯自由能的减少等于电池所做的最大电功，即 $\Delta_r G_m = -nFE$ 。因此，利用电池电动势可以判断化学反应自发进行的方向：

$\qquad E > 0, \Delta_r G_m < 0$ $\qquad\qquad$ 反应正向自发进行；

$\qquad E < 0, \Delta_r G_m > 0$ $\qquad\qquad$ 反应逆向自发进行；

$\qquad E = 0, \Delta_r G_m = 0$ $\qquad\qquad$ 反应达到平衡。

电池电动势数据可由实验测出，也可由电极电势数据计算。

例 4-18 判断 298.15 K 时标准状态下，下列反应自发进行的方向。

$$Fe + Cu^{2+} \rightleftharpoons Fe^{2+} + Cu$$

解 将所给化学反应设计成电池，反应中 Fe 发生氧化反应 $Fe \longrightarrow Fe^{2+} + 2e^-$ ，对应电极 $Fe|Fe^{2+}$ 为负极；Cu^{2+} 发生还原反应 $Cu^{2+} + 2e^- \longrightarrow Cu$ ，对应电极 $Cu|Cu^{2+}$ 为正极。

查表知：298.15 K 时 $\varphi^\ominus_{Fe^{2+}/Fe} = -0.4402 \ V$ ，$\varphi^\ominus_{Cu^{2+}/Cu} = 0.337 \ V$

电池电动势 $\qquad\qquad$ $E^\ominus = \varphi^\ominus_\text{正} - \varphi^\ominus_\text{负}$

$$= 0.337 - (-0.4402)$$
$$= 0.777(V)$$

$E^\ominus > 0$ ，$Fe + Cu^{2+} \rightleftharpoons Fe^{2+} + Cu$ 正向自发进行。

例 4-19 试判断 298.15 K 时，下列反应能否自发进行。若要使反应不能自发进行，Sn^{2+} 与 Pb^{2+} 的活度应满足什么条件？

$$Pb + Sn^{2+}(a = 0.1) \longrightarrow Pb^{2+}(a = 0.01) + Sn$$

解 将上述反应设计成电池反应

负极反应 $\qquad\qquad$ $Pb \longrightarrow Pb^{2+}(a = 0.01) + 2e^-$

正极反应 $\qquad$ $Sn^{2+}(a=0.1) + 2e^- \longrightarrow Sn$

设计电池为 $\qquad$ $Pb \mid Pb^{2+}(a=0.01) \parallel Sn^{2+}(a=0.1) \mid Sn$

查表知：$\varphi^{\ominus}_{Pb^{2+}/Pb} = -0.126\,V$，$\varphi^{\ominus}_{Sn^{2+}/Sn} = -0.136\,V$，则电池的标准电动势 $E^{\ominus} = -0.01\,V$。

代入电池电动势能斯特方程

$$E = E^{\ominus} - \frac{RT}{2F}\ln\frac{a_{Pb^{2+}}}{a_{Sn^{2+}}} = -0.01 - \frac{8.314 \times 298.15}{2 \times 96500} \times \ln\frac{0.01}{0.1} = 0.0196(V)$$

$E>0$，表明给定条件下的反应可以自发进行，即在此条件下 Pb 可以从溶液中将 Sn^{2+} 置换出来。要使反应不能自发进行，$\Delta_r G_m > 0$，即 $E<0$，所以

$E = E^{\ominus} - \dfrac{RT}{2F}\ln\dfrac{a_{Pb^{2+}}}{a_{Sn^{2+}}} < 0$，代入数据得 $a_{Sn^{2+}}/a_{Pb^{2+}} > 2.2$，即当满足条件 $a_{Sn^{2+}} > 2.2a_{Pb^{2+}}$ 时，

Pb 不能将 Sn^{2+} 从溶液中置换出来。

2. 计算化学反应的平衡常数　根据电池电动势 $E^{\ominus}$ 与 $\Delta_r G_m^{\ominus}$ 的关系不难得出 E 与反应的标准平衡常数 $K_a^{\ominus}$ 之间的关系

$$\Delta_r G_m^{\ominus} = -zFE^{\ominus} = -RT\ln K_a^{\ominus}$$

$$\ln K_a^{\ominus} = \frac{zFE^{\ominus}}{RT}$$

$$K_a^{\ominus} = \exp\left(\frac{zFE^{\ominus}}{RT}\right) \qquad\qquad (4\text{-}31)$$

通过实验测得各反应物均处于标准态时的电池电动势，或从手册中查出各个物质的标准电极电势数值就可计算化学反应的标准平衡常数。用上述方法解决平衡常数的问题，关键是要将反应合理地设计成电池，使电池反应与所研究的化学反应一致，这时 $E^{\ominus}$ 才与 $K_a^{\ominus}$ 有关。

例 4-20　试计算 289.15 K 时，下列反应的标准平衡常数。

$$Ce^{4+} + Fe^{2+} \longrightarrow Ce^{3+} + Fe^{3+}$$

解　把该反应设计成电池

$$Pt \mid Fe^{2+}(a=1), Fe^{3+}(a=1) \parallel Ce^{3+}(a=1), Ce^{4+}(a=1) \mid Pt$$

查表得：298.15 K 时，$\varphi^{\ominus}_{Fe^{3+}/Fe^{2+}} = 0.771\,V$，$\varphi^{\ominus}_{Ce^{4+}/Ce^{3+}} = 1.61\,V$

所以 $\qquad$ $E^{\ominus} = \varphi^{\ominus}_{Ce^{4+}/Ce^{3+}} - \varphi^{\ominus}_{Fe^{3+}/Fe^{2+}} = 1.61 - 0.771 = 0.839(V)$

则由式(4-31)得

$$K_a^{\ominus} = \exp\left(\frac{zFE^{\ominus}}{RT}\right) = \exp\left(\frac{1 \times 96500 \times 0.839}{8.314 \times 298.15}\right) = 1.53 \times 10^{14}$$

例 4-21　试利用标准电极电势计算 298.15 K 时下列反应的标准平衡常数。

$$Sn + Pb^{2+}(a=1) \rightleftharpoons Sn^{2+}(a=1) + Pb$$

解　该反应对应的电池为

$$Sn \mid Sn^{2+}(a=1) \parallel Pb^{2+}(a=1) \mid Pb$$

$$E^{\ominus} = \varphi^{\ominus}_{Pb^{2+}/Pb} - \varphi^{\ominus}_{Sn^{2+}/Sn}$$

$$= \frac{RT}{zF}\ln K_a^{\ominus} = \frac{RT}{2F}\ln K_a^{\ominus}$$

查表知

$$\varphi^{\ominus}_{Pb^{2+}/Pb} = -0.126\,V，\quad \varphi^{\ominus}_{Sn^{2+}/Sn} = -0.136\,V$$

因此　　　$E^{\ominus} = (-0.126) - (-0.136) = 0.01(V)$

由式(4-31)得

$$K_a^{\ominus} = \exp\left(\frac{zFE^{\ominus}}{RT}\right) = \exp\left(\frac{2\times96500\times0.01}{8.314\times298.15}\right)$$
$$= \exp(0.7786)$$
$$= 2.18$$

例 4-22　试求 298.15 K 时，下述反应达到平衡时 Cu^{2+} 与 Zn^{2+} 的浓度比。

$$Zn + Cu^{2+} \longrightarrow Zn^{2+} + Cu$$

解　查表知，$\varphi_{Cu^{2+}/Cu}^{\ominus} = 0.337 \text{ V}$，$\varphi_{Zn^{2+}/Zn}^{\ominus} = -0.7631 \text{ V}$，反应达到平衡时 Cu^{2+} 与 Zn^{2+} 的浓度比为

$$\frac{c_{Cu^{2+}}}{c_{Zn^{2+}}} = \frac{1}{K_a^{\ominus}} = \left(K_a^{\ominus}\right)^{-1}$$
$$= \left[\exp\left(\frac{zFE^{\ominus}}{RT}\right)\right]^{-1}$$
$$= \left[\exp\left(\frac{2\times96500\times[0.337-(-0.763)]}{8.314\times298.15}\right)\right]^{-1}$$
$$= 6.11\times10^{-38}$$

3. 计算难溶盐的活度积　难溶盐的活度积有时也称为溶度积，用 K_{sp} 表示，它实质上是难溶盐达到溶解沉淀平衡的平衡常数。如果将难溶盐形成离子的变化设计成电池，则可利用两极的 $\varphi^{\ominus}$ 值求得 $E^{\ominus}$ 值，从而计算出 K_{sp} 值。

例 4-23　用电动势法求 298.15 K 时 AgCl 的活度积。

解　AgCl 的活度积是如下溶解反应的平衡常数：

$$AgCl(s) \Longleftrightarrow Ag^+(a_+) + Cl^-(a_-)$$

由于 $a_{AgCl}=1$，故

$$K_{sp}=K_a^{\ominus}=\frac{a_{Ag^+}\cdot a_{Cl^-}}{a_{AgCl}}=a_{Ag^+}\cdot a_{Cl^-}$$

将上述反应设计成如下电池：

$$Ag \mid AgNO_3(a_+) \parallel KCl(a_-) \mid AgCl(s) \mid Ag$$

负极　　　　　　　$Ag \longrightarrow Ag^+(a_+) + e^-$

正极　　　　　$AgCl(s) + e^- \longrightarrow Ag + Cl^-(a_-)$

电池反应　　　　$AgCl(s) \longrightarrow Ag^+(a_+) + Cl^-(a_-)$

查表得　　　　$E^{\ominus} = \varphi_{AgCl/Ag}^{\ominus} - \varphi_{Ag^+/Ag}^{\ominus} = 0.2224 - 0.7991 = -0.5767(V)$

将 $E^{\ominus}$ 代入，由式(4-31)得

$$K_{sp}=K_a^{\ominus}=\exp\left(\frac{zFE^{\ominus}}{RT}\right)$$
$$= \exp\left(\frac{1\times96500\times(-0.5767)}{8.314\times298.15}\right)$$
$$= 1.78\times10^{-10}$$

4. 测定溶液的 pH　由 $pH = -\lg a_{H^+}$ 知，pH 测定实际上是确定 a_{H^+} 的大小。用电动势法测定溶液的 pH 时，通常选用对氢离子可逆的电极和另一个电极电势已知的参比电极组成电池。最常用的参比电极是甘汞电极，H^+ 指示电极有氢电极、醌-氢醌电极和玻璃电极。由于氢电极在使用时有许多不便之处（如氢气要求很纯，要维持一定压力和较长稳定时间，溶液中不能有氧化剂、还原剂的干扰等，且极易中毒），因此实际测定时，常用醌-氢醌电极和玻璃电极。因醌-氢醌电极在使用时受到一定的 pH 范围限制，故目前广泛使用的是玻璃电极。

玻璃电极的主要构成部分如图 4-22 所示，由一个球形玻璃膜泡构成，膜的组成为 72%SiO_2、22%Na_2O 和 6%CaO，膜泡内装一定 pH 的缓冲溶液，并插入 Ag-AgCl 电极。玻璃电极不受溶液中氧化剂和还原剂的作用，适用较大的 pH 范围（一般 pH = 1～9）。具体测量时，电池组成为

Ag│AgCl (s)│KCl (0.1mol·kg^{-1})│玻璃膜│待测溶液(pH$_x$)‖甘汞电极

图 4-22　玻璃电极结构图

（右图标注：Ag-AgCl参比电极　0.1mol·L^{-1} HCl　玻璃膜）

298.15 K 时，电池电动势为

$$E = \varphi_{甘汞} - \varphi_{玻璃} = \varphi_{甘汞} - (\varphi_{玻璃}^{\ominus} - 0.05916pH) \tag{4-32}$$

在实际使用时，需要测已知 pH$_s$ 值的标准缓冲溶液的电动势 E_s。然后把同一玻璃电极插入待测 pH$_x$ 的溶液中，与相同甘汞电极组成电池，测定电动势 E_x。根据下列公式计算

$$pH_x = pH_s + \frac{(E_x - E_s)F}{2.303RT} \tag{4-33}$$

例 4-24　已知 298.15 K 时，用醌-氢醌电极为指示电极，甘汞电极为参比电极，当溶液的 pH = 3.71时，测得电池电动势为 0.2333 V。

(1) 当测得电动势为 0.1000 V 时，酸性溶液的 pH 为多大？

(2) 若溶液的 pH = 8，测得的电动势为多少？

解　(1) 根据式(4-33)

$$pH_x = pH_s + \frac{(E_x - E_s)F}{2.303RT}$$

$$= 3.71 + \frac{(0.1000 - 0.2333) \times 96500}{2.303 \times 8.314 \times 298.15}$$

$$= 1.46$$

(2) 由式(4-33)可推出

$$E_x = \frac{2.303(pH_x - pH_s)RT}{F} + E_s$$

$$= \frac{2.303 \times (8 - 3.71) \times 8.314 \times 298.15}{96500} + 0.2333$$

$$= 0.4817(V)$$

4.4　生物电化学

生物电化学（bioelectrochemistry）是用电化学的原理和实验方法来研究生物系统在分子和细胞水平上的电荷和能量传输的运动规律，及其对生物系统活性功能影响的一门学科，对探讨

生命过程的化学本质和解决医学难题意义重大。生物电化学所涉及的内容包括生物体系的各种氧化还原反应(如为生命提供所需营养、组织生长、组织再生、废物排泄等而进行的新陈代谢);生物膜上电荷与物质的分离和转移(细胞膜界面结构、膜电势等);生物分子的电化学(膜及生物体系的介电性质和外加电磁场对细胞分裂、增殖、生长过程的影响等);应用生物电化学(包括生物传感器、电化学在医学与药学中的应用等)。2003 年的诺贝尔化学奖授予了彼得·阿格雷(Peter Agre)和罗德里克·麦金农(Roderick Macinnon),前者研究细胞中的**水通道**(water channel),后者研究细胞中的**离子通道**(ion channel),他们的工作涉及生物电化学的研究内容。由此可见,生物电化学具有极其重要的基础理论和实际意义。这里仅对生物分子的电化学、细胞膜电势及生物电化学传感器进行简单介绍,使读者对生物电化学有一个初步的认识。

4.4.1 生物分子的电化学研究

1791 年伽伐尼(Galvani)发现,在两根不同金属丝间插入一青蛙腿,然后连接两根金属丝,结果青蛙的肌肉发生了收缩作用,这说明,动物的机体组织与电之间存在着相互作用。这种生物体存在的电现象,即是**生物电现象**(bioelectric phenomenon)。由此证明动物机体组织与电的相互作用,得出生物学与电化学有着深奥联系的结论。生物电现象的产生主要来自于活细胞的新陈代谢。了解生物电的基本原理,对于正确理解心电、脑电、肌电等基本原理都有重要的意义。利用器官生物电的综合测定来判断器官的功能,可为某些疾病的诊断和治疗提供科学依据。

生物电信号的测量是将很薄的 Ag/AgCl 电极放在某一个器官的人体表面或放在器官内,通过得到的电信号进行分析。为了安全起见,将在人体得到的电信号先转变成光信号,然后再转换回电信号,采用一个光隔离器使人体与信号处理器隔开,以避免受信号处理的干扰。已先后设计出心、脑电检测仪。

人体是一个容积导体,心脏居人体之中,心脏产生的等效电偶在人体各部分均有它的电势分布。在心动周期中,心脏等效电偶的电流强度和方向在不断地变化着。身体的各种电势也会随之而不断变动,从身体任意两点,通过仪器(心电检测仪)就可以把它描绘成曲线,这就是**心电图**(electrocardiogram,ECG)。

4.4.2 细胞膜和膜电势

1. 细胞膜 细胞膜(cell membrane)是具有特殊结构的半透膜,由脂类、蛋白质和糖类组成,卵磷脂组成双分子层,蛋白质镶嵌、贯穿其中,其疏水链伸入膜的中间,亲水部分伸入膜的内、外两侧,糖类以共价键的形式和脂质或蛋白质结合形成糖脂和糖蛋白,糖链绝大多数裸露在细胞膜外侧。细胞膜有效控制物质进出,把细胞内容物和细胞外液隔开,使细胞能相对地独立于环境而存在,从而保证细胞内组成成分的动态稳定,如图 4-23 所示。

图 4-23 细胞膜模型示意图

细胞膜中的一些蛋白质具有酶的功能,如 Na^+-K^+ATP 酶,将 Na^+、K^+ 由化学势高的区域转运到化学势低的区域;有的蛋白质则由于结构排列疏密不同而形成孔穴,成为离子通道。细胞膜在生物体的细胞代谢和信息传递中起着关键的作用,在神经细胞中,细胞膜能传递神经脉冲。

2. 膜电势 生物体的心脏跳动、血液流动、肌肉收缩、神经传导、大脑思维等活动,均伴随着一定的生物电现象。而这些生物电现象主要来源于以细胞膜相隔的两溶液之间产生的电势差，即**膜电势**(membrane potential)，其数值一般为$-100 \sim -10$ mV。

细胞膜电势的存在意味着细胞膜上有一双电层，相当于一些偶极分子分布在细胞表面。例如，类似的肌动电流图是监测肌肉电活性的情况，这对指导运动员训练有一定的帮助。脑电图是监测头皮上两点之间的电势差随时间的变化，从而了解大脑神经细胞的电活性情况。

实验证明，我们的思维以及通过视觉、动作、听觉和触觉器官接受外界的感觉，生物体所需的信息过程几乎都是通过电信号方式发生的，所有这些过程都与细胞膜电势的变化有关，了解生命需要了解这些电势差是如何维持以及如何变化的，这个研究领域正越来越被人们重视。

4.4.3　生物电化学传感器

生物感觉系统化学受体机制的阐明以及近代电子技术和生物工程的进展，促使生物传感器应运而生。生物传感器能代替传统的实验室技术提供有效而快速的分析手段，有可能触发分析技术的一场革命性变革。

利用生物体可以对特定物质进行选择性识别的化学传感器称为**生物传感器**(biological sensor)。生物传感器一般由两部分组成：其一是分子识别元件或称感受器，由具有分子识别能力的生物活性物质(如酶、微生物、动植物组织切片、抗原或抗体等)构成；其二是信号转换器，称基础电极或内敏感器(如电流或电位测量电极、热敏电阻、压电晶体、场效应晶体管、光纤等)，是一个电化学或光学检测元件。当分子识别元件与底物(待测物)特异结合后，所产生的复合物(或光、热等)通过信号转换器转变为可以输出的电信号、光信号，从而达到分析检测的目的。生物传感器可根据分子识别元件进行分类，如图 4-24 所示。下面简单介绍几种生物传感器。

图 4-24　生物传感器按分子识别元件分类

1. 酶传感器　在生物传感器中，研究和应用得最多的是酶传感器。这种将固定化酶膜与电化学电极结合的概念是在 1962 年由 Clark 等建立的，他们提出，可以通过检测其酶催化反应所消耗的氧气来测定葡萄糖的含量。葡萄糖酶传感器是第一支酶传感器，其测定原理可以表述为：①先将酶固定于电极表面，制得酶膜；②将酶膜浸入待测物的溶液中，催化待测物的氧化或还原反应；③通过检测电流或电位的方法确定反应过程某一反应物的消耗或生成物产生的量，从而求出待测物的浓度。例如对于葡萄糖氧化酶(GOD)传感器，先将载有葡萄糖氧化酶的膜浸入含有溶解氧的葡萄糖待测溶液，通过 GOD 催化葡萄糖氧化反应：

$$葡萄糖 + O_2 + H_2O_2 \xrightarrow{\text{GOD}} 葡萄糖酸 + H_2O$$

溶液中的葡萄糖在酶膜的表面被氧化，生成的 H_2O_2 向膜中扩散，在基础电极(如 Pt 电极、O_2 电极)上发生氧化反应，然后根据氧化反应的电流与测定溶液中葡萄糖的浓度成正比，可以间接测定出葡萄糖的含量。

2. 微生物传感器　微生物传感器的识别部分是由固定化微生物构成的。设计这类传感器的原因在于：①微生物细胞内含有能使从外部摄取的物质进行代谢的酶系，可避免使用价格较高的分离酶。况且，有些微生物的酶体系的功能是单种酶所没有的。②微生物能够繁殖生长，或者可在营养液中再生，故能长时间保持生物催化剂的活性。微生物电极与酶电极的结构很相似。与酶电极相比，微生物细胞不需要纯化，把这种微生物传感器浸到微生物培养的中性溶液中就可以再生，不存在辅助物的再生，细胞可以全面催化新陈代谢的转化，这是单独一种酶所办不到的。但是也有很大的缺陷，就是这种传感器响应时间长，选择性低。

微生物传感器已经在很多方面得到应用，由于它的几何面积小，这种电极有应用到生物体内的可能。虽然所用的物质都具有生物相容性，但是培植电极仍然需要在无菌的条件下进行，引起免疫反应和形成血栓的危险是将其实际应用到生物体内的主要困难。

3. 组织传感器　组织传感器是将哺乳动物或植物的组织切片作为感受器。由于组织是生物体的局部，组织细胞内的酶品种可能少于作为生命体的微生物细胞内的酶品种，因此组织传感器可望有较高的选择性。组织传感器的典型例子之一是 ATP 测定用的电极，它是用单丝尼龙网将 0.5 mm 厚的兔肌肉切片固定在氨气敏电极上而构成的。其选择性比纯酶制成的酶传感器好。用组织切片制作的传感器还有许多种，如用猪肝切片和氨气敏电极构成谷酰胺传感器，用牛肝切片和 O_2 电极构成 H_2O_2 传感器，用玉米芯、刀豆肉、香蕉肉切片分别制作丙酮酸、尿素、多巴胺传感器。

有些组织传感器不是基于酶反应，而是基于膜传输性质。例如，将蟾蜍囊状物贴在 Na^+ 选择玻璃电极上，可用于测定抗利尿激素。其原理是该激素会打开组织材料的 Na^+ 通道，以致 Na^+ 能够穿过膜而达到玻璃电极表面，而 Na^+ 的流量与激素的浓度有关。

4. 免疫传感器　免疫传感器是基于免疫化学反应的传感器。抗体对抗原的选择亲和性与酶对底物的选择亲和性有很大的差别。酶与底物形成复合体的寿命很短，只存在于底物转变为产物的过渡状态中，但抗体-抗原复合体非常稳定，难以分离。此外，抗体-抗原反应不能直接提供电化学检测可利用的效应。

目前，免疫传感器可分为如下三类：①非标志电极：抗体(或抗原)被固定在膜或电极表面上，当发生免疫反应后，抗体与抗原形成的复合体改变了膜或电极的物理性质，从而引起膜电位或电极电位的变化。例如，梅毒检测用的免疫电极和血型检验用的免疫传感器。②标志免疫电极：这是一种具有化学放大作用的传感器，通常以酶为标志物质，因而有时称为酶免疫电极。③基于脂质膜溶菌作用的免疫电极：这是另一种有化学放大作用的传感器。抗原固定在脂质膜表面上，季铵离子作为内部标记物。在补体蛋白存在下，抗体与抗原反应形成的复合物引起脂质膜的溶菌作用，于是标记物穿过脂质膜，并由离子选择电极检测。

目前免疫传感器的应用有诊断早期妊娠的 HCG 免疫传感器、诊断原发性肝癌的甲胎蛋白(AFP)免疫传感器、胰岛素免疫传感器，等等。

生物传感器作为直接或间接检测生物分子，以及生理或升华过程相关参数的新方法，具有灵敏度高、选择性好、响应快、操作简便，样品需要量少、可微型化、价格低廉等特点，已在生物医学、环境监测、食品医药工业等领域展现出十分广阔的应用前景。

总之，生物电化学的研究领域远不止上面介绍的这些，特别是在医学科学问题和医疗技术研究上，如血栓和心血管疾病的电化学研究、骨骼的电生长、肿瘤的电化学治疗、活体(in-vivo)电化学分析、心脏起搏器用的高性能电池、牙科材料和植入性医用材料、人工肾中的电化学系统等。

知识扩展

人工肾脏中的电化学系统

治疗晚期慢性尿毒症患者的人工肾脏能对血液中存在的各种毒物，如尿素、肌酸酐和尿酸进行血液透析和血液过滤。清除这些有毒分子和维持透析液的电解平衡，这是人工肾脏的关键职能。排除毒物的方法之一是使有机毒物电化学降解或分解为非毒性产物。适当选择电化学条件，在缓冲溶液(如 NaCl+HCl 溶液)中尿素可完全氧化为无毒产物，反应为

$$(NH_2)_2CO + H_2O \longrightarrow N_2 + CO_2 + 3H_2$$

此反应中用尿素的体外间接电氧化方法，可以实现血液过滤和过滤液的再生。当滤液流速一定时，随着电流密度上升，尿素的浓度下降。用这样的电解池及几个电解池联合工作，能够以 $7.2\ g \cdot h^{-1}$ 的速度消除尿素。

关　键　词

电化学　electrochemistry

电极　electrode

原电池　primary cell

电解池　electrolytic cell

阳极　anode

阴极　cathode

正极　positive electrode

负极　negative electrode

电极反应　reaction of electrode

电池反应　reaction of cell

法拉第电解定律　Faraday's law of electrolysis

电迁移现象　electromigration phenomena

迁移数　transference number

电导　conductance

电导率　conductivity

摩尔电导率　molar conductivity

极限摩尔电导率　limiting molar conductivity

离子独立运动定律　law of independent migration of ions

可逆电池　reversible cell

双电层　double layer

电极电势　electrode potential

接触电势　contact potential

液体接界电势　liquid junction potential

盐桥　salt bridge

标准氢电极　standard hydrogen electrode

标准电极电势　standard electrode potential

能斯特方程　Nernst equation

膜电势　membrane potential

本章内容小结

电解质溶液之所以能导电，是因为溶液中含有能导电的阴、阳离子。若通电于电解质溶液，则溶液中的离子会发生定向移动，同时在电极或溶液的界面上必然发生氧化或还原作用，即在阳极发生氧化作用，在阴极发生还原作用。法拉第电解定律表明，电极上起作用的物质的量与通入的电量成正比。

为了描述电解质溶液的导电行为，引入了离子迁移速率、离子电迁移率、离子迁移数、电导、电导率、摩尔电导率和离子摩尔电导率等概念。在无限稀释的电解质溶液中，离子的移动遵循离子独立运动定律，从而解决了无限稀释的电解质溶液的摩尔电导率的求算问题。

原电池是将化学能转变为电能的装置，两个电极和电解质是电池的重要组成部分。对于一个可逆电池而言，电池两极间的电势差称为电池的电动势，可用电池反应的能斯特方程计算。电极电势是相对于标准氢电极而言的电势，是一种相对值，即把一个电极与标准氢电极组成一个已消除了液接电势的原电池，其电动势就是给定电极的标准电极电势。非标准状态下的电极电势可通过电极反应的能斯特方程求算。

可逆电池必须满足两个条件：一是电极反应可逆；二是充、放电时能量可逆。这种电池的工作相当于可逆过程。电池电动势的测定有如下重要应用：①判别化学反应进行的方向；②求得相应电池反应的热力学函数（如 $\Delta_r G_m$、$\Delta_r H_m$、$\Delta_r S_m$ 等）和过程热；③计算化学反应的标准平衡常数；④计算难溶盐的活度积；⑤测定溶液的 pH。

生物电化学是电化学在生命科学领域的运用。

思考题与习题

1. 电池中正极、负极、阳极、阴极的定义分别是什么？为什么在原电池中负极是阳极而正极是阴极?

2. 电解质溶液的电导率和摩尔电导率与电解质溶液浓度的关系有何不同?为什么?

3. 怎样分别求强电解质和弱电解质的无限稀释摩尔电导率?为什么要用不同的方法?

4. 用 Pt 电极电解一定浓度的 $CuSO_4$ 溶液,试分析阴极部、中部和阳极部溶液的颜色在电解过程中有何变化?若都改用 Cu 电极,三部溶液颜色变化又将如何?

5. 判断下列说法是否正确。

(1) 电解质溶液中,各离子迁移数之和为 1。

(2) 随着电解质溶液的稀释,其摩尔电导率也随之下降。

(3) 一无限稀释电解质溶液,其正、负离子的摩尔电导率彼此独立。

(4) 在原电池中,正极是阴极,电池放电时,溶液中带负电荷的离子向阴极迁移。

(5) 同一电极,当它作为正极时的电极电势是它作为负极时电极电势的负值。

6. 当 $CuSO_4$ 溶液中通过 1930 C 电量后,在阴极上有 0.009 mol 的 Cu 沉积,试求阴极上还原析出 $H_2(g)$ 的物质的量。

7. 298.15 K 时,$0.010\ mol\cdot dm^{-3}$ KCl 溶液的电导率为 $0.14114\ S\cdot m^{-1}$,将此溶液充满电导池,测得电阻为 112.3 Ω。若将该电导池改充以同浓度的某待测溶液,测得其电阻为 2184 Ω,试计算:(1) 该电导池的电导池常数;(2) 待测液的电导率;(3) 待测液的摩尔电导率。

8. 291.15 K 时,纯水的电导率为 $3.8\times10^{-6}\ S\cdot m^{-1}$,当水解离为 H^+ 和 OH^- 并达到平衡时,此时水的密度为 $998.6\ kg\cdot m^{-3}$,求该温度下水的摩尔电导率和解离度。(已知 $\lambda_m^\infty(H^+)=3.498\times10^{-2}\ S\cdot m^2\cdot mol^{-1}$,$\lambda_m^\infty(OH^-)=1.980\times10^{-2}\ S\cdot m^2\cdot mol^{-1}$)

9. 写出下列各电池的电极反应和电池反应:

(1) $Pt\,|\,H_2(p)\,|\,H^+(a_1)\,\|\,Ag^+(a_2)\,|\,Ag(s)$

(2) $Ag(s)\,|\,AgI(s)\,|\,I^-(a_1)\,\|\,Cl^-(a_2)\,|\,AgCl(s)\,|\,Ag(s)$

(3) $Pt\,|\,H_2(p)\,|\,OH^-(a)\,|\,HgO(s)\,|\,Hg(l)$

(4) $Pt\,|\,Fe^{2+}(a_1),Fe^{3+}(a_2)\,\|\,Ag^+(a_3)\,|\,Ag(s)$

10. 将下列化学反应设计为原电池:

(1) $AgCl(s)\longrightarrow Ag^+(a_1)+Cl^-(a_2)$

(2) $Cl_2(p)+2I^-(a_1)\longrightarrow I_2(s)+2Cl^-(a_2)$

(3) $Pb(s)+Hg_2Cl_2(s)\longrightarrow PbCl_2(s)+2Hg(l)$

(4) $PbO(s)+H_2(p)\longrightarrow Pb(s)+H_2O(l)$

11. 已知电池 $Ag(s)\,|\,AgAc(s)\,|\,Cu(Ac)_2(0.1mol\cdot kg^{-1})\,|\,Cu(s)$ 的 $E(298.15\ K)=-0.372$ V,$E(308.15\ K)=-0.374$ V,在该温度区间内,电动势 E 随温度 T 的变化均匀。计算该电池在 298.15 K 时的 $\Delta_r G_m$、$\Delta_r S_m$ 和 $\Delta_r H_m$。

12. 在 298.15 K 时,分别将金属 Fe 和 Cd 插入 Fe^{2+} 和 Cd^{2+} 浓度都是 $0.1\ mol\cdot kg^{-1}$ 的溶液中组成电池,试判断何种金属首先被氧化?已知 $\varphi_{Fe^{2+}/Fe}^\ominus=-0.4402$ V,$\varphi_{Cd^{2+}/Cd}^\ominus=-0.4029$ V,所有的活度系数均为 1。

(刘 源)

第5章 化学动力学

　　化学动力学(chemical kinetics)是研究化学反应的速率和机制的科学，是物理化学的重要组成部分。化学反应涉及两方面的基本问题，一是反应进行的方向和限度；二是反应进行的速率和机制。前者属于化学热力学的研究范畴，而后者属于化学动力学的研究内容。化学热力学研究反应的可能性问题，即在指定条件下反应能否自发进行，若能进行，其限度是多少，以及外界条件对反应方向和限度的影响。热力学的研究只考虑反应的始、终态，不考虑反应进行的速率和具体途径，故不能解决反应的现实性问题。化学动力学的基本任务是研究反应的速率及各种因素(如浓度、压力、温度、介质、催化剂、光等)对反应速率的影响，以及反应的具体过程，即反应机制。因此，解决化学反应的现实性问题，属于化学动力学的任务。

　　化学动力学在药物研发和生产过程中有着广泛和重要的应用。例如，原料药及其制剂稳定性的研究，包括有效期的预测；药物在体内的动态变化规律，即药物动力学的研究；药物合成路线的选择和工艺条件的优化等均需要用到化学动力学的相关理论。

5.1 化学动力学基本概念

5.1.1 反应速率

　　反应速率(reaction rate)有多种表示方法。在**均相反应**(又称**单相反应**，homogeneous reaction)中，反应速率一般以在单位时间、单位体积内反应物的量的减少或产物的量的增加来表示。若反应系统的体积恒定，反应速率即可用单位时间内反应物或产物的浓度变化来表示。随着反应的进行，反应物浓度逐渐减小，而产物浓度逐渐增加，如图5-1所示。大多数情况下，反应物或产物的浓度随时间的变化不呈线性关系，即反应速率为一变量，故需用微分形式表示。图 5-1 中曲线上各点的切线斜率的绝对值，即为反应速率 r。

　　在化学反应中，因任一反应物或产物的物质的量(或浓度)均严格按照各自的计量系数成比例地改变，所以不论用哪一种反应组分的量的变化来表示

图 5-1　化学反应中各组分浓度与时间的关系

反应速率都是等效的。但是，当反应式中各反应组分的计量系数不同时，用不同组分表示的反应速率在数值上是不相等的。对于如下等容反应

$$aA + dD \longrightarrow gG + hH$$

反应速率可分别表示为

$$r_A = -\frac{dc_A}{dt} \quad r_D = -\frac{dc_D}{dt} \quad r_G = \frac{dc_G}{dt} \quad r_H = \frac{dc_H}{dt}$$

对于反应物，dc 为负值，为使反应速率为正值，微分式取负号。它们之间的关系如下

$$\frac{r_A}{a} = \frac{r_D}{d} = \frac{r_G}{g} = \frac{r_H}{h} \tag{5-1}$$

为克服采用不同组分表示同一反应的反应速率有不同数值的弊端，反应速率也可用单位时间、单位体积内反应进度的变化 $d\xi/(Vdt)$ 来表示。根据反应进度的定义，在等容条件下，反应速率 r 可表示为

$$r = \frac{d\xi}{V dt} = \frac{1}{\nu_B} \frac{dc_B}{dt} \tag{5-2}$$

式中，ν_B 为计量方程式中各物质的计量系数，反应物取负值，产物取正值。对于前述反应，反应速率可表示为

$$r = -\frac{dc_A}{adt} = -\frac{dc_D}{ddt} = \frac{dc_G}{gdt} = \frac{dc_H}{hdt}$$

可见，对于同一化学反应，用反应进度表示的反应速率与所选择的组分无关，即用任一反应组分表示的数值均相等，但其值与计量方程式的写法有关。反应速率 r 的量纲为[浓度]·[时间]$^{-1}$，浓度和时间的单位不同，速率可以有不同的单位，如 $mol \cdot dm^{-3} \cdot s^{-1}$。

对于气相反应，反应速率也可以用参加反应的各组分的分压随时间的变化率 $dp_B/(\nu_B dt)$ 来表示，此时反应速率的量纲为[压力]·[时间]$^{-1}$。

反应速率的测定是化学动力学研究的基本内容之一。由反应速率的定义可知，测定反应速率即是测定 dc/dt 值。测定一系列不同反应时刻反应物或产物之一的浓度，绘制出 c-t 曲线，曲线上某一点的切线斜率的绝对值即为该点所对应的 t 时刻的反应速率，如图 5-1 所示，其中浓度的测定可采用化学法或物理法。

化学法是用化学分析方法测定系统中某一反应物或产物在不同反应时刻的浓度。采用该方法时，在反应进行至某一时刻取出一定量的样品进行化学分析前，先要设法快速停止所取样品中的反应。为此常采用的方法有骤冷、冲稀、除去催化剂或加入阻化剂等。化学法可以直接得到不同反应时刻某一物质的浓度值，但实验操作较为烦琐。物理法是通过测定与反应系统中某一物质的浓度呈单值函数关系的物理量来得出该物质浓度值的方法。所测物理量最好与物质浓度的变化呈线性关系，常利用的物理量有吸光度、折射率、旋光度、电动势、电导、压力、体积、黏度、介电常数等。物理法通常可以对反应系统进行连续监测而不必停止反应，操作相对简便快速，但因该方法并非直接测定浓度，故必须先知道浓度与所测物理量之间的关系。

5.1.2 反应机制

在写化学反应方程时，一般只是根据反应的始态和终态写出反应的总结果，这样的方程仅表示反应前后的物料平衡关系，称为计量方程。例如，H_2 和 I_2 的气相反应

$$(1) \qquad\qquad H_2 + I_2 \longrightarrow 2HI$$

此式为计量方程，表示参与反应各物质间的比例系数关系，该反应实际发生的过程为

$$(2) \qquad\qquad I_2 + M \Longrightarrow 2I \cdot + M$$

$$(3) \qquad\qquad H_2 + 2I \cdot \longrightarrow 2HI$$

式中，M 表示不参与反应而只起能量传递作用的各种分子(包括反应器壁)，I· 表示有一个未配对价电子的自由碘原子。

表示实际反应过程的方程称为机制方程，如上例中的(2)、(3)式。机制方程表明了从反应物到生成物所经历的实际反应途径，称为**反应机制**或**反应历程**(reaction mechanism)。

5.1.3 基元反应与反应分子数

由反应物微粒(分子、原子、离子、自由基等)一步直接生成产物的反应，称为**基元反应**(elementary reaction)。由多个基元反应组成的反应称为**总反应**(又称总包反应，overall reaction)或**复杂反应**(complex reaction)。例如前述 H_2 和 I_2 的气相反应中，反应(1)为总反应，它由基元反应(2)和(3)组成。

参加基元反应的反应物分子数目称为**反应分子数**(molecularity of reaction)。此处的"分子"是一个广义概念，应理解为分子、原子、离子或自由基的总称。目前已知的反应分子数只有 1、2 和 3。

大多数基元反应属于双分子反应，例如酯化反应

$$CH_3COOH + C_2H_5OH \longrightarrow CH_3COOC_2H_5 + H_2O$$

单分子反应多见于异构化反应或分解反应。三分子反应较少，一般只出现在有自由原子或自由基参加的反应中。例如

$$H_2 + 2I· \longrightarrow 2HI$$

5.1.4 反应速率方程与反应级数

反应速率方程可分为微分形式和积分形式。前者表示的是反应速率 r 与各反应组分浓度间的函数关系式，即 $r = f(c)$，称为**微分速率方程**或**速率方程**(rate equation)；后者表示的是反应组分的浓度与反应时间的函数关系式，即 $c = f(t)$，称为**积分速率方程**或**动力学方程**(kinetic equation)。两种速率方程可通过积分或微分运算互相转换。

总反应的速率方程须由实验确定，其形式各不相同。有些具有反应物浓度的幂次方的乘积形式，有些则不具这种形式。例如，氢与三种卤素的气相反应具有如下相似的计量方程

(1) $$H_2 + I_2 \longrightarrow 2HI$$

(2) $$H_2 + Cl_2 \longrightarrow 2HCl$$

(3) $$H_2 + Br_2 \longrightarrow 2HBr$$

但由实验得到的反应速率方程的形式却完全不同，分别如下

$$r_1 = kc_{H_2}c_{I_2}, \quad r_2 = kc_{H_2}\sqrt{c_{Cl_2}}, \quad r_3 = \frac{kc_{H_2}\sqrt{c_{Br_2}}}{1+\frac{k'c_{HBr}}{c_{Br_2}}}$$

在具有反应物浓度幂乘积形式的速率方程中，比例系数 k 称为**反应速率常数**(reaction rate constant)，其值为各反应物均处于单位浓度时的反应速率，因此与反应物的实际浓度值无关，但与反应的温度、介质(溶剂)、催化剂等有关。速率常数 k 反映了反应的快慢。

以不同物质的浓度随时间的变化率来表示反应的速率时，由于各物质计量系数不一样，得到的速率常数值也是不同的。例如下列反应

$$aA + dD \longrightarrow gG + hH$$

由实验测得用参与反应的不同物质表示时的速率方程为

$$r_A = -\frac{dc_A}{dt} = k_A c_A^\alpha c_D^\delta$$

$$r_D = -\frac{dc_D}{dt} = k_D c_A^{\alpha} c_D^{\delta}$$

$$r_G = \frac{dc_G}{dt} = k_G c_A^{\alpha} c_D^{\delta}$$

$$r_H = \frac{dc_H}{dt} = k_H c_A^{\alpha} c_D^{\delta}$$

不同物质表示的速率有下列关系

$$-\frac{1}{a}\frac{dc_A}{dt} = -\frac{1}{d}\frac{dc_D}{dt} = \frac{1}{g}\frac{dc_G}{dt} = \frac{1}{h}\frac{dc_H}{dt}$$

因此，不同物质表示的速率常数之间的关系为

$$\frac{1}{a}k_A = \frac{1}{d}k_D = \frac{1}{g}k_G = \frac{1}{h}k_H$$

在具有反应物浓度幂乘积形式的速率方程中，各反应物浓度项中的指数称为该反应物的级数，所有反应物的级数之和则称为该反应的总级数或**反应级数**(reaction order)。例如，上述氢与三种卤素的气相反应中，反应(1)和(2)的速率方程具有反应物浓度幂乘积形式，其反应级数分别为 2 级和 1.5 级，而反应(3)的速率方程因不具有此种形式，所以无反应级数可言。

总反应中各反应物的级数和反应总级数均须由实验确定，与计量方程中各反应物的系数或系数之和并无关联。例如化学反应

$$aA + dD \longrightarrow P$$

设其反应速率方程具有如下反应物浓度幂乘积形式

$$r_A = -\frac{dc_A}{dt} = k_A c_A^{\alpha} c_D^{\delta}$$

式中，α 和 δ 分别是反应物 A 和 D 的级数，其值由实验测得，与反应物的计量系数 a、d 无关。反应的总级数为 $\alpha+\delta$。反应级数可能是整数或分数，也可能是正数、负数或零。

同一化学反应在不同的反应条件下，可能表现出不同的反应级数。例如，在含有维生素 A、维生素 B_1、维生素 B_2、维生素 B_6、维生素 B_{12}、维生素 C 及叶酸、烟酰胺等成分的复合维生素制剂中，叶酸的热降解反应在 323 K 以下为零级反应，在 323 K 以上为一级反应。

5.1.5 质量作用定律

基元反应是机制最简单的反应，只有基元反应才具有普遍适用的反应速率方程表示法。在一定温度下，基元反应的速率正比于各反应物浓度幂的乘积，各浓度幂中的指数等于基元反应方程中各相应反应物的计量系数。此即为**质量作用定律**(law of mass action)。

设反应 $A + 2D \longrightarrow P$ 为一基元反应，则根据质量作用定律可得其反应速率方程为

$$r = kc_A c_D^2$$

对于总反应，需根据反应历程分解为若干个基元反应之后，才能逐个运用质量作用定律。

5.2 简单级数反应

简单级数反应是指微分速率方程具有反应物浓度幂乘积形式，且各反应物的级数为正整数或零的反应。本节主要讨论简单一级、二级和零级反应。

5.2.1 一级反应

反应速率与反应物浓度的一次方成正比的反应即为**一级反应**(first order reaction)。设有如

下一级反应

$$A \longrightarrow P$$

其微分速率方程为

$$r_A = -\frac{dc_A}{dt} = k_A c_A \tag{5-3}$$

式中，c_A 为反应进行至 t 时刻时反应物的浓度。将上式移项后积分，即

$$-\int_{c_{A,0}}^{c_A} \frac{dc_A}{c_A} = \int_0^t k_A \, dt$$

式中，$c_{A,0}$ 为反应物的初浓度。将上式积分得

$$\ln \frac{c_{A,0}}{c_A} = k_A t \tag{5-4}$$

式(5-4)即为一级反应的动力学方程，该式也可表示为如下指数形式

$$c_A = c_{A,0} e^{-k_A t} \tag{5-5}$$

由式(5-5)可以看出，反应物浓度 c_A 随反应时间 t 的增加呈指数性下降，当 $t \to \infty$ 时，$c_A \to 0$，所以一级反应若要反应完全需要无限长的时间。

式(5-4)也常表示为如下形式

$$\ln \frac{c_{A,0}}{c_{A,0} - x} = k_A t \tag{5-6}$$

式中，x 表示反应进行至 t 时刻时反应物消耗掉的浓度。

一级反应具有下述特征：

(1)反应速率常数 k 的量纲是[时间]$^{-1}$，单位为 s^{-1}(或 min^{-1}、h^{-1}、d^{-1} 等)。因量纲中不含浓度，故 k 的量值与所采用的浓度单位无关。

(2)式(5-4)可改写为

$$\ln c_A = \ln c_{A,0} - k_A t \tag{5-7}$$

可以看出，一级反应的 $\ln c_A$ 与 t 具有线性关系，直线的斜率为 $-k_A$，截距为 $\ln c_{A,0}$。

(3)反应物消耗一半所需的时间称为**半衰期**(half life)，记作 $t_{1/2}$。将 $c_A = c_{A,0}/2$ 代入式(5-4)，可得

$$t_{1/2} = \frac{\ln 2}{k_A} \tag{5-8}$$

式(5-8)说明，一定温度下，一级反应的半衰期为常数，与反应物的初浓度无关。

反应物的消耗量也可用其他分数值表示。例如，在研究药物稳定性时，常采用分解10%所需的时间，即十分之一衰期，记作 $t_{0.9}$。

一级反应很常见，许多热分解反应、分子重排反应及放射性元素的蜕变反应都符合一级反应规律。许多药物在生物体内的吸收、分布、代谢、排泄等动态变化过程也常近似地表现出一级反应速率过程的特点。

例 5-1　药物进入体内循环后，一方面在血液中与体液建立平衡，另一方面主要通过肾随尿排出。抗生素类药物四环素由血液移出的速率符合一级反应动力学过程。在人体内注射 0.5g 四环素后在不同时间点取血样测定其中的药物浓度，得如下数据。求：(1)四环素在血液中的半衰期 $t_{1/2}$；(2)为使血液中的药物浓度(血药浓度)不低于 3.7 $\mu g \cdot mL^{-1}$，需间隔几小时再次给药？

t / h	4	8	12	16
c /($\mu g \cdot mL^{-1}$)	4.8	3.1	2.4	1.5

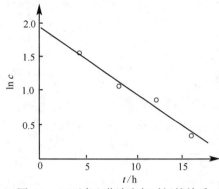

图 5-2 四环素血药浓度与时间的关系

解 (1)以 $\ln c$ 对 t 作线性回归，得直线方程：$\ln c = -0.0936t + 1.9316$，如图 5-2 所示。

由直线斜率可得

$$k = -斜率 = 0.0936\,(\text{h}^{-1})$$

$$t_{1/2} = \frac{\ln 2}{k} = \frac{\ln 2}{0.0936} = 7.4\,(\text{h})$$

(2)将 $c = 3.7\ \mu\text{g} \cdot \text{mL}^{-1}$ 代入直线方程，可得血药浓度降至 $3.7\ \mu\text{g} \cdot \text{mL}^{-1}$ 所需的时间，即

$$t = \frac{\ln 3.7 - 1.9316}{-0.0936} = 6.7\,(\text{h})$$

或由直线截距可得药物初浓度 $c_0 = 6.9$ $\mu\text{g} \cdot \text{mL}^{-1}$，再根据一级反应动力学方程可求得

$$t = \frac{1}{k}\ln\frac{c_0}{c} = \frac{1}{0.0936}\ln\frac{6.9}{3.7} = 6.7\,(\text{h})$$

因此，为使血药浓度不低于 $3.7\ \mu\text{g} \cdot \text{mL}^{-1}$，应在约 6 小时后再次给药。

例 5-2 大气层中的 CO_2 含 ^{14}C（碳的放射性同位素）的量为总碳量的 $1.10 \times 10^{-13}\%$。当大气中的 CO_2 经光合作用进入生物体后，^{14}C 的含量将按一级反应规律下降，其半衰期为 5770 年 。现测得某古生物骸骨中 ^{14}C 的含量为总碳量的 $8.85 \times 10^{-14}\%$，求该古生物生活在距今约多少年前？

解 由一级反应的 $t_{1/2}$ 表示式可得

$$k = \frac{\ln 2}{t_{1/2}} = \frac{\ln 2}{5770} = 1.20 \times 10^{-4}\,(\text{y}^{-1})$$

由一级反应的积分速率方程可得

$$t = \frac{1}{k}\ln\frac{c_0}{c} = \frac{1}{1.20 \times 10^{-4}} \times \ln\frac{1.10 \times 10^{-15}}{8.85 \times 10^{-16}} \approx 1.8 \times 10^{3}\,(\text{y})$$

即该古生物生活在距今约 1800 年前。

5.2.2 二级反应

反应速率与一种反应物浓度的平方成正比，或与两种反应物浓度的乘积成正比的反应均属**二级反应**（second order reaction）。

只有一种反应物的二级反应可表示如下

$$a\text{A} \longrightarrow \text{P}$$

反应的微分速率方程为

$$r_\text{A} = -\frac{\mathrm{d}c_\text{A}}{\mathrm{d}t} = k_\text{A}c_\text{A}^2 \tag{5-9}$$

将上式整理后对等式两端做定积分，即

$$-\int_{c_{\text{A},0}}^{c_\text{A}} \frac{\mathrm{d}c_\text{A}}{c_\text{A}^2} = \int_0^t k_\text{A}\mathrm{d}t$$

积分得

$$\frac{1}{c_\text{A}} - \frac{1}{c_{\text{A},0}} = k_\text{A}t \tag{5-10}$$

此式即为符合式(5-9)的二级反应的积分速率方程。

对于两种反应物的二级反应

$$\text{A} + \text{D} \longrightarrow \text{P}$$

其微分速率方程为

$$r_A = -\frac{dc_A}{dt} = k_A c_A c_D \tag{5-11}$$

式(5-11)的积分可分如下两种情况：

(1)两种反应物的初浓度相等，即 $c_{A,0} = c_{D,0}$，则反应进行至任一时刻两种反应物的浓度均保持相等，即 $c_A = c_D$，此时式(5-11)可转化为式(5-9)，积分结果同式(5-10)。

(2)两种反应物的初浓度不相等，即 $c_{A,0} \neq c_{D,0}$，则反应进行到任一时刻 $c_A \neq c_D$。若用 x 表示经过 t 时间后反应物 A 和 D 消耗掉的浓度，则

$$c_A = c_{A,0} - x , \quad c_D = c_{D,0} - x$$

$$dc_A = d(c_{A,0} - x) = -dx$$

将以上关系式代入式(5-11)，得

$$\frac{dx}{dt} = k_A (c_{A,0} - x)(c_{D,0} - x)$$

移项做定积分

$$\int_0^x \frac{dx}{(c_{A,0} - x)(c_{D,0} - x)} = \int_0^t k_A dt$$

积分得

$$\frac{1}{c_{A,0} - c_{D,0}} \ln \frac{c_{D,0}(c_{A,0} - x)}{c_{A,0}(c_{D,0} - x)} = k_A t \tag{5-12}$$

或

$$\frac{1}{c_{A,0} - c_{D,0}} \ln \frac{c_{D,0} c_A}{c_{A,0} c_D} = k_A t \tag{5-13}$$

以上两式即为符合式(5-11)的二级反应的积分速率方程。

二级反应具有下述特征：

(1)反应速率常数 k 的量纲为[浓度]$^{-1}$·[时间]$^{-1}$，单位为 $mol^{-1} \cdot dm^3 \cdot s^{-1}$ 或 $mol^{-1} \cdot L \cdot s^{-1}$ 等。k 的数值与所采用的浓度和时间单位均有关。

(2)将式(5-10)改写为

$$\frac{1}{c_A} = \frac{1}{c_{A,0}} + k_A t \tag{5-14}$$

由式(5-14)可以看出，$1/c_A$ 与 t 具有线性关系，直线的斜率为 k_A，截距为 $1/c_{A,0}$。

将式(5-13)改写为

$$\ln \frac{c_{D,0} c_A}{c_{A,0} c_D} = (c_{A,0} - c_{D,0}) k_A t \tag{5-15}$$

由式(5-15)可以看出，以 $\ln \dfrac{c_{D,0} c_A}{c_{A,0} c_D}$ 对 t 作图，可得过原点的直线，直线斜率为 $(c_{A,0} - c_{D,0}) k_A$。

(3)将 $c_A = c_{A,0}/2$ 代入式(5-10)，可得只有一种反应物或两种反应物初浓度相等条件下的二级反应半衰期，其值与反应物的初浓度成反比。

$$t_{1/2} = \frac{1}{k_A c_{A,0}} \tag{5-16}$$

对于两种反应物初浓度不同的反应，半衰期对两者各不相同，需分别将 $c_A = c_{A,0}/2$ 或 $c_D = c_{D,0}/2$ 代入式(5-15)进行计算。

二级反应为一类常见的反应，溶液中进行的许多有机反应都符合二级反应的规律，如加成

和取代反应等。另外，碘化氢、甲醛的热分解也属于二级反应。

例 5-3 乙酸甲酯的皂化为二级反应

$$CH_3COOCH_3 + NaOH \longrightarrow CH_3COONa + CH_3OH$$

两种反应物的初浓度相等，在 298.15 K 时用酸滴定反应系统中剩余的碱，得如下数据。求：
(1)反应速率常数；(2)反应物初浓度；(3)反应完成 90%所需的时间。

t / min	3	5	7	10	15	21	25
c / (mol·dm^{-3})	7.40	6.34	5.50	4.64	3.63	2.88	2.54

解 (1)以 $1/c$ 对 t 作线性回归，得直线方程

$1/c = 0.0118t + 0.0991$ （相关系数 $r = 0.9999$）

直线斜率为 0.0118，故可得 $k = 0.0118 \ mol^{-1} \cdot dm^3 \cdot min^{-1}$。

(2)直线的截距为 0.0991，故可得

$$c_0 = \frac{1}{0.0991} = 10.1(mol \cdot dm^{-3})$$

(3)反应完成 90%，即剩余反应物浓度 $c = (100\% - 90\%)c_0 = 0.1c_0$，代入式(5-10)得

$$t = \frac{1}{k}\left(\frac{1}{c} - \frac{1}{c_0}\right) = \frac{1}{k}\left(\frac{1}{0.1c_0} - \frac{1}{c_0}\right) = \frac{1}{0.0118 \times 10.1}\left(\frac{1}{0.1} - 1\right) = 75.5(min)$$

5.2.3 零级反应

反应速率与反应物浓度无关的反应称为**零级反应**(zero order reaction)。零级反应的微分速率方程为

$$r_A = -\frac{dc_A}{dt} = k_A \tag{5-17}$$

移项做定积分

$$-\int_{c_{A,0}}^{c_A} dc_A = \int_0^t k_A dt$$

积分得

$$c_{A,0} - c_A = k_A t \tag{5-18}$$

由式(5-18)可知，当 $c_A = 0$ 时，$t = c_{A,0}/k_A$，说明零级反应在有限时间内反应完全。

零级反应具有下述特征：

(1)反应速率常数 k 的量纲为[浓度] · [时间]$^{-1}$，单位为 $mol \cdot m^{-3} \cdot s^{-1}$ 或 $mol \cdot L^{-1} \cdot min^{-1}$ 等。零级反应的反应速率是一常数，即等于速率常数。

(2)将式(5-18)改写为

$$c_A = c_{A,0} - k_A t \tag{5-19}$$

可以看出，c_A 与 t 具有线性关系，直线的斜率为 $-k_A$，截距为 $c_{A,0}$。

(3)将 $c_A = c_{A,0}/2$ 代入式(5-18)，可得零级反应的半衰期为

$$t_{1/2} = \frac{c_{A,0}}{2k_A} \tag{5-20}$$

上式表明，零级反应的半衰期与反应物的初浓度成正比。

某些表面催化反应、光化学反应、电解反应等符合零级反应规律。这些反应在一定条件下的反应速率仅与催化剂的表面状态、光照强度或电流强度有关，而与反应物的浓度无关。混悬剂中的药物降解通常也可视为零级反应，因为混悬系统中的药物降解主要发生在液相中，而在一定温度下药物在液相中的浓度(即该温度下的溶解度)为一常数，因此不论药物的降解速率与

浓度有无关系，都表现为零级反应。

5.2.4　准级反应与简单级数反应小结

设某反应的速率方程为

$$r = kc_A^\alpha c_D^\delta$$

则该反应的级数为 $\alpha+\delta$。当大大增加其中一种反应物的浓度，如 $c_D \gg c_A$，此时在反应过程中反应物 D 的浓度可以看作基本不变，故可把 c_D^δ 当作常数并入速率常数 k 中，得

$$r = k'c_A^\alpha$$

于是该反应就变成 α 级反应，但由于该结论是在特殊条件下形成的，故称为**准 α 级反应**（pseudo α order reaction）。

例如，蔗糖的水解为二级反应，速率方程是 $r = kc_{H_2O}c_{蔗糖}$，当反应系统中的水为过量时，水的浓度可视为常数，故原速率方程可表示为 $r = k'c_{蔗糖}$，此即为准一级反应，也称假一级反应。准一级反应具有一级反应的特点，但 k' 和 k 具有不同的量纲。

现将一些简单级数反应的速率方程及其特征列于表 5-1 中，以便于比较和查阅。表中 n 级反应只列出了微分速率方程与一种反应物浓度的 n 次方成正比的简单形式。

表 5-1　简单级数反应的速率方程及特征小结

级数	微分速率方程	积分速率方程	$t_{1/2}$	线性关系	k 的量纲
0	$-\dfrac{dc_A}{dt}=k_A$	$c_{A,0}-c_A=k_A t$	$\dfrac{c_{A,0}}{2k_A}$	c_A-t	[浓度]·[时间]$^{-1}$
1	$-\dfrac{dc_A}{dt}=k_A c_A$	$\ln\dfrac{c_{A,0}}{c_A}=k_A t$	$\dfrac{\ln 2}{k_A}$	$\ln c_A$-t	[时间]$^{-1}$
2	$-\dfrac{dc_A}{dt}=k_A c_A^2$	$\dfrac{1}{c_A}-\dfrac{1}{c_{A,0}}=k_A t$	$\dfrac{1}{k_A c_{A,0}}$	$\dfrac{1}{c_A}$-t	[浓度]$^{-1}$·[时间]$^{-1}$
2	$-\dfrac{dc_A}{dt}=k_A c_A c_D$	$\dfrac{1}{c_{A,0}-c_{D,0}}\ln\dfrac{c_{D,0}c_A}{c_{A,0}c_D}=k_A t$	$t_{1/2(A)}\neq t_{1/2(D)}$	$\ln\dfrac{c_{D,0}c_A}{c_{A,0}c_D}$-$t$	[浓度]$^{-1}$·[时间]$^{-1}$
n ($n\neq1$)	$-\dfrac{dc_A}{dt}=k_A c_A^n$	$\dfrac{\left(1/c_A^{n-1}-1/c_{A,0}^{n-1}\right)}{n-1}=k_A t$	$\dfrac{2^{n-1}-1}{(n-1)k_A c_{A,0}^{n-1}}$	$\dfrac{1}{c_A^{n-1}}$-t	[浓度]$^{1-n}$·[时间]$^{-1}$

5.2.5　反应级数的确定

反应级数是重要的动力学参数。反应级数不仅可以表明浓度对反应速率的影响，还对反应机制的确定起到至关重要的作用。确定反应级数的方法可分为**积分法**（integration method）和**微分法**（differential method）两大类。

积分法也称**尝试法**（trial method），是最为简单也是药物研究中较为常用的一种方法。将不同时刻的反应物浓度数据分别代入各级数反应的积分速率方程中，若所得结果与某级反应的特征相符，则此反应即为该级反应。例如，将各组数据代入一级反应的积分速率方程中所求得的 k 值为常数，或以 $\ln c$ 对 t 作图可得一直线，且线性关系比其他级数更好，则可认为该反应是一级反应。应用积分法时，实验数据的浓度范围应足够大，否则难以判明反应级数。积分法一般适用于简单级数的反应，当级数为分数时很难尝试成功，此时可用下述微分法。

设反应的微分速率方程具有如下形式

$$r_A = -\frac{dc_A}{dt} = k_A c_A^n$$

等式两端取对数，可得 $\ln(-dc_A/dt)$ 对 $\ln c_A$ 的直线方程，即

$$\ln\left(-\frac{\mathrm{d}c_A}{\mathrm{d}t}\right) = \ln k_A + n\ln c_A \tag{5-21}$$

直线的斜率为 n，截距为 $\ln k_A$。

测定不同时刻反应物的浓度 c_A，以 c_A 对 t 作图，如图 5-3（a）所示。在不同浓度处作曲线的切线，切线斜率的绝对值即为相应浓度时的反应速率 $-\mathrm{d}c_A/\mathrm{d}t$。再对浓度 c_A 及其对应的反应速率 $-\mathrm{d}c_A/\mathrm{d}t$ 分别取对数，以 $\ln(-\mathrm{d}c_A/\mathrm{d}t)$ 对 $\ln c_A$ 作图，如图 5-3（b）所示。由图中直线的斜率和截距可分别求得反应级数 n 和反应速率常数 k_A。

(a) c_A-t 曲线   (b) $\ln(-\mathrm{d}c_A/\mathrm{d}t)$-$\ln c_A$ 曲线

图 5-3　微分法确定反应级数

若对反应速率有影响的物质不止一种，设其微分速率方程符合下式

$$r_A = -\frac{\mathrm{d}c_A}{\mathrm{d}t} = k_A c_A^{\alpha} c_D^{\delta} c_E^{\varepsilon}$$

此时可采用孤立法确定各反应物的级数。孤立法是指除某一种反应物外，设法使其他反应物的浓度保持不变。例如，使反应物 D 和 E 的浓度远大于反应物 A 的浓度（一般相差 20 倍以上），则在整个反应过程中 c_D 和 c_E 可视为常数，因而上式可表示为 $r_A = k_A' c_A^{\alpha}$，此时可用积分法或微分法求得反应物 A 的级数 α。同法可分别求得反应物 D、E 的级数 δ、ε，最后得出反应的总级数 $n = \alpha + \delta + \varepsilon$。

5.3　温度对反应速率的影响

上面讨论了等温条件下反应物浓度对反应速率的影响，而对于大多数化学反应来说，温度对反应速率的影响更为显著。在讨论温度对反应速率的影响时，为了排除浓度的影响，通常讨论的是反应速率常数与温度之间的关系。

5.3.1　范特霍夫规则

温度升高时，化学反应速率通常会增大。范特霍夫（van't Hoff）根据实验结果总结出了温度对反应速率影响的近似规律，即温度每升高 10 K，反应速率增加 2～4 倍，可表示为

$$\frac{k_{T+10K}}{k_T} = 2\sim4$$

在不需要精确数据或掌握的数据不全时，可根据该规律大略估计温度对反应速率的影响，此规律即称为范特霍夫近似规则。

5.3.2　阿伦尼乌斯经验公式

阿伦尼乌斯（Arrhenius）根据大量实验研究结果，提出了反应速率常数与温度之间的关系式，即**阿伦尼乌斯公式**（Arrhenius equation），可表示为

$$k = A \mathrm{e}^{-\frac{E_a}{RT}} \tag{5-22}$$

式中，k 为温度 T 时的反应速率常数；A 称为**指前因子**(pre-exponential factor)或频率因子；E_a 称为表观活化能或阿伦尼乌斯活化能，简称**活化能**(activation energy)，单位为 $J \cdot mol^{-1}$；R 为摩尔气体常量。A 与 E_a 是通过实验得到的经验常数。

将式(5-22)表示为对数形式，得

$$\ln k = -\frac{E_a}{RT} + \ln A \tag{5-23}$$

上式表明，$\ln k$ 与 $1/T$ 具有线性关系，直线的斜率为 $-E_a/R$，截距为 $\ln A$。

式(5-23)两边对 T 微分，可得阿伦尼乌斯公式的微分形式

$$\frac{\mathrm{d}\ln k}{\mathrm{d}T} = \frac{E_a}{RT^2} \tag{5-24}$$

该式表明，$\ln k$ 随 T 的变化率与活化能 E_a 成正比，即活化能越高，反应速率对温度越敏感。也即，若某系统中有几个活化能不同的反应同时进行，当升高温度时，活化能大的反应速率增加的倍数比活化能小的反应速率增加的倍数大；当降低温度时，活化能大的反应速率比活化能小的反应速率减小得多。可以利用该性质选择合适的温度来提高主反应与副反应的速率比。

对式(5-24)积分，可得如下积分形式

$$\ln \frac{k_2}{k_1} = -\frac{E_a}{R}\left(\frac{1}{T_2} - \frac{1}{T_1}\right) \tag{5-25}$$

利用式(5-25)，若已知两个温度 T_1 和 T_2 下的速率常数 k_1 和 k_2，则可求得活化能 E_a；若已知活化能 E_a 和某一温度下的速率常数，则可求得另一温度下的速率常数。

例 5-4　实验测得乙醛分解反应在 700 K 和 810 K 时的速率常数分别为 0.011 $mol^{-1} \cdot L \cdot s$ 和 0.789 $mol^{-1} \cdot L \cdot s^{-1}$，根据实验数据求出该反应的活化能 E_a 和在 760 K 时的反应速率常数 k_{760K}。

解　由式(5-25)得

$$E_a = \frac{R\ln(k_2/k_1)}{1/T_1 - 1/T_2} = \frac{8.314 \times \ln(0.789/0.011)}{1/700 - 1/810} = 183(\mathrm{kJ}\cdot\mathrm{mol}^{-1})$$

$$k_{760K} = k_{700K} \cdot \mathrm{e}^{-\frac{E_a}{R}(\frac{1}{760} - \frac{1}{700})} = 0.132(\mathrm{mol}^{-1}\cdot\mathrm{L}\cdot\mathrm{s}^{-1})$$

阿伦尼乌斯公式最初是由气相反应总结出来的，但后来发现它也适用于液相反应或复相催化反应。阿伦尼乌斯公式既适用于基元反应，也适用于一些具有反应物浓度幂乘积形式的总反应，而此时的 E_a、A 和 k 皆为对总反应而言的表观参数。

温度对化学反应速率的影响较为复杂，并非所有的化学反应都符合或近似符合阿伦尼乌斯公式。图 5-4(a)即为符合阿伦尼乌斯公式的 k-T 关系曲线，而(b)～(e)则为不符合阿伦尼乌斯公式的四类典型反应。其中(b)为爆炸反应；(c)为酶催化反应；(d)为受吸附速率控制的多相催化反应；(e)是一种反常的类型，随温度的升高反应速率反而下降，如一氧化氮氧化为二氧化氮的反应即属于这一类型。

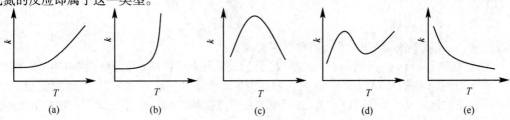

图 5-4　反应速率常数与温度的不同类型关系示意图

5.3.3 活化能和活化分子

阿伦尼乌斯公式中的常数 E_a 因位于指数项中，所以对反应速率的影响很大。阿伦尼乌斯在解释他的公式时，首次提出了活化能的概念。阿伦尼乌斯公式与活化能概念的提出，极大地促进了化学动力学的发展。

对于基元反应，活化能可被赋予较为明确的物理意义。发生化学反应的首要条件是反应物分子之间的相互碰撞，但并非每一次碰撞都能发生化学反应。只有少数能量足够高的分子碰撞后才能发生反应，这样的分子称为**活化分子**(activated molecule)。活化分子的平均能量与所有反应物分子的平均能量之差即为阿伦尼乌斯活化能（活化能）。活化分子的平均能量和所有反应物分子的平均能量均随温度的升高而增大，两者的差值即活化能近似地为常数。

图 5-5 活化能示意图

反应物分子若要发生反应，须克服分子间的斥力，还须破坏分子内原有的化学键，这些都需要足够的能量。对于某个特定的化学反应，反应物分子必须具有某一特定的最低能量才可能发生反应。超过这一特定能量的分子即为活化分子，活化分子可以跨过这一特定能垒发生反应。这一概念可由图 5-5 说明。

图中，E_1 为基元反应中反应物分子的平均能量，E_2 为产物分子的平均能量，E_3 为活化分子的平均能量；E_{a1} 为正向反应的活化能，E_{a2} 为逆向反应的活化能，两者之差值即为反应热 Q，若为等容反应，此反应热即为 ΔU，若为等压反应，即为 ΔH。

阿伦尼乌斯曾将他的经验公式与范特霍夫等容方程进行了比较。对一等容条件下可逆进行的基元反应，分别用 k_1、k_2 表示正、逆反应的速率常数，则根据质量作用定律可得，平衡常数 $K_c = k_1/k_2$。另由图 5-5 可知，$\Delta U = E_{a1} - E_{a2}$。

根据阿伦尼乌斯公式的微分形式可得

$$\frac{d\ln k_1}{dT} = \frac{E_{a1}}{RT^2}, \quad \frac{d\ln k_2}{dT} = \frac{E_{a2}}{RT^2}$$

两式相减，得

$$\frac{d\ln(k_1/k_2)}{dT} = \frac{E_{a1} - E_{a2}}{RT^2}$$

将 $K_c = k_1/k_2$ 和 $\Delta U = E_{a1} - E_{a2}$ 代入上式，即可得范特霍夫等容方程

$$\frac{d\ln K_c}{dT} = \frac{\Delta U}{RT^2}$$

以上讨论并非很严密。在阿伦尼乌斯公式中，活化能 E_a 是与温度无关的常数，而 ΔU 和 ΔH 都与温度有关。更为精密的实验表明，活化能也受温度的影响，当温度变化范围较大时，下式更能符合实验事实，即

$$k = A'T^m e^{\frac{E_a'}{RT}} \tag{5-26}$$

式中，A'、m 和 E_a' 都是经验常数，需要由实验确定。

对于非基元反应，E_a 只是一个表观参数，是构成总反应的各基元反应活化能的组合。例如，某一总反应的表观速率常数 $k = k_1 k_2 k_3^{-1}$，则其表观活化能 $E_a = E_{a1} + E_{a2} - E_{a3}$。表观活化能虽不具有明确的物理意义，但仍可以认为是阻碍反应进行的能量因素。大部分化学反应的活化能为 $40 \sim 400\ kJ \cdot mol^{-1}$。

5.3.4　药物储存期预测

药物在储存过程中常因水解、氧化等反应，导致含量逐渐降低直至失效。为了考察药物在室温下储存时含量降至合格限的时间，即储存期，通常采用留样观察法。留样观察法是将药物放置在室温条件下，定期测定含量来确定储存期的方法。该法所得结果准确，但耗时长，尤其是对于化学性质稳定的药物，常需要数年的时间。因此在新药物、新处方的研究过程中常用加速试验法预测药物的储存期。该方法是在较高温度下使药物降解反应加速进行，经过相关数学处理后得出药物在室温下的储存期的方法。加速试验法可分为恒温法和变温法两大类。其中恒温法根据数据处理方法的不同，又可分为经典恒温法、温度指数法、温度系数法等多种不同方法，在此仅介绍经典恒温法。

经典恒温法，首先根据药物的稳定程度选取几个较高的试验温度，并测定在这些温度下药物浓度随时间的变化数据，再根据试验数据确定药物降解的反应级数和各试验温度下的反应速率常数 k，然后依据阿伦尼乌斯公式，以 $\ln k$ 对 $1/T$ 作图，外推求得药物在室温下的降解反应速率常数 k_{298K}，或以 $\ln k$ 对 $1/T$ 作线性回归分析，由回归方程求得 k_{298K}，并由此计算出室温下的药物储存期。

例 5-5　为了预测雷公藤甲素注射液在室温下的储存期，分别在 338.2 K、348.2 K、358.2 K 和 368.2 K 四个温度下进行了稳定性加速试验。通过数据处理确定该药物的降解为一级反应，并求出了各试验温度下的降解速率常数 k，数据列于下表中。若药物含量降至 90% 即可视为失效，试求雷公藤甲素注射液在室温（298.2 K）下的储存期。

T/K	338.2	348.2	358.2	368.2
$10^3 k/h^{-1}$	1.723	4.077	8.714	18.79
$10^3 (1/T)/K^{-1}$	2.957	2.872	2.792	2.716

解　以 $\ln k$ 对 $1/T$ 作线性回归，得如下直线方程

$$\ln k = -9874/T + 22.85 \quad （相关系数 \ r = 0.9999）$$

当 $T = 298.2K$ 时，由直线方程可求得 $k_{298.2K} = 3.489 \times 10^{-5} h^{-1}$。

将 $k_{298.2K}$ 值代入一级反应的动力学方程可得

$$t_{0.9} = \frac{1}{k}\ln\frac{10}{9} = \frac{1}{3.489 \times 10^{-5}}\ln\frac{10}{9} = 3021(h) \approx 126(d)$$

即雷公藤甲素注射液在室温下的储存期约为 126 天。

5.4　典型的复杂反应

复杂反应由两个或两个以上的基元反应组成，不同的组合方式可构成不同类型的复杂反应。典型的复杂反应包括对峙反应、平行反应、连续反应和链反应。

5.4.1　对峙反应

正、逆两个方向都能进行的反应称为**对峙反应**（opposing reaction），也称作可逆反应或对行反应。严格说来，任何化学反应都是对峙反应，只是当逆向反应速率远低于正向反应速率时，可将逆反应忽略，按单向反应处理。

最简单的对峙反应由两个一级反应组成，称为 1-1 级对峙反应。如

$$A \underset{k_2}{\overset{k_1}{\rightleftharpoons}} D$$

正反应速率为

$$r_{正} = k_1 c_A$$

逆反应速率为

$$r_{逆} = k_2 c_D$$

A消耗的总反应速率为两者之差，即

$$-\frac{dc_A}{dt} = r_{正} - r_{逆} = k_1 c_A - k_2 c_D \tag{5-27}$$

以上各速率方程中 c_A、c_D 分别表示反应进行至 t 时刻时 A 和 D 的浓度。令 $c_{A,0}$ 为反应物 A 的初浓度，则 $c_D = c_{A,0} - c_A$，代入式(5-27)，得

$$-\frac{dc_A}{dt} = k_1 c_A - k_2(c_{A,0} - c_A) = (k_1 + k_2)c_A - k_2 c_{A,0} \tag{5-28}$$

当反应达到平衡时，正、逆反应速率相等，反应物和产物浓度分别趋于平衡浓度 $c_{A,e}$ 和 $c_{D,e}$，此时

$$k_1 c_{A,e} = k_2 c_{D,e} = k_2(c_{A,0} - c_{A,e})$$

或

$$(k_1 + k_2)c_{A,e} = k_2 c_{A,0}$$

代入式(5-28)，得

$$-\frac{dc_A}{dt} = (k_1 + k_2)(c_A - c_{A,e}) \tag{5-29}$$

在 $c_{A,0}$ 一定时，$c_{A,e}$ 为常量，因此有 $dc_A/dt = d(c_A - c_{A,e})/dt$，代入式(5-29)，整理后积分得

$$\ln \frac{c_{A,0} - c_{A,e}}{c_A - c_{A,e}} = (k_1 + k_2)t \tag{5-30}$$

或

$$\ln(c_A - c_{A,e}) = -(k_1 + k_2)t + \ln(c_{A,0} - c_{A,e}) \tag{5-31}$$

式(5-30)和(5-31)即为 1-1 级对峙反应的积分速率方程。

以 $\ln(c_A - c_{A,e})$ 对 t 作图可得一直线，由直线斜率可求得 $k_1 + k_2$，再由平衡常数与速率常数之间的关系 $K_c = k_1/k_2$，联立后可求得 k_1 和 k_2。当 $k_1 \gg k_2$，即正反应速率远大于逆反应速率时，$c_{A,e} \approx 0$，此时可按一级单向反应处理。

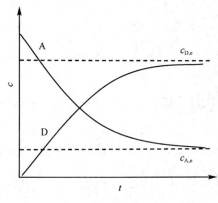

图 5-6 1-1 级对峙反应的 c-t 曲线

图 5-6 为 1-1 级对峙反应的 c-t 曲线。由图可知，1-1 级对峙反应的特征是经过足够长的时间后，反应物和产物的浓度都分别趋近于它们的平衡浓度 $c_{A,e}$ 和 $c_{D,e}$，反应物并不能完全转化为产物。

对峙反应很常见，如许多分子内的重排或异构化反应、醇与酸的酯化反应等。

例 5-6 某 1-1 级对峙反应 $A \underset{k_2}{\overset{k_1}{\rightleftharpoons}} D$，已知 $k_1 = 0.45$ h^{-1}，$k_2 = 0.15$ h^{-1}，反应开始时系统中只有反应物 A。求：(1)A 和 D 的浓度达到相等所需的时间；(2)当 A 的初浓度为 1.0 mol·L^{-1} 时，反应经过 1 h 后 A 和 D 的浓度。

解 (1)先求出 $c_{A,e}$，再求反应至 $c_A = c_D = c_{A,0}/2$ 所需的时间 t。
当反应达平衡时：

$$\frac{k_1}{k_2} = \frac{c_{D,e}}{c_{A,e}} = \frac{c_{A,0} - c_{A,e}}{c_{A,e}} = \frac{0.45}{0.15} = 3, \quad 由此可得 \quad c_{A,e} = c_{A,0}/4$$

将 $c_{A,e} = c_{A,0}/4$ 与 $c_A = c_{A,0}/2$ 代入式(5-30)，得

$$\ln\frac{c_{A,0}-c_{A,0}/4}{c_{A,0}/2-c_{A,0}/4}=(0.45+0.15)t$$

解得 $\qquad t=1.83\ \mathrm{h}$

(2) 当 $c_{A,0}=1.0\ \mathrm{mol\cdot L^{-1}}$ 时, $c_{A,e}=c_{A,0}/4=0.25\ \mathrm{mol\cdot L^{-1}}$。将 $c_{A,e}$ 值与 $t=1\ \mathrm{h}$ 代入式 (5-30), 得

$$\ln\frac{1.0-0.25}{c_A-0.25}=(0.45+0.15)\times1$$

解得 $\qquad c_A=0.66\ \mathrm{mol\cdot L^{-1}}, \quad c_D=c_{A,0}-c_A=0.34\ \mathrm{mol\cdot L^{-1}}$

5.4.2 平行反应

反应物同时进行几个不同的反应, 称为**平行反应** (parallel reaction)。例如, 甲苯的硝化反应可同时生成邻、间、对硝基甲苯就是一个平行反应。通常将生成目标产物的反应或速率较快的反应称为主反应, 其余称为副反应。

组成平行反应的几个支反应的级数可能相同, 也可能不同, 前者数学处理相对简单。这里仅讨论由两个一级反应组成的平行反应。

令 $c_{A,0}$ 为反应物 A 的初浓度, c_A 为 t 时刻反应物 A 的浓度。以上两个一级反应的速率分别为

$$\frac{\mathrm{d}c_D}{\mathrm{d}t}=k_1c_A \tag{5-32}$$

$$\frac{\mathrm{d}c_H}{\mathrm{d}t}=k_2c_A \tag{5-33}$$

总反应速率为两者之和, 即

$$-\frac{\mathrm{d}c_A}{\mathrm{d}t}=k_1c_A+k_2c_A=(k_1+k_2)c_A \tag{5-34}$$

其积分速率方程为

$$\ln c_A=-(k_1+k_2)t+\ln c_{A,0} \tag{5-35}$$

或

$$c_A=c_{A,0}\mathrm{e}^{-(k_1+k_2)t} \tag{5-36}$$

由式 (5-35) 可知, 以 $\ln c_A$ 对 t 作图可得一直线, 由直线斜率可求得 k_1+k_2。

将式 (5-36) 分别代入式 (5-32) 和式 (5-33), 整理后进行定积分, 得

$$c_D=\frac{k_1}{k_1+k_2}c_{A,0}\left[1-\mathrm{e}^{-(k_1+k_2)t}\right] \tag{5-37}$$

$$c_H=\frac{k_2}{k_1+k_2}c_{A,0}\left[1-\mathrm{e}^{-(k_1+k_2)t}\right] \tag{5-38}$$

将式 (5-37) 与式 (5-38) 相除, 得

$$\frac{c_D}{c_H}=\frac{k_1}{k_2} \tag{5-39}$$

式 (5-39) 表明, 在任一时刻, 各反应产物的浓度之比等于各相应支反应的速率常数之比。在同一时刻分别测定反应物和各产物的浓度, 由式 (5-35) 和式 (5-39) 即可求得 k_1 和 k_2。一级平行反应中, 各物质浓度随时间的变化关系如图 5-7 所示。

通常情况下平行反应中各支反应的活化能不同, 所以改变温度可以改变各支反应的相对反应速率, 从

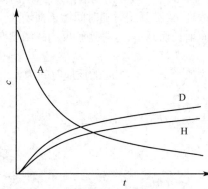

图 5-7　一级平行反应的 c-t 曲线

而可使目的产物增加。即倘若主反应的活化能高于副反应，则可考虑适当提高反应温度；相反若主反应的活化能低于副反应，则可考虑适当降低反应温度。

5.4.3 连续反应

一个反应经历几个连续的中间步骤方可生成最终产物，且前一步的产物为后一步的反应物，这样的反应称为**连续反应**（consecutive reaction）。例如，放射性元素的逐级蜕变反应和多糖的水解反应都属于连续反应。

最简单的连续反应由两个连续的一级反应组成

$$A \xrightarrow{k_1} D \xrightarrow{k_2} H$$

反应物 A 的消耗速率为

$$-\frac{dc_A}{dt} = k_1 c_A \tag{5-40}$$

中间产物 D 由第一步反应生成，被第二步反应消耗

$$\frac{dc_D}{dt} = k_1 c_A - k_2 c_D \tag{5-41}$$

最终产物 H 的生成速率为

$$\frac{dc_H}{dt} = k_2 c_D \tag{5-42}$$

将式(5-40)积分，得

$$c_A = c_{A,0} e^{-k_1 t} \tag{5-43}$$

将式(5-43)代入式(5-41)，得

$$\frac{dc_D}{dt} + k_2 c_D - k_1 c_{A,0} e^{-k_1 t} = 0$$

解此一阶常系数线性微分方程可得

$$c_D = \frac{k_1}{k_2 - k_1} c_{A,0} (e^{-k_1 t} - e^{-k_2 t}) \tag{5-44}$$

由反应计量方程式可得

$$c_H = c_{A,0} - c_A - c_D$$

将式(5-43)和式(5-44)代入可得

$$c_H = c_{A,0}[1 - \frac{1}{k_2 - k_1}(k_2 e^{-k_1 t} - k_1 e^{-k_2 t})] \tag{5-45}$$

图 5-8 连续反应的 c-t 曲线

图 5-8 为 c_A、c_D 和 c_H 与反应时间 t 的关系曲线。由图可知，反应物的浓度 c_A 随时间增长而减小；最终产物的浓度 c_H 随时间增长而增大；中间产物的浓度 c_D 在开始时随时间增长而增大，经过某一极大值后则随时间增长而减小，这是连续反应的浓度变化特征。

令中间产物浓度的极大值为 $c_{D,m}$，相应的反应时间为 t_m，将式(5-44)对 t 求导并令其为零，即

$$\frac{dc_D}{dt} = \frac{k_1}{k_2 - k_1} c_{A,0}(k_2 e^{-k_2 t} - k_1 e^{-k_1 t}) = 0$$

解得

$$t_m = \frac{\ln(k_2 / k_1)}{k_2 - k_1} \tag{5-46}$$

$$c_{D,m} = c_{A,0} \left(\frac{k_1}{k_2} \right)^{\frac{k_2}{k_2 - k_1}} \qquad (5\text{-}47)$$

如果中间产物 D 是目的产物，则 t_m 为结束反应的最佳时间。式(5-46)和式(5-47)也可用于药物动力学的研究，即把药物在体内的吸收和代谢两个过程近似地看作两个连续的一级反应，k_1 作为吸收速率常数，k_2 作为代谢速率常数，从而可求得达到最大血药浓度所需的时间和相应的最大血药浓度。

例 5-7 某一级连续反应 $A \xrightarrow{k_1} D \xrightarrow{k_2} H$，在反应温度下 $k_1 = 6 \times 10^{-2}$ min^{-1}，$k_2 = 9 \times 10^{-2}$ min^{-1}，开始时反应物 A 的浓度为 1.0 mol·L^{-1}，D 和 H 的浓度均为零。试求在该反应温度下中间产物 D 的浓度达极大值的时间和此时 A、D、H 的浓度。

解 由式(5-46)得

$$t_m = \frac{\ln(k_2 / k_1)}{k_2 - k_1} = \frac{\ln(9 \times 10^{-2} / 6 \times 10^{-2})}{9 \times 10^{-2} - 6 \times 10^{-2}} = 13.5 \, (\text{min})$$

由式(5-43)和式(5-44)可求得

$$c_A = c_{A,0} e^{-k_1 t} = 1.0 \times e^{-6 \times 10^{-2} \times 13.5} = 0.44 \, (\text{mol} \cdot \text{L}^{-1})$$

$$c_D = \frac{k_1}{k_2 - k_1} c_{A,0} (e^{-k_1 t} - e^{-k_2 t})$$

$$= \frac{6 \times 10^{-2}}{9 \times 10^{-2} - 6 \times 10^{-2}} \times 1.0 \times (e^{-6 \times 10^{-2} \times 13.5} - e^{-9 \times 10^{-2} \times 13.5}) = 0.30 \, (\text{mol} \cdot \text{L}^{-1})$$

$$c_H = c_{A,0} - c_A - c_D = 1.0 - 0.44 - 0.30 = 0.26 \, (\text{mol} \cdot \text{L}^{-1})$$

中间产物 D 的浓度也可用式(5-47)进行计算，所得结果与本例题求算结果相同。

以上讨论的是 k_1 和 k_2 相差不大的情况。现假设一级连续反应中第一步的反应速率远大于第二步反应，即 $k_1 \gg k_2$，此时式(5-45)可简化为 $c_H = c_{A,0}(1 - e^{-k_2 t})$，这相当于在始终态之间进行一个一级反应，即生成最终产物 H 的速率仅取决于第二步反应。另一种极端情况是，第二步的反应速率远大于第一步反应，即 $k_1 \ll k_2$，此时式(5-45)简化为 $c_H = c_{A,0}(1 - e^{-k_1 t})$，即反应的总速率取决于第一步反应。连续反应不论分几步进行，一般都是最慢的一步控制着总速率，这一步骤即称为**速控步**(rate controlling process)。用速控步的速率代表整个反应的速率，这样的近似处理方法称为**速控步近似法**(rate controlling process approximation)。

还有一种情况是，在连续反应 $A \xrightarrow{k_1} D \xrightarrow{k_2} H$ 中，若 $k_2 \gg k_1$，例如，在中间产物 D 为活泼的自由原子或自由基的反应中，可认为中间产物 D 一旦生成，就立即进行下一步反应转化为最终产物 H。此时，式(5-44)可简化为

$$c_D = \frac{k_1}{k_2} c_{A,0} e^{-k_1 t} = \frac{k_1}{k_2} c_A$$

代入式(5-41)，可得

$$\frac{dc_D}{dt} = 0$$

以上分析表明，当 $k_2 \gg k_1$ 时，中间产物 D 的浓度在整个反应过程中都很小，且当反应稳定进行时近似地等于常数。这样的简化处理方法称为**稳态近似法**(steady state approximation)。图 5-9 是当 $k_2 \gg k_1$ 时，连续反应中各组分浓度随时间的变化关系曲线。

对于复杂的连续反应，若要从数学上严格求出许多联立微分方程的解，从而得出反应过程中出现的各种物质的浓度

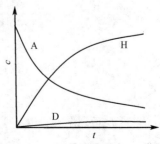

图 5-9 $k_2 \gg k_1$ 的连续反应 c-t 曲线

与时间的关系是极其困难的。因此在动力学研究中常采用一些近似的处理方法，如速控步近似法、稳态近似法、平衡态近似法(见本章催化反应一节)等。

5.4.4 链反应

链反应(chain reaction)又称连锁反应，是由反复循环的连续反应组成，通常有自由原子或自由基参加。自由原子或自由基是指含有未成对电子的原子或基团，如 H·、Cl·、OH·、CH₃· 等，它们具有极高的化学活性，一旦生成就立刻与其他物质发生反应。工业上许多重要的工艺过程，如橡胶的合成、塑料的制备、石油的裂解、碳氢化合物的氧化等，都与链反应有关。

链反应的进行可分为三个阶段，即**链引发**(chain initiation)、**链传递**(chain propagation)和**链终止**(chain termination)。

1. 链引发　链引发是产生自由基或自由原子的过程。这一过程所需的活化能较高，为 200~400 kJ·mol⁻¹，是链反应中最难进行的阶段。通常采用的链引发方式有加热、光照或高能辐射(如 α、β、γ 射线等)。在反应系统中加入较易产生自由基或自由原子的物质，如碱金属、卤素或过氧化物等，可使链引发更容易进行，这样的物质称为化学引发剂。

H_2 与 Cl_2 的气相反应即为一链反应，光照、加热(300℃)或加入钠蒸气(100℃)均可引发这一反应。

$$Cl_2 \xrightarrow{h\nu} 2Cl\cdot$$

$$Cl_2 + M_{(高能)} \longrightarrow 2Cl\cdot + M_{(低能)}$$

$$Cl_2 + Na\cdot \longrightarrow Cl\cdot + NaCl$$

式中，M 为系统中存在的各种分子或器壁。因氯分子的解离能远小于氢分子，所以 Cl· 比 H· 更易于形成。

2. 链传递　自由基或自由原子极不稳定，一旦生成即立刻与其他物质发生反应，反应中又生成新的自由基或自由原子，如此循环，构成了链传递过程。链传递是链反应的主体，这一过程的活化能很小，一般小于 40 kJ·mol⁻¹，因而进行得很快。根据链传递方式的不同，可将链反应分为**直链反应**(straight chain reaction)和**支链反应**(branched chain reaction)。

直链反应中，链传递的每个基元反应只产生一个新的自由基或自由原子。例如，H_2 和 Cl_2 的气相反应即为直链反应，其链传递过程为

$$Cl\cdot + H_2 \longrightarrow HCl + H\cdot \qquad E_a = 25 \text{ kJ·mol}^{-1}$$

$$H\cdot + Cl_2 \longrightarrow HCl + Cl\cdot \qquad E_a = 12.6 \text{ kJ·mol}^{-1}$$

支链反应中，链传递的每个基元反应可产生多个新的自由基或自由原子。例如，H_2 的燃烧就是一个支链反应

由于反应速率随自由基或自由原子数目的增加而急剧增大，支链反应在一定条件下可导致爆炸。

在链传递过程中，一个自由基或自由原子可使大量反应物分子发生反应。例如，在 H_2 和 Cl_2 的气相反应中，引发一个 $Cl·$ 即可生成 $10^4 \sim 10^6$ 个 HCl 分子，而在支链反应中这一数目就更大了。

自由基或自由原子因反应活性高，可自由存在的寿命很短，在系统中的数量也很少。在直链反应稳定进行时，可将自由基或自由原子的浓度近似看作常数，这样的处理方法即为前述的稳态近似法。但对于支链反应，因自由基或自由原子的数量成倍增长，系统不能建立稳态，故不能用稳态近似法处理。

3. 链终止　链终止是自由基或自由原子消失的过程，是链反应的最后一个阶段，这一过程反应的活化能很小或为零。自由基或自由原子可以相互结合变成稳定分子，并将能量传递给系统中的其他分子，也可以与器壁碰撞而失去活性。因此，改变反应容器的形状或表面状态等都可能影响链反应速率，这种器壁效应是链反应的特点之一。

在 H_2 和 Cl_2 的气相反应中，以下反应可使链传递终止。

$$2Cl· + M_{(低能)} \longrightarrow Cl_2 + M_{(高能)} \qquad E_a = 0$$

知识扩展

拟定反应历程的一般方法：化学反应的反应机制不是凭空想象出来的。确定反应历程首先需要掌握足够的实验数据，之后根据这些实验事实拟定反应机制，而拟定的反应机制必须经过实验的检验，整个过程即为实践、认识、再实践、再认识的过程。一般说来，拟定反应机制需要经过下述几个步骤：

(1) 初步的观察和分析。根据观察到的反应现象，初步了解反应是否受光的影响，是复相还是均相反应，反应过程中有无颜色的变化，是吸热还是放热，有无副产物生成，以及其他可能观察到的现象。根据对实验现象的分析，再进行针对性的系统实验。

(2) 收集定量实验数据。①测定反应速率与各反应物浓度的关系，确定各反应物的级数及反应的总级数；②测定反应速率与温度的关系，确定反应的活化能；③测定有无逆反应或其他可能的复杂反应，确定主反应和副反应分别是什么；④测定中间产物。中间体的寿命通常很短，数量也不多，因此对它们的检验常需使用一些特殊的测试方法，如猝冷法、闪光光解法、原位磁共振谱、色谱-质谱联合法等。NO、O_2、Cl_2O 等具有未成对电子，易于捕获自由基，将这些物质加入反应系统中，观察反应速率是否下降，由此可判断系统中是否有自由基存在，而自由基的存在常能导致链反应。中间产物的测定结果，对反应机制的确定起到极为重要的作用。

(3) 拟定反应机制。根据观察到的实验现象和收集到的数据，提出可能的反应机制，再根据各方面的实验事实加以修正。整个机制的速率方程经过逐步检验，必须与观测到的所有实验事实一致。若能就机制中的中间步骤单独进行实验，则更为有效。若发现有新的实验事实，提出的反应机制必须能够解释这一事实，否则反应机制还需进行修正。

5.5　化学反应速率理论简介

从宏观上对化学反应速率的规律有了一定的认识之后，人们就希望能够从微观角度对这些规律作出解释，并希望能够从理论上预测反应速率。为此，人们先后建立了多种关于基元反应的速率理论，在这里简要介绍碰撞理论和过渡态理论。前者在气体分子运动论的基础上形成，而后者则在统计力学和量子力学的基础上形成。

5.5.1　碰撞理论

1918 年，路易斯(W.C.M.Lewis)在阿伦尼乌斯活化能概念的基础上，结合气体分子运动论，建立了反应速率的**碰撞理论**(collision theory)。该理论认为分子必须经过碰撞才能发生反应，但并非每次碰撞都能发生反应；相互碰撞的一对分子所具有的平动能在分子连心线上的分量必须超过某一临界值才能使旧键破裂而发生化学反应，这样的分子称为活化分子，活化分子间的碰撞称为**有效碰撞**(effective collision)。在单位时间、单位体积内发生的有效碰撞次数即为化学反应的速率。

以气相双分子基元反应为例

$$A + B \longrightarrow P$$

式中，A、B 代表反应物分子，P 代表产物分子。单位时间、单位体积内分子 A 和 B 的碰撞总次数 Z_{AB} 称为**碰撞频率**(collision frequency)，其中有效碰撞次数所占比例称为**有效碰撞分数**(effective collision fraction)。有效碰撞分数等于活化分子数 N_i 占总分子数 N 的比值，即 N_i/N，则反应速率可表示为

$$-\frac{dN_A}{dt} = Z_{AB} \frac{N_i}{N} \tag{5-48}$$

式中，N_A 为单位体积中反应物 A 的分子数。碰撞理论就是根据气体分子运动论得出 Z_{AB} 和 N_i/N，从而求得反应速率和反应速率常数。

Z_{AB} 和 N_i/N 与分子形状及分子间的相互作用情况有关，为了简化计算，碰撞理论作了如下假设：假设分子是无内部结构的简单刚性球体，分子间除碰撞外不存在其他相互作用。此种分子模型称为**硬球分子模型**(molecular model of hard sphere)。根据气体分子运动论，两种硬球分子 A、B 之间的碰撞频率为

$$Z_{AB} = N_A N_B (r_A + r_B)^2 \sqrt{\frac{8\pi RT}{\mu}} \tag{5-49}$$

式中，N_A、N_B 分别为单位体积中 A、B 分子的个数，r_A、r_B 分别为 A、B 分子的半径，T 为热力学温度，μ 为 A、B 分子的折合摩尔质量，即 $\mu = M_A M_B/(M_A + M_B)$，$M_A$、$M_B$ 分别为 A、B 分子的摩尔质量。

根据玻尔兹曼联(Boltzmann)能量分布定律，气体中平动能超过某一临界值 E_c 的分子(即活化分子)，在总分子中所占的比例为

$$\frac{N_i}{N} = e^{\frac{-E_c}{RT}} \tag{5-50}$$

将式(5-49)和式(5-50)代入式(5-48)，并将式中单位体积内的分子数均改用物质的量浓度，即 $c = N/L$，L 为阿伏伽德罗常量，得

$$-\frac{dc_A}{dt} = L c_A c_B (r_A + r_B)^2 \sqrt{\frac{8\pi RT}{\mu}} e^{\frac{-E_c}{RT}} \tag{5-51}$$

与质量作用定律所得双分子反应速率方程

$$-\frac{dc_A}{dt} = k_A c_A c_B$$

相比较，可得双分子反应速率常数

$$k_A = L(r_A + r_B)^2 \sqrt{\frac{8\pi RT}{\mu}} e^{\frac{-E_c}{RT}} \tag{5-52}$$

对于特定的反应，r_A、r_B 和 μ 均为常数，等温条件下 $L(r_A + r_B)^2 \sqrt{8\pi RT/\mu}$ 也为常数，令其为 $Z_{AB}^{\ominus}$，与式(5-49)比较，得

$$Z_{AB}^{\ominus} = \frac{Z_{AB}}{Lc_A c_B}$$

则式(5-52)可表示为

$$k = k_A = Z_{AB}^{\ominus} e^{-\frac{E_c}{RT}} \tag{5-53}$$

$Z_{AB}^{\ominus}$ 称为**频率因子**(frequency factor)，其物理意义是当反应物为单位浓度时，在单位时间、单位体积内以物质的量表示的 A、B 分子的相互碰撞次数(摩尔次数)，E_c 为活化分子应具有的最低临界能。

式(5-53)与阿伦尼乌斯公式在形式上极为相似。临界能 E_c 相当于阿伦尼乌斯公式中的活化能 E_a，频率因子 $Z_{AB}^{\ominus}$ 相当于阿伦尼乌斯公式中的指前因子 A，这样，阿伦尼乌斯公式中的经验常数 A 在这里找到了物理意义，而这正是 A 也被称作频率因子的原因所在。

需要注意的是，$Z_{AB}^{\ominus}$ 和 E_c 虽然在形式上分别相当于 A 和 E_a，但物理意义并非严格一致。阿伦尼乌斯公式中的 A 是与温度无关的常数，而碰撞理论中的频率因子则正比于温度的平方根。将 $Z_{AB}^{\ominus}$ 表示为 $Z_{AB}^{\ominus} = Z'\sqrt{T}$，则式(5-53)可写作

$$k = Z'\sqrt{T}e^{\frac{-E_c}{RT}} \tag{5-54}$$

等式两端取对数后，对 T 微分，可得

$$\frac{d\ln k}{dT} = \frac{RT/2 + E_c}{RT^2}$$

与阿伦尼乌斯公式的微分形式

$$\frac{d\ln k}{dT} = \frac{E_a}{RT^2}$$

相比较，可得

$$E_a = E_c + \frac{RT}{2}$$

通常因 E_a 或 E_c 均远大于 $RT/2$，故可认为 $E_a \approx E_c$。

碰撞理论不但解释了阿伦尼乌斯公式中 $\ln k$ 与 $1/T$ 之间的线性关系，而且根据式(5-54)，若以 $\ln(k/\sqrt{T})$ 对 $1/T$ 作图，将得到更好的直线，尤其在温度较高时，实验结果也证实了这一点。但由于碰撞理论的假设是刚性硬球分子的碰撞，没有考虑碰撞时分子的内部结构及能量变化的细节，因此其定量结果往往与实验事实存在相当的差距，且碰撞理论本身并不能给出 E_c 值，这就失去了从理论上预示反应速率常数 k 的意义。

5.5.2　过渡态理论

在统计力学和量子力学发展的基础上，20 世纪 30 年代，埃林(Eyring)、波兰尼(Polanyi)等提出了反应速率的**过渡态理论**(transition state theory, TST)。该理论克服了碰撞理论的一些不足之处，只要知道分子的某些基本性质，如振动频率、质量、核间距等，即可计算出反应速率常数，因此该理论也称为**绝对反应速率理论**(absolute rate theory，ART)。

在过渡态理论形成的过程中也引入了一些基本假设，其具体内容为：反应系统的势能是原子间相对位置的函数；由反应物生成产物的过程中，分子需经历一个价键重排的过渡阶段，处于这一过渡阶段的分子称为**活化络合物**(activated complex)，这个状态称为**过渡态**

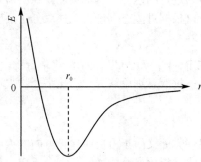

图 5-10　双原子系统势能曲线

(transition state)；活化络合物的势能高于反应物或产物的势能，此势能是反应进行时必须克服的势垒，但它又低于其他任何可能的中间态的势能；活化络合物与反应物分子间建立平衡，总反应速率取决于活化络合物转化为产物的速率即活化络合物分解的速率。

两个原子或分子之间既存在引力，也存在斥力，两种力皆随原子间距离的增大而减弱，但斥力减弱得相对更快。当两个原子相距无穷远时，它们之间的引力和斥力均为零，系统的势能也为零；当它们逐渐靠近时，势能逐渐减小；当两个原子间的距离为某一特定值时，系统的势能达一极小值；此后两原子若继续靠近，它们之间的斥力将迅速增大，势能也随之迅速增加。图 5-10 所示为系统势能 E 与两原子间距离 r 之间的关系，图中 r_0 即为双原子分子中的平衡核间距离。

设有如下双分子基元反应

$$A + BC \longrightarrow AB + C$$

式中，A、B、C 均为原子。在单原子分子 A 与双原子分子 BC 作用生成产物的过程中，A、B、C 三个原子间相互作用形成的势能 E 与它们之间的距离 r_{AB}、r_{BC}、r_{AC}（或与 r_{AB}、r_{BC} 及其夹角 θ）有关，即

$$E = f(r_{AB}, r_{BC}, r_{AC}) \quad 或 \quad E = f(r_{AB}, r_{BC}, \theta)$$

若想用图形完整表达 E 与三个独立变量之间的关系，需要用四维图形。为此，可固定其中

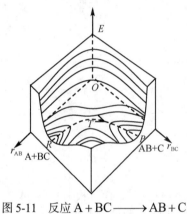

图 5-11 反应 $A + BC \longrightarrow AB + C$ 势能面示意图

的一个变量，如 θ，则可用三维图形来表示。图 5-11 为 A 原子沿分子 B—C 连心线方向从 B 原子侧与 BC 分子碰撞，即 $\theta = \pi$ 时，系统的势能 E 与原子间距离 r_{AB}、r_{BC} 之间的关系。系统处于 r_{AB}、r_{BC} 平面上某一位置时所具有的势能由这一点的高度表示。r_{AB}、r_{BC} 平面上所有各点的高度汇集成一个马鞍形的曲面，称为**势能面**(potential energy surface)。图中势能面上的各条曲线是曲面上高度相等（即势能相等）的各点的连线，称为等势线。

图 5-11 中的 R 点为反应的始态(A+BC)，P 点为反应的终态(AB+C)。R 点和 P 点均处于势能面上的低谷。当 A 原子沿分子 B—C 连心线方向从 B 原子侧向 BC 分子靠近时，r_{AB} 逐渐减小而 r_{BC} 逐渐增大，系统的势能沿 RT 线逐渐升高，到 T 点时系统势能达一极大值，T 点称为**鞍点**(saddle point)。过了 T 点后，系统势能沿 TP 线下降到 P

点。此时 A、B 原子结合成分子而 C 原子离去。途径 RTP 称为**反应坐标**(reaction coordination)，与 T 点相应的状态即为过渡态。

图 5-11 中 T 点与 R 点的势能差是反应进行时必须克服的势垒，此势垒即为过渡态理论中反应的活化能。由图 5-11 可看出，反应途径 RTP 是反应中所需势能最低的途径，即为反应最容易进行的途径，其他可能途径所需克服的势垒，均较这一途径高。

根据过渡态理论，上述双分子反应可表示为

$$A + BC \Longleftrightarrow [A \cdots B \cdots C]^{\neq} \longrightarrow AB + C$$

式中，$[A \cdots B \cdots C]^{\neq}$ 表示活化络合物。

过渡态理论认为，活化络合物很不稳定，它一方面与反应物快速建立热力学平衡，即

$$K^{\neq} = \frac{c_{ABC^{\neq}}}{c_A c_{BC}} \tag{5-55}$$

另一方面又由于沿反应途径方向的振动而分解为产物，其分解速率即为总反应速率。该理论还认为，活化络合物通常只需沿反应途径方向振动一次即可分解为产物，若以 $\nu^{\neq}$ 表示这一振动的频率，则其分解速率为

$$-\frac{dc_{ABC^{\neq}}}{dt} = v^{\neq}c_{ABC^{\neq}} \tag{5-56}$$

根据量子理论，$v^{\neq}=k_BT/h$，式中 k_B 为玻尔兹曼联常量，h 为普朗克常量，T 为热力学温度。将 $v^{\neq}$ 表示式与式(5-55)代入式(5-56)，得

$$r = -\frac{dc_{ABC^{\neq}}}{dt} = \frac{k_BT}{h}K^{\neq}c_Ac_{BC}$$

每消耗一个活化络合物分子，也将消耗一个反应物 A，因此上式也可写作

$$r = -\frac{dc_A}{dt} = \frac{k_BT}{h}K^{\neq}c_Ac_{BC} \tag{5-57}$$

将该式与双分子基元反应速率方程 $r=-dc_A/dt=kc_Ac_{BC}$ 比较，得

$$k = \frac{k_BT}{h}K^{\neq} = \frac{RT}{Lh}K^{\neq} \tag{5-58}$$

式(5-58)即为由过渡态理论得出的计算反应速率常数的基本公式。式中除 $K^{\neq}$ 以外，其他各物理量在等温下皆为常数，与具体的反应无关。

将化学反应等温式

$$-RT\ln K^{\neq} = \Delta G^{\neq} = \Delta H^{\neq} - T\Delta S^{\neq}$$

整理后代入式(5-58)，可得

$$k = \frac{RT}{Lh}e^{\frac{\Delta S^{\neq}}{R}}e^{\frac{-\Delta H^{\neq}}{RT}} \tag{5-59}$$

式中，$\Delta G^{\neq}$、$\Delta H^{\neq}$、$\Delta S^{\neq}$ 分别表示在标准状态下，由反应物生成活化络合物的过程中系统 G、H、S 的增量，分别称为活化吉布斯自由能、活化焓和活化熵。

原则上只要知道活化络合物的结构，就可利用热力学、量子力学和物质结构的数据计算出 $\Delta G^{\neq}$、$\Delta H^{\neq}$、$\Delta S^{\neq}$，进而可求出 $K^{\neq}$ 和 k。但因活化络合物的结构难以确定，这一理论的应用受到限制。

知识扩展

分子反应动态学(molecular reaction dynamics)，又称**微观反应动力学**(microscopic chemical kinetics)，是从微观角度研究分子在一次碰撞过程中的行为规律的科学，是随着微观化学反应研究技术的发展而形成的化学动力学的一个新的分支学科。

在宏观反应动力学的基元反应研究中，对反应物的区分只能到物种这一层次，即参加反应的所有同种分子都具有同样的宏观性质，它们可以用同一个反应方程式来表示。然而，进一步的研究表明，仅在分子或原子种类层次上研究基元反应的规律是远远不够的。因为这些具有相同分子式的分子或原子，它们的微观性质，如能量状态、空间位置、速度大小和方向等都有着相当大的差别，而这些因素可能对反应结果起着重要的作用，甚至会引起产物种类的变化，所以有必要对反应进行更为深层次的研究。态-态反应是指具有特定能量状态的反应物分子的单次碰撞反应。分子反应动态学即以态-态反应作为研究对象，重点在于考察反应概率、产物分子的能量状态和空间分布等。

近代统计力学和量子力学理论的发展，给这个领域的理论研究奠定了牢固基础，而激光、交叉分子束、超快光谱等实验技术的应用，使态-态反应的实验研究得以飞速发展。理论与实验的结合，极大地提升了人们在微观层面上对化学反应规律的认识。赫希巴赫(D. R. Herschbach)、李远哲、波拉尼(J. C. Polanyi)等科学家因在这一领域研究中做出杰出贡献，共同获得了 1986 年诺贝尔化学奖。

5.6 溶液中的反应

与气相反应相比,溶液中的反应更为常见。据粗略估计,有90%以上的均相反应是在溶液中进行的。由于溶剂分子的存在,溶液中的反应比气相反应复杂得多。最为简单的情况是溶剂对反应物分子是惰性的,即溶剂仅起到反应介质的作用,此时溶液反应的动力学规律与气相反应相近。但更多的情况是溶剂分子影响化学反应,即同一反应在气相中进行和在溶液中进行可能有不同的反应历程、不同的速率,甚至有可能生成不同的产物,这些都是由溶剂效应引起的。溶剂效应可分为物理效应和化学效应。物理效应是指溶剂的解离作用、传能和传质作用以及介电性质等对反应的影响;化学效应则是指溶剂的催化作用以及溶剂分子直接参加化学反应的作用。研究溶液中的反应主要是研究溶剂效应,即溶剂性质对反应速率和反应机制等的影响。

5.6.1 笼效应

在溶液中,大量的溶剂分子环绕在反应物分子周围,好像一个“**笼**”(cage)把反应物分子

图 5-12 笼效应示意图
A、B: 不同的反应物分子; S: 溶剂分子

围在中间。由于周围溶剂分子的阻碍,反应物分子与其他“笼”中反应物分子的碰撞受限,但当两个反应物分子进入同一“笼”中时,能够发生多次连续碰撞,这种现象称为“**笼效应**”(cage effect),如图 5-12 所示。由于笼效应的存在,虽然减少了不同“笼”中反应物分子之间的碰撞机会,但显著增加了同一“笼”中反应物分子间的碰撞频率。据估算,在水溶液中,一对无相互作用的分子被关在同一“笼”中的持续时间为 $10^{-12} \sim 10^{-11}$ s,在此期间可进行

100~1000 次的碰撞。可见溶液中分子的碰撞与气相中分子的碰撞不同,后者是连续的,而前者是间断式的。就单位时间内的总碰撞次数而言,溶液中的反应与气相反应大致相同,并无数量级上的变化。

通常情况下,溶剂分子与反应物分子之间存在着相互作用,这有可能对反应速率产生显著的影响,因此对一个溶液中的反应来说,选择合适的溶剂非常重要。

5.6.2 溶剂性质对反应速率的影响

对于溶液中的化学反应,溶剂对反应速率的影响较为复杂,一般具有如下几方面的定性规律。

1. 溶剂极性的影响 溶剂的极性对反应速率有着较大影响。如果产物的极性大于反应物,则在极性溶剂中的反应速率相对较大;反之,如果产物的极性小于反应物,则在非极性溶剂中的反应速率相对较大。例如,反应

$$C_2H_5Br + (C_2H_5)_3N \longrightarrow (C_2H_5)_4NBr$$

产物 $(C_2H_5)_4NBr$ 是一种季铵盐,其极性远大于反应物,因此当该反应在一系列不同的溶剂中进行时,随着溶剂极性的增加,反应速率加快。

2. 溶剂介电常数的影响 溶剂的介电常数对有离子或极性分子参加的反应影响较大。溶剂的介电常数越大,离子之间的相互作用力就越小。因此,同种电荷离子间的反应,介电常数大的溶剂可增加反应速率;而对于异种电荷离子间的反应或离子与极性分子间的反应,介电常数小的溶剂可增加反应速率。

3. 溶剂化作用的影响 溶剂化作用可使分子的能量降低。根据过渡态理论，在反应物转化为产物的过程中需先形成活化络合物。反应物与活化络合物在溶液中均能形成溶剂化物，从而改变反应系统的活化能，进而影响反应速率。如果活化络合物的溶剂化作用比反应物大，则反应的活化能降低，从而使反应速率加快；反之，若反应物的溶剂化作用大于活化络合物，则反应的活化能升高，从而使反应速率减慢。

4. 离子强度的影响 在稀溶液中，如果作用物都是电解质，则反应的速率与溶液的离子强度有关，即第三种电解质的存在将对反应速率产生影响。稀溶液中，离子反应的速率与溶液离子强度之间存在如下关系。

$$\ln k = \ln k_0 + 2 z_A z_B A \sqrt{I} \tag{5-60}$$

式中，z_A、z_B 分别为反应物 A、B 离子的电荷数，I 为离子强度，k_0 为离子强度为零(无限稀释)时的速率常数，A 为与溶剂的种类和温度有关的常数。

由式(5-60)可知，对同种电荷离子之间的反应，溶液的离子强度增加，反应速率加快；而对于异种电荷离子之间的反应，溶液的离子强度增加，反应速率降低。若作用物之一为非电解质，则 z_A 与 z_B 的乘积为零，此时反应速率与溶液的离子强度无关。

5.7 光化学反应

在光的作用下才能进行的化学反应称为**光化学反应**(photochemical reaction)，即分子吸收光能激发到高能态，再由激发态分子进行化学反应的过程。可被分子吸收的光辐射波长范围很宽，在光化学研究中主要关注的是 100～1000 nm 的光波，其中包括了紫外线、可见光和部分近红外线。光化学反应现象早为人们所知，例如，植物进行的光合作用就是典型的光化学反应。合成葡萄糖的光合作用可以表示为

$$6CO_2 + 6H_2O \xrightarrow[h\nu]{叶绿素} C_6H_{12}O_6 + 6O_2$$

光化学反应极为重要，它提供了人类全部的食物来源和大部分的能源。

5.7.1 光化学反应的特点

相对于光化学反应，通常的化学反应可称为**热反应**(thermal reaction)。热反应的活化能来源于热运动引起的分子间碰撞。而光化学反应是由反应物分子吸收光子而引起的，所以具有不同于热反应的特点。

根据热力学第二定律，在等温、等压和非体积功为零的条件下，热反应总是向着系统吉布斯自由能降低的方向进行。而在光化学反应中，因环境以光的形式对系统做非体积功，所以系统吉布斯自由能的增减与反应方向不存在必然联系，即光化学反应既可以向着系统吉布斯自由能减小的方向进行，也可以向着系统吉布斯自由能增加的方向进行。例如，植物的光合作用就是吉布斯自由能增加的反应，而氢气与氯气在光照条件下进行的光化学链反应则是吉布斯自由能减小的反应。

$$H_2 + Cl_2 \xrightarrow{h\nu} 2HCl$$

热反应所需的活化能来源于分子间的碰撞，因此其反应速率受温度影响较大。而光化学反应的活化能来源于光子的能量，所以其反应速率主要取决于照射光的强度，而受温度影响较小。需要指出的是光化学反应的活化过程虽不依赖于温度，但继活化过程之后进行的热反应仍受温度的影响。

此外，光化学反应与热反应相比具有更高的选择性。特定的物质只能吸收特定频率的光子变成激发态，故可以用不同频率的光有选择性地引发不同的化学反应。激光具有高度的单色性，

可以有选择地激发分子中特定的化学键，从而为人们实现"分子裁剪"指出了研究方向。

5.7.2　光化学定律

光是一种电磁辐射，具有波粒二重性。光化学反应既与电磁辐射有关，又与物质的相互作用有关，有着自身的特点和规律。光化学反应一般分为两个阶段进行，第一阶段即为**初级过程**（primary process），第二阶段为**次级过程**（secondary process）。初级过程在光照条件下才能进行，在该过程中反应物分子或原子吸收光子由低能级跃迁到高能级而成为活化分子，该过程往往伴随着自由基或自由原子的生成。继初级过程之后进行的一系列过程称为光化学反应的次级过程。在该过程中，被活化的分子或与其他分子发生化学反应，或以各种形式（如猝灭、荧光、磷光等）释放出能量重新回到基态。次级过程是反应系统在吸收光子后所进行的一系列过程，不再需要光的照射，属于一系列的热反应。光化学反应的初级过程和次级过程连续进行难以区分。

初级过程（光化学过程）：

$$\underset{R_1}{\overset{O}{\parallel}}\!\!\!\!\!\!\!\!\!\!\!\!\!\!\!\!\!\!C\!\!-\!\!R_2 \xrightarrow{\ h\nu\ } R_1\!\!-\!\!\overset{O}{\overset{\parallel}{C}}\!\cdot\ +\ \cdot R_2$$

次级过程（热过程）：

$$R_1\!\!-\!\!\overset{O}{\overset{\parallel}{C}}\!\cdot\ \xrightarrow{\ -CO\ } R_1\!\cdot$$

$$R_1\!\cdot\ +\ \cdot R_2 \longrightarrow R_1\!\!-\!\!R_2$$

总过程：

$$\underset{R_1}{\overset{O}{\parallel}}\!\!\!\!\!\!\!\!\!\!\!\!\!\!\!\!\!\!C\!\!-\!\!R_2 \xrightarrow{\ h\nu\ } R_1\!\!-\!\!R_2$$

1. 光化学第一定律　早在 19 世纪格罗图斯（Gratthus）和德雷珀（Draper）总结出如下规律：只有被分子吸收的光才有可能引起光化学反应。此即为光化学第一定律，又被称为格罗图斯-德雷珀定律。

2. 光化学第二定律　在光化学反应的初级过程中，一个反应分子吸收一个光子而被活化，此即为光化学第二定律，也称为光化学当量定律。该定律是 20 世纪初由斯塔克（Stark）和爱因斯坦（Einstein）提出的，故又称为斯塔克-爱因斯坦定律。后来的研究发现，当光强度很大，如用高强度的脉冲红外激光照射时，一个多原子分子（如 SF_6）可同时吸收多个光子而被活化，说明此时光化学第二定律是不适用的。

根据光化学第二定律，若要活化 1 mol 分子需吸收 1 mol 光子，1 mol 光子所具有的能量称为 1 爱因斯坦，用符号 E 表示，其值与光的频率或波长有关，即

$$E=Lh\nu=\frac{Lhc}{\lambda}=\frac{6.022\times10^{23}\times6.626\times10^{-34}\times2.998\times10^{8}}{\lambda}=\frac{0.1196}{\lambda}\ \mathrm{J\cdot mol^{-1}}$$

式中，L 为阿伏伽德罗常量，λ 为真空中的波长。

有些物质并不能直接吸收某种波长的光子而发生光化学反应，但向反应系统中加入另一种物质，它可吸收光子，并将光能传递给反应物，使反应物发生反应，而其本身在反应前后并不发生变化，这样的外加物质称为**光敏剂**（photosensitizer）或感光剂。在光敏剂的作用下进行的光化学反应称为**光敏反应**（photosensitized reaction）或感光反应。例如，用波长为 254 nm 的紫外线照射氢气时，尽管该波长紫外线的爱因斯坦值（472 kJ·mol⁻¹）大于氢气分子的解离能（436 kJ·mol⁻¹），但氢气并不解离。在反应系统中加入少量汞蒸气，即光敏剂后，氢气分子即快速

分解。在光合作用中，CO_2 和 H_2O 分子本身都不能吸收可见光，需依赖于叶绿素这一光敏剂。

5.7.3　量子效率

光化学第二定律适用于反应的初级过程，该定律也可用下式表示

$$A + h\nu \longrightarrow A^*$$

A^* 为 A 的电子激发态，即活化分子。每个活化分子在次级过程中，有可能使一个或多个反应物分子发生反应，也可能不发生反应而以各种形式释放能量而失活。为了衡量光化学反应的效率，定义**量子效率**（quantum yield）的概念，即

$$\Phi = \frac{\text{发生反应的分子数}}{\text{吸收的光子数目}} \tag{5-61}$$

光化学反应初级过程的 $\Phi = 1$。但由于不同光化学反应次级过程的历程不同，故 Φ 值相差很大，可以大于 1，也可能小于 1。若引发链反应，Φ 值可能很大。例如，氢气和氯气的光化学反应，其 Φ 值高达 10^6。

例 5-8　用波长为 313 nm 的单色光照射气态丙酮，发生下列分解反应：

$$\underset{H_3C \quad CH_3}{\overset{O}{\parallel}{C}} + h\nu \longrightarrow CH_3CH_3 \ + \ CO$$

已知反应池的容积为 0.059 L，反应温度为 840 K，入射光强度为 4.81×10^{-3} J·s⁻¹，丙酮吸收入射光的分数为 0.915，光照时间为 7 h，系统的起始压力和终态压力分别为 102.16 kPa 和 104.42 kPa，求反应的量子效率。

解　一个丙酮分子分解成两个分子，物质的量增加一倍，因此发生反应的丙酮的物质的量为

$$n = n_\text{终} - n_\text{始} = \frac{p_\text{终}V}{RT} - \frac{p_\text{始}V}{RT} = \frac{(104.42 - 102.16) \times 0.059}{8.314 \times 840} = 1.91 \times 10^{-5} (\text{mol})$$

入射光的爱因斯坦值为

$$E = \frac{0.1196}{\lambda} = \frac{0.1196}{313 \times 10^{-9}} = 3.82 \times 10^5 (\text{J·mol}^{-1})$$

系统吸收的光子的物质的量为

$$\frac{4.81 \times 10^{-3} \times 7 \times 3600 \times 0.915}{3.82 \times 10^5} = 2.90 \times 10^{-4} (\text{mol})$$

故反应的量子效率为

$$\Phi = \frac{1.91 \times 10^{-5}}{2.90 \times 10^{-4}} = 0.066$$

5.7.4　光化学反应的动力学方程

光化学反应的速率方程较热反应复杂些，不仅与反应物的浓度有关，还受到入射光的频率和强度的影响。

以下列简单反应为例

$$A_2 \xrightarrow{\ h\nu\ } 2A$$

设其反应历程为

初级过程（活化过程）：

$$A_2 + h\nu \xrightarrow{\ I_a\ } A_2^*$$

次级过程（离解和失活）：

$$A_2^* \xrightarrow{k_2} 2A$$

$$A_2^* + A_2 \xrightarrow{k_3} 2A_2$$

产物 A 的生成速率为

$$\frac{dc_A}{dt} = 2k_2 c_{A_2^*}$$

光化学反应初级过程的速率一般只与入射光的强度有关，而与反应物的浓度无关，所以光化学反应的初级过程为零级反应。根据光化学第二定律，初级过程的反应速率就等于系统吸收光子的速率 I_a，即单位时间、单位体积中吸收光子的数目。对 A_2^* 作稳态近似处理，即

$$\frac{dc_{A_2}}{dt} = I_a - k_2 c_{A_2^*} - k_3 c_{A_2^*} c_{A_2} = 0$$

整理得

$$c_{A_2^*} = \frac{I_a}{k_2 + k_3 c_{A_2}}$$

代入产物 A 的生成速率方程，得

$$\frac{dc_A}{dt} = \frac{2k_2 I_a}{k_2 + k_3 c_{A_2}} \tag{5-62}$$

5.7.5　光对药物稳定性的影响

有些药物对光不稳定，在光的作用下容易发生分解，即产生光降解反应，其速率与系统的温度无关。光降解的典型例子是硝普钠 $Na_2Fe(CN)_5NO \cdot 2H_2O$，其溶液剂在避光放置时稳定性良好，至少可储存 1 年，但在灯光下半衰期仅为 4 小时。光降解不仅使药物的有效成分含量降低，某些药物甚至还可能产生毒性物质。因此，在新药研究过程中必须进行光稳定性考察。

对光敏感的药物在光照条件下的储存期主要取决于光照量。在光源一定时，药物含量下降的程度与**累积光量**（cumulative illuminance），即入射光的照度 E 和照射时间 t 的乘积 Et 有关。预测药物在光照下的储存期，就是在较高的照度下测定药物含量随累积光量的变化关系，再由此计算出在自然储存条件的较低照度下，药物含量下降至合格限所需的时间。

对于光敏感药物，在原料药及其制剂的生产和储存过程中，必须考虑光线的影响，避光操作。根据药物的性质，在处方中加入抗氧剂，包衣材料中加入遮光剂或包装采用避光材料等方法均可提高药物的光稳定性。

5.8　催化反应

若某种物质可以改变化学反应的速率，而其本身在反应前后的数量及化学性质保持不变，则该种物质称为**催化剂**（catalyst），在催化剂作用下进行的化学反应称为**催化反应**（catalytic reaction）。若催化剂的作用是加快反应速率，则称为正催化剂，在绝大多数催化反应中使用的都是该类催化剂，因此若不特别说明，即指正催化剂。相反，若催化剂的作用是减慢反应速率，则称为负催化剂。负催化作用有时会显现出积极的意义，如橡胶的防老化、金属的防腐蚀和燃烧过程中的防爆震等。

催化剂可以是人为加入的，也可以是在反应过程中自发产生的反应产物或中间产物，后一种现象称为自催化作用，起自催化作用的反应产物或中间产物称为自催化剂。例如，在 $KMnO_4$ 氧化 $H_2C_2O_4$ 的反应中，起始阶段反应进行得很慢，$KMnO_4$ 溶液不褪色，但在反应的中后期，

$KMnO_4$ 溶液褪色很快，就是因为反应中生成的 Mn^{2+} 具有自催化作用，一旦有该离子生成会导致反应加速，$KMnO_4$ 分子被快速消耗。

催化反应按照反应体系相态的不同分为均相催化、多相催化和相转移催化反应。在均相催化反应中，催化剂和反应物同处一相中，如路易斯酸催化下芳烃的傅-克反应以及酸（或碱）催化的酯水解反应，均属于均相催化反应。多相催化指催化剂在反应系统中自成一相的催化反应，反应发生在两相的界面，多见于固相催化剂催化气相或液相的反应，如 V_2O_5 催化的 SO_2 氧化为 SO_3 的反应。在相转移催化中，催化剂通过一种反应物转移到另一种反应物所在的相中起作用，如季铵盐催化的水相/有机相中的某些有机反应。

催化作用与人类的生产和生活有着极为密切的关系。据估计，80%～90%的化工产品的生产过程与催化作用有关。近年来，在生命科学领域的催化作用研究得到迅猛发展。随着对酶催化研究的深入，人工合成蛋白质、人工模拟光合作用和仿照酶催化的人工固氮研究等取得了长足发展。

5.8.1　催化反应的基本特征

(1)催化剂参与化学反应，但在反应前后的数量及化学性质不发生变化。需要注意的是催化剂的物理性质，如外观、晶型等在反应前后有可能发生改变。

(2)催化剂只能缩短反应达到平衡的时间，但不改变平衡状态，即不改变反应的平衡常数。因此，对于一个对峙反应，催化剂在使正反应加速的同时，也使逆反应速率同倍数地增加。

(3)催化剂只能使热力学所允许的反应加速进行，热力学不允许的反应加入催化剂也不能够发生。

(4)催化剂具有选择性。通常，一种催化剂只能催化一种或少数几种反应，同样的反应物选择不同的催化剂可以得到不同的产物。例如，在 473～523 K 下，选用 Cu 作为催化剂时，乙醇被氧化成乙醛；在 623～663 K 下，以 Al_2O_3 作催化剂时，乙醇被还原为乙烯。

各种催化剂都有选择性，只是强弱不同。一般来说，酶催化剂的选择性最强，络合物催化剂次之，金属催化剂和酸碱催化剂最弱。工业上常以下式来表示催化剂的选择性，即

$$催化剂的选择性 = \frac{转化为目标产物的原料量}{原料消耗总量} \times 100\%$$

(5)催化剂对系统中存在的某些杂质很敏感，有时少量的杂质就能显著影响催化剂的效能。在这些物质中，可以使催化剂的活性、选择性或稳定性增强的物质称为助催化剂或促进剂；反之，可以使催化剂的上述性质减弱的物质称为抑制剂。作用很强的抑制剂只要极少的量就能使催化剂的活性大大降低甚至丧失，这种物质称为催化剂的毒物，这样的现象称为催化剂中毒。例如，在合成氨的反应中，少量的 O_2、CO 或 S 即可使铁催化剂中毒，丧失催化活性。催化剂的中毒可以是永久性的，也可以是暂时性的。对于后一种情况，只要将毒物除去，催化剂的效力仍可以恢复。

催化作用的机制随不同的催化剂和催化反应而异。通常是催化剂与反应物分子形成不稳定的中间产物或配合物，或者是产生物理或化学的吸附作用，从而改变反应途径，大幅降低反应的活化能 E_a 或增大指前因子 A，最终使反应速率显著增大。

设有催化剂 C 参与的反应可表示如下

总反应：

$$A + B \xrightarrow{\ k\ } AB$$

催化机制：

(1)
$$A + C \underset{k_2}{\overset{k_1}{\rightleftharpoons}} AC \quad (快反应)$$

(2) $$AC+B \underset{}{\overset{k_3}{\rightleftharpoons}} AB+C \quad (慢反应)$$

式中，AC 为反应物与催化剂生成的中间产物。

反应(1)为快速平衡步骤，反应(2)为速率控制步骤。当 $k_2 \gg k_3$ 时，可认为中间产物在反应(2)中消耗的速率很小，不至于破坏反应(1)的平衡。因此由第一步对峙反应的平衡常数可得中间产物 AC 的浓度，即

$$K_c = \frac{k_1}{k_2} = \frac{c_{AC}}{c_A c_C}$$

整理得

$$c_{AC} = \frac{k_1}{k_2} c_A c_C$$

这样的简化处理方法称为**平衡态近似法**(equilibrium state approximation)。产物 AB 的生成速率，即总反应速率为

$$\frac{dc_{AB}}{dt} = k_3 c_{AC} c_B = \frac{k_1 k_3}{k_2} c_C c_A c_B = k' c_A c_B$$

式中，k' 为表观速率常数，即

$$k' = \frac{k_1 k_3}{k_2} c_C = \left(\frac{A_1 A_3}{A_2} c_C\right) \cdot e^{\frac{-(E_{a1}+E_{a3}-E_{a2})}{RT}}$$

反应的表观活化能 E_a' 和表观指前因子 A' 分别为

$$E_a' = E_{a1} + E_{a3} - E_{a2}$$

$$A' = \frac{A_1 A_3}{A_2} c_C$$

图 5-13 催化反应活化能和反应途径

图 5-13 为上述催化反应机制的活化能和反应途径示意图。图中 E_a 和 E_a' 分别表示非催化反应和催化反应的活化能。各曲线上的峰值分别代表了活化分子的平均能量。由于催化剂的催化作用改变了原来的反应途径，反应的活化能显著降低。多数催化剂可以使反应的活化能降低 $80kJ \cdot mol^{-1}$ 以上。但也有些催化反应，虽然活化能降低得不多，但反应速率却显著增大，这是因为催化作用增加了指前因子 A。

5.8.2 酸碱催化

酸碱催化(acid-base catalysis)是液相催化中研究得最多、应用最为广泛的一类催化反应。酸碱催化反应通常为离子型反应，其本质是质子的转移。许多离子型反应，如脱水反应、成酯反应、贝克曼(Beckmann)重排反应、羟醛缩合反应、聚合反应等可以被酸或碱催化。

根据酸碱的类型，酸碱催化可分为专属酸碱催化和广义酸碱催化。前者特指以 H^+ 或 OH^- 为催化剂的反应，后者则指以广义酸碱为催化剂的催化反应。根据布朗斯特(Brönsted)广义酸碱的概念，凡是能给出质子的物质称为广义酸，凡是能接受质子的物质称为广义碱。

广义酸催化反应的作用机制通常可用以下通式表示

$$S+HA \longrightarrow SH^+ + A^- \longrightarrow P+HA$$

式中，S 是反应物，为广义碱，接受质子；HA 是广义酸催化剂，给出质子；P 为产物。

广义碱催化反应的作用机制通式为

$$HS+B \longrightarrow S^- + HB^+ \longrightarrow P+B$$

式中，HS 是反应物，为广义酸，给出质子；B 是广义碱催化剂，接受质子。

可以看出，酸碱催化剂在反应中通过提供或接受质子起到催化作用，而质子转移是一个非常快的过程。酸催化剂的催化能力取决于其给出质子的能力，即酸性越强，催化能力越强；而碱催化剂的催化能力则取决于其接受质子的能力，即碱性越强，催化能力越强。

许多药物制剂中需要加入缓冲剂。常用的缓冲剂，如磷酸盐、乙酸盐、枸橼酸盐等均为广义酸碱，有时会加速某些药物的水解。例如，乙酸盐和枸橼酸盐可催化氯霉素的水解，HPO_4^{2-} 可催化青霉素钾盐的水解等。为了减少这种催化作用的影响，在处方设计时应选用对药物水解没有催化作用的缓冲剂或降低缓冲剂的浓度。

许多药物的水解反应既可被酸催化，又可被碱催化，其反应速率可以表示为

$$-\frac{dc_s}{dt} = k_0 c_s + k_{H^+} c_{H^+} c_s + k_{OH^-} c_{OH^-} c_S$$

式中，k_0 表示在溶剂参与下反应自身的速率常数，k_{H^+}、k_{OH^-} 分别表示被酸和碱催化的速率常数，又称酸、碱催化系数，c_S 表示反应物的浓度，c_{H^+} 和 c_{OH^-} 分别表示 H^+ 和 OH^- 的浓度。令 k 为反应的总速率常数，则

$$k = k_0 + k_{H^+} c_{H^+} + k_{OH^-} c_{OH^-} \tag{5-63}$$

令 K_w 为水的离子积，则在水溶液中，上式可表示为

$$k = k_0 + k_{H^+} c_{H^+} + k_{OH^-} \frac{K_w}{c_{H^+}} \tag{5-64}$$

在 pH 较低时，主要为酸催化作用，上式可表示为

$$\lg k = \lg k_{H^+} - pH$$

以 $\lg k$ 对 pH 作图可得一直线，直线斜率为–1。在 pH 较高时，主要为碱催化作用，则式 (5-64) 可表示为

$$\lg k = \lg k_{OH^-} + \lg K_w + pH$$

以 $\lg k$ 对 pH 作图可得一直线，直线斜率为+1，在此范围内主要由 OH^- 催化。根据上述动力学方程可以得出反应速率常数与 pH 的关系图，如图 5-14 所示。图中，曲线的最低点所对应的横坐标，即为反应速率最慢(即药物最稳定)时的 pH，记为 pH_m。

将式(5-64)两端对 c_{H^+} 微分，并令其为零，即

$$\frac{dk}{dc_{H^+}} = k_{H^+} - \frac{k_{OH^-} K_w}{c_{H^+}^2} = 0$$

整理后可得 pH_m 的计算式，即

$$pH_m = \frac{1}{2}(\lg k_{H^+} - \lg k_{OH^-} - \lg K_w) \tag{5-65}$$

图 5-14　$\lg k$ 与 pH 关系示意图

药物水解反应的速率常数与 pH 的关系也并非都呈图 5-14 中的曲线形状。通常非解离型药物的水解呈 V 形(图 5-14)，含有一个解离基团的药物的水解呈 S 形。一般情况下，药物最稳定的 pH 最终还需通过实验确定。制剂 pH 的调节除了要考虑药物的稳定性外，还需同时考虑药物的溶解度、药效和生理适应性等因素。例如，大部分生物碱在偏酸性溶液中较为稳定，因此其注射剂常调节为偏酸性范围，但将它们制成滴眼剂时，为了减少刺激性和提高疗效，通常调节为偏中性范围。

5.8.3　酶催化

生物体内进行的化学反应基本都属于**酶催化反应**(enzyme catalysis)。**酶**(enzyme)是由氨基

酸分子按照一定规律聚合在一起形成的蛋白质分子，有些酶还结合了金属离子，如过氧化氢分解酶含有铁离子。研究表明，酶催化反应的速率与酶、底物(酶催化反应中常将反应物称为底物)、温度和 pH 等有关。

与其他类型的催化反应相比，酶催化反应具有以下显著特点：

(1)高度的选择性。酶对所催化的底物和反应具有严格的选择性，一种酶通常只对一种反应有催化效果，这种选择性也称为酶的**特异性**(specificity)。例如，脲酶只催化尿素转化为氨和二氧化碳的反应，而对尿素的取代物，如甲脲则无作用；蛋白质代谢酶仅作用于 L-氨基酸，而对 D-氨基酸无作用；糖的代谢酶仅作用于 D-葡萄糖及其衍生物，而对 L-葡萄糖则无作用。

(2)高效的催化活性。酶的催化活性非常高，通常是普通催化剂的 $10^8 \sim 10^{12}$ 倍。例如，α-胰凝乳蛋白酶对苯酰胺的水解速率为 H^+ 催化作用的 6×10^6 倍；1 个过氧化氢分解酶分子能在 1s 内分解 10^5 个过氧化氢分子，而石油裂解使用的硅酸铝催化剂在 773 K 下约 4s 才能分解一个烃分子。酶的催化效率可以用酶的**转化数**(turnover number)表示。酶的转化数是指在酶被底物饱和的条件下，每个酶分子在单位时间内将底物转化为产物的分子数。

(3)反应条件温和。由于酶是一种蛋白质，过高的温度会令其变性而失去活性。并且因蛋白质可形成两性离子，酶对溶液的 pH 很敏感，pH 过大或过小都会降低酶的催化能力。因此酶催化反应一般在常温常压下进行，介质也是呈中性或近中性。以合成氨为例，工业合成需要高温、高压，且需要特殊设备，而某些植物茎部的固氮酶在常温常压下即可固定空气中的氮，并将其还原成氨。

(4)反应机制复杂。酶催化反应的历程很复杂，且酶催化作用受温度、pH 及离子强度的影响较大，加之酶本身的结构也非常复杂，使得酶催化反应的研究难度较大。

米凯利斯-门顿(Michaelis-Menten)提出了简化的酶催化反应机制。该机制认为，在催化反应中，酶 E 首先与底物 S 结合形成不稳定的中间产物 ES，即酶-底物复合物，此为一步快速反应，之后酶-底物复合物再分解生成产物 P，并释放出酶，这是一步慢反应，也即为反应的决速步。其过程可以表示如下：

$$(1)\ E\ +\ S\ \underset{k_2}{\overset{k_1}{\rightleftharpoons}}\ ES \qquad (快反应)$$

$$(2)\ ES\ \xrightarrow{k_3}\ P+E \qquad (慢反应)$$

通常在酶催化反应中，酶的浓度比底物小很多，即 $c_E \ll c_S$，因此有 $c_{ES} \ll c_S$，当反应稳定进行时，中间产物 ES 可用稳态近似法处理，即

$$\frac{dc_{ES}}{dt} = k_1 c_S c_E - k_2 c_{ES} - k_3 c_{ES} = 0$$

整理得

$$c_{ES} = \frac{k_1 c_E c_S}{k_2 + k_3} = \frac{c_E c_S}{K_M} \qquad (5-66)$$

式(5-66)称为米凯利斯-门顿公式，其中 K_M 称为米凯利斯常量(或米氏常量)，即

$$K_M = \frac{k_2 + k_3}{k_1} = \frac{c_E c_S}{c_{ES}}$$

K_M 可以看作是酶-底物复合物 ES 的不稳定常数。

酶催化的总反应速率，即产物 P 的生成速率为

$$r = \frac{dc_P}{dt} = k_3 c_{ES} = \frac{k_3 c_E c_S}{K_M} \qquad (5-67)$$

令酶的初浓度为 $c_{E,0}$，其为游离酶和中间产物 ES 的总浓度，即

$$c_{E,0} = c_E + c_{ES}$$

代入式(5-66)，整理可得

$$c_{ES} = \frac{c_{E,0}c_S}{K_M + c_S}$$

代入式(5-67)，得

$$r = \frac{dc_P}{dt} = k_3 c_{ES} = \frac{k_3 c_{E,0} c_S}{K_M + c_S} \tag{5-68}$$

式(5-68)即为酶催化反应的速率方程。当底物浓度很小时，$c_S \ll K_M$，式(5-68)可简化为

$$r = \frac{dc_P}{dt} = \frac{k_3}{K_M} c_{E,0} c_S$$

即对底物呈一级反应。

当 $c_S \longrightarrow \infty$ 时，反应速率趋于最大值 $r_m = k_3 c_{E,0}$，代入式(5-68)，得

$$r = \frac{r_m c_S}{K_M + c_S} \quad 或 \quad \frac{r}{r_m} = \frac{c_S}{K_M + c_S} \tag{5-69}$$

由式(5-69)可知，当 $r = r_m/2$ 时，$K_M = c_S$，即当反应速率为最大速率的一半时，底物的浓度就等于米凯利斯常量 K_M。图 5-15 为酶催化反应速率与底物浓度的关系曲线。

式(5-69)也可表示为

$$\frac{1}{r} = \frac{K_M}{r_m c_S} + \frac{1}{r_m} \tag{5-70}$$

以 $1/r$ 对 $1/c_S$ 作图，可得一直线，直线的斜率为 K_M/r_m，截距为 $1/r_m$，由此可得 K_M 和 r_m。

图 5-15 酶催化反应速率曲线

K_M 是酶催化反应的特性常数，它反映了酶与底物的亲和力，其值越小，亲和力越大。不同的酶 K_M 不同，同一种酶在催化不同的反应时 K_M 也不同，其值与酶的浓度无关。

知识扩展

石油和煤炭的大量使用造成了污染物和温室气体的大量排放，引起地球变暖、污染加剧，并制约着社会的可持续发展。清洁能源的开发与利用受到人们越来越多的关注，也是我国未来新能源领域发展的重要方向。氢气是理想的清洁能源，热效率是汽油的 3 倍，而且不会产生任何的废气。在这个大背景下，近年来光催化分解水制备氢气领域发展迅猛。人们发现，在金属氧化物(TiO_2 和 NiO 等)的催化作用下，用可见光照射光电化学电池，水会分解成 H_2 和 O_2。重要的是该方法可以产生 90% 以上的氢量子效率，接近自然界中光合作用的光子利用效率，且催化剂稳定性好，可以重复利用，显示出重要的工业利用前景。

关 键 词

化学动力学　chemical kinetics

反应速率　reaction rate

反应机制　reaction mechanism

基元反应　elementary reaction

总反应　overall reaction(complex reaction)

反应分子数　molecularity of reaction

零级反应　zero order reaction

阿伦尼乌斯公式　Arrhenius equation

活化能　activation energy

对峙反应　opposing reaction

平行反应　parallel reaction

连续反应　consecutive reaction

速率方程(微分速率方程) rate equation

动力学方程(积分速率方程) kinetic equation

反应速率常数　reaction rate constant

反应级数　reaction order

质量作用定律　law of mass action

一级反应　first order reaction

半衰期　half life

二级反应　second order reaction

速控步　rate controlling process

链反应　chain reaction

碰撞理论　collision theory

过渡态理论　transition state theory

光化学反应　photochemical reaction

催化剂　catalyst

催化反应　catalytic reaction

酶催化反应　enzyme catalysis

本章内容小结

化学动力学是研究化学反应的速率和机制的科学，其基本任务是研究各种反应条件对反应速率的影响及反应的机制。

基元反应是机制最简单的反应，是构成总反应的基本单元，其速率方程可由质量作用定律表示。总反应的速率方程需通过实验确定。简单级数反应主要讨论了一级、二级和零级反应的速率方程及其动力学特征，其中一级反应在药物研究中最为常见。多个基元反应以不同方式组合，可构成不同类型的复杂反应。典型的复杂反应包括对峙反应、平行反应、连续反应和链反应。

化学反应的速率与温度的关系多符合阿伦尼乌斯经验公式，公式中的活化能是重要的动力学参数。利用阿伦尼乌斯公式可预测药物的储存期。

碰撞理论和过渡态理论是用来研究基元反应速率的两个基本理论。溶液中的反应速率受溶剂性质的影响，研究溶剂效应对化学反应的影响是溶液反应动力学的主要研究内容。光化学反应的活化能来源于光子的能量，光化学反应遵循的规律与热反应有着显著区别。催化剂可通过改变反应途径，大幅降低反应的活化能或增大指前因子，从而使反应速率显著增大。酸碱催化的本质在于质子的转移，酶催化反应的机制可用米凯利斯-门顿的中间产物学说进行解释。

本章的重点内容包括化学动力学的基本概念、简单级数反应的特征，以及温度对反应速率的影响等。

思考题与习题

1. 具有简单级数的反应是否一定是基元反应？反应级数和反应分子数的概念有何区别？

2. 一级、二级、零级反应的半衰期与反应物的初浓度之间存在怎样的关系？反应完全所需的时间都具有怎样的特点？

3. 合成氨的反应是放热反应，降低温度有利于提高平衡转化率，但实际生产中这一反应在较高的温度下进行，为什么？

4. 某两个化学反应，其活化能的关系为 $E_{a1} > E_{a2}$，温度变化对哪个反应的速率影响更大？这一原理如何运用于平行反应？

5. 现已有科学家成功地用水光解制备了氢气和氧气。为什么阳光照射在水面上时并没有氢气和氧气生成？

6. 光化学反应对温度为什么不如热反应敏感？为什么还与温度有关？

7. 某反应在一定条件下的平衡转化率为 35%，在其他条件不变的情况下，加入某种催化剂后，反应速率增加了 15 倍，问此时的转化率是多少？催化剂可加速反应的本质是什么？

8. 在气相反应的速率方程中，常用压力代替浓度。设反应 $aA \longrightarrow P$ 为 n 级反应，k_p 和 k_c 分别为以压力和物质的量浓度表示的反应速率常数, 气体均可看作理想气体。请证明: $k_p = k_c (RT)^{1-n}$。

9. 蔗糖的水解可视为一级反应。某温度下有一浓度为 0.3 mol·L^{-1} 的蔗糖溶液在酸催化下进行水解反应, 用旋光仪测得反应 30 min 后, 有 38% 的蔗糖发生了水解, 求: (1) 反应速率常数; (2) 反应开始时和反应至 30 min 时的反应速率; (3) 反应进行至 1 h 时蔗糖的水解分数。

10. 某一级反应 A $\longrightarrow$ P, 在某温度下的初速率为 0.25 mol·L^{-1}·h^{-1}, 2 h 后的速率为 0.11 mol·L^{-1}·h^{-1}。求: (1) 反应速率常数; (2) 反应物的初浓度。

11. 某物质 A 的分解为二级反应。恒温下反应进行至 A 消耗掉初浓度的 1/3 所需的时间是 2 min, 求 A 消耗掉初浓度的 2/3 所需的时间。

12. 乙酸乙酯与 NaOH 的皂化反应为二级反应。在 298.15 K 时, 将浓度分别为 0.01960 mol·L^{-1} 和 0.00972 mol·L^{-1} 的 NaOH(A) 和乙酸乙酯(B) 等体积混合后, 用酸碱滴定法测定不同反应时刻系统中剩余的碱, 数据如下, 求反应速率常数 k。

t/min	0	2.97	4.55	8.85	14.43	25.17	31.97
c_A/(10^3mol·L^{-1})	9.80	8.92	8.64	7.92	7.24	6.45	6.03

13. 反应 A+B $\longrightarrow$ P, 设 A 和 B 的初浓度相等, 反应进行 1 h 后, A 消耗了 75%, 当反应进行至 2 h 时, 试分别求算在下列情况下, 各剩余多少 A? (1) 反应对 A 为一级, 对 B 为零级; (2) 反应对 A 和 B 均为一级; (3) 反应对 A 和 B 均为零级。

14. 根据范特霍夫经验规则, 温度每升高 10K, 反应速率增加 2～4 倍。在 293.15 ～303.15 K 温度区间内, 服从此规则的化学反应的活化能 E_a 的范围是多少?

15. 阿司匹林的水解为一级反应, 373.15 K 下反应速率常数为 7.92 d^{-1}, 活化能为 56.48 kJ·mol^{-1}。试求阿司匹林在 298.15 K 下水解的十分之一衰期 $t_{0.9}$。

16. 青霉素 G 的分解为一级反应。已知该反应在 316.15 K 和 327.15 K 时的半衰期分别为 17.1 h 和 5.8 h, 试求: (1) 反应的活化能 E_a 和指前因子 A; (2) 298.15 K 时的 $t_{0.9}$。

17. 在一定温度范围内某药物的分解速率常数与温度之间符合如下关系式
$$\ln k = -9020/T + 19.80$$
k 的单位是 h^{-1}, 求: (1) 若此药物分解 10% 即失效, 298.15 K 下的有效期是多少? (2) 要使此药物的有效期达到 2 年, 储存温度应低于多少摄氏度?

18. 某对峙反应 A $\underset{k_2}{\overset{k_1}{\rightleftharpoons}}$ B, 在 298 K 时的 k_1 = 0.08 min^{-1}, k_2 = 0.02 min^{-1}。若反应开始时只有 A, 浓度为 1.0 mol·L^{-1}。求: (1) 反应达到平衡后 A 和 B 的浓度; (2) 反应进行 20 min 后 A 和 B 的浓度。

19. 反应物 A 同时生成主产物 B 和副产物 D, A $\overset{k_1}{\underset{k_2}{<}} \begin{smallmatrix} B \\ D \end{smallmatrix}$, 反应均为一级。已知 $k_1 = 1.2 \times 10^3 e^{\frac{90 \times 10^3}{RT}}$, $k_2 = 8.9 e^{\frac{80 \times 10^3}{RT}}$。试求产物中 B 的含量大于 90% 所需的反应温度 T。

20. 肉桂酸在光照下与 Br$_2$ 发生反应生成二溴桂酸。在 303.6K 时, 用波长为 435.8 nm, 强度为 1.4×10^{-3} J·S^{-1} 的光照射 1105 s 后, 有 7.5×10^{-5} mol 的 Br$_2$ 发生了反应。已知溶液吸收了入射光的 80%, 求量子效率。

21. 葡萄糖的变旋异构化反应为酸催化反应。在某温度下, 测得如下数据, 试求算实验条件下的 k_0 和 k_{H^+} (在酸性条件下可忽略 OH$^-$ 的催化作用)。

c_{H^+}/(mol·L^{-1})	0.0048	0.0247
k / h^{-1}	0.360	0.535

(成日青　王全军)

第6章 表面现象

1. 掌握：比表面、比表面吉布斯自由能、表面张力、表面吸附量等基本概念，以及表面吉布斯自由能与表面张力的相关计算。
2. 掌握：弯曲液面的特性以及杨-拉普拉斯公式、开尔文公式的计算和应用。
3. 掌握：溶液的表面吸附作用及吉布斯吸附等温式。
4. 熟悉：表面活性剂的结构特征、性质及应用，理解固体表面吸附的基本理论。
5. 了解：表面膜、固体表面润湿的类型及判断；了解粉体的性质。

本章讨论的是多相系统中相界面物理化学，即**表面物理化学**(surface physical chemistry)，是研究两相界面发生的物理化学过程的科学。两相界面指两相之间具有几个分子层厚度的过渡区。按两相物理性质的不同，可将两相界面分为五种类型：气-液、气-固、液-液、液-固、固-固界面。前两种界面都有气体参与，此类界面又称为**表面**(surface)，其他称**界面**(interface)，也可以统称为界面。通常肉眼看到的如山川、云雨、楼阁等都是宏观界面，而自然界还存在大量微观界面，如生物体内细胞膜、生物膜、生命现象等重要过程就是在界面上进行的。人们需要先研究宏观界面的规律，然后再把它应用到微观界面上。**表面现象**(surface phenomena)是自然界随处可见的现象，本章将利用物理化学的基本原理讨论表面现象的本质、规律及应用。

表面物理化学是物理化学的一个重要前沿分支学科。在理论上和实践上支撑了生命科学、材料科学、信息科学等许多重要科学技术领域的发展。表面现象广泛存在于日常生活、生命现象以及临床治疗的过程中，表面物理化学的原理在石油、化工、食品、医药、材料、农业、矿冶、环保等各个领域有着广泛的应用，如催化作用(多相催化、胶束催化、相转移催化等)、相变化(蒸馏、萃取、结晶、溶解等)、吸附(染色、脱色、除臭、浮选等)、表面膜(由磷脂等生物活性物质组成的双层膜、微电子集成块中的 LB 膜等)、新相生成(过冷、过热、过饱和等)、表面活性剂的物理化学(润湿、乳化、消泡等)。对于药学及相关专业，从药品的合成、提取、分离、分析、制剂、保存直到药物在体内的作用、代谢等，也涉及不同层次的表面物理化学问题。

6.1 表面热力学性质

6.1.1 比表面

对于一定量的凝聚态物质，分散程度越高则表面积越大，其表面性质越显著。为了比较不同物质的表面性质，引进了**比表面**(specific surface area)的概念，即单位质量或单位体积的物质具有的表面积，以字母 a 表示。

$$a_S = \frac{A}{m} = \frac{A}{\rho V} \text{ 或 } a_V = \frac{A}{V} \tag{6-1}$$

式中，A 为物质的表面积，m 为物质的质量，ρ 为物质的密度，V 为物质的体积，

a_S 的单位为 $m^2 \cdot kg^{-1}$ 或 $m^2 \cdot g^{-1}$, a_V 的单位为 m^{-1}。

例 6-1 有一个半径为 r 的球形液滴，将其分散为半径 r' 只有原来 1/5 的微小球形液滴，试计算分割后的液滴总表面积 A' 是原液滴表面积 A 的多少倍？

解 假设分割后的液滴数目为 n，已知 $A = 4\pi r^2, V = \dfrac{4}{3}\pi r^3$

$$n = \frac{\dfrac{4}{3}\pi r^3}{\dfrac{4}{3}\pi r'^3} = \frac{\dfrac{4}{3}\pi r^3}{\dfrac{4}{3}\pi \left(\dfrac{r}{5}\right)^3} = 5^3$$

$$\frac{A'}{A} = \frac{n \cdot 4\pi r'^2}{4\pi r^2} = \frac{5^3 \times 4\pi \left(\dfrac{r}{5}\right)^2}{4\pi r^2} = 5$$

可见，对一定量的物质，分散的颗粒越小，总表面积越大。在一般情况下，凝聚相物质处于表面层中的分子在整个系统中所占比例很小，表面现象常常被忽略，但对一个高度分散的系统，其表面性质对整个系统性质的影响就不容忽视。

6.1.2 比表面吉布斯自由能和表面张力

1. 比表面吉布斯自由能 任何一个相，其表面层的分子和相内部的分子所受的分子之间的吸引力是不同的。以气-液两相所形成的表面为例，在液体内部的任何一个分子，其周围都是同类分子，所受周围分子的引力是球形对称的，合力为零。而表面层分子却不同，因表面层分子与气相分子间的引力相对较小，存在垂直于表面并指向液体内部的合力，如图 6-1 所示。当把一个分子从液体内部转移至表面层时(或者说增大表面积)，必须克服系统内部分子对该分子的引力而对系统做功，即表面功。克服这个力所做的表面功可转变为分子的势能。这样，位于表面层的每一个分子比内部的分子具有较大的势能。表面层中全部分子所具有的全部势能的总和称为表面能。

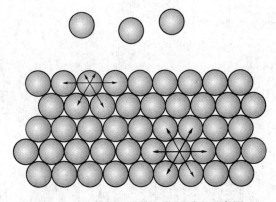

图 6-1 液体表面与体相分子受力示意图

对一定组成的液体，在温度和压力恒定的条件下，可逆地增加表面积 dA 时，环境对系统所做的表面功大小与 dA 成正比

$$\delta W' = \sigma dA \tag{6-2}$$

式中，σ 为比例系数，根据热力学第二定律，恒温恒压可逆情况下

$$dG_{T,p,n_B} = \delta W' \tag{6-3}$$

则有

$$dG_{T,p,n_B} = \sigma dA \tag{6-4}$$

$$\text{或} \quad \sigma = \left(\frac{\partial G}{\partial A} \right)_{T,p,n_B} \tag{6-5}$$

σ 称作**比表面吉布斯自由能**(specific surface Gibbs free energy)或**比表面能**,单位为 $J \cdot m^{-2}$。σ 的物理意义是:在温度、压力和组成不变的条件下,增加单位表面积时系统吉布斯自由能的增量。

2. 表面张力　从力学角度分析,液体表面层的分子由于受液体内部分子的拉力作用向内收缩。从能量的观点出发,表面层的分子比内部分子增加了表面吉布斯自由能,因此液体表面有收缩的趋势,以降低表面能。将一个一边为活动边框(活动边 AB 可自由移动且忽略摩擦力)的金属框架放入肥皂液中,如图 6-2(a)所示,缓慢取出金属框架时会形成一层薄薄的液膜。取出后,若无其他外力作用,液膜会自动收缩使 AB 边向左滑动,若要维持液膜大小不变,需要在 AB 边上施加一个向右的外力。这一现象表明,在液体表面存在一种使液面收缩的力,即**表面张力**(surface tension)或**界面张力**(interfacial tension)。日常生活中也有许多表面张力存在的例子。例如,肥皂泡要用力吹才能吹大,一放松就会自动缩小;从细口瓶中倒水很困难等。这些现象都是由于表面张力存在引起的。

图 6-2　表面张力实验

如图 6-2(b)所示,在温度、压力恒定的条件下,于 AB 边施加向右的力 F,使 AB 边在可逆情况下向右移动 dx 至 $A'B'$ 位置,增加的表面积为 dA,设 AB 的长度为 l,则外力对液膜做的功为

$$\delta W r' = F dx = \sigma dA$$

因为液膜有正、反两个表面,所以

$$F dx = \sigma dA = \sigma(2l dx)$$

$$\sigma = \frac{F}{2l} \tag{6-6}$$

因此,σ 就是垂直作用于表面上单位长度线段上的表面收缩力,称为表面张力,单位是 $N \cdot m^{-1}$。其方向对于平液面是沿着液面并与液面平行,如图 6-3(a)所示;对于弯曲液面则与液面相切,如图 6-3(b)所示。

(a) 平液面表面张力的方向　　　　(b) 球形液面表面张力的方向

图 6-3　表面张力的方向

表面张力可以通过实验测定,液体表面张力的测定常用方法有毛细管上升法、最大气泡压力法、滴重(体积)法、吊片法等。

需要说明的是,σ 既是表面张力,也是比表面吉布斯自由能,这两个概念是分别用力学和热力学角度讨论同一个表面现象时采用的物理量。通常考虑界面相互作用时称为表面张力,而考虑界面性质的热力学问题时则说成比表面吉布斯自由能。虽然这两个概念物理意义不同,但

它们是完全等价的，具有相同的量纲和数值，实际使用中这两个概念常常不加区分。

3. 表面张力的影响因素

1) 分子间作用力：表面张力的产生是物质内部分子间相互作用的结果，故分子间作用力越大，表面张力越大。例如，固体的表面张力大于液体的表面张力，极性液体的表面张力大于非极性液体的表面张力。

2) 接触相的性质：表面张力产生于两相的接触面，同一种物质与不同的物质接触时，由于接触相的性质不同，也会导致表面张力有明显差别。例如，水/空气的 $\sigma = 0.073\ \text{N} \cdot \text{m}^{-1}$，乙醇/空气的 $\sigma = 0.022\ \text{N} \cdot \text{m}^{-1}$。

3) 温度：温度升高使分子的热运动加剧，会导致分子间的相互作用力减弱；此外，温度升高还会导致两接触相之间的密度差减小。这两种作用共同的结果是：温度升高使物质的表面张力下降。

4) 压力：与其他影响因素相比较，压力对表面张力的影响较小。压力增加，气相的密度增大，表面分子受力不均匀程度相应减小，同时气体溶解度和表面吸附增加，上述因素都使表面张力降低。总之，压力增大，表面张力下降。

5) 溶液组成：组成不同的系统，分子间力也不同，也会影响表面张力的大小，这部分内容将在 6.3 节讨论。

6.1.3 表面热力学的基本公式

对于高度分散的多组分系统，根据热力学第一定律和热力学第二定律的联合公式，在考虑表面功对系统状态函数的贡献时，热力学函数基本关系式表示为

$$dU = TdS - pdV + \sigma dA + \sum_{B} \mu_B dn_B \tag{6-7}$$

$$dH = TdS + Vdp + \sigma dA + \sum_{B} \mu_B dn_B \tag{6-8}$$

$$dF = -SdT - pdV + \sigma dA + \sum_{B} \mu_B dn_B \tag{6-9}$$

$$dG = -SdT + Vdp + \sigma dA + \sum_{B} \mu_B dn_B \tag{6-10}$$

$$\sigma = \left(\frac{\partial U}{\partial A}\right)_{S,V,n_B} = \left(\frac{\partial H}{\partial A}\right)_{S,p,n_B} = \left(\frac{\partial F}{\partial A}\right)_{T,V,n_B} = \left(\frac{\partial G}{\partial A}\right)_{T,p,n_B} \tag{6-11}$$

式 (6-11) 表明，σ 是在指定各相应变量不变时，每增加单位表面积，系统热力学能、焓、亥姆霍兹自由能和吉布斯自由能的增量。

在等容且系统组成恒定时，式 (6-9) 可写成

$$dF_{V,n_B} = -SdT + \sigma dA \tag{6-12}$$

应用全微分的性质，根据麦克斯韦关系式

$$\left(\frac{\partial S}{\partial A}\right)_{T,V,n_B} = -\left(\frac{\partial \sigma}{\partial T}\right)_{A,V,n_B} \tag{6-13}$$

此条件下，式 (6-7) 可写成

$$(dU)_{V,n_B} = TdS + \sigma dA$$

则

$$\left(\frac{\partial U}{\partial A}\right)_{T,V,n_B} = T\left(\frac{\partial S}{\partial A}\right)_{T,V,n_B} + \sigma$$

代入式 (6-13) 得

$$\left(\frac{\partial U}{\partial A}\right)_{T,V,n_B} = \sigma - T\left(\frac{\partial \sigma}{\partial T}\right)_{A,V,n_B} \tag{6-14}$$

由于表面积增加表面熵也增加，即式(6-13)中的 $\left(\dfrac{\partial S}{\partial A}\right)_{T,V,n_B}$ 为正，所以在等温等容条件下

扩大表面积时，系统从环境吸热，即 $\left(\dfrac{\partial \sigma}{\partial T}\right)_{A,V,n_B} < 0$。由此得出表面张力随温度升高而降低，

扩大表面积时，系统的热力学能增加，其增量可以通过表面张力及其随温度的变化率进行计算。

6.2　弯曲表面的性质

6.2.1　弯曲表面的附加压力

1. 弯曲液面的附加压力　由于表面张力的作用，在弯曲表面下的液体(或气体)与在水平液面时的情况不同。

在液体的表面任取一段直径为 AB 的圆形小截面，表面张力作用在 AB 边缘线上，其方向与液面相切并且和 AB 环相垂直。如果液体表面是水平的，则作用在边界上的表面张力也是水平的，当平衡时，环上每点的两边都存在表面张力，其大小相等，方向相反，沿边界的表面张力相互抵消，合力为零，如图 6-4(a)所示。此时，液体表面层内外两侧的压力相等，即 $p(l)=p(g)=p_0$，其中 p_0 为大气压。如果液体表面是弯曲的，情况则不同。对于凸液面，环上每点两边的表面张力都与液面相切，其大小相等，但由于不在同一平面上，会产生一个垂直于液体表面且方向指向凸面曲率中心的合力。沿边界的所有点最终产生的合力称为附加压力(excess pressure)，用 Δp 表示，方向指向液体内部。此时，液体表面层内侧所受压力大于外侧大气压，$p(l)=p(g)+\Delta p$，如图 6-4(b)所示；对于凹液面，同理会产生一个指向液体外部的附加压力 Δp。此时，液体表面层内侧所受压力小于外侧大气压，$p(l)=p(g)-\Delta p$，如图 6-4(c)所示。

(a)平液面　　　　　(b)凸液面　　　　　(c)凹液面

图 6-4　弯曲液面的附加压力

总之，由于表面张力的作用，弯曲液面内外侧存在附加压力，且有

$$\Delta p = p(l) - p(g)$$

对于凸液面，Δp 为正值，对于凹液面，Δp 为负值。

2. 杨-拉普拉斯公式 若假设有一毛细管内充满液体，管端悬有一半径为 r 的球形液滴与管内液体成平衡状态，如图 6-5 所示，此时液滴内的总压力 $p(l)$ 等于外压 $p(g)$ 与附加压力 Δp 之和。若对活塞施加压力，使毛细管中液体减少 dV'，则管端液滴的体积增加 dV，相应的表面积增加 dA。由于液体内外存在压力差，环境对系统所做的净功为克服附加压力而做的体积功 W，与液滴表面积增加而做的表面功（W'）相等，即

$$\delta W = \delta W'$$
$$-\Delta p dV' = \sigma dA$$

对于球形液滴：由于毛细管减少体积 dV' 等于液滴增加的体积 dV，$\Delta p dV = \sigma dA$

$$A = 4\pi r^2 \qquad dA = 8\pi r dr$$
$$V = \frac{4}{3}\pi r^3 \qquad dV' = 4\pi r^2 dr$$

因此
$$\Delta p = \frac{2\sigma}{r} \qquad\qquad (6\text{-}15)$$

上式表明，附加压力的大小与液面的曲率半径及液体的表面张力有关。

任意曲面上一点的曲率可通过一对相互垂直的平面所切割弧的曲率半径描述。如图 6-6 所示，通过曲面上任意一点 O 的法线上可做两个相互垂直的截面 R_1 和 R_2，R_1、R_2 分别在曲面上截出弧 A_1B_1 和弧 A_2B_2，这两条弧线的曲率半径 r_1 和 r_2 的倒数就是曲面在 O 点的曲率。通过热力学方法可以证明曲面在 O 点的附加压力 Δp 和表面张力 σ 及曲率半径 r 之间有如下关系

$$\Delta p = \sigma\left(\frac{1}{r_1} + \frac{1}{r_2}\right) \qquad\qquad (6\text{-}16)$$

此式称为**杨-拉普拉斯公式**（Yong-Laplace equation），是描述弯曲表面上附加压力的基本公式。根据该公式，对于下列不同类型的表面，其附加压力分别为

球形表面：$r_1 = r_2 = r$，$\Delta p = 2\sigma/r$

圆柱形曲面：$r_1 = \infty$，则 $\Delta p = \dfrac{\sigma}{r}$

平液面：$r_1 = r_2 = \infty$，则 $\Delta p = 0$

图 6-5 附加压力与曲率半径的关系

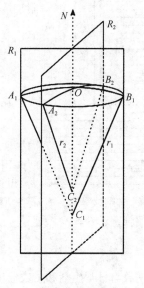

图 6-6 任意曲面的曲率半径

由此可知：

（1）附加压力和曲率半径的大小成反比，曲率半径越小，受到的附加压力越大。

（2）若液滴呈凸面，曲率半径为正值，附加压力也为正值，指向曲面圆心，与外压方向一致，所以凸面下液体所受压力比平面下要大。反之，若液滴是凹面，则曲率半径为负值，附加压力也为负值，凹面下受到的压力比平面下的压力小。

（3）附加压力的大小和表面张力有关，液体的表面张力大，产生的附加压力也较大。

知识扩展

自由液滴和气泡为何通常都呈球形？

用杨-拉普拉斯公式可解释其原因：若液滴为不规则形状，液体表面各点的曲率半径不同，所受到的附加压力大小和方向都不同，如图6-7所示。这些力的共同作用最终会使液滴变成表面积最小的球形。

图6-7 不规则形状液滴上的附加压力

---

3. 毛细现象 将毛细管插入液体中，会发生管内液面上升或下降的现象，称为**毛细现象**（capillary phenomenon），**毛细现象**是弯曲液面具有附加压力的必然结果。

如图6-8所示，若液体能润湿毛细管形成凹液面，假设形成凹液面的半径为R，表面张力为σ，曲率半径为r。当毛细管中的液体上升达平衡时，管中液面上升高度为h。此时使液体上升的附加压力Δp等于毛细管上升液柱的静压力$P_{静}$。即

$$p_{静} = \rho_{液} gh = \Delta p = \frac{2\sigma}{r}$$

$$h = \frac{2\sigma}{\rho_{液} gr}$$

如果液体与管壁的接触角为θ，即$r\cos\theta = R$，则

$$h = \frac{2\sigma\cos\theta}{\rho_{液} gR} \tag{6-17}$$

由上式可知，当液体可润湿毛细管壁成凹液面时，$\theta < 90°$，$h > 0$，毛细管内液面上升；若液体不能润湿毛细管壁成凸曲液面，$\theta > 90°$，$h < 0$，毛细管内液面下降，比正常液面低；若液体能完全润湿毛细管壁，$\theta = 0°$，则

图6-8 毛细现象

$$h = \frac{2\sigma}{\rho_{液} gR} \tag{6-18}$$

毛细现象与日常生活和工农业生产有密切关系。例如，吸墨纸能吸起墨水；锄地保墒，农民锄地不但铲除杂草，同时也破坏土壤构成的毛细管，防止地下水分沿毛细管上升而被蒸发掉；玻璃液清除气泡的方式是依据小于临界泡半径的气泡是凹形，附加压力方向指向气泡内，在此附加压力的作用下，气泡自动收缩，气泡内的气体将溶于玻璃中，使小气泡被吸收。

6.2.2 弯曲表面的饱和蒸气压

在一定温度与压力下，纯液体有一定的饱和蒸气压，但这只是针对平液面而言的，液体的分散度对饱和蒸气压也有影响。实验表明微小液滴的蒸气压不仅与物质本性、温度及外压有关，而且还与液滴的大小，即其曲率半径有关。微小液滴的饱和蒸气压高于平面液体的饱和蒸气压。

设在一定温度 T 时，任一纯液体与其饱和蒸气达平衡，此时，气体的压力 $p(g)$ 等于该温度下纯液体的饱和蒸气压 p^*，液体所受的压力为 $p(l)$，并有 $p(l) = p(g) = p^*$。根据热力学气、液平衡原理，则有

$$\mu(l) = \mu(g) \tag{6-19}$$

若把液体分散成半径为 r 的小液滴，则小液滴因弯曲液面将受到附加压力 Δp，此时小液滴所受到的压力变为 $p(l) + \Delta p$。相应的饱和蒸气压也变为 P_r^*，气体的压力 $p'(g)$ 为小液滴的饱和蒸气压，即 $p'(g) = p_r^* = p(l) + \Delta p$。重建平衡后，气、液两相化学势仍相等。

$$\mu(l) + d\mu(l) = \mu(g) + d\mu(g) \tag{6-20}$$

由于 $$\mu(l) = \mu(g)$$

所以 $$d\mu(l) = d\mu(g)$$

即 $$\left[\frac{\partial \mu(l)}{\partial p(l)}\right]_T dp(l) = \left[\frac{\partial \mu(g)}{\partial p(g)}\right]_T dp(g)$$

根据化学势与压力的关系式 $\left(\dfrac{\partial \mu}{\partial p}\right)_T = V_m$，代入上式，可得

$$V_m(l) dp(l) = V_m(g) dp(g)$$

设 $V_m(l)$ 和压力无关，且蒸气为理想气体，积分上式得

$$V_m(l) \int_{p(l)}^{p(l) + \Delta p} dp(l) = RT \int_{p^*}^{p_r^*} \frac{1}{p} dp(g)$$

$$\frac{M}{\rho} \Delta p = RT \ln \frac{p_r^*}{p^*}$$

式中，M 为液体的摩尔质量，ρ 为液体的密度。

设液滴为球形，将式(6-15)代入得

$$\ln \frac{p_r^*}{p^*} = \frac{2\sigma M}{\rho RTr} \tag{6-21}$$

此式称为**开尔文公式**(Kelvin equation)，表明在指定温度下液体的蒸气压与曲率半径之间的关系。液面的曲率半径 r 越小，其蒸气压相对正常蒸气压变化越大。对于凸液面，曲率半径 r 为正值，则 $p_r^* > p^*$，曲率半径越小，蒸气压越大；对于凹液面，曲率半径 r 为负值，则 $p_r^* < p^*$，曲率半径的绝对值越小，蒸气压越小。

当液体在毛细管内形成凹液面时，液体的蒸气压小于平面液体的蒸气压，大于管内的平衡蒸气压，此时，蒸气分子就会自发地在这些毛细孔内凝结成液体，这种现象称为**毛细管凝结**(capillary condensation)，这也是硅胶作为干燥剂的工作原理。空气中的水分子被硅胶内壁吸附，在孔内形成凹液面，当空气中的湿度较大时，水蒸气会在孔内凹液面上液化，实现干燥空气的作用。

例 6-2 在 298.15 K 时，水的饱和蒸气压为 2.3 kPa，密度为 1.0×10^3 kg·m^{-3}，表面张力为 7.3×10^{-2} N·m^{-1}。请计算：(1)曲率半径为 10^{-7} m 的气泡的相对蒸气压 p_r^*/p^*；(2)曲率半径为 10^{-7} m 的球形小水滴的相对蒸气压 p_r^*/p^*。

解 根据开尔文公式

$$\ln \frac{p_r^*}{p^*} = \frac{2\sigma M}{\rho RTr}$$

(1)气泡为凹形液面，曲率半径为负值，故 $r = -10^{-7}$ m

$$\ln\frac{p_r^*}{p^*} = \frac{2\sigma M}{\rho RTr}$$

$$= -\frac{2\times 7.3\times 10^{-2}\times 18.015\times 10^{-3}}{8.314\times 298.15\times 1.0\times 10^{3}\times 10^{-7}}$$

$$= -1.06\times 10^{-2}$$

$$\frac{p_r^*}{p^*} = 0.9897$$

(2)圆球形小水滴为凸形液面，曲率半径为正值，故 $r = 10^{-7}$ m

$$\ln\frac{p_r^*}{p^*} = \frac{2\sigma M}{\rho RTr}$$

$$= \frac{2\times 7.3\times 10^{-2}\times 18.015\times 10^{-3}}{8.314\times 298.15\times 1.0\times 10^{3}\times 10^{-7}}$$

$$= 1.06\times 10^{-2}$$

$$\frac{p_r^*}{p^*} = 1.011$$

下表列出了 298.15 K 时，不同半径小水滴、小气泡 $\frac{p_r^*}{p^*}$ 之比。可以看出，当半径达到 10^{-9} m，弯曲液面的饱和蒸气压改变很大。

r/m	10^{-5}	10^{-6}	10^{-7}	10^{-8}	10^{-9}
小水滴	1.0001	1.001	1.011	1.114	2.937
小气泡	0.9999	0.9989	0.9897	0.8977	0.3405

知识扩展

喷雾干燥法是药物干燥的一种重要方法，通过一个喷雾装置，把药物溶液雾化成很细的液滴，再使液滴与一定流速的热空气接触。由于液滴的分散度高，曲率半径小，饱和蒸气压大，液体蒸发速度非常快。通常只需要几十秒甚至几秒即可得到粉末状或颗粒状产品，干燥效率非常高。喷雾干燥法对一些受热不稳定的药物生产非常有用。

6.2.3 亚稳态与新相生成

通常对于液体或固体，表面层分子占的比例小，表面现象不显著，可以忽略。但是，当系统中有新相生成时，在初始阶段曲率半径很小，分散度大，致使新相粒子的蒸气压或溶解度等与正常状态有很大差异。此时，比表面积和表面能大，系统处于不稳定状态，新相生成困难，从而产生过热液体、过饱和蒸气、过冷液体和过饱和溶液等亚稳定状态。

1. 过热液体 液体沸腾时，除了在其表面气化，同时还在内部自动生成微小的新相气泡，然后气泡逐渐长大上升至液面。沸腾时，平面液体的饱和蒸气压等于外压，而半径较小的小气泡内的饱和蒸气压小于外压，同时产生很大的附加压力，附加压力使气泡难以生成，只有继续加热液体，使其蒸气压等于或大于所承受的压力，液体才会沸腾。这种温度高于沸点但仍不沸腾的液体称作**过热液体**(super-heated liquid)。

2. 过饱和蒸气　当蒸气凝结成液体时，新生成的凝聚相极其微小，微小颗粒的蒸气压远远大于该物质的正常蒸气压，如图 6-9(a)所示。因此，对于平面液体已经达到饱和的蒸气，小液滴却没有达到饱和，所以蒸气不能凝结成液体，这种应该凝结而未能凝结的蒸气称为**过饱和蒸气**(super-saturated vapor)。研究发现，当蒸气中存在灰尘颗粒时，这些灰尘颗粒可以作为蒸气凝结中心，使得蒸气在过饱和程度较小的情况下凝结在灰尘的表面。人工降雨利用该原理，当云层中水蒸气达到饱和或过饱和时，用飞机向云层中喷撒干冰或碘化银等小颗粒，作为新相种子，使水蒸气分子以这些小颗粒为核心而凝结，从而使已经饱和的水蒸气凝结成雨水。

(a) 过饱和蒸气相图　　　　(b) 过冷液体相图

图 6-9　亚稳定状态示意图

3. 过冷液体　开尔文公式同样也适用于计算微小晶体的饱和蒸气压。由式(6-21)可知，在一定温度下，微小晶体的饱和蒸气压大于普通晶体的饱和蒸气压，这是液体产生过冷现象的主要原因。通常将低于凝固点而不析出晶体的液体称作**过冷液体**(super-cooling liquid)。从图 6-9(b)中可知，对于正常情况下的物质而言，OC 线是其液体蒸气压曲线，OA 线是其固体蒸气压曲线，O 点是该物质的凝固点。而微小晶体由于蒸气压比正常值高，蒸气压曲线 BD 在 OA 线上方，且和曲线 OC 线的延长线交于 D 点，故 D 点为微小晶体的凝固点。显然，对于微小晶体而言，处于正常情况下的物质凝固点 O，不可能有固体析出，因此形成了过冷液体。此时，若向液体中投入该物质的小晶体作为新相的种子，可使液体迅速凝固成晶体。

4. 过饱和溶液　在一定温度下，溶液浓度已超过饱和浓度，而仍未析出晶体的溶液称为**过饱和溶液**(super-saturated solution)。开尔文公式同样可应用于微小晶体的溶解度计算，即得式(6-22)

$$\ln \frac{\alpha_r}{\alpha_{正常}} = \frac{2\sigma M}{\rho RTr} \tag{6-22}$$

式中，α_r 和 $\alpha_{正常}$ 分别为与微小晶体及普通晶体成平衡时溶液(饱和溶液)的活度，σ 为固-液界面张力，ρ 为晶体的密度，r 为微小晶体的曲率半径，M 为晶体的摩尔质量。

  与普通晶体相比，微小晶体有较大的溶解度，已达到饱和浓度的溶液对于微小晶体来说并没有饱和，也就不可能有晶体析出，故形成了过饱和溶液。

  过热、过冷、过饱和等现象都是热力学不稳定状态，实际上在一定条件下又能较长时间稳定存在，这种状态称为**亚稳定状态**（meta-stable state）。亚稳定状态之所以存在，与新相种子生成困难有关。

6.3　溶液的表面吸附

6.3.1　溶液表面吸附现象

溶液属于多组分系统，其表面性质除了与温度、压力以及溶剂的性质有关外，还受到溶质的种类及浓度的影响。例如恒温下，在纯水中分别加入不同种类的溶质，测出各种不同浓度溶液的表面张力数据并对浓度作图，得到三种不同类型的溶液**表面张力等温线**（surface tension isotherm curve），如图 6-10 所示。

图 6-10　溶液表面张力与浓度的关系

（1）类型Ⅰ：表面张力 σ 随溶液浓度的增加而增大。此类溶质包括无机盐（如 NaCl）、不挥发性的无机酸和碱（如 H_2SO_4、KOH）以及多羟基有机化合物（如甘油、蔗糖）等。这类溶质分子与水分子之间的作用力较强，将其拉至溶液表面所需的功较大，导致表面张力升高。这些物质被称为**非表面活性物质**（surface inactive agent）。

（2）类型Ⅱ：表面张力 σ 随溶液浓度的增加而降低，如醛、醇、羧酸和酯等有机化合物的水溶液。

（3）类型Ⅲ：溶液浓度低时，表面张力 σ 随浓度增加急剧下降，当浓度达到一定值，表面张力随浓度的变化不大。若溶液中有杂质，会出现最低点（曲线Ⅲ中虚线所示）。具有这种性质的物质通常是一些相对分子质量较大，且同时含有较强的极性及非极性官能团的物质，如含 10 个以上碳原子的烷基羧酸盐、磺酸盐等。

能降低溶液表面张力的物质称为**表面活性物质**（surface active agent），如曲线Ⅱ、Ⅲ中的溶质。需要注意的是，表面活性剂仅指类型Ⅲ中的物质。

根据热力学第二定律，在等温等压条件下，液体总是自动地降低其表面吉布斯自由能以达到稳定状态，即自发过程的方向为 $dG_{表面} < 0$。

根据 $G_{表面} = \sigma A$，微分后则有

$$dG_{表面} = \sigma dA + A d\sigma \tag{6-23}$$

由上式可知，表面吉布斯自由能的降低主要是通过缩小表面积和降低表面张力两个途径。对于指定的某纯液体，在一定温度下 σ 为定值，只能通过缩小表面积 A 降低表面吉布斯自由能。而对于溶液，除通过缩小表面积 A 外，还可通过改变表面层的浓度减小表面张力 σ。

表面活性物质能够降低表面张力，因此该类溶质会富集在表面层，使表面层的浓度大于溶液体相内部的浓度。当然，溶液本体和表面层之间出现浓度差，该浓度差又引起溶质扩散，而使浓度趋向于均匀一致。这两种相反的作用达到平衡时，溶质在表面层与本体溶液中的浓度维持一个稳定的差值，这种现象称为溶液的**表面吸附**（surface adsorption）。溶质在表面层的浓度大于本体浓度称为正吸附，表面层浓度小于本体浓度称为负吸附。

6.3.2　吉布斯吸附等温式

1. 吉布斯面　吉布斯于 1878 年用热力学的方法导出了在指定温度下溶液的浓度、表面张力和吸附量之间的关系，至今仍被广泛应用。推导过程如下：

在两相交界处是几个分子厚度的物理界面，即界面层。在界面层内的组成浓度是不均匀的，随着高度的变化发生连续变化。如图 6-11 所示，假定两相 α、β 分别表示气相和液相，在两相之间取 AA' 平面和 BB' 平面，并设两相间组成的变化均发生在这两个平面之间的区域。AA' 平面以上为组成均匀的 α 相，任一组分 B 的浓度为 c_B^α；BB' 平面以下为组成均匀的 β 相，B 组分浓度为 c_B^β。吉布斯在 AA' 和 BB' 界面层内划定了一个理想的几何平面 SS'，并假定从 α 相至 β 相在 SS' 平面上组成发生突变，由 c_B^α 变为 c_B^β，而从 SS' 平面至 α 相以及 SS' 平面至 β 相，内部组成都是均匀的。SS' 平面被称为吉布斯面或 σ 相。

图 6-11 溶液表面张力与浓度的关系

根据吉布斯面计算系统内 B 组分的总物质的量 n_B' 为

$$n_B' = n_B^\alpha + n_B^\beta = c_B^\alpha V^\alpha + c_B^\beta V^\beta$$

式中，n_B^α、n_B^β 分别为 B 组分在 α 相和 β 相中的物质的量，V^α、V^β 分别为两相的体积。

但实际上界面相浓度是不均匀的，吉布斯把 B 组分实际物质的量 n_B 和根据吉布斯面计算的物质的量 n_B' 之间的差值全部归结到 σ 相，称为 B 物质在吉布斯表面的吸附量，用 n_B^σ 表示：

$$n_B^\sigma = n_B - n_B' = n_B - (c_B^\alpha V^\alpha + c_B^\beta V^\beta) \tag{6-24}$$

单位面积相界面上 B 组分的吸附量称**表面吸附量**(surface adsorption quantity)，用符号 Γ_B 表示：

$$\Gamma_B = \frac{n_B^\sigma}{A} \tag{6-25}$$

需要注意的是，对于同一个吉布斯面，不同组分的表面吸附量是不同的；对于同一组分，吉布斯面选择的位置不同，表面吸附量也不同。吉布斯将 SS' 的位置选择在使溶剂的表面吸附量为零的位置，即 $\Gamma_{溶剂}^\sigma = 0$。

如图 6-12 所示，图 6-12(a)表示表面层中溶剂的浓度变化示意图，当选择 SS' 的位置使 ASD 和 $B'S'$ 的面积相等时，$\Gamma_{溶剂}^\sigma = 0$。图 6-12(b)表示表面层中溶质 B 的浓度变化曲线，若 B 在溶液表面形成正吸附时，曲线所包围的面积(图中阴影部分)是溶质 B 在 σ 相的吸附量 n_B^σ。

图 6-12 溶液表面吸附量示意图

2. 吉布斯吸附等温式推导 当体系发生微小变化时，体系吉布斯自由能的变化为

$$dG = -SdT + Vdp + \sigma dA + \sum \mu_B dn_B$$

若为等温等压过程的二组分溶液，σ 相的吉布斯自由能变为

$$dG^\sigma = \sigma dA + \mu_1^\sigma dn_1^\sigma + \mu_2^\sigma dn_2^\sigma \tag{6-26}$$

在等温等压和组成不变时，σ 和 μ_B 均为常数，对上式积分得

$$G^\sigma = \sigma A + \mu_1^\sigma n_1^\sigma + \mu_2^\sigma n_2^\sigma \tag{6-27}$$

G 为状态函数，进行全微分得

$$dG^\sigma = \sigma dA + A d\sigma + \mu_1^\sigma dn_1^\sigma + n_1^\sigma d\mu_1^\sigma + \mu_2^\sigma dn_2^\sigma + n_2^\sigma d\mu_2^\sigma \tag{6-28}$$

比较式 (6-28) 和式 (6-26)，可得

$$A d\sigma + n_1^\sigma d\mu_1^\sigma + n_2^\sigma d\mu_2^\sigma = 0 \tag{6-29}$$

该式称为表面相的吉布斯-杜亥姆公式，是讨论溶液表面吸附的基础。

假定 1 为溶剂，2 为溶质，则

$$n_1^\sigma = 0 \ , \ \frac{n_2^\sigma}{A} = \Gamma_2$$

达到平衡后，溶质 2 在表面层的化学势与溶液体相中的化学势相等，即

$$\mu_2^\sigma (\text{表面}) = \mu_2 (\text{体相})$$

由式 (6-29) 可得

$$d\sigma = -\Gamma_2 d\mu_2$$

或

$$\Gamma_2 = -\left(\frac{\partial \sigma}{\partial \mu_2}\right)_T$$

由溶质的化学势 $\mu_2 = \mu_2^*(T) + RT \ln a_2$，可得

$$d\mu_2 = RTd \ln a_2$$

代入上式得

$$\Gamma_2 = -\frac{1}{RT}\left(\frac{\partial \sigma}{\partial \ln a_2}\right)_T \ \text{或} \ \Gamma_2 = -\frac{a_2}{RT}\left(\frac{\partial \sigma}{\partial a_2}\right)_T \tag{6-30}$$

式 (6-30) 即表面物理化学的重要公式之一**吉布斯吸附等温式**(Gibbs adsorption isotherm)。

式中 $\left(\dfrac{\partial \sigma}{\partial a_2}\right)_T$ 称为**表面活度**(surface activity)，即表面张力随活度的变化率。对于理想溶液或稀溶液，可以用浓度 c 代替活度 a_2，略去下标可得

$$\Gamma = -\frac{1}{RT}\left(\frac{\partial \sigma}{\partial \ln c}\right)_T \ \text{或} \ \Gamma = -\frac{c}{RT}\left(\frac{\partial \sigma}{\partial c}\right)_T \tag{6-31}$$

Γ 的单位是 $mol \cdot m^{-2}$。

根据吉布斯吸附等温式可以得知：

当 $\left(\dfrac{\partial \sigma}{\partial c}\right)_T > 0$ 时，$\Gamma < 0$，即溶液的表面张力随溶质浓度的增加而增大，溶液表面发生负吸附，溶质在表面层的浓度小于体相浓度；

当 $\left(\dfrac{\partial \sigma}{\partial c}\right)_T < 0$ 时，$\Gamma > 0$，即溶液的表面张力随溶质浓度的增加而下降，溶液表面发生正吸附，溶质在表面层的浓度大于体相浓度；

若 $\left(\dfrac{\partial \sigma}{\partial c}\right)_T = 0$，$\Gamma = 0$，说明没有溶液表面吸附现象。

3. 吉布斯吸附等温式的应用 运用吉布斯吸附升温式可以计算溶质在溶液表面的吸附量，常用的方法如下：

(1)测定不同浓度时溶液的表面张力,以 σ 对 c 作图绘制表面张力等温线。

(2)在曲线上求出指定浓度点的切线斜率,即为该浓度下的 $\left(\dfrac{\partial \sigma}{\partial c}\right)_T$。

(3)将 $\left(\dfrac{\partial \sigma}{\partial c}\right)_T$ 及相应的浓度 c 代入吉布斯吸附升温式,求出溶液在该浓度下的表面吸附量。

例 6-3　298.15 K 时,乙醇水溶液的表面张力 $\sigma(\mathrm{mN \cdot m^{-1}})$ 与溶液中乙醇的浓度 $c(\mathrm{mol \cdot L^{-1}})$ 的关系为 $\sigma = 72 - 0.5c + 0.2c^2$。试求:(1)纯水的表面张力;(2)$c=0.5\mathrm{mol \cdot L^{-1}}$ 时,乙醇在液面的表面吸附量 Γ;(3)乙醇的浓度应为多大时,乙醇在液面的吸附量 Γ 才达到最大值?

解　(1)纯水 $c=0$,代入题目给出的关系式,可求得界面张力为

$$\sigma = 72 - 0.5c + 0.2c^2 = 72(\mathrm{mN \cdot m^{-1}})$$

(2) $c = 0.5\mathrm{mol \cdot L^{-1}}$ 时,根据吉布斯吸附等温式,并对题目所给公式求导,得表面吸附量为

$$\Gamma = -\frac{c}{RT}\left(\frac{\partial \sigma}{\partial c}\right)_T$$

$$= -\frac{c}{RT}(0.4c - 0.5)$$

$$= -\frac{0.5}{8.314 \times 298.15} \times (0.4 \times 0.5 - 0.5)$$

$$= 6.05 \times 10^{-5}(\mathrm{mol \cdot m^{-2}})$$

(3)若要 Γ 最大,则 $\dfrac{\mathrm{d}\Gamma}{\mathrm{d}c} = 0.5 - 0.8c = 0$,即 $c = 0.625(\mathrm{mol \cdot L^{-1}})$

根据吉布斯吸附等温式的计算表明,在稀溶液中由于吸附,表面活性物质在表面层中的浓度比体相内增加一个数量级,特别是生物活性物质,如胆甾酸、蛋白质等。这在生物学中具有重要意义,因为根据动力学规律,可使界面上发生的生物学过程(如发酵)的速率大大增加。

6.4　表 面 膜

6.4.1　液体的铺展

设液体 A 与液体 B 不互溶,液体 A 在液体 B 表面自动展开成膜的过程称为**铺展**(spreading),如图 6-13 所示。

(a)球形液滴　　　　(b)透镜液滴　　　　(c)铺展

液体A　液体B

图 6-13　液-液界面示意图

液体 A 在 B 表面铺展的过程中液体 B 的气-液表面消失,形成了液体 A、B 之间的新界面以及液体 A 的气-液表面,如图 6-13(c)所示。那么在一定的温度压力下,可逆铺展单位表面积

时，系统表面吉布斯自由能的变化为

$$\Delta G_{T,p} = \sigma_A + \sigma_{A,B} - \sigma_B \tag{6-32}$$

根据吉布斯自由能判据，当 $\Delta G_{T,p} \leqslant 0$ 时，液体 A 能够在液体 B 表面铺展。但通常使用铺展系数 S 作为液体能否铺展的判断标准。

$$S = -\Delta G_{T,p} \ \text{或} \ S = \sigma_B - \sigma_{A,B} - \sigma_A \tag{6-33}$$

当 $S \geqslant 0$ 时，液体 A 可以在液体 B 表面铺展。

上述讨论的是液体 A、B 开始接触时的情况。经过一段时间后，两种液体因相互作用，常常相互溶解达到饱和，引起表面张力的变化，表面张力数据应为溶解了少量 B 的液体 A 的表面张力和被 A 饱和了的液体 B 的表面张力，即 σ_A、σ_B 变成了 σ_A'、σ_B'，相应的铺展系数也随之发生改变，可能由刚开始时的铺展变为不铺展。

例 6-4 298.15 K 时，将一滴正庚醇滴在水面上，已知相关的表面张力数据为 $\sigma_{水} = 72.8 \times 10^{-3} \ \text{N} \cdot \text{m}^{-1}$，$\sigma_{正庚醇} = 26.8 \times 10^{-3} \ \text{N} \cdot \text{m}^{-1}$，$\sigma_{正庚醇,水} = 7.9 \times 10^{-3} \ \text{N} \cdot \text{m}^{-1}$；当正庚醇和水相互饱和后，$\sigma_{水}' = 28.53 \times 10^{-3} \ \text{N} \cdot \text{m}^{-1}$，$\sigma_{正庚醇}' = 26.4 \times 10^{-3} \ \text{N} \cdot \text{m}^{-1}$。试问：（1）正庚醇在水面上开始和终止的形状；（2）如果将水滴在正庚醇的表面上情况又如何？

解 （1）将正庚醇刚刚滴在水面上时的铺展系数为

$$S_{正庚醇,水} = \sigma_{水} - \sigma_{正庚醇} - \sigma_{正庚醇,水}$$
$$= (72.8 - 26.8 - 7.9) \times 10^{-3}$$
$$= 38.1 \times 10^{-3} (\text{N} \cdot \text{m}^{-1}) > 0$$

相互饱和后，正庚醇在水面上的铺展系数为

$$S_{正庚醇,水}' = \sigma_{水}' - \sigma_{正庚醇}' - \sigma_{正庚醇,水}$$
$$= (28.53 - 26.4 - 7.9) \times 10^{-3}$$
$$= -5.77 \times 10^{-3} (\text{N} \cdot \text{m}^{-1}) < 0$$

上述计算表明，将正庚醇滴在水面上时，开始正庚醇能在水面上铺展，但很快因相互溶解饱和，正庚醇又在水面上缩成透镜状液滴。

（2）将水刚刚滴在正庚醇液面上时的铺展系数为

$$S_{水,正庚醇} = \sigma_{正庚醇} - \sigma_{水} - \sigma_{正庚醇,水}$$
$$= (26.8 - 72.8 - 7.9) \times 10^{-3}$$
$$= -53.9 \times 10^{-3} (\text{N} \cdot \text{m}^{-1}) < 0$$

相互饱和后，水在正庚醇液面上的铺展系数为

$$S_{水,正庚醇}' = \sigma_{正庚醇}' - \sigma_{水}' - \sigma_{正庚醇,水}$$
$$= (26.4 - 28.53 - 7.9) \times 10^{-3}$$
$$= -10.03 \times 10^{-3} (\text{N} \cdot \text{m}^{-1}) < 0$$

计算表明，把水滴在正庚醇的表面时，始终为液滴，不铺展。

6.4.2　不溶性表面膜

研究发现，有些表面活性物质，如油酸、橄榄油等能在水面上自动铺展成膜，称为**表面膜**（surface membrane）。在适当的条件下，可以形成一个分子厚度的稳定的**单分子层表面膜**（monomolecular film 或 monolayer），简称单分子膜。但有些物质不能。一种液体能否在水面上自动形成单分子表面膜主要取决于其自身的铺展能力。19 世纪末 20 世纪初，富兰克林（Franklin）定量测定了平息池塘风浪所需的最少油量，朗缪尔（Langmuir）设计了膜天平，学者们从最初描述水表面的单分子膜的概念转化为对表面膜的系统研究。表面膜的性质主要包括表面压、表面电势、表面动度和表面光学性质等，这里仅简单介绍表面压。

6.4.3 表面压及测定

在洁净的水面上平行靠近放置两根火柴棒，在它们之间的水面上滴一滴油酸，两根火柴棒会立即被反向推开。该现象说明，展开的油膜对火柴棒有推动力。膜对单位长度浮物所施加的推力称**表面压**(surface pressure)，用 π 表示。

设油膜将长度为 l 的浮物推动的距离为 $\mathrm{d}x$，则油膜对浮物施加的力为 πl，对浮物所做的功为 $\pi l\mathrm{d}x$，同时，油膜的膜面积增加 $l\mathrm{d}x$。若水和油的表面张力分别为 σ_0 和 σ，则系统吉布斯自由能降低了 $(\sigma_0 - \sigma)l\mathrm{d}x$。也就是表面膜所做的功等于纯水表面被表面膜覆盖后体系吉布斯自由能的改变，即

$$\pi l\mathrm{d}x = (\sigma_0 - \sigma)l\mathrm{d}x$$
$$\pi = \sigma_0 - \sigma$$

由此可见，π 在数值上等于水和油的表面张力之差。由于水的表面张力较大，$\sigma_0 - \sigma > 0$，浮物被推向纯水一边。表面压实际上是由表面活性物质降低了水的表面张力引起的。由于表面活性物质的一侧表面张力小，纯水一侧表面张力大，致使浮物受到不平衡力的作用而移动。测定表面压的膜天平就是根据这一原理设计的。

膜天平(membrane balance)法是常用的测定表面压的方法。如图 6-14 所示，在涂有石蜡的浅盘上装有一个扭力丝的浮片，浮片用细金属丝连在盘上。实验时在盘中盛满水，用滑尺刮水的表层至水面干净。把待测物溶液滴在水面上，形成单分子膜，膜对浮片的压力可通过扭力丝旋转的度数测得，移动滑尺改变膜面积，可测量相对应的表面压数据，从而得到表面压 π 和成膜分子占有的面积之间的关系。

图 6-14 膜天平测表面压示意图

6.4.4 不溶性表面膜的应用

1. 复杂分子结构的推测 表面膜测试技术可通过不同分子结构的物质形成膜的状态不同，作为测定分子结构的辅助方法。例如，二元醇分子鳖肝醇和鲛肝醇，利用和已知结构的相应二元酸分子所形成的表面膜的 $\pi \sim a$ 数据，推测出它们的分子结构。

2. 蛋白质分子摩尔质量的测定 蛋白质分子中同时含有亲水基团及憎水基团，可以在水面上形成单分子膜。当表面压很低时，成膜分子间的相互作用较小，面积大，其行为接近气体，可视为一种气态膜，其状态方程可表示为

$$\pi(A - nA_{\mathrm{m}}) = nRT = \frac{m}{M}RT \tag{6-34}$$

式中，A 为膜面积，A_{m} 为成膜蛋白质的摩尔面积，n 为蛋白质的物质的量，m 为蛋白质的质量，M 为蛋白质的摩尔质量。

根据式(6-34)，用 πA 对 π 作图，外推至 $\pi = 0$ 处，截距为 $\frac{m}{M}RT$，即

$$\lim_{\pi \to 0} \pi A = \frac{m}{M}RT$$

据此可计算出蛋白质的摩尔质量。该方法用于测定摩尔质量小于 25000 的成膜物质的摩尔质量，其优点是所需样品量极少，简单快速。

3. 抑制水蒸发 在水面上铺上不溶物单分子膜就可抑制湖泊和水库中水分的蒸发，这是单分子膜的重要应用之一。例如，在水面上覆盖一层十六烷醇的单分子膜，可使水蒸发速度下降 40%，对于干旱缺水地区具有十分重要的意义。不溶性表面膜也可用于阻抑表面波浪的形成。

4. 表面膜中的化学反应 膜中的化学反应是指成膜物质之间的化学反应，如油漆氧化、酯的水解。由于成膜物质分子的取向可通过调整表面压来控制，反应过程中膜中分子数量的变化

也会引起膜面积的改变。因此，可通过固定表面压改变膜面积或固定膜面积改变表面压的方法进行化学动力学的研究。

一个化学反应在不溶性膜上进行与在溶液体相中进行时往往存在较大差别，其反应速率、化学平衡的位置甚至反应产物都可能会发生变化。因此，人们将一些在溶液内部不能进行的反应在界面上完成。

6.4.5　生物膜

人体内所有的生理功能和生化反应都是通过细胞进行的。细胞是体现人及其他动物的生命活动和各种功能的最基本单位，有一层很薄的细胞膜把细胞内的物质与周围的环境分隔开来，即生物膜。生物膜是一个具有特殊功能的半透膜，能进行能量传递、物质传递、信息识别与传递。

生物膜主要由脂质、蛋白质和糖类等物质组成。生物膜所具有的各种功能，取决于膜内所含的蛋白质。细胞膜蛋白质根据其功能分为以下几类：一类是能识别各种物质、在一定条件下有选择地使其通过细胞膜的蛋白质，如通道蛋白；另一类是分布在细胞膜的表面，能"辨认"和接受细胞环境中特异的化学性刺激的蛋白质，统称为受体；还有一大类膜蛋白质属于膜内酶类，种类较多；此外，膜蛋白质可以是与免疫功能有关的物质。

生物膜的物质运送是生物膜的主要功能之一。物质运送可分为被动运送和主动运送两大类。被动运送是物质在高浓度一侧，顺浓度梯度的方向，通过膜运送到低浓度一侧的过程，这是一个不需要外界供给能量的自发过程。而物质的主动运送，是指细胞膜通过特定的通道或运载体把某种特定的分子(或离子)转运到膜的另一侧。这种转运有选择性，通道或运载体能识别所需分子或离子，能对抗浓度梯度，所以是一种耗能过程。在膜的主动运送中所需的能量由物质所通过的膜和膜所属的细胞来供给。在细胞膜的主动运送过程中，很重要且研究得很充分的是关于 Na^+、K^+的主动运送。包括人体细胞在内的所有动物细胞，其细胞内液和外液中的 Na^+、K^+浓度有很大的不同。

生物膜有严密的结构，在生物体内起着分离、信息传递、蛋白质合成等功能。模拟生物膜就是利用高分子材料良好的力学性能，通过引入各种功能性基团模拟生物膜的功能。例如，利用高分子反应的方法，合成分子中带有部分酚酞基团的聚对羟基苯乙烯，然后将其与乙酸纤维素共混合成薄膜。这种仿高分子膜在一定条件下能使 K^+ 和 Na^+有选择地从低浓度通过膜进入高浓度，显示出类似生物膜的活性迁移的特征。

许多生命过程中的重要反应都是在体内的各种膜上进行的，脱离了生物膜的特定环境，这些过程难以进行。人类至今还未能掌握生命的奥秘，其中必然包含着对膜反应的特性尚未完全了解。因此用各种方法制成人工模拟生物膜，研究其功能就成为化学家或生物化学家的重要任务之一。

6.5　表面活性剂

6.5.1　表面活性剂的结构特点及分类

表面活性剂(surfactant)是指溶解少量就能显著地降低溶液表面张力的物质，见图 6-10 中类型Ⅲ物质。由于表面活性剂具有增溶、润湿、乳化、发泡、消泡、助磨、助悬、杀菌消毒等作用，在生产和生活中被广泛应用。

表面活性剂分子具有"双亲结构"的特点，为同时含有极性的亲水基团和非极性的亲油基团的有机化合物。如图 6-15 所示，通常亲水基和亲油基分别占据表面活性剂分子的两端，形成一种不对称的结构。因而，表面活性剂分子对外表现为既亲水又亲油的双亲分子。例如，肥

皂 $C_{17}H_{35}COONa$（硬脂酸钠）是一种由十七个碳的长链亲油基团和羧基亲水基团所构成的表面活性剂。

通常根据表面活性剂溶于水后是否电离，可将表面活性剂分为离子型和非离子型两大类。凡是能在水中电离成电性相反，大小不同的两部分离子的表面活性剂称为离子型表面活性剂；不能电离的称为非离子型表面活性剂。

1. 离子型表面活性剂 离子型表面活性剂根据电离后大分子所带电荷不同，又可分为阴离子型、阳离子和两性型。

亲油基

亲水基

图 6-15　表面活性剂示意图

1）阴离子型：大离子中亲水基部分是阴离子。主要以羧酸盐、磺酸盐、硫酸酯盐、磷酸酯盐 等为代表，如肥皂（硬脂酸钠 $C_{17}H_{35}COO^-Na^+$）、洗涤剂（十二烷基磺酸钠 $C_{12}H_{25}SO_3^-Na^+$）。

2）阳离子型：大离子中亲水基部分是阳离子。主要以胺盐为代表，伯、仲、叔胺盐因溶解度太小，不适宜做表面活性剂，所以此类以季铵盐为主，如新洁尔灭、杜米芬等。此类表面活性剂对细胞膜具有特殊的吸附能力，能杀菌，且不受 pH 的影响，常用作杀菌剂。由于能与阴离子型表面活性剂发生相互结合而失效，所以两者不能配合使用。

$$\left[\bigcirc\!\!\!-CH_2-\overset{\overset{\displaystyle CH_3}{|}}{\underset{\underset{\displaystyle CH_3}{|}}{N}}-C_{12}H_{25} \right]^+ Br^- \qquad \left[\bigcirc\!\!\!-OCH_2CH_2-\overset{\overset{\displaystyle CH_3}{|}}{\underset{\underset{\displaystyle CH_3}{|}}{N}}-C_{12}H_{25} \right]^+ Br^-$$

新洁尔灭　　　　　　　　　　　　　杜米芬

3）两性型：亲水基由电性相反的两个基团构成，如氨基酸型 $R-NHCH_2-CH_2COOH$ 和甜菜碱型 $R-N^+(CH_3)_2-CH_2COO^-$ 表面活性剂。

2. 非离子型表面活性剂 非离子型表面活性剂因在水中不能电离成离子，在溶液中不呈离子状态，因此具有稳定性高，不怕硬水，不受 pH、无机盐、酸和碱影响的特质，能与离子型表面活性剂同时使用，一般也不易在固体上产生强烈的吸附作用，所以在某些方面，非离子型表面活性剂比离子型表面活性剂在药剂学上获得更广泛的应用，能与各种药物配合使用。

非离子型表面活性剂的亲水基是由多个在水中不电离的羟基和醚键构成，按亲水基的种类不同，又可分为聚氧乙烯型和多元醇型。两者在性能及用途上均有较大的差异，如前者易溶于水，后者大多不溶于水。

1）聚氧乙烯型非离子表面活性剂：这是一类以含活泼氢原子的憎水基团与环氧乙烷进行加成反应得到的表面活性剂。含活泼氢原子的化合物可以是含羟基、氨基、羧基和酰胺基等基团的化合物，这些基团中的氢原子有很高的化学活性，容易与环氧乙烷发生反应，生成易溶于水的聚氧乙烯基长链 $-(CH_2CH_2O)_n$，结构可参见后文中的吐温类表面活性剂。例如：

高级脂肪醇（月桂醇、十六醇、油醇等）与环氧乙烷加成产物：

$$ROH + n \,\triangle\!\!\!\!\!O \longrightarrow RO(CH_2CH_2O)_nH$$

烷基酚（壬基酚、辛基酚和辛基甲酚等）与环氧乙烷加成产物：

$$R-\bigcirc\!\!\!-OH + n\,\triangle\!\!\!\!\!O \longrightarrow R-\bigcirc\!\!\!-O(CH_2CH_2O)_nH$$

脂肪酸（硬脂酸、月桂酸、油酸等）与环氧乙烷加成产物：

$$RCOOH + n \underset{O}{\triangle} \longrightarrow RCOO+CH_2CH_2O\overset{}{)_n}H$$

高级脂肪胺和脂肪酰胺与环氧乙烷加成产物：

$$C_{12}H_{25}NH_2 + (m+n) \underset{O}{\triangle} \longrightarrow C_{12}H_{25}N\underset{(CH_2CH_2O\overset{}{)_n}H}{\overset{(CH_2CH_2O\overset{}{)_m}H}{<}}$$

$$C_{17}H_{33}CONH_2 + (m+n) \underset{O}{\triangle} \longrightarrow C_{17}H_{33}CON\underset{(CH_2CH_2O\overset{}{)_n}H}{\overset{(CH_2CH_2O\overset{}{)_m}H}{<}}$$

环氧丙烷和环氧乙烷一样也能通过加成反应形成聚氧丙烯链，但由于甲基的空间阻碍，不易形成氢键，因而水溶性很小，更适合做憎水基的原料。

2) 多元醇型非离子表面活性剂：多元醇型非离子表面活性剂主要是以多元醇类、氨基醇类、糖类等为亲水基。所用的憎水基原料主要是脂肪酸。

最常用的多元醇是甘油和季戊四醇，与脂肪酸、月桂酸或棕榈酸酯化之后可生成非离子表面活性剂，作为乳化剂或纤维油剂。因对人体无害，在食品和化妆品中广泛使用。

蔗糖具有八个羟基，是一种非常理想的亲水基原料。由于蔗糖和天然油脂中的脂肪酸是百分之百的天然产物，安全、无毒、无刺激、无污染，还可生物分解，是非常理想的非离子型表面活性剂，在轻工、化工、食品、医药等领域中有广泛应用。

山梨醇是葡萄糖加氢制得的六元醇，具有六个羟基。在适宜的条件下，分子内脱去一分子水，得到失水山梨醇。失水山梨醇是各种异构体的混合物，失水山梨醇再脱一分子水就得到二失水山梨醇。

失水山梨醇与高级脂肪酸酯化（先 1，5 失水，然后酯化）可得到商品名为"司盘"（Span）的非离子型表面活性剂。根据酯化所用脂肪酸的不同编号不同。

司盘类主要用作乳化剂，因自身不溶于水而很少单独使用。可与其他水溶性表面活性剂混合使用，发挥其良好的乳化能力。

吐温（Tween）类是司盘中的二级醇基通过醚键与亲水基团——聚氧乙烯基$+CH_2CH_2O)_n$ CH_2CH_2OH 相连的一类化合物（司盘与环氧乙烷加成所得）。司盘类与吐温类的结构式如图 6-16 所示。

司盘类　　　　　　　　　吐温类

图 6-16　司盘类与吐温类的结构式

6.5.2　表面活性剂的亲水-亲油平衡值

表面活性剂是双亲分子，其亲水、亲油性是由分子中的亲水基、亲油基的相对强弱决定的。亲水性太强，表面活性剂完全进入水相；亲油性太强，表面活性剂则完全进入油相。亲水和亲油之间的平衡关系对表面活性剂的性能有很大的影响。格里芬（Griffn）提出用**亲水-亲油平衡值——HLB 值**（hydrophile lipophile balance values）来表示表面活性剂亲水性及亲油性的相对强弱。HLB 值越大，表面活性剂的亲水性越强(或亲油性越弱)；HLB 值越小，亲水性越弱(或亲油性越强)。亲油性强弱跟亲油基的摩尔质量有关，亲油基越长，摩尔质量越大，亲油性越强。例如，含十八烷基的化合物比含十二烷基的同类化合物难溶于水，因而亲油性的强弱可用亲油基的摩尔质量来衡量。但是对于亲水性而言，只有非离子型表面活性剂的亲水性可用亲水基的摩尔质量来表示。例如，聚氧乙烯型非离子表面活性剂，摩尔质量越大，亲水性也越强。

非离子型表面活性剂的 HLB 值的计算方法如下：

$$HLB = \frac{亲水基质量}{亲水基质量 + 亲油基质量} \times \frac{100}{5} \tag{6-35}$$

石蜡完全没有亲水基，其 HLB 值为 0。聚乙二醇则完全由亲水基组成，其 HLB 值为 20。因此，非离子型表面活性剂的 HLB 值可用 0~20 之间的数值表示。

对于大多数多元醇脂肪酸酯的 HLB 值可按下式计算：

$$HLB = 20 \times \left(1 - \frac{S}{A}\right) \tag{6-36}$$

式中，S 为酯的皂化价，是指 1g 油脂完全皂化时所需 KOH 的毫克数；A 为脂肪酸的酸价，是指中和 1g 有机化合物酸性成分所需 KOH 的毫克数。例如单硬脂酸甘油酯，$S=161$，$A=198$，$HLB = 20 \times \left(1 - \frac{161}{198}\right) = 3.74$。

由于离子型表面活性剂亲水基的单位质量的亲水性比起非离子型表面活性剂要大得多，而且还随着种类不同而不同，故其 HLB 值不能用上述方法计算，要用戴维斯(Davies)提出的官能团 HLB 法来确定。该方法将表面活性剂分子分解成一些基团，这些基团对 HLB 值都有贡献，表面活性剂的 HLB 值是这些基团 HLB 值的总和。各官能团的 HLB 值见表 6-1，负值表示为亲油基团。将相关数据代入下式即可计算出离子型表面活性剂的 HLB 值：

$$HLB = 7 + \sum 各基团的HLB值 \tag{6-37}$$

例如，十六(烷)醇的 HLB 值为 $7 + 1.9 + 16 \times (-0.475) = 1.3$。

表 6-1　各官能团的 HLB 值

亲水官能团	HLB 值	憎水官能团	HLB 值
—SO$_4$Na	38.7	—CH—	−0.475
—COOK	21.1	—CH$_2$—	−0.475
—COONa	19.1	—CH$_3$	−0.475
磺酸盐	11.0	—CH=	−0.475
—N(叔胺 R$_3$N)	9.4		
酯(山梨醇酐环)	6.8	—CH$_2$—CH$_2$—CH$_2$—O—	−0.15
酯(自由的)	2.4	—CF$_3$	−0.87
—COOH	2.1	—CF$_2$—	−0.87
—OH(自由的)	1.9		
—O—	1.3		
—OH(山梨醇酐环)	0.5		

HLB 值具有加和性，当两种或两种以上表面活性剂混合使用时，其 HLB 值可以根据下式求得

$$HLB = \frac{[HLB]_A \times m_A + [HLB]_B \times m_B}{m_A + m_B} \tag{6-38}$$

其中 $[HLB]_A$ 及 $[HLB]_B$ 分别表示表面活性剂 A 和 B 的 HLB 值，m_A 及 m_B 分别表示表面活性剂 A 和 B 的质量。例如，以 40%的司盘 20(HLB 值=8.6)和 60%的吐温 60(HLB 值=14.9)相混合，所得混合表面活性剂的 HLB 值=8.6×0.4+14.9×0.6=12.3。需要注意的是，并不是所有

的表面活性剂都能用此算式计算，必须经实验方法验证。HLB 值与表面活性剂在水中的分散性及应用见表 6-2 和表 6-3。

表 6-2　表面活性剂 HLB 值与其在水中的分散性

HLB 值	在水中的分散情况
1～4	不分散
3～6	分散不好
6～8	不稳定乳状分散
8～10	稳定乳状分散
10～13	半透明至透明分散
>13	透明溶液

表 6-3　表面活性剂不同 HLB 值及其用途

HLB 值	应用
1～3	消泡剂
3～6	W/O 乳化剂
7～9	润湿剂
8～18	O/W 乳化剂
13～15	洗涤剂
15～18	增溶剂

6.5.3　胶束

表面活性剂溶于水之后，在浓度很稀时，表面活性剂分子在表面层有较大的活动范围，所以此时的排列并不是很整齐，如图 6-17(a)所示。随着表面活性剂浓度的增加，一部分表面活性剂分子定向吸附在溶液表面以降低溶液的表面张力，一部分表面活性剂分子则分散在水中，有的以单分子的形式存在，有的则三三两两地相互靠近接触，憎水性的基团靠拢在一起，形成简单的聚集体，如图 6-17(b)所示。当表面活性剂在水中的浓度足够大时，溶液表面达到饱和吸附，液面上恰好刚刚挤满一层定向排列的表面活性剂分子，形成薄薄的单分子膜。在溶液本体则形成憎水基向内、亲水基向外的多分子聚集体，称为胶束(micelle)，又称胶团，如图 6-17(c)所示。

(a) CMC之前的极稀溶液　　　　(b) CMC之前的稀溶液

(c) 达CMC时的溶液　　　　(d) 大于CMC时的溶液

图 6-17　表面活性剂分子在溶液中的状态

形成胶束所需要的表面活性剂的最低浓度称为**临界胶束浓度**(critical micelle concentration)，简称CMC。达到临界胶束浓度后，继续增大表面活性剂的浓度，只能使体相内部胶束增大或胶束的数目增加，溶液中单个的表面活性剂分子的数目不再增加，如图 6-17(d)所示。随着表面活性剂在水中的浓度增加，胶束可以形成图 6-18 所示球状、棒状、层状等各种形状。例如，在低浓度肥皂溶液中形成球状，高浓度时可形成层状。一般胶团大约由几十个或几百个表面活性剂的分子组成，平均半径大约是几个纳米。

(a) 小型胶束　　　　　　(b) 棒状胶束

(c) 球状胶束　　　　　　(d) 层状胶束

图 6-18　胶束的各种形状

　　由于胶束的亲水性导致其不会聚集在水的表面上，所以它不具有表面活性，胶束数量的增加也不会使表面张力进一步降低。因此在临界胶束浓度时溶液界面的吸附达到饱和，表面张力达到一定值，如图 6-19 所示。实验表明：在临界胶束浓度附近，由于胶束形成前后水中的双亲分子排列情况、总粒子数目都发生了剧烈变化，在宏观上就出现了表面活性剂溶液的理化性质，如表面张力、溶解度、渗透压、电导率、去污能力等性质发生改变，利用表面活性剂溶液的某些理化性质突变，可测定临界胶束浓度。

　　实验表明临界胶束浓度并不是一个确定的数值，常表现为一个很窄的浓度范围。例如，离子型表面活性剂的临界胶束浓度为 $10^{-3} \sim 10^{-2}$ mol·L^{-1}。由于亲油基团的碳氢链长而直，分子间引力大，有利于胶束形成，使得临界胶束浓度较低；相反，如果碳氢链短而支链多，分子几何空间障碍大，不利

图 6-19　浓度对系统性质的影响

于形成胶束，使得临界胶束浓度较高。一般形成胶束的临界浓度为 0.001～0.02 mol·L^{-1}，相当于 0.02%～0.4%。

6.5.4　表面活性剂的作用

　　表面活性剂溶于水的过程会出现增溶、乳化、润湿、助磨、助悬(分散)、发泡和消泡，以及在匀染、防锈、杀菌、消除静电等方面的作用，在生产、科研和日常生活中被广泛使用。这里仅介绍与中药生产有关的一些知识。

1. 增溶作用　增溶作用(solubilization)是指当溶解度很小的药物加入形成胶团的表面活性剂溶液中时，药物分子钻进胶团的中心和夹缝中，使药物本身的溶解度明显提高的现象。增溶作用要求表面活性剂首先在水中形成胶束，所以只有当表面活性剂溶液的浓度达到或超过临界胶束浓度时，才具有增溶作用。

图 6-20 是以非离子型表面活性剂吐温类化合物为例，分类说明其对各种物质的增溶机理。吐温类化合物形成球状胶束，非极性溶质(如苯、甲苯等)会"溶解"在胶束的烃基中心区域[图6-20(a)]；弱极性溶质(如水杨酸等)会"溶解"在胶束中定向排列[图6-20(b)]；强极性溶质(如对羟基苯甲酸等)会"溶解"在栅状层区域[图6-20(c)]。由此可见，首先不溶物分子被吸附或"溶解"在胶束中，然后再分散到水中，从不溶解的聚集状态变为胶体分散状态，从而实现"溶解"的过程。

(a)　　　(b)　　　(c)

增溶剂　　　非极性溶质　　　弱极性溶质　　　强极性溶质

图 6-20　增溶机理示意图

综上所述，增溶和溶解有本质上的区别，真正的溶解是溶质以分子或离子状态分散在溶液中，溶解前后溶液的依数性(如沸点升高、渗透压等)有明显变化。在增溶过程中溶质并未分散成分子，而是多个溶质分子一起进入胶束中成为分子聚集体，以胶束的形式达到"溶解"，因而溶质溶解前后溶液的依数性无明显变化。

增溶作用的应用十分广泛，许多药物的制备都需要加入增溶剂。例如，氯霉素在水中只能溶解 0.25%左右，加入 20%的吐温 80 后，溶解度可增大到 5%。中药注射剂的制备往往要加吐温 80 作为增溶剂。

2. 乳化作用　乳化作用(emulsification)是指一种液体分散于另外一种不互溶(或部分互溶)的液体中形成高度分散系统的过程，得到的分散系统称为**乳状液**(emulsion)，分散相液滴大小为 0.1~10 μm。乳状液是一种高度分散系统，其相界面很大，具有很高的表面吉布斯自由能，是热力学不稳定系统。因此，想要制得稳定的乳状液，必须加入少量表面活性剂作为乳化剂(emulsifying agent)。乳化剂可选阴离子型、阳离子型或非离子型表面活性剂，通常还使用复合乳化剂，用量一般为 1%~10%。

由于乳化剂分子能够在两相界面上定向排列，一方面降低了表面张力，另一方面还能在液滴周围形成一层保护膜，从而使乳状液稳定存在。此外，离子型表面活性剂还能够在液滴周围形成双电层结构，阻碍小液滴相互聚集，进一步提高了乳状液的稳定性。乳状液的相关知识将在第 7 章中学习。

3. 发泡与消泡　泡沫(foam)是不溶性气体高度分散在液体或熔融固体中所形成的分散系的统称，泡沫的半径为 10^{-7} m。在发泡时，相界面增加，导致表面吉布斯自由能增加，形成了热力学不稳定体系，所以纯液体在没有发泡剂参与时不可能生成稳定的泡沫。当使用表面活性剂作为发泡剂时，泡沫才能相对稳定地存在。发泡剂分子定向地吸附于液膜表面，以降低表面张力，同时形成具有一定机械强度的膜，保护泡沫不因碰撞而迅速破裂。

但泡沫的形成也会给某些药物生产操作带来很多困难，故需要加入消泡剂破坏泡沫的形成，常用消泡剂如下：

(1) 天然油脂类：豆油、玉米油、米糠油、棉籽油等，因亲水性差，在水中难以铺展，消沫活性较低，但由于无毒性，至今仍广为应用。

(2) 醇、醚、酯类：一般指含有 5~8 个碳原子碳链的醇、醚、酯类(如辛醇、磷酸三丁酯等)，因其表面活性较大，能替代原起泡剂，但由于本身碳氢链较短，无法形成牢固的薄膜，而致使泡沫破裂，只适用于小规模快速破沫。

(3) 聚醚类(泡敌)：如聚氧乙烯聚氧丙烯丙二醇醚(Pluronic L 61L81)，这类新型高效消泡剂的分子结构式为

$$\text{H}-(\text{OC}_3\text{H}_6)_m-(\text{OC}_2\text{H}_4)_n-(\text{C}_3\text{H}_6\text{O})_m-(\text{C}_2\text{H}_4\text{O})_n-(\text{C}_3\text{H}_6\text{O})_m\text{H}$$

疏水基的聚氧丙烯链与亲水基的聚氧乙烯链间隔重复出现，消沫作用是靠分子中的疏水链，而亲水作用则是靠亲水链与水分子形成氢键。

4. 助磨作用 在固体物料的粉碎过程中，加入表面活性物质做助磨剂，可增加固体物料的粉碎程度，提高粉碎的效率。当磨细到颗粒度达几十微米以下时，由于比表面积很大，系统具有极大的表面吉布斯自由能，处于高度的热力学不稳定状态。在没有表面活性物质参与的情况下，只能依靠自身表面积自动地缩小，即相互聚集使颗粒度变大，以降低系统的表面吉布斯自由能。因此，想提高粉碎效率，得到更细的颗粒，必须加入适量助磨剂。在粉碎固体的过程中，助磨剂能快速地、定向地排列在固体颗粒的表面，不仅使固体颗粒的表面张力明显降低，还可自动渗入微细裂缝中并向深处扩展，如同在裂缝中打入一个起劈裂作用的"楔子"，如图 6-21 (a) 所示，帮助在外力的作用下加大裂缝或使固体分裂成更小的颗粒。多余的表面活性物质的分子很快地吸附在这些新产生的表面上，以防止新裂缝的愈合或颗粒间的相互黏聚。此外，由于表面活性物质定向排列在颗粒的表面上，非极性的碳氢基朝外，如图 6-21 (b) 所示，使颗粒不易相互接触、表面光滑、易于滚动，这些因素都有利于提高粉碎效率。

(a)   (b)

图 6-21 表面活性剂的助磨作用

5. 助悬作用 由不溶性的固体粒子(半径大于 100 nm)分散在液体中所形成的系统被称为混悬液。混悬液与乳状液一样，也是热力学不稳定系统。固体粒子有自动相互聚结及因粒子自身重力作用而迅速沉降的倾向，要得到较稳定的混悬液必须加入稳定剂。稳定剂主要是表面活性剂和大分子化合物。表面活性剂主要是通过降低表面张力形成水化膜，使混悬液稳定。一般硫粉、磺胺类药物等疏水性物质，接触角大于 90°，不易被水润湿，且接触角越大，疏水性越强。加入表面活性剂后，可使疏水性物质转变为亲水性物质，从而增加了混悬液的稳定性；大分子化合物(如琼脂、淀粉、蛋白质等)加入混悬液后，大分子粒子吸附在悬浮粒子周围，形成水化膜而妨碍它们相互聚结。

6.6 固体表面的润湿

6.6.1 固体的润湿

(a) 沾湿

(b) 浸湿

(c) 铺展润湿

图 6-22 三类润湿类型示意图

固体表面的润湿(wetting)是指固体表面的气体(或液体)被液体(或另一种液体)取代的过程。润湿可分为三类：**沾湿**(adhesional wetting)、**浸湿**(immersional wetting)和**铺展润湿**(spreading wetting)，如图 6-22 所示。

在等温等压条件下，三类润湿的单位表面吉布斯自由能变化分别为

沾湿

$$\Delta G_a = \sigma_{s\text{-}l} - (\sigma_{s\text{-}g} + \sigma_{l\text{-}g}) \qquad (6\text{-}39)$$

浸湿

$$\Delta G_i = \sigma_{s\text{-}l} - \sigma_{s\text{-}g} \qquad (6\text{-}40)$$

铺展润湿

$$\Delta G_s = \sigma_{s\text{-}l} + \sigma_{l\text{-}g} - \sigma_{s\text{-}g} \qquad (6\text{-}41)$$

式中，$\sigma_{s\text{-}g}$、$\sigma_{s\text{-}l}$ 和 $\sigma_{l\text{-}g}$ 分别为固–气、固–液和液–气界面的表面张力。

当 $\Delta G \leqslant 0$ 时，液体能够润湿固体表面。对于同一系统，$\Delta G_s > \Delta G_i > \Delta G_a$，若 $\Delta G_s \leqslant 0$，发生铺展润湿时，必有 $\Delta G_i < 0$ 及 $\Delta G_a < 0$，必能进行浸湿，更易进行沾湿。

上述几个润湿判断公式只是理论分析，在实际应用中，由于 $\sigma_{s\text{-}g}$、$\sigma_{s\text{-}l}$ 难以测定，故很少采用能量变化来判断固体表面润湿的难易程度，而是用接触角来判断润湿状态。

6.6.2 接触角

润湿程度可通过测定固体与液体的接触角来衡量。如图 6-23 所示，若一液滴落在固体表面上并达到平衡，于 O 点有一个气、液、固三相汇合点，过此汇合点作液面的切线，此切线和固液界面之间的夹角即为**接触角**(contact angel)，用 θ 表示。

图 6-23 接触角

利用接触角判断液体在固体表面的润湿情况：

若 $\theta = 0°$，液滴倾向于铺展成薄膜，这种现象称为完全润湿。

若 $\theta = 180°$，液滴倾向于形成完整的球体，这种现象称为完全不润湿。

若 $0° < \theta < 90°$，液滴形成棱镜状，这种现象称为部分润湿(或润湿)。

若 $90° < \theta < 180°$，液滴呈平底球形，这种现象称为不润湿。

接触角 θ 的大小受接触物质的表面张力的影响。如图 6-23 所示，$\sigma_{s\text{-}g}$、$\sigma_{l\text{-}g}$ 和 $\sigma_{s\text{-}l}$ 同时作用于 O 点：$\sigma_{s\text{-}g}$ 试图将 O 点的液体拉向左方，以覆盖固、气界面而使之扩大；$\sigma_{s\text{-}l}$ 则试图将 O 点的液体向右拉，以缩小固液界面；$\sigma_{l\text{-}g}$ 则试图将 O 点向切线方向拉，以缩小气液界面。要使 O 点保持平衡，必须符合

$$\sigma_{s\text{-}g}=\sigma_{s\text{-}l}+\sigma_{l\text{-}g}\cos\theta \tag{6-42}$$

或

$$\cos\theta=\frac{\sigma_{s\text{-}g}-\sigma_{s\text{-}l}}{\sigma_{l\text{-}g}} \tag{6-43}$$

当 $\sigma_{s\text{-}g}-\sigma_{s\text{-}l}$ 为正，且等于 $\sigma_{l\text{-}g}$ 时，则 $\cos\theta=1$，$\theta=0$，此时完全润湿；

当 $\sigma_{s\text{-}g}-\sigma_{s\text{-}l}$ 为正，且小于 $\sigma_{l\text{-}g}$ 时，则 $0<\cos\theta<1$，$0°<\theta<90°$，此时部分润湿；

当 $\sigma_{s\text{-}g}-\sigma_{s\text{-}l}$ 为负值时，$\cos\theta<0$，$\theta>90°$，此时不润湿。

对粉末状物质，因不能直接测定其接触角，故不能采用上式预测能否润湿，但仍可通过表面张力的相互关系进行估计。润湿在中药制剂中有广泛的应用，外用散剂一般需要具有良好的润湿性能才可发挥药效。片剂中的崩解剂要求对水有良好的润湿性。为能较完全地抽取安瓿内的注射液到注射器中，安瓿内需要涂上一层不润湿的高聚物。

6.7 固体的表面吸附

人们很早就发现固体表面可以对气体或液体进行吸附，并在工业生产中加以应用。例如，在湖南长沙马王堆一号汉墓中就是用木炭作为防腐层和吸湿剂，说明我国早在 2000 多年前对新烧木炭的吸附现象的应用就已达到相当高的水平；在制糖工业中，用活性炭来吸附糖液中的杂质，可以得到洁白的产品。近几十年来，吸附的应用范围越来越广，很多情况下利用吸附方法比其他方法更简便省事，而且常常得到的产品质量较好。

气体分子在固体表面上相对聚集的现象称为气体在固体表面的吸附，简称"气-固吸附"。被吸附的气体是**吸附质**(adsorbate)，具有吸附作用的固体物质是**吸附剂**(adsorbent)。例如，在充满溴蒸气的玻璃瓶中加入一些活性炭，可看到瓶中的红棕色气体逐渐消失，这就是溴的气体分子被活性炭吸附的结果。

因固体表面的分子处于力的不平衡状态，具有很大的表面吉布斯自由能，又因固体不具流动性，不能自动地减小表面积来降低系统的表面吉布斯自由能，因而只能通过吸附降低表面张力，从而降低表面吉布斯自由能，使系统变得较稳定。

显然，在一定的温度和压力下，当吸附剂和吸附质的种类固定后，被吸附气体的量将随着吸附剂表面积的增加而加大。因此，要提高吸附剂的吸附能力，必须尽可能增大吸附剂的表面积，良好的吸附剂都是比表面积很大的物质。

6.7.1 物理吸附和化学吸附

吸附按作用力的性质可分为**物理吸附**(physical adsorption)和**化学吸附**(chemical adsorption)两大类。

物理吸附是由分子间作用力引起的，作用力较弱，无选择性。在物理吸附中被吸附的分子可形成单分子层，也可形成多分子层，吸附速率和解吸速率都较快，易达平衡，在低温下进行的吸附多为物理吸附。一般来说，易液化的气体容易被吸附，如同气体被冷凝于固体表面一样，吸附放出的热与气体的液化热相近，为 $20\sim40\ kJ\cdot mol^{-1}$。

化学吸附是靠化学键作用进行的，吸附剂和吸附质之间依靠电子的转移、原子的重排、化学键的破坏与形成等作用，因而有选择性，即某一吸附剂只对某些吸附质发生化学吸附。例如，氢能在钨或镍的表面上进行化学吸附，但与铝或铜就不能发生化学吸附。由于化学吸附生成化学键，所以只能是单分子层吸附，且不易吸附和解吸，平衡慢，如生成表面化合物，就不可能解吸。化学吸附常在较高温度下进行。化学吸附放出的热很大，为 $40\sim400\ kJ\cdot mol^{-1}$，接近于化学反应热（表6-4）。

表 6-4 物理吸附与化学吸附的比较

	吸附力	吸附热	选择性	稳定性	吸附分子层	吸附速率
物理吸附	范德华力	较小	无选择性吸附	不稳定、易解吸	单分子层或多分子层	较快,不受温度影响
化学吸附	化学键力	较大	选择性吸附	较稳定、不易解吸	单分子层	较慢,需要活化能,温度升高速率加快

物理吸附和化学吸附这两类吸附这并非不相容,在一定条件下两者可同时发生。例如,O_2 在金属钨上的吸附有三种情况:有些以原子状态被吸附,有些以分子状态被吸附,还有一些氧分子被吸附在已被金属钨吸附住的氧原子上面,形成多分子层吸附。

6.7.2 吸附等温线

1. 吸附平衡与吸附量 在一定温度和压力下,当吸附速率与解吸速率相等时即达到**吸附平衡**(adsorption equilibrium)。此时,单位质量吸附剂所吸附气体的物质的量或这些气体在标准状态下所占的体积称为**吸附量**(adsorption quantity),以 Γ 表示:

$$\Gamma = \frac{x}{m} \quad \text{或} \quad \Gamma = \frac{V}{m} \tag{6-44}$$

式中,m 为吸附剂的质量(kg),x 为吸附气体的物质的量(mol),V 为吸附气体的体积(m^3)。

2. 吸附曲线 对一定量吸附剂,达到吸附平衡时,其吸附量与温度和气体的压力有关,即

$$\Gamma = f(T, p)$$

上式中含有三个变量,若将其中一个变量固定,得到反映其他两个变量之间的函数关系式,其对应的曲线称为吸附曲线。按固定变量不同,吸附曲线分为以下三种。

1)吸附等压线:吸附质平衡分压一定时,测定不同温度下的吸附量,得到的曲线称为吸附等压线。吸附等压线的重要用途是用于判断吸附类型。恒压下,物理吸附和化学吸附都是放热过程,故升高温度将使两种吸附的吸附量降低。物理吸附速率快,吸附量随温度升高而下降的规律明显,如图 6-24(a)所示。而化学吸附速率慢,低温时,在一定时间内难以达到平衡,随着温度升高,吸附速率加快,吸附量增加,达到平衡后吸附量又随温度升高而下降。故化学吸附的吸附等压线的特点是吸附量在较低温度范围内随着温度的升高先增加后减小,如图 6-24(b)所示。

(a) 物理吸附　　　　　　　(b) 化学吸附

图 6-24 吸附等压线

2)吸附等温线:恒温下测定不同压力下的吸附量所得的曲线称为吸附等温线。图 6-25 为氨在木炭上的吸附等温线。由图可知,在低压部分,压力的影响十分显著,吸附量与气体压力呈直线关系;当压力继续升高时,吸附量的增加渐趋缓慢,当压力足够高时,曲线接近于一条平行于横轴的直线(-23.5℃的吸附等温线最为明显)。由图中还可看出,当压力一定时,温度升高吸附量会下降。

根据等温线的类型可以了解吸附剂的表面性质、孔的分布性质以及吸附剂与吸附质相互作

用的相关信息。

3) 吸附等量线：吸附量一定时，描述吸附温度 T 与吸附质平衡分压 p 之间的关系曲线，称为吸附等量线。图 6-26 为氨在木炭上的吸附等量线，根据等量线的斜率可求得吸附热，由吸附热的数值大小可判断吸附作用的强弱。

图 6-25　氨在木炭上的吸附等温线

图 6-26　氨在木炭上的吸附等量线

6.7.3　吸附等温式

在上述三种吸附曲线中，以吸附等温线最为常用，吸附等温线可以用不同的方程式来表示。

1. 弗兰德里希吸附等温式　弗兰德里希吸附等温式（Freundlish adsorption isotherm equation）是根据实验结果归纳出来的经验公式。

$$\Gamma = \frac{x}{m} = kp^{1/n} \qquad (6\text{-}45)$$

式中，p 是吸附平衡时的气体压力（以 Pa 为单位），Γ 为平衡压力时的吸附量，k 和 n 是与吸附剂、吸附质种类以及温度等因素有关的经验常数，$1/n$ 的取值为 $0\sim1$。

将上式取对数：

$$\ln \frac{x}{m} = \ln k + \frac{1}{n} \ln p \qquad (6\text{-}46)$$

$\lg \dfrac{x}{m}$ 对 $\lg p$ 作图得到一条直线，由直线的截距与斜率可求出 k 和 n 的值。斜率 $\dfrac{1}{n}$ 的值为 $0\sim$ 1，其值越大，吸附量随压力变化也越大。

弗兰德里希经验式只适用于中等压力范围，应用到高压或低压范围会有较大的偏差。此外，它是经验式，不能从该式推测吸附机理。

2. 单分子层吸附理论——朗缪尔吸附等温式　1916 年，朗缪尔（Langmuir）根据低压下气体在金属上的吸附实验数据的规律，从动力学的观点提出了朗缪尔单分子层吸附理论。这一理论假设气体在固体表面上的吸附是由于固体表面分子存在剩余力场而对气体进行的单分子层吸附，气体分子只有碰撞到空白的固体表面才能被吸附，碰到已被吸附质分子占据或覆盖的表面则不能产生吸附。吸附是动态平衡，在一定温度下，吸附质在吸附剂表面上的解吸速率等于它吸附在空白处的速率。固体表面是均一的，且易被吸附的分子之间无相互作用力。设在某一瞬间，固体表面已被吸附分子占据的面积分数为 θ，则未被吸附分子占据的面积分数应为 $1-\theta$。按气体分子运动论，每秒钟碰撞单位面积的气体分子的数目与气体压力 p 成正比，因此，气体在表面上的吸附速率 v_1 为

$$v_1 = k_1 p(1-\theta) \qquad (6\text{-}47)$$

式中，k_1 为比例常数。另一方面，气体从吸附剂表面上解吸的速率 v_2 应为

$$v_2 = k_2 \theta \tag{6-48}$$

式中，k_2 为另一比例常数，当吸附达到动态平衡时

$$k_1 p(1-\theta) = k_2 \theta \tag{6-49}$$

$$\theta = \frac{k_1 p}{k_2 + k_1 p} \tag{6-50}$$

令，$a = \dfrac{k_1}{k_2}$，上式变为

$$\theta = \frac{ap}{1+ap} \tag{6-51}$$

式(6-51)被称为**朗缪尔吸附等温式**（Langmuir adsorption isotherm equation），是达到吸附平衡时固体表面覆盖率 θ 与气体平衡压力 p 之间的定量关系式。式中，a 为吸附系数，即吸附作用的平衡常数，其大小与吸附剂、吸附质的本性以及温度的高低有关，a 值越大，表示吸附能力越强。一般高温不利于吸附，有利于解吸，所以 a 值随温度的升高而变小。

若以 Γ 表示压力 p 时，一定量吸附剂产生的吸附量。显然在较低的压力下，θ 应随平衡压力的上升而增加。在压力足够大后，θ 应趋近于1。这时吸附量不再随压力的增加而增加，以 Γ_∞ 表示最大吸附量，即当吸附剂表面全部被一层吸附质分子所覆盖时的饱和吸附量，对任意时刻固体表面覆盖率 θ 应满足：

$$\theta = \frac{\Gamma}{\Gamma_\infty} \tag{6-52}$$

$$\frac{\Gamma}{\Gamma_\infty} = \frac{ap}{1+ap} \tag{6-53}$$

式(6-53)能够较好地说明图 6-27 的吸附等温线：在压力很低或吸附很弱的情况下，$ap \ll 1$，$1+ap \approx 1$，$\Gamma = \Gamma_\infty ap$，因 $\Gamma_\infty a$ 为常数，故 Γ 与 p 成正比，即 $\theta = ap$，这与图 6-27 中的低压部分相符；在压力很高或吸附很强的情况下，$ap \gg 1$，$1+ap \approx ap$，则 $\Gamma = \Gamma_\infty$，相当于吸附剂表面已全部被单分子层的吸附质分子所覆盖，所以压力增加，吸附量不再增加，即 $\theta = 1$，与图 6-27 中的高压部分相符；而在中压范围内则符合式(6-53)，保持曲线形式。

式(6-53)两边除以 Γa，整理后可得

$$\frac{p}{\Gamma} = \frac{1}{\Gamma_\infty a} + \frac{p}{\Gamma_\infty} \tag{6-54}$$

以 p/Γ 对 p 作图得一条直线，斜率为 $1/\Gamma_\infty$，截距为 $1/\Gamma_\infty a$，故可由斜率及截距求得饱和吸附量 Γ_∞ 及吸附系数 a 的值。

朗缪尔吸附等温式能够较好地解释单分子层的吸附情况，但对多分子层吸附等温线不能提供解释，适用范围较窄。但它仍不失为吸附理论中一个重要的基本公式，朗缪尔第一次对固体吸附机制进行了描述，为此后其他吸附理论的建立奠定了基础。

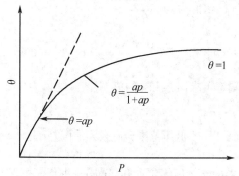

图 6-27　朗缪尔吸附等温式示意图

3. 多分子层吸附理论——BET 吸附等温式　1938 年，布鲁诺尔（Brunauer）、埃米特（Emmett）和特勒（Teller）三人提出了多分子层吸附理论，该理论认为已经吸附了单分子层的表面还可以通过分子间力再吸附第二层、第三层……，即吸附是多分子层的。各相邻的吸附层之间存在着动态平衡，并不一定是等一层完全吸附满后才开始吸附下一层。吸附平衡在各层分别建立，第一层吸附是靠固体表面分子与吸附质分子之间的分子间引力进行，第二层及以上的吸附则是靠吸附质分子间的引力进行，由于两者作用力不同，所以吸附热也不尽相同。

如图 6-28 所示的 BET 多分子层吸附模型，裸露的固体表面积设为 S_0，吸附了单分子层的表面积为 S_1，第二层面积为 S_2，……。S_0 吸附了气体分子则变成单分子层，S_1 吸附的气体分子解吸则又变成裸露表面，裸露表面的吸附速率和单分子层的解吸速率相等时达到动态平衡。同样，单分子层再吸附气体分子可形成双分子层，双分子层解吸可形成单分子层，单分子层的吸附速率与双分子层的解吸速率相等时达到平衡，以此类推……假定吸附层为无限层，经数学处理后可得到等温条件下吸附量 Γ 与气相平衡分压 p 之间的关系式，即 **BET 吸附等温式**（BET adsorption isotherm equation）：

$$\frac{p}{\Gamma(p_0 - p)} = \frac{1}{\Gamma_\infty b} + \frac{b-1}{\Gamma_\infty b} \cdot \frac{p}{p_0} \tag{6-55}$$

式中，p 表示被吸附气体的气相平衡分压，p_0 表示被吸附气体在该温度下的饱和蒸气压，Γ 表示平衡分压 p 时的吸附量，Γ_∞ 表示每千克固体吸附剂的表面全部被单分子层吸附质分子覆盖满时的吸附量，b 表示与温度及性质相关的常数。BET 吸附等温式适用于单分子层及多分子层吸附，主要用于测定固体吸附剂的比表面积及解释各类吸附等温线。BET 理论是目前最成功的物理吸附理论。

第四层
第三层
第二层
第一层
表面

图 6-28 BET 多分子层吸附模型

6.7.4 固体在溶液中的吸附

固体在溶液中的吸附是最常见的吸附现象之一。固-液界面上的吸附作用与气-固吸附截然不同，表现出以下特点：①吸附剂既可吸附溶质也可吸附溶剂，即在固体表面上的溶质分子与溶剂分子互相制约；②固体吸附剂大多数是多孔性物质，孔洞有大小，表面结构较复杂，溶质分子较难进入，速度慢，达到平衡所需时间较长；③由于被吸附的物质可以是中性分子，也可以是离子，所以固-液界面上的吸附，可以是分子吸附，也可以是离子吸附。

1. 分子吸附 分子吸附就是非电解质及弱电解质溶液中的吸附。将质量为 m(kg) 的吸附剂与体积为 V(L)、浓度为 ρ_{B1} (kg·L^{-1}) 的溶液置于容器内充分振荡混匀，达到吸附平衡后过滤，分析滤液的浓度 ρ_{B2} 即可计算得到表观吸附量 $\Gamma_{表观}$（每千克吸附剂所吸附溶质 B 的质量）。

$$\Gamma_{表现} = V\frac{\rho_{B1} - \rho_{B2}}{m} \tag{6-56}$$

实际上有一部分溶剂也被吸附，从而提高了平衡浓度，但在计算中未考虑此部分溶剂的吸附，故式(6-56)计算得到的吸附量低于实验值，所以被称为表观吸附量 $\Gamma_{表观}$。

只要将溶液的浓度 c 分别代替弗兰德里希、朗缪尔等温式中的 p，即可得到：

$$\Gamma = \frac{x}{m} = kc^{1/n} \tag{6-57}$$

$$\Gamma = \Gamma_\infty \frac{ac}{1+ac} \tag{6-58}$$

但应指出，这是纯经验性的处理，式中各量并无明确的含义。

由于固-液吸附比较复杂，影响因素较多，其理论尚未能完全阐明，只能据实践总结出一些规律：

(1)使固体表面吉布斯自由能降低最多的溶质的吸附量最大。

(2)溶解度越小的溶质越易被吸附。极性吸附剂容易吸附极性溶质，非极性吸附剂容易吸附非极性溶质。例如，活性炭是非极性的，硅胶是极性的，前者吸水能力差，后者吸水能力强。故在水溶液中，活性炭是吸附有机化合物的良好吸附剂，而硅胶适宜于吸附有机溶剂中的极性溶质。

(3) 吸附为放热过程，故吸附量随着温度的升高而减小。

2. 离子吸附 离子吸附是指强电解质溶液中的吸附，包含专属吸附和离子交换吸附。

1) 专属吸附

离子吸附具有选择性，吸附剂常常优先吸附其中某种正离子或负离子，被吸附的离子由于静电引力的作用，会再吸附一部分带相反电荷的离子，形成紧密层，这部分带相反电荷的离子再以扩散的形式包围在紧密层的周围，形成扩散层，这种吸附现象称为专属吸附。

2) 离子交换吸附

若吸附剂在吸附一种离子的同时，吸附剂本身又释放另一种带同种电荷的离子到溶液中，进行了同号离子的交换，这种现象被称为离子交换吸附。进行离子交换的吸附剂被称为离子交换剂，常用的离子交换剂是合成树脂，故又称为离子交换树脂。它们在合成树脂的母体中引进了极性基团，如—SO_3H、—$COOH$、—$CH_2N(CH_3)_2$、—$CH_2N(CH_3)_2OH$ 等，成为离子交换树脂结构的一部分，作为带极性基团的固体骨架(如 R—SO_3)，另一部分是可活动的带有相反电荷的一般离子(如 H^+)。

一般来说，强碱性溶质应选用弱酸性树脂，若采用强酸性树脂，则解吸困难。弱碱性溶质应选用强酸性树脂，若采用弱酸性树脂，则不易吸附。

6.7.5 吸附剂及吸附分离技术

在药物制备和中药制剂的研究中，经常要用到吸附剂，下面简要介绍几种常用吸附剂及吸附分离技术。

1. 活性炭 活性炭是一种具有多孔结构并对气体等有很强吸附能力的物质。几乎所有含碳的物质都可制成活性炭，包括植物炭、动物炭和矿物炭三类。药用以植物炭为主，一般以稻壳、木屑、竹屑等在 900 K 左右高温炭化制得。必要时可以在炭化之前加入少量氧化硅或氧化锌等无机化合物当作炭粉沉积的多孔骨架。但无论何种炭都需经过活化才能成为活性炭，活化的目的在于去除杂质，净化表面，保证孔隙畅通，增加比表面积，使固体表面晶格发生缺陷、错位，以增加晶格的不完整性。加热活化是最常用的活化方法，通常控制温度在 773～1273 K 活化。1 kg 木炭经活化后，在 298.15 K 时吸附 CCl_4 的量可从 0.011 kg 增加到 1.48 kg。

活性炭是非极性吸附剂，它能优先从水溶液中吸附非极性溶质，一般来说，溶解度小的溶质更容易被吸附。如果活性炭的含水量增加，则吸附能力下降。

在药物生产中，活性炭常用于脱色、精制、吸附、提取药理活性成分等，如提取硫酸阿托品及辅酶 A 等。

2. 硅胶 硅胶是透明或乳白色固体。分子式为 $xSiO_2·yH_2O$，含水量为 3%～7%，吸湿量可达 40%左右。硅胶是多孔的极性吸附剂，表面有很多硅羟基。将适量硅酸钠(Na_2SiO_3)溶液与硫酸溶液混合，经喷嘴喷出呈小球状，凝固成型后进行老化(使网状结构坚固)，并洗去吸附的离子，升温加热至 573 K，经 4 小时干燥，即可得小球状的硅胶。使用时，在 390 K 下加热 24 小时进行活化。

硅胶的吸附能力会随含水量的增加而下降。按含水量的多少把硅胶分为五级，即不含水的为 I 级，含水 5%的为 II 级，15%的为 III 级，25%的为 IV 级，35%的为 V 级。

硅胶主要用于气体干燥、色层分析等。在中药研究中常用来提取甾体类、强心苷、生物碱等药物。

3. 氧化铝 氧化铝是多孔性、吸附能力较强的吸附剂，分为碱性氧化铝、中性氧化铝和酸性氧化铝。制备时需先制得氢氧化铝，然后将其直接加热至 673 K 脱水即可得到碱性氧化铝。

用两倍量的 5% HCl 处理碱性氧化铝，煮沸后，用水洗至中性，加热活化得到中性氧化铝。中性氧化铝用乙酸处理后，加热活化即为酸性氧化铝。

氧化铝和硅胶一样都是极性吸附剂，含水量增加会导致吸附活性不断下降。按含水量的不同可将氧化铝的活性分为 Ⅰ～Ⅴ 级。不含水的为 Ⅰ 级，含水 3% 为 Ⅱ 级，6% 为 Ⅲ 级，10% 为 Ⅳ 级，15% 为 Ⅴ 级。在吸附饱和后，可经 448～588 K 加热去水复活。

氧化铝常用作干燥剂、催化剂、催化剂的载体、色谱分析中的吸附剂，也用于层析分离中药的某些有效成分。

4. 分子筛　分子筛是世界上最小的"筛子"，能把分子进行筛分。分子筛具有尺寸与被吸附分子直径大小差不多的微孔结构，用于筛分不同大小的分子，故称为"分子筛"。泡沸石、多孔玻璃等都属于这类吸附剂。泡沸石是铝硅酸盐的多水化合物，具有蜂窝状结构，孔穴体积占总体积的 50% 以上。

与其他吸附剂比较，分子筛具有以下显著的优点：

1) 选择性好：分子筛能使比筛孔小的分子通过，吸附到空穴内部，同时把比筛孔大的物质分子排斥在外，从而把分子大小不同的混合物分开，起到筛分各种分子的作用。例如，用型号 5A 的分子筛(孔径约 0.5 nm)能够分离正丁烷、异丁烷和苯的混合液，其中正丁烷分子的直径小于 0.5 nm，而异丁烷和苯分子的直径都大于 0.5 nm，故用此分子筛只能吸附正丁烷而不能吸附异丁烷和苯。

2) 吸附性能好：在低浓度下仍然能保持较高的吸附能力。普通的吸附剂在吸附质浓度很低时，吸附能力会显著下降。而分子筛不同，只要吸附质分子的直径小于分子筛的孔径，就具有较高吸附能力。

3) 吸附性能稳定：普通吸附剂会随着温度的升高，吸附量迅速下降。而分子筛在较高温度下仍能保持较高的吸附能力，在 1073 K 高温下仍很稳定。

5. 大孔吸附树脂　大孔吸附树脂是一类不含交换基团、具有大孔结构的高分子吸附剂。主要是以苯乙烯、二乙烯苯为原料，在 0.5% 的明胶水混悬液中，加入一定比例的致孔剂聚合而成。大孔吸附树脂一般为白色球形颗粒，粒度多为 20～60 目，孔径为 5～300 nm，具有良好的网状结构和很大的比表面积，可以通过物理吸附从水溶液中选择性地吸附有机化合物，从而达到分离提纯的目的，是继离子交换树脂之后发展起来的一类新型的树脂类分离介质。大孔吸附树脂的结构多为丙烯腈、二乙烯苯型、苯乙烯型、2-甲基丙烯乙酸型等。因其骨架的不同，有带功能基的，也有不带功能基的，可以分为非极性、弱极性与极性吸附树脂三大类。可在制备时根据需要加以控制其孔径大小。

大孔吸附树脂理化性质稳定，不溶于酸、碱及有机溶剂。其本身具有吸附性和筛选性，主要通过范德华力或形成氢键发挥吸附作用，筛选性则是由树脂本身具有多孔性的结构所决定的。大孔吸附树脂分离技术具有选择性好、快速、高效、方便、灵敏等优点。对于那些相对分子质量比较大的天然化合物，如不能使用经典方法进行分离，利用大孔吸附树脂的特性，可使这些有机化合物尤其是水溶性化合物的提纯得到极大的简化。近年来由于大孔吸附树脂新技术的引进，使中草药中有效单体成分或复方中某一单体成分的指标得到提升，因而发展迅速，应用面很广。

6.8　粉体的性质

粉体(powder)是指以粉末状微粒形式存在的物质。粉体中，微粒的形状和大小不一，常见的微粒形状有球形、立方形、粒状、块状、棒状、片状、针状、鳞状、纤维状等。微粒粒径可小到 10^{-7} m，比表面很大，故有很大的表面吉布斯自由能，表现出很强的吸附作用。前面已详细介绍过固体的吸附作用，现在简要介绍粉体的一些重要特征，如粉体的比表面、密度、空隙率、流动性和吸湿性等。

6.8.1 粉体的比表面积

粉体的比表面积是指单位质量粉体具有的总的表面积，是表征粉体中粒子粗细的一种量度，也是表示固体吸附能力的重要参数。比表面不仅对粉体性质，而且对制剂性质和药理性质都有重要意义。由于粉体微粒表面粗糙且有许多缝隙和微孔，故有很大的比表面。粉体的比表面常用吸附法来测定，根据朗缪尔或 BET 吸附等温式，以粉体为吸附剂，先求出单分子层饱和吸附量，然后按式(6-59)算出粉体的比表面

$$a_S = \frac{\Gamma_\infty L}{22.4} \times S \qquad (6-59)$$

式中，a_S 为粉体比表面，S 为每个吸附物分子的横切面积，L 为阿伏伽德罗常量，Γ_∞ 为饱和吸附量。

6.8.2 粉体的微粒数

粉体的微粒数是指每千克粉体所含有的微粒数目。假设微粒是球形，其直径为 d(单位 m)，每个微粒的体积为 $\frac{\pi d^3}{6}$（单位 m^3），粉体的密度为 ρ（单位 $kg \cdot m^{-3}$），则每个微粒的质量为 $\frac{\pi d^3 \rho}{6}$（单位 kg），每千克粉体所含有的微粒数 n 为

$$n = \frac{6}{\pi d^3 \rho} \qquad (6-60)$$

6.8.3 粉体的密度

粒子表面是粗糙的，在粒子与粒子之间必然存在着空隙。另外，粒子本身内部也有裂缝、空隙。因此，粉体的总体积是微粒本身的体积(V_t)、微粒本身内部的空隙体积(V_g)和微粒间空隙体积(V_e)三者的加和。根据这三种不同的体积可对应求得粉体的三种不同的密度，即真密度、粒密度和松密度。

真密度：粉体的质量(m)除以微粒本身体积 V_t 所得的密度：

$$\rho_t = \frac{m}{V_t} \qquad (6-61)$$

粒密度：粉体的质量(m)除以粉体微粒本身体积 V_t 与微粒本身内部体积 V_g 之和所得的密度：

$$\rho_g = \frac{m}{V_t + V_g} \qquad (6-62)$$

松密度：粉体的质量(m)除以粉体的总体积所得的密度：

$$\rho_b = \frac{m}{V_t + V_g + V_e} \qquad (6-63)$$

6.8.4 粉体的空隙率

粉体的总体积又称松容积(V_b)。微粒间空隙和微粒本身内部的空隙体积之和与松容积之比称为粉体的空隙率，用 e 表示，其计算公式见式(6-64)。e 大表示粉体疏松多孔，为轻质粉末。

$$e = \frac{V_e + V_g}{V_b} = \frac{V_b - V_t}{V_b} = 1 - \frac{V_t}{V_b} = 1 - \frac{\rho_b}{\rho_t} \qquad (6-64)$$

例 6-5 氧化钙粉体的样品重 0.6565 kg，真密度为 3203 kg·m^{-3}，将它放在 500 mL 量筒中，测得其松容积为 410 mL，求其空隙率为多少？

解 根据 $e = 1 - \dfrac{V_t}{V_b}$ 计算

微粒本身的体积：$V_t = \dfrac{0.6565}{3203} = 2.05 \times 10^{-4}(m^3) = 205(mL)$

氧化钙粉体的空隙率：$e = 1 - \dfrac{V_t}{V_b} = 1 - \dfrac{205}{410} = 0.5$

颗粒的形状和大小会影响粉体的空隙率，颗粒一致性较差的粉体空隙率较小。因此在压制粉体的过程中，为得到密实的整体，必须掺和一定比例、大小不同的颗粒。施加压力可促进不规则颗粒间的相互配合，如可使一个颗粒的凸面嵌入另一颗粒的凹面；较小颗粒充填入较大颗粒间的空隙。实验证明，结晶性粉末经过 7038 kg·cm^{-2} 的压力压缩之后，其空隙率可能小于 1%。

6.8.5　粉体的吸湿性

粉体药物在保存过程中常因吸湿而使流动性下降，甚至使药物发生润湿、结块而变质。在一定温度下，药物表面吸收水分与水分蒸发达到平衡时称为吸湿平衡。若测定药物在不同湿度时吸收水分的增加量或减少量，将所得的实验数据作图，即可得到药物的吸湿平衡图。从图 6-29 可知，水溶性药物如葡萄糖，在某一相对湿度之前几乎不吸湿。而在此后，随即迅速吸收大量水分，使吸湿曲线笔直向上。这一开始吸湿时的相对湿度称为**临界相对湿度**（critical relative humidity），简写为 CRH。CRH 值的大小可衡量药物吸水的难易程度。CRH 值高的药物表示在较高的湿度下才易大量吸水。

相互不起反应的粉体药品混合物，若其中含有非水溶性物质（如水溶性药品与不溶性、防湿性药品的混合粉体），混合物的 CRH 值会增大，混合物吸湿性会降低。如果混合物中都是水溶性药品，则大多数的混合物的 CRH 值低于其中各组成成分的 CRH 值，混合物的吸湿性增加。

图 6-29　葡萄糖吸湿量图

6.8.6　粉体的流动性

图 6-30　休止角及其测定装置

粉体的流动性在药物制剂的质量控制过程中十分重要，对颗粒剂、胶囊剂、片剂等制剂的质量差异及正常的操作影响较大。一般以休止角或流速来衡量粉体的流动性。

休止角是指一堆粉体的表面与平面之间可能存在的最大角度，用 θ 表示（图 6-30）。θ 越小，流动性越好。休止角可通过图 6-30 所示的装置来测定，若在一堆粉体上施加更多的粉体，粉体将沿侧面滑落，直到粉体微粒间的相互摩擦力与所受重力达到平衡为止。测量出 h 和 r 值，根据 $\tan\theta = h/r$，即可求得休止角的数值。

此外，还可用流速来衡量粉体的流动性。将物料加入漏斗中，记录全部物料流出所需的时间。所需时间越短，流动性越好。

粉体的流动性受粒子的大小、形状、密度、表面状态及空隙率等因素的影响。一般粒径小于 10 μm 的微粒,粒子间有较强黏着力,其流动性较差。此时必须设法除去小颗粒。此外,水分会使粉体产生一种黏结力,导致流动性变差,常通过烘干粉末或空气除湿来增加流动性。加入微粉硅胶或滑石粉等助流剂也可增加粉体的流动性。

关 键 词

表面现象　surface phenomena

比表面积　specific surface area

比表面吉布斯自由能　specific surface Gibbs free energy

表面张力　surface tension

附加压力　excess pressure

杨-拉普拉斯公式　Yong-Laplace equation

毛细现象　capillary phenomenon

开尔文公式　Kelvin equation

毛细管凝结　capillary condensation

亚稳定状态　meta-stable state

表面吸附　surface absorpt

表面吸附量　surface absorption quantity

吉布斯吸附等温式　Gibbs absorption isotherm

铺展　spreading

表面膜　surface membrane

单分子膜　monomolecular film

表面活性剂　surfactant

亲水-亲油平衡值(HLB 值) hydrophile-lipophile balance value

胶束　micelle

临界胶束浓度(CMC) critical micelle concentration

润湿　wetting

物理吸附　physical absorption

化学吸附　chemical absorption

弗兰德里希吸附等温式　Freundlish absorption isotherm equation

朗缪尔吸附等温式　Langmuir absorption isotherm equation

BET 吸附等温式　BET absorption isotherm equation

粉体　powder

本章内容小结

人们通常把表面或界面上发生的一切物理和化学现象统称为表面现象,本章从物理化学的基本原理讨论表面现象的本质、规律及应用。

表面现象往往发生在高度分散体系中,因此当物质处于高度分散状态时,比表面积急骤增加,比表面吉布斯自由能会发生较大改变,使系统处于高度不稳定状态。此时,液体表面有自动收缩的趋势,以降低表面能,这是表面现象产生的本质。从力学角度分析,处于表面层的分子由于受到来自两相不同分子的作用力,液体表面存在一种向内的收缩力,即表面张力 σ。比表面吉布斯自由能和表面张力是分别从不同角度探讨同一表面现象的两个完全等价的物理量。

当液面弯曲时,由于表面张力的存在,造成表面两个体相的压力不同,使弯曲液面内外产生附加压力,附加压力与表面张力及曲率半径之间的关系用杨-拉普拉斯公式表示。附加压力的存在使弯曲液面的蒸气压不同于正常液面的蒸气压;凸液面的蒸气压增大,凹液面的蒸气压降低,不同曲率液面的蒸气压由开尔文公式计算。开尔文公式可解释如过饱和蒸气、过热液体、过冷液体、过饱和溶液等亚稳定状态和毛细现象等。

吸附现象是两相界面上存在的重要现象,目的是减小表面张力,降低表面能。吸附现象包括溶液的表面吸附、固体的表面吸附以及液–固界面吸附。溶液的表面吸附分为正吸附和负吸附，吉布斯吸附等温式描述了溶液表面吸附量与溶液浓度及表面张力之间的关系，用于计算溶质在溶液表面的吸附量，并判断吸附类型。表面活性剂是一类能够降低溶液表面张力的物质，其分子具有"双亲结构"的特点。临界胶束浓度和亲水–亲油平衡值是反映表面活性剂性质的重要参数。表面活性剂具有润湿、乳化、发泡、增溶及去污等独特作用，具有广泛的应用价值。固体的表面吸附可通过吸附曲线描述，其中以吸附等温线最常用。吸附等温线可以分别用弗兰德里希、朗缪尔以及BET吸附等温式表示。固–液吸附比较复杂，影响因素较多，目前尚无完全成熟的理论，但固-液吸附的应用十分广泛。

　　铺展与润湿都是与表面张力有关的表面现象，沾湿、浸湿、铺展润湿是润湿的三种类型。铺展与润湿自动进行的条件取决于新生成的界面能否降低系统的吉布斯自由能。

思考题与习题

1. 对于亲水性固体表面，其接触角 θ 应该是（　　　　）。

A. $\theta > 90°$　　　　　B. $\theta < 90°$　　　　　C. $\theta = 90°$　　　　　D. 任意值

2. 朗缪尔吸附等温式 $\theta = \dfrac{ap}{1+ap}$，不适用以下什么情况（　　　　）？

A. 化学吸附　　　　　　　　　　B. 物理吸附

C. 单分子吸附　　　　　　　　　D. 多种分子同时被吸附

3. 表面活性剂的实质性作用是（　　　　）。

A. 显著降低表面张力　　　　　　B. 乳化作用

C. 增溶作用　　　　　　　　　　D. 助悬作用

4. 在相同温度和压力下，凹面液体的饱和蒸气压 p_r 与水平面同种液体的饱和蒸气压 p_0 相比，有（　　　　）。

A. $p_r = p_0$　　　　　B. $p_r < p_0$　　　　　C. $p_r > p_0$　　　　　D. 不能确定

5. 在恒温下加入表面活性剂后，溶液的表面张力 σ 和活度 a 将（　　　　）。

A. $\dfrac{\mathrm{d}\sigma}{\mathrm{d}a} > 0$　　　　B. $\dfrac{\mathrm{d}\sigma}{\mathrm{d}a} < 0$　　　　C. $\dfrac{\mathrm{d}\sigma}{\mathrm{d}a} = 0$　　　　D. $\dfrac{\mathrm{d}\sigma}{\mathrm{d}a} \geqslant 0$

6. 一定体积的水，当聚成一个大球，或分散成许多小水滴时，在相同温度下，这两种状态的性质保持不变的是（　　　　）。

A. 表面能　　　　B. 表面张力　　　　C. 比表面　　　　D. 液面下的附加压力

7. 为什么气泡和小液滴总是呈球形？

8. 试述比表面吉布斯自由能和表面张力之间的异同和联系。

9. 为什么泉水、井水都有比较大的表面张力？将泉水小心地注入干燥杯子，泉水会高出杯面，这是为什么？这时加一滴肥皂水将会发生什么现象？

10. 有一杀虫剂粉末，欲分散在一适当的液体中以制成混悬喷洒剂型，今有三种液体（1，2，3），测得它们与药粉及虫体表皮之间的表面张力关系如下：

$$\sigma_{粉} > \sigma_{1-粉}, \sigma_{表皮} < \sigma_{表皮-1} + \sigma_1$$

$$\sigma_{粉} < \sigma_{2-粉}, \sigma_{表皮} > \sigma_{表皮-2} + \sigma_2$$

$$\sigma_{粉} > \sigma_{3-粉}, \sigma_{表皮} > \sigma_{表皮-3} + \sigma_3$$

试从润湿原理考虑选择何种液体最适宜？为什么？

11. 简述增溶的特点，并和溶解、乳化进行区分。

12. 简述朗缪尔吸附的要点。

13. 试比较物理吸附和化学吸附的不同。

14. 简述毛细管凝结现象，说明其形成的原因和形成的条件。

15. 水槽中垂直插入一支玻璃管达平衡后，对管中上升部分的液面加热时，液面可继续上升，对吗？为什么？

16. 将 10^{-6} m^3 油状药物分散在水中，制成油滴半径为 10^{-6} m 的乳状液。已知油水界面张力为 65×10^{-3} $N \cdot m^{-1}$，求分散过程需做多少功？增加的表面吉布斯自由能为多少？如果加入适量表面活性剂后，油水界面张力下降至 30×10^{-3} $N \cdot m^{-1}$。则此分散过程所需的功比原来过程减少了多少？

17. 在 101.325 kPa 压力下，需要多高温度才能使水生成半径为 10^{-5} m 的小气泡？已知 373.15 K 时水的表面张力 $\sigma = 58.9 \times 10^{-3} N \cdot m^{-1}$，摩尔气化热 $\Delta_{vap}H_m = 40.656$ $kJ \cdot mol^{-1}$。设水面至气泡之间液柱静压力及气泡内蒸气压下降均忽略不计。

18. 293.15 K 时，一滴油酸滴到洁净的水面上，已知 $\sigma_{水} = 75 \times 10^{-3}$ $N \cdot m^{-1}$，$\sigma_{油酸} = 32 \times 10^{-3}$ $N \cdot m^{-1}$，$\sigma_{油酸-水} = 12 \times 10^{-3}$ $N \cdot m^{-1}$。当油酸与水相互饱和后，$\sigma_{油酸} = \sigma'_{油酸}$，$\sigma'_{水} = 40 \times 10^{-3}$ $N \cdot m^{-1}$。油酸在水面上开始与最终呈何种形状？若把水滴在油酸表面上结果又如何？

19. 在 298.15 K、101.325 kPa 下，将直径为 1μm 的毛细管插入水中，问需要在管内加多大压力才能防止水面上升？若不加额外的压力而让水面上升，达到平衡后水面能升多高？已知该温度下表面张力为 0.072 $N \cdot m^{-1}$，水的密度为 1000 kg $\cdot m^{-3}$，设接触角为 0°，重力加速度为 9.8 m $\cdot s^{-2}$。

20. 已知某溶质溶于水后，溶液表面张力 σ 与活度 a 的关系为

$$\sigma = \sigma_0 - A\ln(1 + Ba)$$

式中，σ_0 为纯水表面张力，A、B 为常数，则

(1) 求此溶液中溶质的表面过剩量 Γ_2 与活度 a 的关系；

(2) 求该溶质分子的截面积。

21. 在一定温度下，测定气体 A 在某催化剂上的吸附作用，当平衡压力为 100 kPa 时，每千克催化剂吸附 A 的量为 2.5 dm^3(标准状态)，当平衡压力为 1000 kPa 时，吸附量为 4.2 dm^3。设该吸附作用服从朗缪尔吸附等温式，试计算当 A 的吸附量为饱和值的一半时，平衡压力为多少？

22. 将正丁醇($M = 0.074$ kg $\cdot mol^{-1}$)蒸气骤冷至 273.15 K，发现其(过饱和度 $p/p^{\ominus} = 4$)能自行凝结为液滴，若 273 K 时正丁醇的表面张力 $\gamma = 0.0261$ $N \cdot m^{-1}$，密度 $\rho = 1000$ kg $\cdot m^{-3}$，试计算：

(1) 在此饱和度下所凝结成液滴的半径 r；

(2) 每一液滴中所含正丁醇的分子数。

（张保顺　高　慧）

第7章　胶体分散系统

1. 掌握：溶胶的基本特征、动力学性质、光学性质和电学性质；掌握胶团的结构，电解质对溶胶的聚沉作用及规律。

2. 熟悉：爱因斯坦-布朗运动公式、沉降平衡公式的计算及应用；斯特恩吸附扩散双电层模型；能够解释溶胶的稳定性原因。

3. 了解：分散系统分类、溶胶的制备及纯化方法；乳状液及纳米粒子的基本特性及应用。

胶体(colloid)的概念是1861年由英国科学家格雷厄姆(T Graham)提出的。他在研究中发现，像蔗糖、氯化钠、尿素这样的物质在水中扩散很快，并且很容易透过半透膜，将水蒸发后易于形成晶体析出；而另外有一些物质，如明胶、氢氧化铁、硅酸等，在水中扩散慢，且难以透过半透膜，水蒸发后形成的是无定形的胶状物而非晶体。于是，他将物质分为晶体和胶体两大类，像后者这种胶状物即为胶体，其水溶液称为溶胶。1905年，俄国化学家维伊曼在大量实验事实的基础上提出"任何物质既可以制成晶体状态，又可以制成胶体状态"。例如，将氯化钠分散于苯中，其粒子也不能透过半透膜，蒸发溶剂苯后也不再形成氯化钠结晶，而是胶状物。实际上，苯溶液中的氯化钠是以分子聚集体的形式分散于苯中，这些分子聚集体的粒径为1～100 nm。至此，人们认识到胶体只是物质以一定分散度存在的状态，并不是一类特殊物质。现代科学将分散相粒径在1～100 nm区间的分散系统称为**胶体分散系统**(colloidal disperse system)。由于胶体分散系统分散程度高且为多相系统，具有与其他类型分散系统不同的动力学性质、光学性质、流变特性和电学性质。胶体分散系统广泛地存在于生物和非生物界。胶体的基本原理广泛应用于食品、塑料、冶金、化妆品等领域，与化学、医学、药学等其他学科相互渗透，已形成了一门独立的学科。

7.1　分　散　系　统

7.1.1　分散系统及其分类

一种或多种物质分散在另一种物质中所形成的系统称为**分散系统**(disperse system)。例如，水滴分散在空气中形成云雾，聚苯乙烯分散在水中形成乳胶，溶质分散在水中形成溶液等。被分散的物质称为**分散相**(dispersed phase)，容纳分散相的连续介质称为**分散介质**(dispersion medium)。例如，消毒用的碘酒就是碘分散在乙醇中形成的分散系统，其中碘是分散相，乙醇是分散介质。根据被分散物质的分散程度(分散相粒子大小)不同，可将分散系统分为粗分散系统、胶体分散系统和分子分散系统，见表7-1。

表7-1　分散系统分类

类型	分散相粒子	粒子大小	性质	举例
分子分散系统(溶液)	原子、离子、小分子	<1 nm	均相，热力学稳定体系，扩散快，能透过半透膜及滤纸，形成真溶液	氯化钠、蔗糖水溶液

续表

类型		分散相粒子	粒子大小	性质	举例
胶体分散系统	溶胶	胶粒（原子或分子的聚集体）	1～100 nm	非均相，热力学不稳定体系，扩散慢，不能透过半透膜，能透过滤纸，形成胶体	金溶胶、氢氧化铁溶胶
	大分子溶液	大分子		均相，热力学稳定体系，扩散慢，不能透过半透膜，能透过滤纸，形成真溶液	蛋白质、明胶水溶液
	缔合胶体	胶束		均相，热力学稳定体系，扩散慢，不能透过半透膜，能透过滤纸，形成胶囊溶液	超过一定浓度的十二烷基硫酸钠
粗分散系统（悬浮体、乳状液）		粗颗粒	>100 nm	非均相，热力学不稳定体系，扩散慢或不扩散，不能透过半透膜及滤纸，形成悬浮液或乳状液	泥浆、牛奶

胶体分散系统可理解为分散相粒子大小为 1～100 nm（至少在某一维度上）的分散系统。根据分散相粒子在分散介质中的溶解性及热力学稳定性不同，胶体分散系统可分为：①由难溶物分散在分散介质中所形成的**憎液胶体**（lyophobic colloid），简称**溶胶**（sol）。②由大分子物质分散到适当的介质中形成的均相溶液，称**亲液胶体**（lyophilic colloid），也称为大分子溶液。③由表面活性物质在一定浓度条件下缔合形成的胶束，分散于介质中所形成的溶液称为**缔合胶体**（association colloid）。它们的性质见表 7-1。大分子溶液在性质上与溶胶有较大的不同，现已形成独立的学科，有关其性质将在第 8 章介绍，本章重点学习溶胶。

7.1.2 溶胶的分类及基本特征

1. 溶胶的分类 按分散介质的聚集状态不同，溶胶可分为三类：**气溶胶**（aerosol）、**液溶胶**（sol）和**固溶胶**（solidsol），进一步又可分为八小类，具体见表 7-2。

表 7-2 不同种类的溶胶

类型	分散介质	分散相	实例
气溶胶	气态	—	—
		液态（气-液溶胶）	雾
		固态（气-固溶胶）	烟、霾
液溶胶	液态	气态（液-气溶胶）	泡沫
		液态（液-液溶胶）	乳状液（牛奶、石油）
		固态（液-固溶胶）	油漆、泥浆
固溶胶	固态	气态（固-气溶胶）	浮石、泡沫塑料
		液态（固-液溶胶）	珍珠、宝石
		固态（固-固溶胶）	合金、有色玻璃

2. 溶胶的基本特征 与真溶液（小分子溶液、大分子溶液）及粗分散系统比较，溶胶的基本特征可归纳为：特有的分散度、多相性（不均匀性）和聚结不稳定性。

1）特有的分散度：溶胶粒子以 1～100 nm 范围的粒径分散于介质中，分散程度较高，高于粗分散系统。因此，肉眼观察不到分散相与分散介质之间明显的相界面，而且溶胶也不像粗分散系统那样易沉降，具有一定的动力学稳定性。但溶胶的分散程度又比小分子溶液低，不像小分子溶液那样扩散速度快、能够透过半透膜等。因此，溶胶特有的分散度决定了溶胶具有独特的动力学、光学和电学性质，当然这些性质也与溶胶粒子构造的复杂性有关。

2) 多相性(不均匀性)：虽然肉眼观察不到溶胶的相界面，但在超显微镜下，可以看到溶胶粒子与分散介质之间存在明显的相界面。因此，与真溶液(大分子溶液、小分子溶液)是均相系统不同，溶胶是由超细微粒构成的多相分散系统。由于大分子溶液的分散相粒子大小与溶胶相当，其也具有扩散慢、不能透过半透膜的性质，但因其为均相，乳光强度较溶胶弱。

3) 聚结不稳定性：特有的分散度决定了溶胶具有一定的动力学稳定性，但是溶胶又是高度分散的超微多相系统，具有大的表面能，这使得胶粒在分散介质中处于热力学不稳定状态，它们有相互聚结形成较大粒子而聚沉的自发趋势，因而溶胶是热力学的不稳定系统。而真溶液由于不存在相界面，是热力学稳定的均相系统。通常溶胶中除了分散相和分散介质以外，还需要第三种物质即稳定剂(通常是少量的电解质)存在。

总之，溶胶是一超微多相介稳系统，许多性质都可由此得到解释。但分散相结构与形状对溶胶的性质也有很大的影响。例如，胶粒的电荷及形状直接影响溶胶的动力学性质、光学性质、电学性质和流变性质。

7.2　溶胶的制备与净化

7.2.1　溶胶的制备

溶胶颗粒的大小为 1～100 nm，故可以由物理或化学的办法使粗颗粒进一步分散成胶体，也可使分子或离子凝聚成胶体，第一种制备胶体的方法称为**分散法**(dispersed method)，第二种称为**凝聚法**(condensed method)。制备溶胶需要两个基本条件：①分散相在分散介质中的溶解度必须极小。例如，三氯化铁在水中溶解成真溶液，但水解成氢氧化铁后则不溶于水，在适当的条件下可使三氯化铁水解制得氢氧化铁溶胶。当然，还需反应物浓度很稀、生成的难溶物晶粒很小而又无长大条件时才能得到胶体。如果反应物浓度大，细小的难溶物颗粒突然生成很多，则可能生成凝胶。②必须有稳定剂存在。例如，在制备氢氧化铁溶胶时，需有三氯化铁作为稳定剂。

1. 分散法制备溶胶　这种办法使较大物质在有稳定剂存在的情况下分散成胶体粒子大小。常用的方法有以下几种：

1) 研磨法：研磨法即机械粉碎的方法，常用的粉碎设备有胶体磨、气流磨、冲击式粉碎机、搅拌磨、离心磨等，在粉碎过程中常需加入助磨剂(分散剂)以克服其颗粒团聚。图 7-1 是盘式胶体磨的示意图。

2) 电分散法：此法主要用于制备金属(金、银等)水溶胶。以金属为电极，通过直流电(电流 5～10 A、电压 40～60 V)，以产生电弧，如图 7-2 所示。在电弧作用下，电极表面的金属气化，遇水冷却而成胶粒，在水中加入少量碱可形成稳定的溶胶。

磨盘

图 7-1　盘式胶体磨

3) 超声波分散法：用超声波(频率大于 16000 Hz)所产生的能量来进行分散，目前多用于制备乳状液，如图 7-3 所示。

图 7-2 电分散法制溶胶   图 7-3 超声波分散法制溶胶

4)胶溶法：它不是将粗粒分散成溶胶，而是将暂时集聚起来的分散相又重新分散成溶胶。例如，将许多新鲜的沉淀经洗涤除去多余杂质后，再加入少量稳定剂，在适当搅拌下，沉淀会被重新分散形成溶胶，这种作用称为**胶溶作用**(peptization)。例如，新生成的氢氧化铁沉淀经洗涤后加入适量稳定剂 $FeCl_3$ 溶液，搅拌下沉淀即转化为红棕色的氢氧化铁溶胶。

$$Fe(OH)_3(新鲜沉淀) \xrightarrow{FeCl_3(稳定剂)} Fe(OH)_3(溶胶)$$

一般说来，沉淀老化后就不易发生胶溶作用。

2. 凝聚法制备溶胶 凝聚法是将难溶物由分子分散状态凝聚为胶体分散状态的一种方法。一般是先将难溶物制成过饱和溶液，再使之相互结合成胶体粒子，从而形成溶胶。通常分为以下两种：

1)化学凝聚法：通过化学反应使生成物呈过饱和状态，然后粒子再结合成胶粒。下面是几个实例：

（1）还原法：主要制备各种金属溶胶。

$$Au^{3+} + 单宁(还原剂) \xrightarrow[\triangle]{少量K_2CO_3} Au(溶胶)$$

（2）氧化法：如用硝酸等氧化剂氧化硫化氢等水溶液，可制得硫溶胶。

$$2H_2S + O_2 \longrightarrow 2S(溶胶) + 2H_2O$$

（3）复分解法：制备硫化砷溶胶就是一个典型的例子。

$$As_2O_3 + 3H_2S \longrightarrow As_2S_3(溶胶) + 3H_2O$$

2)物理凝聚法：利用适当的物理过程将小分子聚集起来，如利用蒸气骤冷使某些物质凝聚成胶体粒子。例如，将汞的蒸气通入冷水中就可以得到汞溶胶，而高温下汞蒸气与水接触时生成的少量氧化物对溶胶有稳定作用。

3. 单级分散溶胶的制备 通常方法制得的溶胶胶粒形状及大小都是不均匀的，尺寸分布范围较广，是多级分散系统。若经严格控制，则可能制备出粒子形状相同、尺寸相差不大的胶体，这样的胶体称为**单级分散胶体**(monodispersed colloid)。

如欲制备单级分散溶胶，必须控制溶质的过饱和程度，使之略高于成核浓度，于是在很短的时间内全部形成晶核，称为爆发式成核。晶核形成后，溶液浓度迅速降到低于成核浓度，于是不再生成新的晶核，但仍略高于饱和浓度，故已有的晶核能因扩散而以相同的速度慢慢长大，形成单级分散溶胶。除浓度控制外，pH、温度及外加特定的离子等条件均可影响溶胶的均匀度。

单级分散溶胶给研究及使用带来许多方便，如用于验证散射公式、扩散定律等基本原理；用于确定生物膜的孔径大小与分布，对于研究网状内皮组织系统及血清诊断研究都极为有效。

7.2.2 溶胶的净化

在制得的溶胶中常含有一些电解质，过多的电解质容易引起溶胶发生聚沉，破坏溶胶的稳定性。因此，欲制得纯净、稳定的溶胶，必须将溶胶净化。过多的电解质须用渗析法或超滤法除去。此外，溶胶中的粗粒子可以通过过滤、沉降或离心的办法除去。

1. 渗析法 利用溶胶粒子不能通过半透膜(常见的有羊皮纸、动物的膀胱膜、火棉胶等)，而多余的电解质及其他小分子杂质可以透过半透膜的性质来除去杂质，该方法称为**渗析法**(dialysis method)。渗析时把要净化的溶胶装入半透膜袋内，然后连袋浸入蒸馏水中，利用膜内外杂质的浓度差，使溶胶中的小分子杂质迁移到半透膜外，如图 7-4(a)所示。搅拌或适当加热可以加快渗析。目前，医院用于治疗肾衰竭患者的血液透析机(也称人工肾)就是利用这个原理工作的，通过透析可以清除血液中的小分子有害代谢物，如图 7-4(b)所示。

(a) 普通渗析　　　　　　　(b) 血液透析机

图 7-4　渗析装置

在工业上及实验室中，为加快渗析的速度，普遍采用**电渗析**(electrodialysis)。电渗析的实验装置如图 7-5 所示。在外加电场中，带电荷的杂质发生定向移动，因此可以较快地除去溶胶中的过多电解质。除了净化溶胶外，电渗析还广泛用于污水处理、海水淡化、纯化水等。

2. 超滤法 用孔径细小的半透膜在加压或吸滤的情况下将胶粒与介质分开，这种办法称为**超滤法**(ultrafiltration method)。有时可以将过滤得到的胶粒重新分散到介质中，再加压过滤，如此反复以净化溶胶。若在滤膜两侧施加一定的电压，则成为电超滤，如图 7-6 所示。超滤技术发展很快，除净化溶胶外，还广泛应用于浓缩、脱盐、除菌等方面。在中药针剂生产中，用于除去多聚糖等大分子杂质。

图 7-5　电渗析

图 7-6　电超滤装置

7.2.3 纳米粒子与纳米技术

纳米粒子是指粒径为 1~100 nm 的粒子，又称超微颗粒，属于胶体粒子大小的范畴。就其大小而论，处于原子簇和宏观物体之间，属于介观系统。它所具有的一系列新颖的物理化学性质，是体相材料所不具有的。随着对纳米粒子奇特性质的研究与开发，促进了其在量子器件、功能材料、催化剂、制药、生物医学检验、分子识别以及航天工业等领域的广泛应用，随之诞生了一项高新技术—— **纳米技术**(nanotechnology)。

1. 纳米粒子的结构和特性 纳米粒子是由为数不多的原子或分子组成，其大小介于原子簇与宏观物体之间。通过高分辨透射电镜(HRTEM)等可以观察到其外形有球形、板状、棒状或海绵状等。纳米粒子内部结构是由单晶或多晶组成。纳米粒子表面既无长程序也无短程序的非晶层,表面原子可认为是以气态形式存在。由于表面能较大,纳米粒子极易团聚成较大颗粒,从而对其性能产生不良影响,防止纳米粒子团聚是纳米科学的重要研究课题。

1)小尺寸效应:当颗粒的尺寸与光波波长、德布罗意波长以及超导态的相干长度或透射深度等物理特征尺寸相当或更小时,晶体表面周期性的边界条件被破坏,非晶态纳米粒子的颗粒表面层附近的原子密度减小,使得材料的光、磁、热力学等性能发生改变。例如,当黄金被细分到小于光波波长的尺寸时,即失去了原有的黄金色而呈黑色。事实上,所有的金属制备成纳米颗粒时,都呈现为黑色。尺寸越小,颜色越黑,银白色的铂(白金)变成铂黑,金属铬变成铬黑。银的常规熔点为 690℃,而超细(纳米级)银的熔点变为小于 100℃,其熔点显著下降。利用磁性超微(纳米级)颗粒具有高矫顽力的特性,已做成高储存密度的磁记录磁粉,大量应用于磁带、磁盘、磁卡以及磁性钥匙等。利用超顺磁性,人们已将磁性超微颗粒制成用途广泛的磁性液体。

2)表面效应:纳米粒子是高度分散体系,随着微粒的粒径减小,比表面急剧增大,导致位于表面的原子数目大大增加。例如,当粒径为 5 nm 时,表面原子的比例数达 50%;当粒径为 1 nm 时,表面原子比例数达到 99%,几乎所有原子都处于表面状态。纳米颗粒的表面吉布斯自由能巨大,剩余价和剩余键力(或称其为悬空键力)大增,导致许多活性中心出现;此外,表面台阶和粗糙度增加,表面出现非化学平衡、非整数配位的化学价,故表现出极高的化学活性。例如,木屑、面粉、纤维等颗粒小到纳米级别,遇火极易引起爆炸。制备好的纳米粒子若需保存,则须存于惰性气体中或其他稳定介质中以防其凝聚。利用独特的表面效应,金属超微颗粒可望成为新一代的高效催化剂。

3)量子尺寸效应:当粒子尺寸下降到某一值时,金属费米能级附近的电子能级由准连续变为离散能级的现象,以及能隙变宽现象均称为量子尺寸效应。这一现象的出现,导致纳米银与普通银的性质完全不同。例如,普通银为导体,而粒径小于 20 nm 的纳米银却是绝缘体。

4)宏观量子隧道效应:微观粒子具有贯穿势垒的能力,称为隧道效应。现已发现微观粒子的一些宏观量(如磁化强度、磁通量等)也有隧道效应,它们可以穿越宏观系统的势垒而产生变化,故称为宏观量子隧道效应。例如,金属镍的超细微粒在低温下可以继续保持超顺磁性。

2. 纳米粒子的制备　纳米材料是由纳米粒子组成的材料,类型有纳米粉体、纳米膜材料、纳米晶体和纳米块、纳米微囊及纳米组装材料等。纳米粒子的制备方法与溶胶的制备方法相同,主要是物理和化学方法,技术关键是控制粒子的大小和获得狭窄的粒径分布。物理方法有球磨法、超声分散法、真空镀膜法、激光溅射法等。化学方法包括沉淀法、水热法、溶胶-凝胶法、还原法、电沉淀法、纳米粒子自组装法等。其中纳米自组装技术是仿生纳米合成方法,人们仿照生物合成蛋白质、DNA 的过程,凭借分子间弱作用力和协同作用,自动将分子组装成特定结构。现已利用纳米技术制备出仿人骨和人工皮肤,并可以用于临床。

3. 纳米技术在药学中的应用　纳米技术在药学研究中应用十分广泛。在药物制剂领域,利用纳米技术对传统药物进行超细开发,能够增加药物的溶解度,加快药物的吸收,提高药物的生物利用度。例如,纳米乳酸钙的口服吸收从普通制剂的 30%增加到 98%。另一个热点就是纳米药物载体的研究,以大分子物质为辅料,将药物溶解、吸收或包裹于其中制成纳米粒子或纳米胶囊,这种载药系统不仅具有载药量高的特点,还具有缓释性,能够延长药物的作用时间。例如,天冬酰胺酶纳米粒子在体内可持续释放活性酶达 20 天。

利用纳米反应器,反应物在分子水平上有一定的取向和进行有序排列,这种取向、排列和限制作用将影响和决定药物化学反应的取向和速率。在药理学研究中,可以利用纳米传感器获得活细胞内大量的动态信息,反映出机体的功能状态并深化对生理及疾病过程的理解。

7.3　溶胶的动力学性质

溶胶中的粒子和溶液中的溶质分子一样，始终处在热运动之中。但由于其胶粒较一般分子大得多，因而运动强度较小。在无外力场作用时，微观上表现为布朗运动，宏观上表现为扩散。在有外力场作用时做定向运动，如在重力场中的沉降现象，以及电场中的电动行为等。这些运动性质与胶粒的大小及形状有关，因而可以通过粒子的运动来推测其大小与形状。溶胶的**动力学性质**(dynamic properties)主要包括胶粒的不规则热运动和由此产生的扩散和渗透现象，以及在重力、离心力等外力场中的沉降。

7.3.1　布朗运动

布朗运动(Brownian motion)是指悬浮于液体表面的微粒所做的一种不停息的无规则折线运动，如浮在水面上的花粉的不规则运动。人们使用超显微镜观察到溶胶粒子也在不断地做不规则"之"字形的连续运动，如图 7-7 所示，且粒子越小，布朗运动越剧烈，其剧烈程度不随时间改变，但随温度的升高而增加。

爱因斯坦于 1905 年提出了布朗运动理论，认为布朗运动和分子运动类似，溶胶中每个粒子的平均动能和液体分子一样，都等于 $\frac{3}{2}kT$。布朗运动是不断做热运动的液体分子对微粒不均匀冲击的结果。由于介质分子不断撞击比它们大得多的粒子，粒子在每一时刻受到的力大小不等、方向不同，从而出现不规则的运动，如图 7-8 所示。尽管布朗运动看起来复杂而无规则，但在一定时间内粒子所移动的平均位移却具有一定的数值。爱因斯坦按照分子运动理论，并以球形粒子为模型导出了布朗运动粒子的平均位移公式：

$$\bar{x}=\sqrt{\frac{RT}{L}\cdot\frac{t}{3\pi\eta r}} \tag{7-1}$$

图 7-7　超显微镜下胶粒的布朗运动　　　图 7-8　胶粒受介质撞击示意图

式中，$\bar{x}$ 是在观察时间 t 内粒子沿 x 轴方向的平均位移，T 为温度，r 为微粒的半径，η 为介质的黏度，单位为 Pa·s，L 为阿伏伽德罗常量。此式也称为爱因斯坦-布朗运动公式。该公式将粒子的位移与粒子的大小、介质的黏度、温度以及观察时间等联系起来。公式表明，在其他条件不变时，微粒的平均位移的平方 $\bar{x}^2$ 与时间 t 及温度 T 成正比，与黏度 η 及微粒半径 r 成反比。

例 7-1　佩林(Perrin)在温度 290.15 K 时，以粒子半径为 0.1232 μm 的藤黄水溶液进行实验，观察 30s 后，测得粒子在 x 轴方向上的平均位移为 7.09 μm。已知水的黏度为 1.1 mPa·s，试计算阿伏伽德罗常量值。

解 依据爱因斯坦–布朗运动公式有

$$L = \frac{RT}{\overset{-2}{x}} \cdot \frac{t}{3\pi\eta r}$$

$$= \frac{8.314 \times 290.15 \times 30}{(7.09 \times 10^{-6})^2 \times 3 \times 3.14 \times 1.1 \times 10^{-3} \times 0.1232 \times 10^{-6}}$$

$$= 6.55 \times 10^{23} (\text{mol}^{-1})$$

佩林(Perrin)和斯威德伯格(Svedberg)等用大小不同的粒子，黏度不同的介质，取不同的观察时间间隔测定了 $\bar{x}$，然后依据式(7-1)计算阿伏伽德罗常量 L，所得结果与用其他方法求得的阿伏伽德罗常量相当一致，这表明式(7-1)的正确性，同时又反过来证明全部分子运动学说的正确性，使分子运动论从假说上升为理论，这是研究布朗运动的理论意义。

7.3.2 扩散与渗透

由于分子的热运动和胶粒的布朗运动，溶胶粒子产生由高浓度区向低浓度区定向迁移的现象称为溶胶的**扩散**(diffusion)。但是由于溶胶粒子远较小分子大且不稳定，不能制成较高的浓度，因此其扩散和渗透现象表现得很不明显，较难观察到。溶胶粒子的扩散与稀溶液中粒子的扩散一样，遵守费克(Fick)定律。

在图 7-9 中，设任一平行于 AB 面的截面上的浓度是均匀的，而沿垂直于 AB 面的轴(x 轴，由左向右)的方向上浓度有变化，浓度梯度为 $\dfrac{\mathrm{d}c}{\mathrm{d}x}$，设通过 AB 面的扩散质量为 m，通过 AB 面的扩散速度则为 $\dfrac{\mathrm{d}m}{\mathrm{d}t}$，扩散速度与浓度梯度以及 AB 截面的面积 A 成正比，用公式表示为

$$\frac{\mathrm{d}m}{\mathrm{d}t} = -DA\frac{\mathrm{d}c}{\mathrm{d}x} \tag{7-2}$$

图 7-9 扩散作用

式(7-2)称为费克第一定律(Fick's first law)，式中 D 是扩散系数，单位为 $\text{m}^2 \cdot \text{s}^{-1}$，其物理意义是在单位浓度梯度($\dfrac{\mathrm{d}c}{\mathrm{d}t} = 1$)下，单位时间内通过截面积的质量。式中负号表示扩散方向与浓度梯度的方向相反，表示扩散朝着浓度降低的方向进行。

费克第一定律只适用于浓度梯度不变的情况，实际的扩散过程中浓度梯度是变化的。此时单位体积内溶胶粒子的浓度随时间的变化为

$$\frac{\mathrm{d}c}{\mathrm{d}t} = \frac{\mathrm{d}}{\mathrm{d}x}\left(D\frac{\mathrm{d}c}{\mathrm{d}x}\right) \tag{7-3}$$

式(7-3)称为**费克第二定律**(Fick's second law)，式中 $\dfrac{\mathrm{d}c}{\mathrm{d}x}$ 是溶胶粒子浓度沿 x 轴方向的变化率。该式表明溶胶粒子扩散时，浓度随时间的变化与 $\dfrac{\mathrm{d}c}{\mathrm{d}x}$ 沿 x 轴的变化率及扩散系数 D 有关。

设在 t 时间内粒子的扩散距离为 $\bar{x}$。则根据费克定律可以导出爱因斯坦-布朗运动位移方程：

$$\bar{x}^2 = 2Dt \tag{7-4}$$

将式(7-1)代入式(7-4)得

$$D = \frac{RT}{L} \cdot \frac{1}{6\pi\eta r} \tag{7-5}$$

式(7-5)表明，粒子的扩散系数随温度上升而增大，在恒温条件下，粒子半径越小，介质

黏度越小，扩散系数就越大，粒子越容易扩散。从布朗运动的实验值用式(7-4)可以求出扩散系数 D，再根据式(7-5)可以计算出溶胶粒子的半径 r。根据溶胶粒子的密度 ρ，按照式(7-6)求出胶团的摩尔质量 M，这是测定溶胶扩散的意义之一。

$$M = \frac{4}{3}\pi r^3 \rho L \tag{7-6}$$

实验表明，一般分子或离子的扩散系数 D 的数量级为 $10^{-9}\,\text{m}^2 \cdot \text{s}^{-1}$，而溶胶粒子为 $10^{-13}\sim 10^{-11}\,\text{m}^2 \cdot \text{s}^{-1}$，相差 $2\sim4$ 个数量级，故胶粒的扩散运动较小分子弱得多。

渗透与扩散相似，均源于存在浓度差。不过，扩散用于描述溶质的移动，而胶粒由于不能透过半透膜，因此溶胶的渗透用于描述介质分子及其他离子的移动。在半透膜两边，胶粒和离子浓度存在差异，从而产生渗透压。

溶胶的渗透压(Π)可以借用稀溶液的渗透压公式计算，即

$$\Pi = \frac{n}{V}RT \tag{7-7}$$

式中，n 为体积等于 V 的溶液中所含溶质的物质的量。

例 7-2　273.15 K 时，质量分数 w 为 7.46×10^{-3} 的硫化砷溶胶，半径 r 为 10 nm(视溶胶粒子为球形)，已知硫化砷粒子的密度 ρ 为 $2.8\times10^3\,\text{kg} \cdot \text{m}^{-3}$，求该溶胶的渗透压。

解　因溶胶浓度低，设溶胶体积为 1 dm³，其质量近似等于纯水的质量(约 1 kg)，则所含胶粒的物质的量 n 为

$$n = \frac{m_{硫化砷}}{M_{硫化砷}} = \frac{m_{硫化砷}}{\frac{4}{3}\pi r^3 \rho L} = \frac{m_{溶胶} \cdot w}{\frac{4}{3}\pi r^3 \rho L}$$

$$= \frac{1\times7.46\times10^{-3}}{\frac{4}{3}\times3.14\times(10\times10^{-9})^3\times2.8\times10^3\times6.023\times10^{23}}$$

$$= 1.06\times10^{-6}\,(\text{mol})$$

$$\Pi = \frac{n}{V}RT$$

$$= \frac{1.06\times10^{-6}}{1\times10^{-3}}\times8.314\times273.15$$

$$= 2.4\,(\text{Pa})$$

显然，溶胶粒子的渗透压是很小的，难以测量。同样溶胶的凝固点降低和沸点升高效应也是很难测出的。但是对于大分子溶液或胶体电解质溶液，由于溶解度大，可以配成较高浓度的溶液，因此稀溶液依数性的改变常用于大分子物质的摩尔质量测量。

7.3.3　沉降与沉降平衡

分散系统中的粒子在外力场作用下定向移动会产生**沉降现象**(sedimentation)。例如，火山喷发的烟尘、风扬起的土壤微粒、泥沙等在重力的作用下发生沉降现象。泥沙等悬浮液中的粒子由于重力作用最终会逐渐全部沉降下来。沉降是扩散的逆过程，扩散使粒子均匀分布，沉降则使粒子聚集。溶胶分散系统中，溶胶粒子一方面受到外力的沉降作用而聚集，另一方面扩散作用又促使其由高浓度区向低浓度区运动而分散，这两种相反的作用达到平衡时，粒子在空间的浓度分布稳定不变，这种状态称为**沉降平衡**(sedimentation equilibrium)。

1. 重力沉降　溶胶粒子在沉降过程中同时受到地球重力 $F_{重}$、介质中的浮力 $F_{浮}$ 以及介质阻力 $F_{阻}$ 三种力的作用，故沉降力 $F_{沉}$ 为

$$F_{沉}=F_{重}-F_{浮}=\frac{4}{3}\pi r^3(\rho-\rho_0)g$$

式中，ρ 为溶胶粒子密度，ρ_0 为分散介质的密度，r 为溶胶粒子(球形)的半径，g 为重力加速度。根据斯托克斯(Stokes)定律，对于球形粒子，其在介质中受到的阻力为

$$F_{阻}=6\pi\eta rv$$

式中，r 为粒子的半径，η 为介质的黏度，v 为溶胶粒子的位移速度。当 $F_{沉}=F_{阻}$ 时，粒子匀速沉降，此时溶胶粒子重力沉降的速度为

$$v=\frac{2r^2(\rho-\rho_0)g}{9\eta} \tag{7-8}$$

沉降速度可以用沉降天平测定。从重力沉降速度公式可知，沉降速度 v 和粒径的平方 r^2 成正比，沉降速度对粒子的大小有显著的依赖关系，用沉降分析法测定粗分散系统的粒度分布即以此为依据；沉降速度还与黏度 η 成反比，因此增加黏度，可以使粗分散系统稳定性增加，如混悬液制剂中常加入增稠剂。另外，沉降公式中的物理量都可以测量，因此，若测出沉降速度等数据，即可求得溶胶粒子的半径。同样若粒径等数据已知，则可以测量介质的黏度，落球式黏度计就是根据此原理设计的。

2. 重力沉降平衡　从沉降力与扩散力的平衡可以导出沉降平衡时粒子的分布规律，如图 7-10 所示，在容器的高度 h_1、h_2 处粒子的浓度分别为 c_1、c_2。根据渗透压力的大小与扩散力的大小相等，只是方向相反的特点，在高度为 dh 的溶胶层中，粒子受到的扩散力为

$$F_{扩}=-\frac{RT}{cL}\cdot\frac{dc}{dh}$$

式中负号是因为浓度随高度增加而降低。当达沉降平衡时，$F_{扩}=F_{沉}$

$$-\frac{RT}{cL}\cdot\frac{dc}{dh}=\frac{4}{3}\pi r^3(\rho-\rho_0)g$$

$$RT\cdot\frac{dc}{c}=-\frac{4}{3}\pi r^3(\rho-\rho_0)gLdh$$

由液层高度从 h_1 变化到 h_2 时，溶胶的浓度从 c_1 变化到 c_2，作浓度和高度的定积分

图 7-10　沉降平衡

$$RT\cdot\ln\frac{c_2}{c_1}=-\frac{4}{3}\pi r^3(\rho-\rho_0)gL(h_2-h_1) \tag{7-9}$$

这是溶胶粒子在重力场中的高度分布公式，与气体分子高度分布公式完全相同，也表明胶体粒子的布朗运动与气体分子的热运动本质上是相同的。从式(7-9)知，粒子质量($m=\frac{4}{3}\pi r^3\rho$)越大，其平衡浓度随高度升高下降越多。表 7-3 列出了一些分散系统粒子浓度降低一半时需要的高度。

表 7-3　一些分散系统中高度分布规律的应用

分散系统	粒子直径 d/nm	粒子浓度降低一半时的高度 x/m
氧气	0.27	5000
高度分散的金溶胶	1.86	2.15
超微金溶胶	8.35	2.5×10^{-2}
粗分散金溶胶	186	2×10^{-7}
藤黄的悬浮体	230	3×10^{-5}

应该指出，式(7-9)所示的是分布已经达到平衡后的情况。就平衡所需时间，其与分散系统的粒径大小及温度变化、机械混合情况等都有密切关系。可以估计粒径为 1×10^{-6} m 的金溶

胶，沉降 1×10^{-2} m 距离约需要 29 天。所以尽管表 7-3 所示，直径为 8.35×10^{-9} m 的金溶胶，在高度升高 2.5×10^{-2} m 后浓度降低一半，但实际上由于平衡时间较长，在相当高的一段容器中，也观察不到浓度的变化，因此许多溶胶在自然条件下可以维持几年仍然不会因为重力作用沉降下来，所以我们认为溶胶具有动力学稳定性。

3. 离心场中的沉降和沉降平衡　如果外加的力场很大，或者分散粒子本身比较大，以致布朗运动不足以克服重力的影响，则粒子就会以一定的速度沉降到容器底部，如水中泥沙的沉积。在足够强的超离心力场中，胶体分散系也可完全沉降下来。1924 年，瑞典科学家斯威德伯格发明了超离心机，现在的新型超离心机的转速可达 10 万～16 万 r/min，产生的离心力约是重力的 100 万倍。在这样大的离心场中，胶粒或大分子物质(如蛋白质)都可以较快地沉降。超离心技术在药学及生物学研究中有非常重要的应用。

7.4　溶胶的光学性质

溶胶的光学性质是其高度分散性和多相性(不均匀性)的反映。通过光学性质的研究，不仅可以理解它的光学现象，还可以从它的光学行为了解胶粒的大小和形状。

7.4.1　溶胶的光散射现象——丁铎尔现象

当一束自然光通过溶胶时，从入射光的垂直方向上可看到一浑浊发亮的光柱，这种现象称为**丁铎尔现象**(Tyndall phenomena)。

入射光通过分散系统时，除了发生吸收外，还可能发生反射、折射以及散射。吸收与否取决于系统的化学组成，系统的颜色表现为吸收光的补色。反射或折射、散射与粒子的大小有关。悬浊液中粒子的粒径大于入射光波长，主要观察到的是反射光，系统呈浑浊状。对溶胶分散系统，其粒子的直径小于入射光的波长，粒子中的电子受迫振动(振动频率与入射光的频率相同)，使粒子成为二次光源，向各个方向发射电磁波(散射光波)，故有较明显的丁铎尔现象。这种现象称为**光的散射**(light scattering)作用，散射光也称为乳光。小分子分散系统的粒径太小，散射光不明显。因此丁铎尔现象是判别溶胶和真溶液的最简便方法。

7.4.2　瑞利散射公式

1871 年瑞利(Rayleigh)通过研究光的散射作用，得出对于不导电且不吸收光的球形粒子系统的散射光的强度计算公式：

$$I=\frac{24\pi^2 A^2 \nu V^2}{\lambda^4}(\frac{n_1^2-n_2^2}{n_1^2+2n_2^2})^2 \tag{7-10}$$

式中，I 为散射光的强度，A 为入射光的振幅，λ 是入射光波长，ν 是单位体积内粒子数(即粒子浓度)，V 是单个粒子的体积，n_1 和 n_2 分别是分散相和分散介质的折射率。该公式称为瑞利散射公式或瑞利散射定律，适用于粒子半径远小于 $\frac{1}{20}\lambda$ 的情况。

由瑞利散射公式可以得出以下结论：

(1) $I\propto\frac{1}{\lambda^4}$，故入射光波长越短，散射光越强烈。例如，入射光为白光(复色光)，则其中波长最短的蓝色与紫色光的散射作用最强，而波长最长的红色光散射最弱。这可以解释白光照射溶胶时，从侧面看到的散射光呈蓝紫色。同理，若要观察散射光，光源的波长以短波为宜；而要观察透过光时，则以长波为佳。例如，测定多糖、蛋白质之类物质的旋光度时多采用钠光，交通警示灯采用波长较长的红光。

(2) $I \propto (\frac{n_1^2 - n_2^2}{n_1^2 + 2n_2^2})^2$，即分散相与分散介质的折射率相差越大，散射光越强。溶胶系统分散相与分散介质间有明显相界面，两者折射率相差很大，因此有较强的散射光。而大分子溶液(如蛋白质溶液)为均相系统，溶质与溶剂间折射率差别小，光散射作用不明显。这也解释了大分子溶液丁铎尔现象不明显的原因。故可以用散射光的强弱来区分大分子溶液和溶胶。应该指出，纯液体与气体由于密度的涨落，折射率也会变化，所以也会产生散射作用。天空和海洋都是蔚蓝色的，就是由局部涨落引起的。

(3) $I \propto V^2$，即散射光强度与分散度有关。由于散射光强度与粒子体积有关，因此可以通过测定散射光强度计算粒子半径。同理利用散射光强度与粒子浓度成正比，可通过散射光强度求算溶胶的浓度。

很多溶胶是无色透明的，但许多溶胶也常显各种颜色，例如，$Fe(OH)_3$ 溶胶是红色的、CdS 溶胶是黄色的，金溶胶因粒子大小不同可呈不同颜色。溶胶产生各种颜色与溶胶中胶粒对光的选择性吸收有关。当溶胶对光的吸收很弱时，溶胶显现的是散射光形成的颜色，并与观察方向有关。

知识扩展

乳光计是用于溶液散射光强度测定的仪器，其原理类似于比色计，所不同的是乳光计中光源是从侧面照射溶胶，观察的是散射光强度，而比色计观察的是透射光强度。乳光强度又称为浊度，通过与对照品的浊度比较，可以计算待测样品的粒子大小或浓度。当其他条件均相同时，瑞利散射公式可以改写成 $I = K' \frac{\nu V^2}{\lambda^4}$，因 $\frac{c}{\rho} = \nu V$，则有 $I = KcV$，其中 c 为质量浓度，ρ 为胶粒密度，K 为比例系数。

待测溶胶的浊度 I 若与相同浓度的对照品的浊度 I_0(粒径 r_0)比较，可以获得待测胶粒粒径 r

$$\frac{I}{I_0} = \frac{r^3}{r_0^3}$$

同理可以获得溶胶粒子的浓度。瑞利散射公式对于非金属溶胶比较适用，由于金属溶胶对光有吸收作用，所以光散射强度与溶胶的光学性质较为复杂。

7.4.3　超显微镜与溶胶粒子大小的测定

超显微镜法是测定溶胶粒径大小的经典方法，其原理是用显微镜来观察丁铎尔现象。即用足够强的入射光从侧面照射溶胶，然后在黑暗的背景下进行观察，由于散射作用，胶粒成为亮的光点，可以清楚地观察到布朗运动。图 7-11 为超显微镜的光路结构。超显微镜并没有提高显微镜的分辨率，但由于胶粒发出的散射光信号强，即使小至 5~10 nm 的胶粒也可观察到。通过对胶粒散射光形成的发光点信息的解读，结合其他数据可以计算出粒子的平均大小并推断溶胶的形状。

溶胶粒子的大小可以通过对发光点的计数来计算。设用超显微镜测出体积为 V 的溶胶中粒子数为 n，而已知分散相浓度为 ρ'(单位为 $kg \cdot dm^{-3}$)，则在所测体积 V 中，胶粒的总质量为 $\rho' V$，每个胶粒的质量为 $\frac{\rho' V'}{n}$。设粒子呈球形，半径为 r，分散相

图 7-11　超显微镜的光路结构

的密度为 ρ，则可得

$$\frac{\rho'V'}{n} = \frac{4}{3}\pi r^3 \rho$$

$$r^3 = \frac{3}{4} \cdot \frac{\rho'V'}{n\pi\rho}$$

溶胶粒子的形状可以通过不同发光点的表现来推测。例如，如果粒子的结构是不对称的(棒状、片状等)，当粒子大的一面向光时，光点很亮，而小的一面向光时，光点变暗，这样光点有明暗交替现象，称为**闪光现象**(flash phenomenon)。如果粒子结构是对称的(球形、正四面体等)，闪光现象不明显，这样就能对胶粒形状作出合理推测。

此外，还可以使用电子显微镜法和激光散射法测定溶胶粒子的大小。

7.5　溶胶的电学性质

溶胶粒子在与极性介质(如水)接触的界面上，由于发生电离、离子吸附或离子溶解等作用，使得分散相粒子表面带上电荷。同时因为整个溶胶系统是电中性的，溶胶粒子表面带电，则分散介质必然带有数量相等而符号相反的电荷。胶粒表面带电荷的种类与多少直接影响着溶胶的动力学性质和光学性质。因此，胶粒表面带电是溶胶最重要的性质，是保持溶胶稳定的最重要因素。

7.5.1　电动现象

电泳、电渗、流动电势和沉降电势统称为**电动现象**(electrokinetic phenomena)。

1. 电泳　在外电场中，带电微粒在分散介质中做定向移动的现象称为**电泳**(electrophoresis)。早在 19 世纪，Рейсс 就发现将两根玻璃管插到饱和了水的泥土团中，在玻璃管里加入水并插上电极，通电后发现泥土粒子会做定向运动，如图 7-12 所示。

$Fe(OH)_3$、金、硫化砷等溶胶在外电场作用下也会有电泳现象。溶胶电泳证明了胶粒是带电的。实验还证明，外加电解质的种类及多少直接影响着溶胶电泳的速率大小及胶粒带电的符号。此外，**大分子**蛋白质、多肽、病毒粒子，甚至细胞或小分子氨基酸、核苷等在电场中都可做定向泳动。

2. 电渗　为保持胶体系统的电中性，分散介质也带电荷。如果设法固定胶粒，在外加电场作用下，分散介质也会通过多孔膜或极细的毛细管而移动。这种在电场作用下，液体介质做定向移动的现象称为**电渗**(electroosmosis)，如图 7-13 所示。和电泳一样，电解质的加入也会影响电渗的速度甚至改变液体流动的方向。电泳和电渗都是由于分散相和分散介质做相对运动时产生的电动现象。

图 7-12　黏土电泳现象

图 7-13　电渗现象

3. 流动电势 流动电势(streaming potential)是电渗的逆过程。如果不施加外加电场，而是对液体介质施加压力，迫使其流经毛细管网或粉末压成的多孔塞。由于分散介质带电荷，这种移动会导致多孔塞两侧产生电势差，称为流动电势。在用输油管道运送液体燃料时，燃料沿管壁流动会产生很大的流动电势，这常常是引起火灾或爆炸的原因，为此人们常将输油管线接地以减小流动电势。

图 7-14 界面移动电泳仪

4. 沉降电势 沉降电势(sedimentation potential)是电泳的逆过程。在无外电场作用下，若使分散相粒子(如胶粒)在分散介质(如水)中迅速沉降，则在沉降管的两端会产生电势差，称为沉降电势。面粉厂、煤矿等的粉尘爆炸可能与沉降电势有关。

5. 电泳的测定 研究电泳的仪器和方法多种多样，大致可以分为界面移动电泳、显微电泳、区带电泳三类。界面移动电泳是观察溶胶与电泳辅助液间的界面在电场中的移动，界面移动的速率即为胶粒的电泳速率，图 7-14 为这类仪器的示意图。

7.5.2 胶粒带电的原因

电动现象证明了溶胶粒子是带电的，通常有以下几种原因使溶胶表面带电。

1. 吸附 溶胶是高度分散的多相系统，具有很大的比表面和表面能，极易吸附溶胶中的离子以降低表面能。同时，溶胶粒子因吸附介质中的离子而带电。吸附机制分为选择性吸附和非选择性吸附。若介质中存在与溶胶粒子组成相同或类似的离子，则这些离子优先被吸附，这一规律称为**法扬斯规则**(Fajans rule)。这种吸附机制为选择性吸附。例如，用 $AgNO_3$ 和 KI 制备 AgI 溶胶时，若 $AgNO_3$ 微过量，则所得胶粒表面由于吸附分散介质中过量的 Ag^+ 而带正电荷；若 KI 微过量，则胶粒吸附过量的 I^- 而带负电荷。若介质中没有与溶胶粒子组成相同或相类似的离子存在，则胶粒一般先吸附水化能力较弱的阴离子，而使水化能力较强的阳离子留在溶液中，此时的吸附为非选择性吸附。故以非选择性吸附机制带电的溶胶通常带负电。

2. 电离 当溶胶粒子本身带有可电离基团时，表面分子会发生电离而带电。例如，硅胶粒子表面的 SiO_2 分子水化后形成 H_2SiO_3，在酸性条件下可电离出 OH^- 使溶胶粒子带正电，在碱性条件下可电离出 H^+ 使溶胶粒子带负电。

$$H_2SiO_3 \xrightarrow{H^+} HSiO_2^+ + OH^- \xrightarrow{H^+} HSiO_2^+ + H_2O \qquad 在酸性条件下带正电$$
$$H_2SiO_3 \xrightarrow{OH^-} HSiO_3^- + H^+ \xrightarrow{OH^-} HSiO_3^- + H_2O \qquad 在碱性条件下带负电$$

对于大分子电解质(如蛋白质)，当其羧基或氨基在水中离解成 $-COO^-$ 或 $-NH_3^+$ 时，整个蛋白质就带电。当介质的 pH 较低时，蛋白质分子一般带正电，当 pH 较高时，则带负电荷。

此外，同晶置换和摩擦等方式也可以使溶胶粒子带上一定的电荷。例如，黏土颗粒带电主要是由黏土晶格中的不同价态离子置换造成的。

7.5.3 胶团的结构

在真溶液中，分子或离子一般来说是比较简单的个体，而溶胶的结构则较为复杂。溶胶的结构由三部分组成：胶核、吸附层和扩散层。**胶核**(colloidal nucleus)是溶胶粒子的中心，由许多原子或分子聚集而成。胶核周围是由吸附在核表面上的定位离子、部分反离子和溶剂分子组成的吸附层(又称紧密层)。胶核和吸附层合称**胶粒**(colloidal particle)。吸附层以外是由反离子组成扩散层，由于反离子自身的静电排斥作用及扩散作用，扩散层较松散地分布在吸附层的外围。胶核、吸附层和扩散层构成了**胶团**(colloidal micell)。整个胶团是电中性的。

例如，用 $AgNO_3$ 和 KI 溶液制备 AgI 溶胶时，m 个 AgI 分子聚集在一起，构成胶核 $(AgI)_m$。若 KI 微过量，胶核选择性地吸附 n 个 I^- 为定位离子，使胶核表面带负电。与此同时，由于静电吸引作用，胶核还会吸引部分反离子，即 $(n-x)$ 个 K^+ 进入吸附层，余下 x 个反离子 K^+ 构成扩散层，整个胶团的结构如图 7-15 所示。由于扩散层较松散地围绕在胶粒外围，故在外电场作用下，胶团在吸附层和扩散层之间的界面上发生分离，胶粒因带负电荷向正极移动，扩散层则带正电荷向负极移动。

$$[(AgI)_m \cdot nI^- \cdot (n-x)K^+]^{x-} \cdot xK^+$$

胶核　吸附层　　扩散层

胶粒

胶团

(a) 胶团结构表示式

(b) 胶团结构示意图

图 7-15　KI 微过量时 AgI 胶团的结构

若制备 AgI 溶胶时 $AgNO_3$ 微过量，则胶核吸附 Ag^+ 为定位离子，NO_3^- 为反离子，胶团的结构如图 7-16 所示，胶粒带正电，其电泳方向与图 7-15 所示胶粒的电泳方向正好相反。

$$\left[(AgI)_m \cdot nAg^+ \cdot (n-x)NO_3^- \right]^{x+} \cdot xNO_3^-$$

图 7-16　$AgNO_3$ 微过量时 AgI 胶团的结构

7.5.4　双电层理论

由于溶胶是电中性的，当胶粒表面带电荷时，扩散层必然带电性相反的电荷，从而在胶粒界面上形成双电层的结构。扩散层中的反离子(如图 7-15 中的 K^+)一方面受到静电引力作用，有向胶粒表面靠近的趋势；另一方面受分子热运动及扩散作用的影响，有在整个液体中均匀分布的趋势。两种作用使反离子在胶粒表面区域的液相中形成一种平衡分布，越靠近界面反离子浓度越高，越远离界面反离子浓度越低，到某一距离时反离子浓度与粒子表面离子浓度相等。对于双电层结构的认识，曾提出过不少模型，以下分别作简要介绍。

1. 平板型双电层模型　亥姆霍兹于 1879 年提出了平板型模型，认为粒子表面所带电荷与介质中的反离子构成平行的两层，称为**双电层**(double layer)，如同一个平板电容器。两平板间的电势差称为表面电势 φ_0(即热力学电势)，在双电层内表面电势呈直线下降至零，如图 7-17 所示。这种模型虽然对电动现象给予了说明，但由于离子的热运动，不可能形成平板式的电容器。

2. 扩散型双电层模型　古依(Gouy)和查普曼(Chapman)修正了上述模型，提出了扩散双电层模型，认为由于静电吸引作用和热运动两种效应的结果，只有部分反离子紧密地排列在固体表面上，另一部分反离子与固体表面的距离，可以从紧密层一直扩散到本体溶液中。若施加外加电场，固液之间发生电动现象时，移动的切动面为滑动面，如图 7-18 所示。相对运动边界处与液体内部的电势差称为**电动电势**(electrokinetic potential)或 ζ 电势(zeta-potential)。显然 ζ 电势与表面电势不同，ζ 电势只是表面电势的一部分，当溶胶粒子处于静态时，不显现滑动面。但当溶胶发生电动现象时，ζ 电势表现出来。此外，表面电势往往为定值，与介质中电解质浓度无关，而 ζ 电势则随电解质浓度增

φ_0

δ

图 7-17　平板型双电层模型

加而减小，使溶胶的稳定性降低。

图 7-18　扩散型双电层模型

　　古依和查普曼的模型提出了扩散层的概念，提出了表面电势 φ_0 与 ζ 电势的不同，但对 ζ 电势并未赋予明确的物理意义。同时也无法解释有时 ζ 电势会随离子浓度的增加而增加，甚至出现 ζ 电势与表面电势相反的情况。

　　3. 吸附扩散双电层模型　斯特恩(Stern)作了进一步的修正。他认为：紧密层(后来又称为 Stern 层)有 1～2 个分子层厚，紧密吸附在表面上，这种吸附称为**特性吸附**(specific adsorption)。在紧密层中，反离子的电性中心构成了斯特恩平面，此处的电势称为斯特恩电势 φ_δ。在斯特恩层内电势的变化情形与亥姆霍兹的平面模型一样，表面电势 φ_0 直线降低至 φ_δ。由于溶剂化作用，紧密层结合了一定数量的溶剂分子，在电场作用下，它和固体质点作为一个整体一起移动。因此滑动面内包含了这些溶剂分子，滑动面的位置在斯特恩层外侧。扩散层中的反离子排布随距离呈指数下降，符合玻尔兹曼(Boltzmann)公式。

　　斯特恩吸附扩散双电层模型能较好地解释溶胶的电动现象：

　　1) ζ 电势的物理意义：从粒子表面到本体溶液存在着三种电势，即表面电势 φ_0、斯特恩电势 φ_δ 和 ζ 电势。斯特恩模型赋予 ζ 电势较明确的物理意义，即 ζ 电势是滑动面至本体溶液的电势差。由图 7-19 可知，ζ 电势只是 φ_δ 的一部分。对于足够稀的溶液，可以将 ζ 电势与斯特恩电势 φ_δ 等同看待。

　　2) 解释电解质对双电层电势的影响：随着电解质的加入，斯特黑层与扩散层中的离子重新移动平衡，有一部分反离子进入斯特黑层，从而使 ζ 电势与 φ_δ 发生变化。如果溶液中反离子浓度不断增加，则 ζ 电势就相应下降，扩散层厚度也变薄。当电解质增加到某一浓度时，ζ 电势可降为零，这称为等电点。这时观察不到电泳现象，溶胶稳定性最差。

图 7-19　吸附扩散双电层模型

　　3) 解释高价反离子或同号大离子对双电层的影响：某些反离子或大的反离子(如表面活性剂

离子)由于较高的吸附性能而大量进入吸附层，可使斯特恩层的结构发生明显改变，甚至导致 φ_δ 与 ζ 电势反号；同样，某些同号大离子也会因其强烈的范德华力引力而进入吸附层，使 φ_δ 高于 φ_0。

4)ζ 电势的计算：溶胶的 ζ 电势可以通过测定溶胶粒子的电泳速率来求算。溶胶粒子在电场中受到两种作用力：电场力和泳动阻力。电场力与 ζ 电势(V)和电场强度 $E(\mathrm{V \cdot m^{-1}})$ 有关，按照斯托克斯公式，泳动阻力与电泳速率 $v(\mathrm{m \cdot s^{-1}})$ 和介质黏度 $\eta(\mathrm{Pa \cdot s})$ 有关，当电场力与泳动阻力平衡时，粒子匀速泳动，则 ζ 电势为

$$\zeta = \frac{K \eta v}{4 \varepsilon_0 \varepsilon_r E} \tag{7-11}$$

式中，$\varepsilon_0 = 8.85 \times 10^{-12}\ \mathrm{F \cdot m^{-1}}(1\mathrm{F}=1\mathrm{C \cdot V^{-1}})$，为真空中的介电常数，$\varepsilon_r$ 为相对介电常数，水的相对介电常数为 $\varepsilon_r=81$。K 为形状参数(球形粒子 $K=6$，棒形粒子 $K=4$)。实验测定表明，多数 ζ 电势为 $30 \sim 60\ \mathrm{mV}$。

7.6　溶胶的稳定性及聚沉

溶胶的稳定性指其某些性质(如分散相浓度、颗粒大小、系统黏度和密度等)有一定程度的不变性。溶胶的稳定性可从热力学不稳定性、动力学稳定性和聚结不稳定性三个方面来讨论。①溶胶是多相分散系统，有巨大的表面能，故热力学上是不稳定的。但也不排斥在一定条件下制得热力学稳定的系统，如微乳液。②由于胶体系统是高度分散的系统，分散相颗粒小，有强烈的布朗运动，能阻止其在外力场(重力场)中沉降，故溶胶在动力学上是相对稳定的。在外力场中，胶粒从分散介质中析出的程度可表征其动力学稳定性。③溶胶的聚结稳定性指系统的分散度是否随时间变化。系统中的细小胶粒，由于某种原因团聚在一起形成较大粒子并不再散开，此时其分散程度降低，聚结稳定性变差；反之若细小胶粒长时间不团聚，则系统的聚结稳定性高。这方面人们积累了大量的实践经验，形成了 DLVO(Derjaguin、Landau、Verwey 和 Overbeek 各自独立地提出溶胶稳定性理论，称为 DLVO 理论)等理论。

通常的聚沉作用是指无机电解质使胶体沉淀的作用，而大分子化合物使胶体沉淀的作用则称为絮凝作用。

7.6.1　溶胶的稳定性

尽管溶胶是热力学不稳定体系，但许多溶胶能长期稳定存在，甚至稳定存在长达数十年之久。溶胶具有一定的稳定性，主要有以下几方面的原因。

1. 动力学稳定性　影响溶胶动力学稳定性的主要因素是自身的分散度。溶胶粒子的分散度越大(胶粒越小)，扩散系数越大，扩散能力就越强，有利于溶胶的稳定。此外，介质的黏度也影响溶胶的稳定性，介质黏度越大，溶胶越难沉降，有利于溶胶的稳定。

2. 电学稳定作用　由溶胶的结构可知，在胶粒周围存在着反离子的扩散层，产生 ζ 电势。当胶粒互相靠近到一定程度时，致使双电层相互重叠，产生的静电斥力阻止粒子间的聚集，保持了溶胶的稳定性。ζ 电势越大，溶胶的稳定性越强。因此，胶粒具有足够大的 ζ 电势是溶胶稳定的主要原因。

3. 溶剂化作用　胶团中的离子都是溶剂化的，若溶剂为水，则称为水化，其结果是在胶粒周围形成了一层具有弹性的水化膜。当胶粒相互靠近时，水化膜的弹性阻止了胶粒因相互碰撞而聚结。另外，因溶剂化的水比"自由水"具有更大的黏性，也成为胶粒接近时的机械阻力。

由上述可知，溶胶的扩散、静电排斥力及水化膜斥力是溶胶能稳定存在的原因，其中 ζ 电势是溶胶稳定的主要原因。

7.6.2 溶胶的聚沉及影响因素

溶胶分散度降低，分散相颗粒相互聚结变大，最终从介质中沉淀析出的现象称为聚沉（coagulation）。对溶胶聚沉影响大、作用敏感的是电解质。

1. 电解质的聚沉作用　电解质对溶胶稳定性的影响具有双重性。适量的电解质是溶胶稳定的必要条件，它是溶胶带电、形成 ζ 电势的物质基础。例如，制备溶胶时不宜净化过度，保持适量电解质存在有利于溶胶的稳定。但过量电解质会将扩散层中的反离子压缩至吸附层，导致双电层变薄，ζ 电势降低，溶胶稳定性变差。当 ζ 电势小于一定数值时，溶胶开始聚沉。通常用聚沉值（coagulation value）来衡量不同电解质对溶胶的聚沉能力，使一定量溶胶在一定时间内完全聚沉所需电解质的最低浓度称为聚沉值，单位为 $mmol \cdot L^{-1}$。聚沉值的倒数称为聚沉能力，电解质的聚沉值越小，其聚沉能力越大。表 7-4 列出了一些电解质的聚沉值。

表 7-4　不同电解质的聚沉值（$mol \cdot m^{-3}$）

As$_2$S$_3$（负溶胶）		AgI（负溶胶）		Al$_2$O$_3$（正溶胶）	
电解质	聚沉值	电解质	聚沉值	电解质	聚沉值
LiCl	58	LiNO$_3$	165	NaCl	43.5
NaCl	51	NaNO$_3$	140	KCl	46
KCl	49.5	KNO$_3$	136	KNO$_3$	60
KNO$_3$	50	RbNO$_3$	126		
KAc	110	AgNO$_3$	0.01		
CaCl$_2$	0.65	Ca(NO$_3$)$_2$	2.4	K$_2$SO$_4$	0.30
MgCl$_2$	0.72	Mg(NO$_3$)$_2$	2.6	K$_2$CrO$_7$	0.63
MgSO$_4$	0.81	Pb(NO$_3$)$_2$	2.43	K$_2$C$_2$O$_4$	0.69
AlCl$_3$	0.093	Al(NO$_3$)$_3$	0.067	K$_3$[Fe(CN)$_6$]	0.08
$\frac{1}{2}$Al$_2$(SO$_4$)$_3$	0.096	La(NO$_3$)$_3$	0.069		
Al(NO$_3$)$_3$	0.095	Ce(NO$_3$)$_3$	0.069		

由于已知聚沉值的电解质种类有限，人们在大量实验结果的基础上总结出了下列规律，以比较不同电解质对溶胶的聚沉作用：

（1）使溶胶聚沉的主要是与溶胶电性相反的离子，聚沉能力主要取决于反离子的价数，价数越高，其聚沉值越小，聚沉能力越大。对于给定的溶胶，反离子为 1、2、3 价时，其聚沉值约与反离子价数的 6 次方成反比，这个规则称为舒尔策-哈代规则（Schulze-Hardy rule），即

$$M^+ : M^{2+} : M^{3+} = (1/1) : (1/2)^6 : (1/3)^6 = 100 : 1.6 : 0.14$$

实验结果与此计算值处于同一数量级。

（2）相同价数的反离子的聚沉值虽然接近，但也存在差异，特别是一价离子表现得比较明显。例如，一价正离子对负电性溶胶的聚沉能力由大到小为

$$H^+ > Cs^+ > Rb^+ > NH_4^+ > K^+ > Na^+ > Li^+$$

一价负离子对正电性溶胶的聚沉能力由大到小为

$$F^- > IO_3^- > H_2PO_4^- > BrO_3^- > Cl^- > ClO_3^- > Br^- > I^- > CNS^-$$

同价离子聚沉能力的这种顺序称为**感胶离子序**（lyotropic series）。它与水化离子半径由小到大的次序大体一致，这可能是因为水化离子半径越小，离子越容易靠近胶体粒子。

（3）同号离子的稳定作用。电解质的聚沉作用是正负离子共同作用的结果，当电解质中反离子相同时，需比较同号离子（与胶粒具有相同电荷的离子）的影响。同号离子因吸附作用可进

入吸附层，这有利于增加 ζ 电势，进而增加溶胶的稳定性。通常同号离子价数越高，聚沉能力越低。例如，对于 $Fe(OH)_3$ 溶胶（正溶胶），不同盐酸盐的聚沉能力为：$NaCl > MgCl_2 > AlCl_3$。

（4）有机化合物离子表现出很强的聚沉能力，这可能与其具有很强的吸附能力有关。例如，对 As_2S_3 溶胶（负溶胶），KCl 的聚沉值为 $49.5\ mol \cdot m^{-3}$，而氯化苯胺降低至 $2.5\ mol \cdot m^{-3}$，吗啡盐酸盐则只有 $0.4\ mol \cdot m^{-3}$。

（5）当采用高价反离子或有机反离子为聚沉剂时，在逐渐增加电解质浓度的过程中，溶胶通常会发生聚沉、分散、再聚沉，这种现象称为不规则聚沉。不规则聚沉主要是胶粒对高价反离子强烈吸附的结果。少量电解质使溶胶聚沉，但吸附过多高价反离子后，胶粒带相反电荷，形成电性相反的新双电层，溶胶重新分散。继续加入电解质，新的双电层又被压缩，溶胶重新发生聚沉。

2. 电性相反溶胶的聚沉作用　将两种带相反电荷的溶胶相互混合也会发生聚沉，这种现象称为相互聚沉。与电解质的聚沉作用不同，两种溶胶的用量恰能使所带电荷全部中和，才会完全聚沉，否则可能不完全聚沉，甚至不聚沉。

在水的净化处理中使用明矾就是利用溶胶相互聚沉的作用。水中的悬浮物往往带负电，而明矾的水解产物 $Al(OH)_3$ 溶胶则带正电，两种电性相反的溶胶混合后相互聚沉，达到净化水的目的。

3. 大分子化合物的作用　大分子化合物对溶胶的作用表现在两个方面：

1）保护作用：实验发现，在溶胶中加入足量的动物胶、阿拉伯胶、单宁及其他大分子化合物，常可以增加溶胶的稳定性，这种作用称为大分子化合物对溶胶的保护作用。保护作用的机制较复杂，对可以电离的大分子化合物，可以认为其被溶胶吸附后，扩大了溶胶的双电层排斥范围，从而增强了溶胶的稳定性。对难以电离的保护剂，其作用可以认为是溶胶吸附大分子保护剂，形成水化外壳，对胶体起保护作用，如图 7-20(a)所示。这里大分子的作用是增加粒子对介质的亲和力，使憎液变成相对亲液，降低粒子的表面能，使得溶液不易聚沉。

(a) 保护作用　　　　(b) 絮凝作用
图 7-20　大分子化合物的保护作用和絮凝作用

大分子化合物对溶胶的保护作用在实际中有着重要的应用。例如，墨汁用动物胶保护，颜料用酪素保护，照相乳剂用明胶保护，杀菌剂蛋白银（银溶胶）用蛋白质保护等。

2）絮凝作用：在溶胶中加入少量的可溶性大分子化合物，可以使溶胶迅速沉淀，沉淀呈疏松的棉絮状，称为絮凝物，这种现象称为**絮凝作用**（flocculation）。絮凝作用与电解质对溶胶的聚沉作用完全不同。电解质所引起的聚沉作用，其过程比较缓慢，所得沉淀颗粒紧密，体积小。

絮凝作用的机制可从搭桥效应、脱水效应、电中和效应等方面解释。搭桥效应是絮凝的主要机制，即一个长链大分子化合物同时吸附在许多分散的胶粒上，通过它的"搭桥"，把许多胶粒连接起来，通过本身的链段旋转和运动（相当于本身的"痉挛"作用），将固体粒子聚集在一起而产生沉淀，如图 7-22(b)所示。脱水效应是因大分子化合物对水具有更强的亲和力，争夺胶体粒子水化层中的水分子，使胶粒失去水化膜而聚沉。电中和效应是指带有异性电荷的离子型大分子化合物的吸附，中和了溶胶粒子的表面电荷，使粒子失去电性而聚沉。

絮凝作用比聚沉作用有更大的实用价值。因为絮凝作用具有迅速、彻底、沉淀疏松、过滤快、絮凝剂用量少等优点，特别对于颗粒较大的悬浮体尤为有效。这对于污水处理、选择性选矿以及化工生产流程的沉淀、过滤、洗涤等操作都有极重要的作用。

7.7 乳状液、泡沫和气溶胶

7.7.1 乳状液及微乳状液

1. 乳状液 一种或几种液体以极小的液滴形式分散在另一种与之不相溶的液体中，形成高度分散系统的过程称为乳化作用，得到的分散系统称为**乳状液**(emulsion)。乳状液的分散度比典型的溶胶要低得多，液滴的直径分布在 0.1～10 μm 范围，属于粗分散系统，但由于它具有多相和聚结不稳定性等特点，所以也是胶体化学研究的对象。

乳状液属于热力学不稳定系统。例如，将两种互不相溶的液体(如油和水)混合并剧烈振荡，油、水滴就会互相分散形成乳状液。但静置一段时间后，就自动分成两层，得不到稳定的乳状液。这是因为当液体分散成许多小液滴后，系统内两液体之间的界面变大，表面能增高，所以当小液滴相互碰撞时，会自动地聚结成为大液滴，使体系的表面能降低。要想得到稳定的乳状液，就必须有使乳状液稳定的第三种物质存在，这种物质称为**乳化剂**(emulsifying agent)，乳化剂所起的作用称为乳化作用。例如，食物中的油脂进入人体后在体内经胆汁酸盐的乳化作用，分散成极小的乳滴，从而易被肠壁吸收，胆汁酸盐在此起乳化剂的作用。

常用的乳化剂多为表面活性剂。乳化剂的作用是促进乳化状态的形成和提高乳状液的稳定性。由于表面活性物质具有"两亲性"，表面活性剂分子的亲水基朝向水相，而疏水基朝向油相，在两相界面上作定向排列，其结果不仅降低了相界面的表面能，而且还在细小液滴周围形成一层保护膜，使乳状液得以稳定。

乳状液分为两种类型：一类是水包油型，即 O/W 型，如牛奶、各种杀虫乳剂；另一类是油包水型，即 W/O 型，如原油、人造黄油等。图 7-21 为两种不同类型乳状液示意图。两种溶液究竟形成何种类型乳状液，与乳化剂的性质有关。若要制备 O/W 型乳状液，通常选用 HLB 值为 8～18 或亲水性较强的表面活性剂(如吐温类)，而要制备 W/O 型乳状液则可选用 HLB 值为 3～8 或亲油性较强的表面活性剂(如司盘类)。因此，乳化剂也分成亲水性乳化剂和亲油性乳化剂两大类，亲水性乳化剂易溶于水而难溶于油，可使 O/W 型乳状液稳定，如水溶性皂类(一价皂，钠、钾、锂皂，银皂除外)、合成皂类($ROSO_3Na$、RSO_3Na 等)、蛋黄、酪蛋白、植物胶、淀粉、硅胶、陶土、碱式碳酸镁等都能稳定 O/W 型乳状液。亲油性乳化剂易溶于油而难溶于水，可使 W/O 型乳状液稳定，如二、三价金属皂类(钙、铝皂)、高级醇、高级脂类、石墨、炭黑、松香、羊毛脂等均可稳定 W/O 型乳状液。因此，制备 O/W 型乳状液必须加入亲水性乳化剂，制备 W/O 型乳状液必须加入亲油性乳化剂。

图 7-21 两种不同类型乳状液示意图

那么，为什么加入亲水性乳化剂可制得 O/W 型乳状液，加入亲油性乳化剂却制得 W/O 型乳状液呢？这是因为一个界面膜有两个界面，存在 $\sigma_{水}$ 和 $\sigma_{油}$ 两个表面张力，这两个表面张力大小不同。而膜总是向表面张力大的那面弯曲，以达到减少这个面的面积，使系统趋于稳定，最终使得在表面张力大的那一边的液体被包裹起来，成为分散相。亲水性乳化剂能较大地降低水的表面张力，使水相表面张力小于油相表面张力，界面膜向油这边弯曲，把油包裹起来，这样油相就成了分散相，因而形成 O/W 型乳状液。同理，亲油性乳化剂使油的表面张力降低更多，界面膜就向水这边弯曲，把水包围起来，成为 W/O 型乳状液。

乳化剂使乳状液稳定的主要原因如下：

(1)降低表面张力。乳化剂本身大多是表面活性物质，能吸附在两相的界面上，降低分散相和分散介质的表面张力，减少相互聚结倾向而使系统达到稳定。然而只是降低表面张力还不足以使乳状液保持长期稳定，也不能解释为何一些非表面活性的物质，如固体粉末等也能使乳状液保持稳定。

(2)生成坚固的保护膜。保护膜能阻碍液滴的聚集，大大提高了乳状液的稳定性，这是使乳状液稳定的最重要原因。

一般采用机械分散法制备乳状液，如机械搅拌、超声波分散等方法。制备乳状液时先将适量乳化剂加入分散介质中，然后将分散相少量而缓慢地加入其中，同时持续地强烈搅拌，即可得到稳定的乳状液。

制得的乳状液属何种类型，可用以下三种方法鉴别：

(1)稀释法。该方法是根据乳状液易被分散介质稀释的道理来鉴别的。在乳状液中加入水，如不分层，说明该乳状液可被水稀释，为 O/W 型乳状液；如分层，说明该乳状液不能被水稀释，则为 W/O 型乳状液。

(2)染色法。在乳状液中加入少量溶于"油"而不溶于水的染料轻轻摇动，若整个乳状液呈现染料的颜色，则说明分散介质为"油"，即为 W/O 型；若只有分散的液滴呈染料的颜色，则说明分散相为油，即为 O/W 型。

(3)电导法。利用"油"和水的电导不同，多数"油"为电的不良导体。在乳状液中插入两根电极，导电性大的为 O/W 型，导电性小的为 W/O 型。

在药物实际生产过程中，若形成不必要的乳状液往往会引发操作困难，所以必须将这种乳状液破坏，破坏乳状液的过程称为**破乳**(emulsion breaking)或去乳化。破乳的方法主要是消除或减弱乳化剂的保护能力，最终使油水两相分离。常用的方法有加温、加压、离心、电破乳等物理法；或者是加入破坏乳化剂的试剂，或加入起相反作用的乳化剂破乳等化学法。

2. 微乳状液 一般乳状液液滴粒径为 0.1～10 μm，在普通光学显微镜下可观察到。从外观上看，一般都是乳白色、不透明的系统，是热力学不稳定系统。若液滴粒径小于 100 nm，称为微乳状液，简称微乳。微乳状液一般是透明或半透明的系统，是热力学稳定系统。制备微乳状液时，乳化剂用量特别大，占到总体积的 20%～30%(通常乳状液为 1%～10%)。

除此之外，常需要加入助表面活性剂(如醇类)。在微乳状液形成过程中，助表面活性剂的作用可能有以下三方面：

(1)降低表面张力。对单一表面活性剂而言，当其浓度增大至临界胶束浓度后，其表面张力不再降低，而加入一定浓度的助表面活性剂后(通常是中等长度的醇)，则能使表面张力进一步降低，甚至为负值。热力学稳定的乳状液，通常是在表面张力小于 10^{-2} mN·m^{-1} 时自动产生的。

(2)增加界面膜流动性。加入助表面活性剂可增加界面膜的柔性，使界面膜更易流动，减少微乳状液生成时所需弯曲能，使微乳状液更易生成。

(3)调节表面活性剂 **HLB** 值的作用。微乳状液在许多情况下的应用是和乳状液的应用联系在一起的。许多配方实际上是形成粗乳状液。微乳状液只有在一定的条件下才能获得稳定、高度分散的系统，并在某些方面取得良好的效果。微乳状液作为新出现的给药系统之一，近年来被用于多种药物制剂的开发。其突出的优点是增溶、促进吸收，提高生物利用度，减少过敏反应。例如，抗肿瘤药喜树碱微乳化后溶解度提高 23 倍。透皮给药可降低药物的毒副作用和代谢损耗，给药量和时间可调，是药剂学的研究热点之一，微乳状液的疏水部分和亲水部分共同作用使药物在皮肤中的渗透幅度提高，利于药物的吸收。微乳胶囊制剂可调节改变药物在体内的溶出时间，提高药物的生物利用度，现已将胰岛素制成口服微乳，避免了注射给药的疼痛和不便。微乳制剂还是一种良好的药物靶向释放载体，利用微乳具有乳剂的淋巴吸收特性，可将药物微乳制剂用于治疗淋巴系统疾病。总之，微乳制剂以其稳定、改善吸收、提高药效和靶向给药等特点体现出广阔的应用前景。

7.7.2　泡沫

泡沫(foam)是气体分散于液体中形成的胶体分散体系。气体是分散相，液体是分散介质，泡沫的半径通常为 10^{-7} m。与形成乳状液一样，为了得到稳定的泡沫，需要加入表面活性剂——**发泡剂**(foaming agent)。肥皂就是一种常见的发泡剂。例如，搅动一杯水所生成的泡沫的寿命很短暂，但搅动肥皂水所生成的泡沫却可以维持很长时间。

发泡剂大多数是表面活性物质，如合成洗涤剂、皂素类、蛋白质类、固体粉末(石墨)等。发泡剂分子定向地吸附于液膜表面，以降低表面张力，同时形成具有一定机械强度的膜，保护泡沫不因碰撞而迅速破裂。使泡沫稳定的另一因素是液膜要有适当的黏度，否则，将因为泡与泡之间的液体流失太快而使液壁迅速变薄，导致气泡最终破裂。通常，加入少量的添加剂(如甘油)即可达到调节液膜黏度的目的。发泡剂的分子链越长，其分子间引力也越大，膜的机械强度越高，泡沫越稳定。固体粉末能稳定泡沫的原因与其稳定乳状液的原因相同。

在食品工业、医药工业以及微生物发酵、中草药提取等方面，会产生大量泡沫，给工艺设计和生产操作带来很大麻烦。因此，需要将生产过程中产生的泡沫迅速有效地消除掉。经常采用的消泡方法有以下三种：物理消泡法、机械消泡法和化学消泡法。其中化学消泡法常使用化学消泡剂进行消泡。化学消泡剂是一类铺展系数大、溶解度小的，具有化学惰性的表面活性物质。消泡剂的针对性很强，往往在一种泡沫系统中效果好的消泡剂，在另一体系中却效果很差或无效，甚至能稳泡。因此，就品种而言，消泡剂从天然产品到合成产品是多种多样的，用途也各有差异。工业及实验室中常用的消泡剂有矿物油类、有机硅类、聚醚类等。**矿油物类**消泡剂因安全无毒，是医药工业和食品工业常用的消泡剂。聚醚类和有机硅类消泡剂是性能优良的非离子型消泡剂，广泛用于石油化工、医药制剂等领域。

7.7.3　气溶胶

分散介质是空气或其他气体的胶体分散系统称为气溶胶。气溶胶的分散相可以是液体，也可以是固体。天空中的云、雾、尘埃，各种发动机里未燃尽的燃料所形成的烟，采矿、采石场磨材和粮食加工时所形成的固体粉尘，人造的掩蔽烟幕和毒烟等都是气溶胶的具体实例，其中雾和烟分别是液体和固体分别分散于气体中形成的气溶胶。霾是大量极细微的干尘粒等均匀地浮游在空中，形成气溶胶，使水平能见度小于 10 公里的空气普遍浑浊的现象。

当气溶胶的浓度达到足够高时，将对人类健康造成威胁，尤其是对哮喘患者及其他有呼吸道疾病的人群。长期吸入粉尘气溶胶会引起以心肺组织纤维化为主的全身性疾病(尘肺)。空气中的气溶胶还能传播真菌和病毒，这可能会导致一些地区疾病的流行和爆发。

与溶胶类似，根据来源的不同，气溶胶可以分成分散气溶胶和凝聚气溶胶两类。分散气溶胶在粉碎固体、雾化液体时形成；而凝聚气溶胶在过饱和蒸气凝结或气体反应能生成非挥发性产物时形成。例如，尘是分散气溶胶，雾和烟是凝聚气溶胶。实际上遇到的一般是混合气溶胶。

工业区大气中同时含有烟、尘、雾就是如此。

　　由于气溶胶的分散介质是气体，气体的黏度小，分散相与分散介质的密度差很大，胶粒质点相碰时极易黏结以及液体质点的挥发，气溶胶有其独特的规律性。气溶胶质点能发生光的散射，这也是天空晴朗时呈蓝色，太阳落山时呈红色的原因。在电学性质方面，气溶胶粒子没有扩散双电层存在，但可以带电，其电荷来源于与气体中气态离子的碰撞或与介质的摩擦，所带电荷量不等，且随时间变化。气溶胶质点既可带正电也可带负电，其电性和带电量是由外界条件决定的。气溶胶粒子的运动和沉降是造成雷电现象的原因，也是无线电操纵和跟踪装置在工作时受到强烈干扰的原因。

　　气溶胶在工业、农业、国防和其他方面都已得到广泛的应用。例如，将液体燃料喷成雾状可加快燃烧速率和充分利用燃料。喷雾干燥可提高产品质量，已广泛用于医药工业与洗衣粉的生产。农业上，将农药制成气溶胶进行喷洒可提高药效、降低药品的消耗；利用气溶胶进行人工降雨，可大大缓解旱情。

关　键　词

胶体　colloid
分散系统　disperse system
分散相　dispersed phase
分散介质　dispersion medium
溶胶　sol
憎液胶体　lyophobic colloid
亲液胶体　lyophilic colloid
缔合胶体　association colloid
气溶胶　aerosol
液溶胶　sol
固溶胶　solidsol
布朗运动　Brownian motion
扩散　diffusion
沉降平衡　sedimentation equilibrium
丁铎尔现象　Tyndall phenomena
电动现象　electrokinetic phenomena

电泳　electrophoresis
电渗　electroosmosis
流动电势　streaming potential
沉降电势　sedimentation potential
法扬斯规则　Fajans rule
胶核　colloidal nucleus
胶粒　colloidal particle
胶团　colloidal micelle
双电层　double layer
电动电势(ξ 电势)electrokinetic potential（zeta-potential）
聚沉　coagulation
聚沉值　coagulation value
絮凝作用　flocculation
乳状液　emulsion
乳化剂　emulsifying agent
泡沫　foam

本章内容小结

　　胶体分散系统是指分散相粒径为 1～100 nm 的分散系统，分为憎液胶体(溶胶)、亲液胶体(大分子溶液)以及缔合胶体，其中溶胶是一类非常重要的胶体分散系统。与其他分散系统相比，溶胶具有三个基本特征：特有的分散度、多相性和聚结不稳定性，这些性质也决定了溶胶特殊的动力学性质、光学性质和电学性质。

　　溶胶的动力学性质包括溶胶中粒子的布朗运动，以及由此而产生的扩散、渗透压以及在外力场中的沉降平衡等性质。

溶胶的光学性质与其对光的散射和吸收有关，也是溶胶特殊的分散度和不均匀性在宏观上的反映。表现为溶胶具有独特的丁铎尔现象，可用以区分溶胶与其他分散系统。

溶胶的电学性质是溶胶的重要性质，也是溶胶具有相对稳定性的主要原因，包括电泳、电渗、流动电势以及沉降电势，又统称为电动现象。溶胶之所以产生电动现象，与其特殊的结构有关。溶胶的结构由三部分组成：胶核、吸附层和扩散层，由于吸附层与扩散层带相反电荷，在胶粒界面上形成了双电层结构，产生了 ζ 电势，ζ 电势是溶胶稳定的主要因素。

决定溶胶稳定性的因素除了电学稳定作用外，还有动力学稳定性和溶剂化作用。但溶胶的稳定性是相对的，许多因素会导致溶胶聚沉。例如，加入电解质或电性相反的溶胶都会破坏溶胶的稳定性。此外，大分子化合物也会使溶胶因絮凝作用而发生聚沉。

思考题与习题

1. 制备溶胶的一般条件是什么？溶胶制备的方法有哪些？

2. 用 $FeCl_3$ 在热水中水解来制备 $Fe(OH)_3$ 溶胶，试写出 $Fe(OH)_3$ 溶胶的胶团结构，已知稳定剂为 $FeOCl$。

3. 什么是 ζ 电势？如何确定 ζ 电势的正负号？

4. 丁铎尔现象的实质及产生条件是什么？

5. 微乳状液与乳状液的区别有哪些？

6. 在 $NaOH$ 溶液中用 $HCHO$ 还原 $HAuCl_4$ 可制得金溶胶：其中 $NaAuO_2$ 为金溶胶的稳定剂，试写出该金溶胶的胶团结构式。

$$HAuCl_4 + 5NaOH \longrightarrow NaAuO_2 + 4NaCl + 3H_2O$$
$$2NaAuO_2 + 3HCHO + NaOH \longrightarrow 2Au(s) + 3HCOONa + 2H_2O$$

7. 将 $100\ mL\ 0.08\ mol \cdot L^{-1}\ KI$ 和 $100\ mL\ 0.05\ mol \cdot L^{-1}\ AgNO_3$ 混合制成 AgI 溶胶。现分别将等浓度的 $Mg(NO_3)_2$、$\frac{1}{2}K_2SO_4$、$AlCl_3$ 溶液分别滴加至上述溶胶中使其聚沉，消耗的体积数最少的是哪种电解质溶液，为什么？

8. 斯威德伯格(Svedberg)用超显微镜将半径为 52 nm 的金溶胶粒摄影在感光片上，在时间间隔为 9s 时，测定 $\bar{x}$ 值为 8.2 μm，若溶胶的黏度近似为 1.1 mPa·s，实验温度为 298.15 K，据此计算阿伏伽德罗常量。

9. 某溶胶粒子平均直径为 5 nm，试计算：(1) 298.15 K 时在 1 s 内由于布朗运动发生的平均位移；(2) 胶体的扩散系数(由于溶胶浓度较小，近似认为其黏度与水的黏度相同)。

10. 由电泳实验测得 Sb_2S_3 溶胶(近似为球形)在电压 32 V(两电极相距 40 cm)，通电时间为 60 min 时，引起溶液界面向正极移动 0.9 cm，该溶胶分散介质的相对介电常数为 $\varepsilon_r = 81$，真空介电常数 $\varepsilon_0 = 8.85 \times 10^{-12}\ F \cdot m^{-1}$，黏度系数为 $1.1 \times 10^{-3}\ Pa \cdot s$，试根据实验数据计算此 Sb_2S_3 溶胶的 ζ 电势。

11. 某金溶胶在温度 298.15 K 时达到沉降平衡，在某一高度，粒子的密度为 $9.0 \times 10^8\ m^{-3}$，上升 1 mm 粒子密度为 $5.0 \times 10^7\ m^{-3}$。已知此种金溶胶为球形，金的密度为 $1.93 \times 10^4\ kg \cdot m^{-3}$，水的密度为 $1.0 \times 10^3\ kg \cdot m^{-3}$，试求胶粒的平均粒径。

12. 在内径为 0.02 m 的管中盛油，使直径为 $d = 1.588\ m$ 的钢球从其中落下，下降 0.15 m 需时 16.7 s。已知油和钢球的密度分别为 $960\ kg \cdot m^{-3}$ 和 $7650\ kg \cdot m^{-3}$，试计算在实验温度时油的黏度。

13. 试计算 293.15 K 时，在地心力场中使粒子半径分别为①$1.0 \times 10^{-5}$ m，②100 nm，③1.5 nm

的金溶胶粒子下降 0.01 m 所需时间。已知分散介质的密度为 1000 kg·m^{-3}，溶液的黏度近似为 1.1 mPa·s。

14. 在实验室用相同的方法制备两份浓度不同的硫溶胶，测得两份硫溶胶的散射光强度比为 I_1/I_2=10。已知第一份溶胶的浓度 c_1=0.1 mol·L^{-1}，设入射光的频率和强度等实验条件都相同，试求第二份溶胶的浓度 c_2。

15. 有人用 0.05 mol·L^{-1} NaI 与 0.05 mol·L^{-1} AgNO$_3$ 溶液缓慢混合以制备碘化银溶胶。为了净化此溶胶，小心地将其放置在渗析池中，渗析液蒸馏水的水面与溶胶液面相平。结果发现，开始时溶胶液面逐渐上升，随后又自动下降。试解释此现象。

（王安俊）

第8章　大分子溶液

1. 掌握：大分子化合物的结构特点；大分子化合物平均摩尔质量的四种表示方法；大分子电解质溶液的唐南平衡及渗透压。

2. 熟悉：大分子溶液的形成及性质；大分子溶液的黏度及其表示方法；大分子电解质溶液的特性。

3. 了解：牛顿流体和非牛顿流体的流变曲线；凝胶的制备、结构和性质。

8.1　大分子化合物

大分子(macromolecule)化合物又称为高分子化合物，一般是指平均摩尔质量大于 10 $kg\cdot mol^{-1}$、分子本身大小为 1~100 nm 的化合物。大分子化合物包括天然大分子化合物和人工合成大分子化合物。天然大分子化合物，如蛋白质、DNA 是生命体中最重要的物质；而人工合成大分子化合物，如塑料、合成橡胶、黏合剂等都是人类生活、生产活动中不可或缺的材料。大分子化合物在医药学领域的应用也十分广泛，药物制剂生产的每一个环节都离不开它们，大分子化合物可作为药物制剂的辅料、赋形剂、包装材料，而且大分子化合物在药物的传输、缓控释制剂等方面也有十分重要的作用。

8.1.1　大分子化合物的结构特点

大分子化合物是由一种或多种小分子通过化学反应聚合而成，这些小分子称为**单体**(monomer)，大分子中重复的结构单元称为**链节**(chain unit)，链节的数目称为**聚合度**(degree of polymerization)。例如，聚氯乙烯由 n 个氯乙烯分子聚合而成，氯乙烯($CHCl{=}CH_2$)称为单体，聚氯乙烯分子中重复的结构单元$\{CHClCH_2\}$即为链节，聚合度为 n。聚合而成的大分子化合物从结构上看，主要分为线型和体型两种。如图 8-1 所示，线型大分子的结构特征是分子中的原子以共价键互相连接成一条长链，若长链上不含支链，则为直链型；若长链上含有支链，则为支链型。体型大分子又称网状大分子，是线型大分子链上存在的可相互作用的官能团在一定条件下交联成三维空间的网状结构的大分子化合物。

直链型　　　　　　　支链型　　　　　　　体型

图 8-1　大分子化合物的形状

大分子化合物的结构是指组成大分子的结构单元、原子或基团在空间的排布状态，包括链结构和聚集态结构。在此主要介绍大分子的链结构，即大分子的化学组成、立体结构及分子的大小和形态，包括近程结构和远程结构。

近程结构也称一级结构，主要研究大分子的组成和构型。组成包括大分子结构单元的化学组成、链接顺序、链的交联和支化。例如，人类 DNA 分子是以四种脱氧核苷酸为基本单位按一定顺序共价连接而成。大分子的构型主要研究取代基围绕特定原子的空间排布规律。大分子的近程结构能直接影响大分子的某些理化性质，如熔点、密度、黏度、溶解度等。

远程结构也称二级结构，包括大分子的大小和形态。大分子是由很多碳原子通过共价键连接而成的线链状结构，其中单键可围绕键轴旋转，称为**内旋转**(internal rotation)。内旋转使得大分子长链在每时每刻都有不同的形态，即大分子在不同的时刻有不同的构象，如无规则线团、螺旋链、折叠链等。在溶液中，大分子化合物通常以无规则卷曲的线团存在。

由于分子内单键的内旋转，大分子链表现出不同程度卷曲的特性，称为大分子的**柔顺性**(flexibility)。大分子中 C—C 单键是由 σ 电子组成的 σ 键，其电子云为圆柱形，轴向对称分布，键角为 $109°28'$。如图 8-2 所示，当 C1—C2 单键以自身为轴进行内旋转时，与之相邻的 C2—C3 单键在固定的键角下绕 C1—C2 单键旋转，其轨迹是一个圆锥面；同样，C3—C4 单键在固定的键角下绕 C2—C3 单键旋转，以此类推。大分子链是由许多 C—C 单键组成，任何一个 C—C 单键的内旋转必然引起周围 C—C 单键的旋转。这些一起做旋转运动的最小独立运动单元称为**链段**(segment)，链段的长度可以用来衡量大分子的柔顺性。大分子所含的链段越短越多，大分子的柔顺性越好；反之，柔顺性就越差。

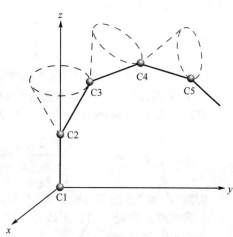

图 8-2 内旋转示意图

影响大分子柔顺性的因素很多，主要包括：

(1)主链结构：若 C—C 单键是主链的主要结构，C—C 单键内旋转容易，那么大分子的柔顺性较好；若主链含有较多的碳碳双键、叁键或芳香环结构，这些键的内旋转不容易，使得整个分子的刚性变强，大分子的柔顺性变差。

(2)取代基：大分子链上的基团被极性大的基团取代，相互作用力增大，分子的内旋转受阻，柔顺性变差。因此，大分子链上极性基团越多，大分子的柔顺性越差。另外，取代基的对称性和取代基的体积对柔顺性也有一定的影响。

(3)分子交联：大分子间相互交联成空间网状结构使内旋转能力变弱，大分子的柔顺性降低。交联度越高，柔顺性越差。

(4)氢键：分子内和分子间形成的氢键削弱大分子的内旋转能力，使大分子柔顺性降低。例如，互补的单链 DNA 通过氢键形成的双链 DNA 具有更强的刚性。

(5)温度：大分子的内旋转是热运动，温度高，内旋转速度加快，柔顺性增加；反之，柔顺性减弱。

(6)溶剂：溶剂对大分子的柔顺性也有很大的影响。若溶剂与大分子间的相互作用力大于链间的内聚力，大分子的无规则线团会舒展，柔顺性增强，该类溶剂称为良溶剂。反之，溶剂与大分子间的相互作用力小于链间内聚力，大分子线团会紧缩，柔顺性减弱，该类溶剂为不良溶剂。

8.1.2 大分子化合物的平均摩尔质量

大分子化合物由小分子单体聚合而成，聚合度不同导致大分子化合物的摩尔质量不同。因此，大分子化合物的相对分子质量往往具有多分散性的特点，其摩尔质量常用平均摩尔质量表示。不同测定方法得到的平均摩尔质量不同，也具有不同的统计学意义。大分子化合物平均摩尔质量常有以下几种不同的表示方法。

1. 数均摩尔质量 假设某大分子化合物中含有多种聚合度不同的同系大分子,大分子数目

分别为 N_1、N_2、…、N_i，相应的摩尔质量分别为 M_1、M_2、…、M_i，按照分子个数进行统计平均得到的平均摩尔质量称为数均摩尔质量(number average molar weight)，用 M_n 表示。

$$M_n = \frac{N_1M_1+N_2M_2+\cdots+N_iM_i}{N_1+N_2+\cdots+N_i} = \frac{\sum_i N_iM_i}{\sum_i N_i} \tag{8-1}$$

用依数性测定法和端基分析法测得的通常为数均摩尔质量。

2. 质均摩尔质量 设某大分子化合物含有摩尔质量为 M_1、M_2、…、M_i 的大分子，其相应的质量分别为 m_1、m_2、…、m_i，按照分子质量进行统计平均得到的平均摩尔质量称为质均摩尔质量(mass average molar weight)，用 M_m 表示。

$$M_m = \frac{m_1M_1+m_2M_2+\cdots+m_iM_i}{m_1+m_2+\cdots+m_i} = \frac{\sum_i m_iM_i}{\sum_i m_i} = \frac{\sum_i N_iM_i^2}{\sum_i N_iM_i} \tag{8-2}$$

用光散射法测得的平均摩尔质量为质均摩尔质量。

3. z 均摩尔质量 z 值的定义为 $z_i = m_iM_i$。按照 z 值进行统计平均得到的平均摩尔质量称为 z 均摩尔质量(z average molar weight)，用 M_z 表示。

$$M_z = \frac{z_1M_1+z_2M_2+\cdots+z_iM_i}{z_1+z_2+\cdots+z_i} = \frac{\sum_i z_iM_i}{\sum_i z_i} = \frac{\sum_i N_iM_i^3}{\sum_i N_iM_i^2} \tag{8-3}$$

用超离心沉降法测得的平均摩尔质量为 z 均摩尔质量。

4. 黏均摩尔质量 用黏度法测得的平均摩尔质量称为黏均摩尔质量(viscosity average molar weight)，用 M_η 表示。

$$M_\eta = \left(\frac{\sum_i m_iM_i^\alpha}{\sum_i m_i}\right)^{\frac{1}{\alpha}} = \left(\frac{\sum_i N_iM_i^{\alpha+1}}{\sum_i N_iM_i}\right)^{\frac{1}{\alpha}} \tag{8-4}$$

式(8-4)中，α 为常数，是公式 $[\eta]=KM_\eta^\alpha$ 中的指数，其值通常为 0.5～1.0。黏均摩尔质量没有明确的统计学意义，但是黏度法在测定大分子的平均摩尔质量方面应用范围广，方法简便，有实际价值。

为方便学习，大分子化合物四种平均摩尔质量的表示方法列于表 8-1 中。

表 8-1　大分子化合物的四种平均摩尔质量

表示方法	数学计算公式	测定方法
数均摩尔质量(M_n)	$M_n = \dfrac{\sum_i N_iM_i}{\sum_i N_i}$	依数性测定法、端基分析法
质均摩尔质量(M_m)	$M_m = \dfrac{\sum_i N_iM_i^2}{\sum_i N_iM_i}$	光散射测定法
z 均摩尔质量(M_z)	$M_z = \dfrac{\sum_i N_iM_i^3}{\sum_i N_iM_i^2}$	超离心沉降法
黏均摩尔质量(M_η)	$M_\eta = \left(\dfrac{\sum_i N_iM_i^{\alpha+1}}{\sum_i N_iM_i}\right)^{\frac{1}{\alpha}}$	黏度法

如果某大分子样品为单级分散系统，那么 $M_m=M_n=M_z$。但是，一般情况下大分子化合物都是多级分散系统，用不同方法测定所得的平均摩尔质量不相等，且有 $M_z>M_m>M_n$。通常可用 M_m/M_n 比值来表示大分子化合物的分散性：M_m/M_n 比值为 1 时，是单级分散系统；M_m/M_n 比值偏离 1 越多，多级分散性越明显。

例 8-1　某大分子化合物中含有摩尔质量为 20 kg·mol^{-1} 的分子 10 mol，摩尔质量为 50 kg·mol^{-1} 的分子 7 mol，摩尔质量为 100 kg·mol^{-1} 的分子 3 mol。设 $\alpha = 0.8$，试计算该大分子化合物的平均摩尔质量 M_n、M_m、M_z 和 M_η。

解

$$M_n = \frac{\sum_i N_i M_i}{\sum_i N_i} = \frac{10\times20+7\times50+3\times100}{10+7+3} = 42.5(\text{kg}\cdot\text{mol}^{-1})$$

$$M_m = \frac{\sum_i N_i M_i^2}{\sum_i N_i M_i} = \frac{10\times20^2+7\times50^2+3\times100^2}{10\times20+7\times50+3\times100} \approx 60.6(\text{kg}\cdot\text{mol}^{-1})$$

$$M_z = \frac{\sum_i N_i M_i^3}{\sum_i N_i M_i^2} = \frac{10\times20^3+7\times50^3+3\times100^3}{10\times20^2+7\times50^2+3\times100^2} \approx 76.8(\text{kg}\cdot\text{mol}^{-1})$$

$$M_\eta = \left(\frac{\sum_i N_i M_i^{\alpha+1}}{\sum_i N_i M_i}\right)^{\frac{1}{\alpha}} = \left(\frac{10\times20^{1.8}+7\times50^{1.8}+3\times100^{1.8}}{10\times20+7\times50+3\times100}\right)^{\frac{1}{0.8}} \approx 58.9(\text{kg}\cdot\text{mol}^{-1})$$

8.1.3　大分子溶液的形成、性质及渗透压

小分子溶液的形成过程是小分子与溶剂相互渗透扩散的过程，其溶解过程相对来说比较迅速。大分子化合物由于分子体积大、结构复杂，其溶液的形成过程要比小分子溶液的形成复杂许多，同时溶液的性质也有别于小分子溶液。

1. 大分子溶液的形成　大分子溶液的形成要经过溶胀和溶解两个阶段。首先，大分子化合物与溶剂发生溶剂化作用，溶剂分子慢慢进入大分子内部，使大分子卷曲的线链状结构舒张，体积膨胀，该过程称为**溶胀**(swelling)。溶胀后的大分子链间相互作用力减弱，大分子在溶剂中充分舒张并能自由运动，大分子化合物溶解。大分子化合物的溶解要先经过溶胀过程，其溶解一般需要较长的时间。在制备大分子溶液时通常可以通过加热、搅拌或超声等方式加快大分子的溶解。

大分子化合物在溶剂中先溶胀后溶解的特性是由其结构决定的，与大分子化合物的分子大小及结构有密切的关系。一般情况下，平均摩尔质量越小，溶解度越大；反之，溶解度越小。对于线型大分子，在良溶剂中能无限吸收溶剂使大分子最终溶解形成均匀的溶液，该过程可看作大分子化合物"无限溶胀"的结果。而对于交联的具有三维网状结构的体型大分子化合物，吸收一定量的溶剂后便不再吸收溶剂，系统始终保持两相平衡状态，该过程称为"有限溶胀"。大分子溶液的形成过程除了与大分子本身结构有关，溶剂的选择也非常关键。溶剂的选择可参考以下几个原则：

(1)极性相似原则：根据"相似相溶"原理，选择极性大小与大分子极性相近的溶剂更有利于大分子的溶解，即选择极性溶剂溶解极性大分子，非极性溶剂溶解非极性大分子。

(2)溶度参数相近原则：溶度参数 δ 为内聚能密度的平方根。溶度参数可作为溶剂选择的重要依据，通常大分子与溶剂的溶度参数越接近，大分子越容易溶解。一些大分子化合物和溶

剂的溶度参数见表 8-2。

表 8-2　一些大分子化合物和溶剂的溶度参数

大分子化合物	$\delta_m / (J^{1/2} \cdot cm^{-3/2})$	溶剂	$\delta_m / (J^{1/2} \cdot cm^{-3/2})$
聚乙烯	16.2	乙醚	15.7
聚丙烯	16.6	环己烷	16.8
聚碳酸酯	19.4	苯	18.7
聚乙酸乙烯酯	19.6	氯仿	19.0
聚氯乙烯	19.8	二氯甲烷	19.8
纤维素	32.1	乙二醇	32.1
聚乙烯醇	47.8	水	47.3

(3)溶剂化原则：溶质与溶剂混合产生的相互作用力大于溶质之间的内聚力时，溶质分子彼此分离与溶剂分子结合的作用称为溶剂化作用。溶剂化原则是大分子中含有较多亲电基团，则可溶于含有给电基团的溶剂中；若大分子中含有较多的亲核基团，则易溶于含有亲电基团的溶剂中。

2. 大分子溶液的性质　大分子溶液与小分子溶液均为真溶液，但由于大分子较大且呈线链状结构，所以其性质有别于小分子溶液，如不能透过半透膜、扩散速率慢、溶液黏度较大等。单个大分子的大小达到胶体颗粒大小的范围，因此大分子溶液也表现出一些溶胶所具有的性质，但是，大分子溶液与溶胶也有区别。大分子溶液无明显的相界面，而胶体溶液存在明显的相界面，所以两者呈现出完全不同的丁铎尔效应。另外，大分子溶液是热力学稳定系统，而溶胶是热力学不稳定系统，这也是两者之间的最主要区别。大分子溶液与小分子溶液和溶胶的性质比较见表 8-3。

表 8-3　小分子溶液、溶胶及大分子溶液性质比较

性质	小分子溶液	溶胶	大分子溶液
分散相颗粒大小	<1 nm	1～100 nm	1～100 nm
相界面	无相界面	有相界面	无相界面
体系稳定性	稳定	不稳定	稳定
热力学稳定性	稳定	不稳定	稳定
丁铎尔效应	弱	强	弱
能否通过半透膜	能	不能	不能
扩散速率	快	慢	慢
黏度	小	小	大
电解质敏感程度	无	强	弱(大分子电解质溶液除外)

3. 大分子溶液的渗透压　假设一开口 U 形管底端中间用半透膜隔开，半透膜的左侧放置大分子溶液，右侧放置纯溶剂。大分子不能通过半透膜，溶剂能透过半透膜。开始时，溶剂在膜两边的化学势不相等，溶剂透过半透膜自右向左扩散，直至两侧溶剂的化学势相等。达到平衡时，左侧液面高于右侧液面，此时，左侧液面高出的液柱所施加的压力就是大分子溶液的渗透压。

利用渗透压法可测定大分子化合物的数均摩尔质量，测定范围一般为 10～1000 kg·mol^{-1}。大分子摩尔质量太小时，容易透过半透膜，因此，对半透膜制备的要求较高；摩尔质量太大时，

溶液浓度低，渗透压值小，易引起较大的测量误差。对于理想的非电解质大分子稀溶液，渗透压的计算公式为

$$\Pi = RTc \tag{8-5}$$

但在实际大分子溶液中，大分子与溶剂之间有明显的溶剂化效应，使得真实的渗透压值偏离理想溶液渗透压。在这种情况下，大分子溶液的渗透压公式可用浓度的幂级展开式表示

$$\Pi = RT\left(A_1c + A_2c^2 + A_3c^3 + \cdots\right) \tag{8-6}$$

式(8-6)为维利方程，A_1、A_2、A_3 为维利系数。当大分子溶液浓度较低时，A_3c^3 项之后可忽略不计，则式(8-6)简化为

$$\Pi = RT\left(A_1c + A_2c^2\right) \tag{8-7}$$

式(8-7)中浓度的单位为 $kg \cdot m^{-3}$，而式(8-5)中浓度的单位为 $mol \cdot m^{-3}$，两式相比较，则有 $A_1 = 1/M_n$。将式(8-7)做进一步处理，有

$$\frac{\Pi}{c} = \frac{RT}{M_n} + A_2RTc \tag{8-8}$$

以 Π/c 对 c 作图，得一条直线，该直线的截距为 RT/M_n，由此可计算出大分子的数均摩尔质量 M_n。

例 8-2　假设 298.15 K 时，人血清白蛋白在不同浓度下的渗透压为

$c(kg \cdot m^{-3})$	20	30	45	60	80
Π（kPa）	0.842	1.356	2.255	3.258	4.768

试求人血清白蛋白的数均摩尔质量 M_n。

解　将上表数据进行处理：

c	20	30	45	60	80
Π/c	0.0421	0.0452	0.0501	0.0543	0.0596

以 Π/c 对 c 作图，所得直线的截距为 0.0365，则

$$M_n = \frac{RT}{0.0365} = \frac{8.314 \times 298.15}{0.0365} \approx 67900(g \cdot mol^{-1}) = 67.9(kg \cdot mol^{-1})$$

8.2　大分子溶液的流变性

大分子溶液在外力的作用下发生黏性流动和形变的性质称为大分子溶液的**流变性**（rheological property），研究大分子溶液的流变现象并掌握相关的流变规律具有十分重要的意义。例如，人体内血液的正常循环流动需要血液的黏度保持在一定范围内，而血液流变性质的改变可能是由冠心病、血栓症、白血病等引起的，因此测定血液的黏度和流变性质有助于疾病的诊断和预防。在药物制剂领域，如乳剂、糊剂、栓剂、混悬剂、凝胶剂、软膏剂等剂型的生产过程中很多环节都涉及大分子溶液的流变性，流变性的研究对药物制剂的生产具有重要的指导意义。

8.2.1　大分子溶液的黏度

流体的流动可以看作无数个平行移动的液层，假设每个液层都以一定的速度向前流动，那么以不同速度流动的相邻两个液层之间会产生相互作用力，这个作用力称为流体的内摩擦力，用物理量**黏度**（viscosity）量度。

如图 8-3 所示，在两平行的平板间盛满液体。将下平板固定，在上平板上施加外力 F 使平板以速度 v 向 x 方向匀速移动。此时，平板间的液体分成无数平行的液层并以不同的速度向前移动，以不同长短的箭头表示移动速度的大小。流体在外力作用下发生形变称为切变，所施加的外力称为**切力**（shearing force）。实验证明，切力 F 与两液层的接触面积 A 及速度梯度（切速率）dv/dy 成正比，即

$$F = \eta A \frac{dv}{dy} \tag{8-9}$$

如果用 τ 表示单位面积上的切力，则有

$$\tau = \frac{F}{A} = \eta \frac{dv}{dy} \tag{8-10}$$

式（8-9）和式（8-10）称为牛顿（Newton）黏度公式。其中，比例系数 η 为溶液的黏度，单位是 Pa·s 或 N·m^{-2}·s，其物理意义是：使单位面积的液层保持速度梯度为 1 时所加的切力。

溶液黏度有不同的表示方法，常用的有以下几种：

（1）相对黏度：**相对黏度**（relative viscosity）为溶液黏度 η 与纯溶剂黏度 η_0 的比值，用 η_r 表示。

$$\eta_r = \frac{\eta}{\eta_0} \tag{8-11}$$

（2）增比黏度：**增比黏度**（specific viscosity）为溶液黏度比纯溶剂黏度增加的相对值，用 η_{sp} 表示。

$$\eta_{sp} = \frac{\eta - \eta_0}{\eta_0} = \eta_r - 1 \tag{8-12}$$

图 8-3 液体流动示意图

（3）比浓黏度：**比浓黏度**（reduced viscosity）为单位浓度的增比黏度，用 η_c 表示。

$$\eta_c = \frac{\eta_{sp}}{c} \tag{8-13}$$

（4）特性黏度：**特性黏度**（intrinsic viscosity）是溶液无限稀释时的比浓黏度，用 $[\eta]$ 表示。

$$[\eta] = \lim_{c \to 0} \frac{\eta_{sp}}{c} \tag{8-14}$$

特性黏度反映的是单个大分子对溶液黏度的贡献，其数值与溶液的浓度无关，只与大分子的结构、形态及分子大小有关。

利用黏度法可测定大分子化合物的黏均摩尔质量。大分子溶液的增比黏度和特性黏度与溶液浓度之间有如下关系：

$$\frac{\eta_{sp}}{c} = [\eta] + k_1 [\eta]^2 c \tag{8-15}$$

$$\frac{\ln \eta_r}{c} = [\eta] - k_2 [\eta]^2 c \tag{8-16}$$

测定不同浓度大分子溶液的黏度，以 η_{sp}/c、η_r/c 对浓度 c 作图，用外推法可得两条直线的截距均为 $[\eta]$。在一定温度下，大分子溶液的平均摩尔质量与特性黏度 $[\eta]$ 之间存在如下关系：

$$[\eta] = K M_\eta^\alpha \tag{8-17}$$

其中，K 和 α 是经验常数，与大分子和溶剂的性质有关，通常为 0.5～1。在 K 和 α 已知的情况下，只要测出溶液的特性黏度 $[\eta]$，即可求得大分子化合物的黏均摩尔质量 M_η。

8.2.2 流变曲线与流型

在流变学中，通常以速度梯度 dv/dy 为横坐标，单位面积上的切力 τ 为纵坐标作图，得到的曲线称为流变曲线。不同的流体具有不同的流变曲线，根据流变曲线的不同可以分为以下几种流体。

1. 牛顿流体 凡符合牛顿黏度公式的流体称为**牛顿流体**（Newtonian fluid），其他的流体都称为非牛顿流体。牛顿流体的流变曲线如图 8-4 所示，是一条过原点的直线，直线的斜率即为流体的黏度。牛顿流体的黏度不随切力的变化而变化，它只与流体的温度有关，随着温度的升高，流体的黏度变小。大多数纯溶剂、小分子溶液以及正常人的血清等属于牛顿流体。

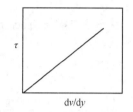

图 8-4 牛顿流体的流变曲线

2. 塑性流体 对某一流体，当外加的切力较小时，流体只发生弹性形变而不流动，当切力超过某一临界值时才开始流动，之后 $\tau \sim dv/dy$ 之间呈线性关系，呈现出牛顿流体的性质。这种流体表现出可塑性，称为塑性流体。其流变曲线为一条不通过原点的曲线，如图 8-5(a) 所示。使塑性流体开始流动的临界切力称为塑变值。塑性流体是非牛顿流体中最简单的一种，泥浆、油漆、牙膏等属于塑性流体。

(a) 塑性流体　　(b) 假塑性流体

(c) 胀性流体　　(d) 触变性流体

图 8-5 四种非牛顿流体的流变曲线

3. 假塑性流体 假塑性流体的流变曲线是一条通过原点的凸形曲线，如图 8-5(b) 所示。该类流体的黏度随切速率的增大而减小，即流体流动越快显得越稀，这种现象称为切稀。假塑性流体没有塑变值。很多大分子溶液都属于假塑性流体，如甲基纤维素、明胶、聚丙烯酰胺、西黄蓍胶、淀粉溶液等。

4. 胀性流体 胀性流体的流变曲线与假塑性流体的流变曲线相反，是一条通过原点的凹形曲线，如图 8-5(c) 所示。胀性流体同样没有塑变值，黏度随切速率的增大而增大，即流体流动越快显得越黏稠，这个现象称为切稠。药物制剂中的糊剂和栓剂、40%～50%淀粉溶液、钻井泥浆等具有胀性流体的特点。

5. 触变性流体 触变性流体的特点是静置时呈半固态状，当施加切力时又成为流体，其流变曲线是一条不过原点的封闭弓形曲线。如图 8-5(d) 所示，开始类似于假塑性流体，随着切速率的增大，切应力由 a 经过 b 变为 c，溶液的黏度逐渐变小；在 c 点时逐渐降低切速率，切应力的变化并不会重复原来的路径，而是经 d 恢复到原来的状态。产生触变性的原因是流体静止时，流体中的质点相互形成空间网状结构，系统呈半固态状；在外力的作用下，空间网状结构被破坏，流体开始流动；消除外力时，流体停止流动，网状结构恢复。但是结构破坏与恢复需要一定的时间，即存在时间的滞后，这也使得触变性流体的流变曲线具有特殊性，呈现弓形的封闭状。常见的触变性流体有凝胶、高浓度 $Fe(OH)_3$ 溶胶等。

8.3 大分子电解质溶液

大分子电解质(macromolecular electrolyte)是指大分子链上带有可解离的基团，并在溶液中能够解离成带电离子的大分子化合物。根据解离后大分子基团带电性质不同，可将大分子电解质分为阴离子型、阳离子型及两性型。常见的三种类型大分子电解质见表 8-4。

表 8-4 常见的三种类型大分子电解质

阴离子型	阳离子型	两性型
核酸	血红素	明胶
肝素	壳聚糖	卵清蛋白
果胶	聚赖氨酸	乳清蛋白
阿拉伯胶	聚乙烯亚胺	胃蛋白酶
西黄蓍胶	聚乙烯吡咯	γ -球蛋白
海藻酸钠	聚氨烷基丙烯酸甲酯	鱼精蛋白
羧甲基纤维素钠	聚乙烯-N-溴丁基吡啶	牛血清白蛋白

8.3.1 大分子电解质溶液的特性

大分子电解质溶液除了具有一般大分子溶液的性质外，由于其大分子链上有带电基团，其具有一些特殊的理化性质。

1. 高电荷密度和高度水化 在水溶液中，大分子电解质长链上带有许多含相同电荷的基团，使大分子链上具有很高的电荷密度。同时，大分子链上带电荷的极性基团通过静电作用吸引水分子，使水分子紧密排列在大分子链的周围。除了极性基团之外，部分被极化的疏水链周围也能形成水化层，这使得大分子电解质具有高度水化的特性。大分子电解质的高电荷密度使大分子链间通过静电作用相互排斥，另外水化膜具有弹性使大分子间不易靠近，大分子的这两种特性都对大分子起稳定作用。那么，只要能够改变大分子电解质的电荷密度或破坏水化层，都会影响大分子电解质的稳定性。因此，大分子电解质对外加电解质十分敏感，如加入酸、碱和盐可改变大分子电解质链上的电荷密度或破坏水化膜。

2. 电黏效应 大分子电解质具有高电荷密度和高度水化的性质，大分子链在溶液中由于静电排斥及水化膜的弹性作用使分子链扩展舒张，溶液的黏度迅速增大，这种现象称为**电黏效应**(electric-viscous effect)。由于电黏效应与所带电荷密度有关，一些大分子电解质的电黏效应具有很强的 pH 依赖性。两性大分子电解质，如蛋白质的带电性质与溶液的 pH 有关，在等电点时，大分子所带的净电荷为零，分子卷曲程度最大，黏度最小；当溶液 pH 偏离等电点时，大分子所带静电荷数增多，静电斥力增大，使大分子链扩张，黏度增大。另外，由于电黏效应的存在使得大分子电解质溶液的 η_{sp}/c 对浓度 c 作图得不到直线，无法用外推法求得[η]。向溶液中加入中性盐可减弱大分子链的相互作用，以此削弱电黏效应。

3. 大分子电解质溶液的电泳 由于具有高电荷密度，大分子电解质溶液在外加电场的作用下也会电泳。不同大分子电解质电泳的速率不相同，影响电泳速率的因素有很多，除了大分子本身所带的电荷多少、分子的大小和结构外，大分子电解质电泳的速率还与溶液的 pH、离子强度等有很大的关系。根据所用支持介质的不同，电泳可分为很多种类，如凝胶电泳、毛细管电泳等。电泳技术目前已被广泛应用于分离纯化，已成为分子生物学研究工作中不可缺少的重要分析手段，在基础理论研究、农业科学、医药卫生、工业生产、国防科研、法医学和商检等许多领域得到广泛应用。

知识拓展

凝胶电泳(gel electrophoresis)是以凝胶为支持介质的电泳技术。琼脂糖凝胶电泳和聚丙烯酰胺凝胶电泳是最常用的两种凝胶电泳。两者具有相似的原理：当带电大分子被放置在凝胶中时，在外电场作用下它们会以一定的速度向适当的电极迁移，在特定的电泳环境下，大分子在凝胶中迁移的速率与所带净电荷的数量有关。由于凝胶具有三维网状结构，大分子通过凝胶时会受到阻力。那么迁移速率还与大分子本身的结构、大小有关。根据分子大小的不同、构成或形状的差异，以及所带净电荷的多少，利用大分子在泳动时的电荷效应和分子筛效应便可以通过电泳将不同大分子混合物中的各种成分彼此分离开来。琼脂糖是从琼脂中提取的一种多糖，具有亲水性且不带电荷，是一种很好的电泳支持物。琼脂糖凝胶电泳是用于分离提纯、鉴定不同核酸片段的标准方法。聚丙烯酰胺凝胶是由丙烯酰胺单体和交联剂甲叉双丙烯酰胺在催化剂作用下形成的三维网状结构的亲水性高聚物，是一种透明而不溶于水并有韧性的凝胶。聚丙烯酰胺凝胶电泳主要用于不同大小蛋白质的分离。

毛细管电泳(capillary electrophoresis, CE)是一类以毛细管为分离通道、以高压直流电场为驱动力，依据样品中各组分之间淌度和分配行为上的差异而实现分离分析的技术。毛细管电泳仪主要由可调稳压稳流电源、石英毛细管、电极槽、检测器和进样装置等部件组成。毛细管电泳所用的石英毛细管柱，在 pH 大于 3 的情况下，其内表面带负电，与缓冲液接触时形成双电层，在高压电场作用下，形成双电层一侧的缓冲溶液由于带正电而向负极方向移动，从而形成电渗流。同时，在缓冲溶液中，带电粒子在电场作用下，各自以不同速度向其所带电荷极性相反方向移动，形成电泳。带电粒子在毛细管缓冲溶液中的迁移速度等于电泳和电渗流的矢量和。正离子的运动方向和电渗一致，因此它应最先流出。中性分子与电渗流同速，随电渗而行。负离子因其运动方向和电渗相反，在中性粒子之后流出。各种粒子由于所带电荷多少、质量、体积以及形状不同等因素引起迁移速度不同而实现分离。毛细管电泳的分离模式有很多种，包括毛细管区带电泳、毛细管凝胶电泳、胶束电动毛细管色谱、毛细管等电聚焦等，其已成为非常重要的分离分析手段，具有非常广泛的应用。

8.3.2 大分子电解质溶液的唐南平衡和渗透压

利用渗透压法测定大分子电解质的平均摩尔质量时，发现渗透压值往往偏高，导致测定结果不准确。产生这个现象的原因是带电大分子离子的存在使平衡时小分子离子的分布不均匀。英国物理化学家唐南(Donnan)从热力学的角度合理阐述了平衡时膜两侧离子的分布情况，故该现象称为**唐南平衡**(Donnan equilibrium)或**唐南效应**(Donnan effect)。因此在测定大分子电解质溶液的渗透压时，必须设法消除唐南效应引起的测定误差。另外，唐南平衡最重要的功能是控制物质的渗透压，这对医学和生物学研究细胞内外渗透压平衡具有重要意义。

1. 不带电荷大分子溶液的渗透压 在半透膜内侧放置浓度为 c_1 的不带电大分子水溶液，外侧放置浓度为 c_2 的 NaCl 小分子离子溶液。在该体系中，大分子不能透过半透膜，而小分子 NaCl 能透过半透膜。当达到渗透平衡时，大分子仍在膜的内侧，而为了保持 NaCl 在膜两侧的化学势相同，平衡时 NaCl 在膜两侧均匀分布。根据范特霍夫渗透压计算公式可知，由此产生的渗透压为

$$\Pi = \left[\left(c_1 + \frac{c_2}{2} \right) - \frac{c_2}{2} \right] RT = c_1 RT \tag{8-18}$$

由式(8-18)可知，小分子电解质的存在与否并不影响不带电荷的大分子溶液的渗透压的大小。

2. 带电荷大分子电解质溶液的渗透压　大分子电解质溶液比不带电大分子溶液的情况要复杂，除了有不能透过半透膜的大分子离子外，还有能透过半透膜的小分子离子。同样，在半透膜内侧放置浓度为 c_1 的大分子电解质 Na_zR 水溶液，外侧放置浓度为 c_2 等体积的 $NaCl$ 溶液。假设该大分子电解质在水溶液中完全解离：

$$Na_zR \longrightarrow zNa^+ + R^{z-}$$

(1)若 c_2 为 0，即外侧放置的是纯水，大分子离子 R^{z-} 由于分子较大不能透过半透膜，同时为了保持溶液的电中性，Na^+ 也不会透过半透膜。那么平衡时，半透膜内侧溶液中离子总浓度为 $(1+z)c_1$。当达到渗透平衡时，大分子电解质溶液产生的渗透压为

$$\Pi = (1+z)c_1 RT \tag{8-19}$$

由此可知，此时大分子电解质溶液的渗透压由大分子离子和小分子离子共同贡献，而大分子离子实际贡献的渗透压只有总渗透压的 $\frac{1}{1+z}$。

(2)若 c_2 不为 0，开始时由于膜内没有 Cl^-，膜外 Cl^- 向膜内扩散，为了保持溶液的电中性，同时会有等量的 Na^+ 向膜内扩散。当达到平衡时，假设进入膜内的 $NaCl$ 浓度为 x，平衡时各离子的分布如图 8-6 所示。平衡时，$NaCl$ 在膜两边的化学势相等，即

$$\mu(NaCl,内) = \mu(NaCl,外)$$

$$RT \ln a(NaCl,内) = RT \ln a(NaCl,外)$$

则有

$$a(Na^+,内) \cdot a(Cl^-,内) = a(Na^+,外) \cdot a(Cl^-,外)$$

在稀溶液中，用浓度代替活度，则有

$$(zc_1 + x)x = (c_2 - x)^2$$

解之得

$$x = \frac{c_2^2}{zc_1 + 2c_2} \tag{8-20}$$

平衡时，膜内外 $NaCl$ 的浓度之比为

$$\frac{c(NaCl,外)}{c(NaCl,内)} = \frac{c_2 - x}{x} = 1 + \frac{zc_1}{c_2} \tag{8-21}$$

图 8-6　唐南平衡前后离子分布示意图

由式(8-21)可知，达到平衡时，膜内侧和膜外侧小分子电解质 $NaCl$ 的浓度必定不相等。当膜外侧放置的 $NaCl$ 浓度很小时，即 $c_1 \gg c_2$，那么 $c(NaCl,外) \gg c(NaCl,内)$，表明平衡时 $NaCl$ 主要分布在膜外。当膜外侧放置的 $NaCl$ 浓度很大时，即 $c_1 \ll c_2$，那么 $c(NaCl,外) \approx c(NaCl,内)$，表明平衡时 $NaCl$ 在膜内外浓度相近，几乎是均匀分布。

达到唐南平衡时，膜内外由溶液中所有质点产生的渗透压分别为

$$\Pi(\text{内}) = RT\left[(z+1)c_1 + 2x\right]$$

$$\Pi(\text{外}) = 2RT(c_2 - x)$$

膜内外渗透压作用方向相反，溶液总的渗透压为

$$\Pi = \Pi(\text{内}) - \Pi(\text{外}) = RT\left[(z+1)c_1 - 2c_2 + 4x\right] \tag{8-22}$$

将式(8-20)代入式(8-22)，得

$$\Pi = c_1 RT \frac{z^2 c_1 + zc_1 + 2c_2}{zc_1 + 2c_2} \tag{8-23}$$

式(8-22)和式(8-23)是适用于大分子电解质溶液的渗透压计算公式。

例 8-3　298.15 K 时，在半透膜内放置浓度为 0.005 mol·L^{-1} 的 Na_2P 大分子电解质水溶液，膜外放置等体积的 0.02 mol·L^{-1} 的 NaCl 水溶液。达到唐南平衡时，试计算：(1)膜内外各离子的浓度；(2)溶液的渗透压。

解　(1)设达到唐南平衡时，向膜内扩散的 NaCl 浓度为 x mol·L^{-1}。那么平衡时膜内的 Na^+ 和 Cl^- 浓度分别为 $(0.01+x)$ mol·L^{-1} 和 x mol·L^{-1}，膜外的 Na^+ 和 Cl^- 浓度均为 $(0.02-x)$ mol·L^{-1}。

平衡时，NaCl 在膜两侧的化学势相等，即

$$\mu(\text{NaCl},\text{内}) = \mu(\text{NaCl},\text{外})$$

$$RT \ln a(\text{NaCl},\text{内}) = RT \ln a(\text{NaCl},\text{外})$$

则有

$$a(Na^+,\text{内})a(Cl^-,\text{内}) = a(Na^+,\text{外})a(Cl^-,\text{外})$$

以浓度代替活度，即

$$(0.01+x) \cdot x = (0.02-x)^2$$

解之得

$$x = 0.008 \,(\text{mol} \cdot L)^{-1}$$

那么，达到平衡时，膜内外各离子的浓度分别为

$$c(P^{2-}, \text{内}) = 0.005 (\text{mol} \cdot L^{-1})$$

$$c(Na^+, \text{内}) = 0.01 + x = 0.018 (\text{mol} \cdot L^{-1})$$

$$c(Cl^-, \text{内}) = x = 0.008 (\text{mol} \cdot L^{-1})$$

$$c(Na^+, \text{外}) = c(Cl^-, \text{外}) = 0.02 - x = 0.012 (\text{mol} \cdot L^{-1})$$

(2)根据渗透压依数性的特点，膜内外溶液的渗透压分别为

$$\Pi(\text{内}) = RT\left[c(P^{2-},\text{内}) + c(Na^+,\text{内}) + c(Cl^-,\text{内})\right]$$

$$= 8.314 \times 298.15 \times 0.031 \times 10^3 \approx 76.84 (\text{kPa})$$

$$\Pi(\text{外}) = RT\left[c(Na^+,\text{外}) + c(Cl^-,\text{外})\right]$$

$$= 8.314 \times 298.15 \times 0.024 \times 10^3 \approx 59.49 (\text{kPa})$$

大分子溶液的渗透压 $\Pi = \Pi(\text{内}) - \Pi(\text{外}) = 17.35 (\text{kPa})$

3. 唐南效应的消除　达到唐南平衡时，当膜外侧放置的小分子电解质溶液浓度很低，即 $c_2 \ll zc_1$，此时溶液产生的渗透压为

$$\Pi = c_1 RT \frac{z^2 c_1 + zc_1 + 2c_2}{zc_1 + 2c_2} \approx (1+z)c_1 RT \tag{8-24}$$

溶液的渗透压则由膜内的大分子离子和小分子离子共同贡献。此时，利用渗透压法测定得到的大分子电解质的平均摩尔质量误差大。

当膜外放置的小分子电解质浓度很高，即 $zc_1 \ll c_2$，此时大分子电解质溶液的渗透压

$$\Pi = c_1 RT \frac{z^2 c_1 + z c_1 + 2c_2}{z c_1 + 2c_2} \approx c_1 RT \tag{8-25}$$

溶液的渗透压接近于大分子电解质未解离时的渗透压值。此时，利用渗透压法测定得到的大分子电解质的平均摩尔质量较准确。

因此，利用渗透压法测定大分子电解质的平均摩尔质量时，为了保证测定结果的准确性，要尽量消除唐南效应，常用的方法有：

(1)降低大分子电解质的解离度。唐南效应是由大分子离子存在引起的，所以降低大分子电解质的解离度，减少大分子离子是削弱唐南效应的有效方法。例如，调节溶液 pH 在蛋白质的等电点附近，可降低蛋白质分子的解离度。

(2)膜外放置一定浓度的小分子电解质溶液。目的是使小分子离子在膜两侧的分布基本均匀，削弱小分子离子引起的渗透压。例如，大分子电解质溶液的浓度在 $0.02\ kg \cdot L^{-1}$ 时，$0.1\ mol \cdot L^{-1}$ 的 NaCl 溶液就可以将唐南效应引起的渗透压降低到允许的测量误差范围内。

(3)降低膜内所测定的大分子电解质溶液的浓度，一般以稀溶液为宜。

8.3.3　大分子电解质溶液的稳定性

大分子电解质溶液的稳定性主要由大分子带电基团的高电荷密度和高水化度决定。高电荷密度使大分子间产生足够的静电斥力，加上弹性水化膜的存在使大分子能够在溶液中稳定。但是大分子电解质在溶液中的稳定性是有条件的、相对的。当大分子电解质的电荷密度发生改变或者水化膜被破坏后，大分子电解质的稳定性也遭到破坏。常见的影响大分子电解质溶液稳定性的因素有以下几个：

(1)无机盐：向大分子电解质溶液中加入无机盐类会使大分子电解质溶解度降低而析出，这个现象称为盐析。例如，向蛋白质水溶液中加入高浓度的中性盐，如硫酸铵、硫酸钠等，使蛋白质脱去水化膜而发生聚沉(絮凝)。向多种蛋白质的混合溶液中加入不同浓度的无机盐，可将混合液中的蛋白质按摩尔质量大小不同盐析分开，这种分离蛋白质的操作称为分段盐析。摩尔质量较大的蛋白质分子先析出，继续加入盐，摩尔质量较小的蛋白质分子后析出。盐析一般不会引起大分子电解质性质的改变，除去加入的盐以后，大分子电解质又可恢复溶解。

(2)酸碱试剂：向大分子电解质溶液中加入酸或碱调节大分子电解质溶液的 pH 会使大分子链上所带净电荷减少，降低大分子电解质分子链的电荷密度，使大分子间静电排斥力减弱，大分子聚集沉淀。

(3)重金属盐：带负电荷的大分子电解质容易与重金属离子，如 Hg^{2+}、Pb^{2+}、Cu^{2+}、Ag^+ 等结合形成不溶性盐而沉淀。利用这个原理，临床上重金属离子中毒的患者可口服大量的蛋白质类溶液，如牛奶、豆浆等进行解救。

(4)有机溶剂：向大分子电解质溶液中加入一定量的极性有机溶剂，如无水乙醇、丙酮等可使大分子电解质脱去水化膜并引起介电常数改变而增加带电单分子质点之间的相互作用，最终使得大分子电解质相互聚集发生沉淀。

(5)加热：部分大分子电解质在高温条件下发生变性。例如，蛋白质在高温下其天然结构解体，疏水基团外露，水化层被破坏引起凝固沉淀。

8.4　凝　　胶

在适当条件下，大分子或溶胶质点相互交联成空间网状结构，分散介质填充于网状结构空隙，形成没有流动性的半固态冻胶，称为**凝胶**(gel)。若分散介质为水，则形成的凝胶称为水**凝胶**(hydrogel)。常见的橡胶、离子交换树脂、水玻璃、聚丙烯酰胺凝胶等都是凝胶。

8.4.1 凝胶的基本特征

凝胶是没有流动性的介于固态和液态之间的半固态物体，具有一定的几何形状，因而表现出部分固体的性质。大分子溶液中，分散介质连续而分散相是不连续的，但凝胶中分散相和分散介质都是连续的。大分子溶液中的质点是独立的运动单元，可以自由行动，因而具有很好的流动性。凝胶则是质点相互连接，在整个体系内形成网状结构，液体包含在其中，体系没有流动性，表现出一定的固体的力学性质，如弹性、强度、屈服值等。凝胶又和真正的固体有很大的区别，它由固、液两相组成，属于胶体分散系统，其结构强度往往有限，容易遭到破坏。改变条件，如温度、介质，或施加外力，往往能使凝胶的结构被破坏，发生不可逆变形，结果产生流动。由此可见，凝胶是一种特殊的分散体系，其性质介于液体和固体之间。

8.4.2 凝胶的制备

凝胶的制备方法常有分散法和凝聚法两种。干凝胶吸收适宜的分散介质使分散相分散形成凝胶称为分散法。凝聚法是指在适当的条件下，分散相质点交联成网状结构形成凝胶。下面主要介绍几种利用凝聚法制备凝胶的方法。

(1)改变温度：通过改变温度可制备凝胶。许多大分子在温度较高的分散介质中溶解形成溶液，当溶液的温度降低时，大分子的溶解度降低并析出，大分子链相互交联形成凝胶。例如，将琼脂糖加热到 90℃以上形成透明的溶液，将溶液逐渐冷却至 35~40℃即可得到琼脂糖凝胶。除了降低温度可制得凝胶外，对于某些大分子升高温度也可以制得凝胶外。例如，2%的甲基纤维素水溶液温度升高至 50~60℃即可形成凝胶。

(2)改变溶剂：将分散相的溶剂变为对分散相溶解度小的溶剂，分散相质点析出交联成凝胶。例如，向果胶水溶液中加入无水乙醇可形成凝胶。

(3)加电解质：在大分子溶液或溶胶中加入一定浓度的电解质可以形成凝胶。例如，向高浓度的硅酸溶液中加入电解质可发生聚沉形成凝胶。电解质对凝胶作用的影响主要表现在阴离子上。

(4)化学反应：通过化学反应使大分子链间相互连接形成空间网状结构是大分子溶液形成凝胶的常见方法。例如，常用的聚丙烯酰胺凝胶就是丙烯酰胺单体和甲叉双丙烯酰胺交联剂按一定比例混合，在催化剂(如过硫酸铵)作用下聚合而成的交叉网状结构的凝胶。

8.4.3 凝胶的分类

根据分散相质点的柔性以及形成的网状结构的强度，把凝胶分为弹性凝胶和非弹性(刚性)凝胶两大类。

(1)弹性凝胶：由柔顺性好的线型大分子交联形成的凝胶为**弹性凝胶**(elastic gel)，如橡胶、明胶、琼脂糖凝胶及聚丙烯酰胺凝胶等。弹性凝胶在脱除和吸收分散介质时具有可逆特性，故也称为可逆凝胶。弹性凝胶脱除溶剂后，凝胶体积缩小，形成干凝胶。干凝胶对溶剂的吸收具有选择性。

(2)刚性凝胶：由刚性的分散质点交联成网状结构的凝胶为**刚性凝胶**(rigid gel)。刚性凝胶的分散质点通常为无机化合物颗粒，如 SiO_2、TiO_2、Al_2O_3、V_2O_5 等。由于网状结构具有刚性，在脱除分散介质后刚性凝胶的骨架基本不变，体积也无明显变化。与弹性凝胶不同，刚性凝胶在脱除分散介质后一般很难再吸收溶剂重新变为凝胶，故刚性凝胶也称为不可逆凝胶。刚性凝胶对溶剂的吸收一般没有选择性，只要能润湿凝胶骨架的溶剂都能吸收。

8.4.4　凝胶的结构与性质

凝胶具有三维网状的内部结构，具体可分为以下四种类型。第一种为球形的分散质点间先相互连接成长链，长链之间再形成三维网状结构，如 SiO_2、TiO_2 凝胶。第二种是棒状或片状分散质点以顶点-顶点相互作用方式连接成三维网状结构，如 V_2O_5、白土凝胶。第三种是线型大分子构成局部区域有序排列的微晶区，微晶区与无定形区相互间隔排列组成的三维网络结构，如明胶、纤维素凝胶。第四种是大分子化合物通过化学交联的方式形成网状结构，如聚丙烯酰胺凝胶、聚苯乙烯凝胶。凝胶特殊的结构使得其具有以下性质：

(1)溶胀作用：溶胀作用也称膨胀作用，是指凝胶吸收分散介质后自身体积明显增大的现象。溶胀作用是弹性凝胶特有的性质，刚性凝胶不具有该性质。

凝胶的溶胀作用分为无限溶胀和有限溶胀。无限溶胀是指凝胶吸收分散介质使体积增大，进一步继续吸收分散介质使凝胶网状结构破解，最终溶解形成溶液的过程。而凝胶只吸收一定量的分散介质使凝胶体积增大，凝胶的网状结构不受破坏为有限溶胀。凝胶的溶胀程度与凝胶的结构、分散介质及外界环境等因素有关。例如，明胶在室温下在水中发生有限溶胀，而水温升高至40℃以上就会发生无限溶胀。凝胶的溶胀通常分为两个阶段：第一个阶段是溶剂分子向凝胶内部扩散，与大分子紧密结合形成溶剂化层；第二阶段是溶剂分子向凝胶网状结构内部渗透，凝胶吸收大量的溶剂，体积明显增大。

(2)离浆作用：凝胶在放置的过程中，分散介质自动从凝胶中分离出来使凝胶体积收缩的现象称为离浆。产生离浆的原因是组成凝胶网状骨架的质点由于热运动和分子间的吸引而相互靠近，促使网状结构收缩，排挤出部分分散介质。

弹性凝胶和刚性凝胶都有离浆作用，但两者有区别。弹性凝胶的离浆是可逆的，离浆后的弹性凝胶可以吸收溶剂恢复原状。但是，刚性凝胶发生离浆后则不能吸收溶剂恢复原状。凝胶的离浆与物质的干燥失水不同，干燥失水除去的仅仅是水，而离浆出来的液体除了溶剂分子之外还有部分溶质。离浆现象非常普遍，它是凝胶老化的表现。例如，细胞老化失水、皮肤随年龄增大变皱等都属于离浆现象，了解与人体有关的离浆现象有助于研究人体的衰老过程。

(3)触变作用：凝胶在外力的作用下其空间网状结构会发生解体，会由半固态状变为流体，而当去除外力时，又恢复为半固态状的凝胶，这种现象称为触变作用。触变作用具有可逆性，这种凝胶也称为触变性流体，见8.2.2节。

(4)扩散作用：凝胶是半固态的冻胶，既有固体的性质又有液体的性质。当凝胶的浓度较低时，小分子在凝胶中的扩散速率与溶液中的相近。但是大分子化合物在凝胶中的扩散速率要比溶液慢得多，这主要是由于大分子体积较大，加上凝胶的三维网状空间结构具有分子筛作用。大分子越大，在凝胶中的扩散速率越慢，分子越小，扩散速率越快。利用凝胶的分子筛性质，可对不同大小的大分子进行分离纯化。另外，在电场的作用下，一些较大的带电大分子可挤过凝胶的网状结构，因而凝胶电泳的分离效果更佳。基于上述原理发展起来的凝胶电泳和凝胶色谱在分离纯化方面已得到广泛的应用。

(5)化学反应：由于凝胶的半固态性质，在凝胶中没有明显的对流和混合作用，因此在凝胶中发生的化学反应与溶液中明显不同。例如，在凝胶中发生化学反应生成的沉淀在凝胶中呈现周期性分布。如图 8-7 所示，将含有 0.1% $K_2Cr_2O_7$ 的明胶溶液置于试管中，冷却形成凝胶后在试管上端加入一层浓度为 0.5% $AgNO_3$ 溶液，静置几天后可以看到凝胶中出现间歇分布的砖红色 $Ag_2Cr_2O_7$ 沉淀环。这个现象是由德国化学家李塞根(R. E. Liesegang)于 1896 年发现的，故称为李塞根环。高浓度的 $AgNO_3$ 从上向下扩散，遇到 $K_2Cr_2O_7$ 反应生成 $Ag_2Cr_2O_7$ 沉淀环，此时周围区域的 $K_2Cr_2O_7$ 浓度降低，不足以再生成沉淀，因而出现无沉淀

图 8-7　李塞根环示意图

的空白区域。当 $AgNO_3$ 继续往下扩散时，再次遇到高浓度的 $K_2Cr_2O_7$ 生成 $Ag_2Cr_2O_7$ 沉淀环。此过程重复出现，但随着反应物的消耗，从上到下沉淀环间距逐渐变大、沉淀环逐渐变宽、颜色变浅。

8.4.5　胶凝作用及其影响因素

溶胶或大分子溶液在适当条件下转变为凝胶的过程称为**胶凝**(gelation)。影响胶凝作用的因素主要有以下几个方面：

(1)溶液浓度：胶凝是分散相质点间的相互吸引的过程。当溶液浓度较大时，分散相质点间的距离小，胶凝的速度快；反之，胶凝的速度慢，甚至不会胶凝。例如，明胶浓度低于 0.7%时不形成凝胶、SiO_2 浓度小于 1%时难以形成凝胶。溶液胶凝的最低浓度与质点的形状和溶剂化程度有关。

(2)温度：一般情况下，温度升高，分子热运动加剧，不利于形成空间网状结构，使胶凝速度减慢。但是，有些分散相的溶解度随温度升高而降低，其胶凝速度随温度升高而加快。

(3)电解质：电解质对胶凝过程的影响主要来自于阴离子，不同离子可以加快、减慢或抑制胶凝过程。例如，不同阴离子对凝胶形成过程的影响如下：$SO_4^{2-} > C_4H_4O_6^{2-}$ (酒石酸根) > $Ac^- > Cl^- > NO_3^- > ClO_3^- > Br^- > I^- > SCN^-$，$Cl^-$ 以前的各离子能加速胶凝，Cl^- 及以后的各离子减慢胶凝，I^- 和 SCN^- 则阻止胶凝。

(4)溶液 pH：pH 对某些凝胶形成的影响非常大。例如，SiO_2 溶胶在中性条件下胶凝速度最快，而在酸性或碱性的环境下胶凝时间都较长。

8.5　大分子化合物在药物制剂中的应用

在药物制剂领域，大分子化合物的应用非常广泛。药物制剂生产过程中，大分子化合物可以用作各种制剂中的辅料，药物制剂中常见的大分子化合物及其用途见表 8-5。另外，大分子化合物既可直接作为药物使用，也可用作小分子药物的载体材料来改善药物的疗效，而且大分子化合物在制备新型给药系统方面有着非常喜人的应用前景。

表 8-5　药物制剂中常见的大分子化合物及其用途

大分子化合物	用途
淀粉	稀释剂、崩解剂、黏合剂、助流剂
微晶纤维素	赋形剂、黏合剂、填充剂、稀释剂、崩解剂
羧甲基纤维素钠	助悬剂、稳定剂、增稠剂、崩解剂、黏合剂
阿拉伯胶	乳化剂、增稠剂、助悬剂、黏合剂、保护胶体
明胶	囊材料、包衣材料、栓剂基质、黏合剂
聚丙烯酸(钠)	基质、分散剂、增稠剂、增黏剂
丙烯酸-丙烯基蔗糖共聚物	凝胶剂基质、助悬剂、辅助乳化剂、增黏剂
丙烯酸树脂	包衣材料、膜材料、黏合剂
聚乙烯聚吡咯烷酮	助悬剂、增稠剂、黏合剂、涂膜剂材料
聚乙二醇	栓剂和软膏剂基质、助悬剂、增稠剂、增溶剂
泊洛沙姆	基质材料、分散剂、助悬剂、增黏剂

8.5.1　具有药理活性的大分子化合物

具有药理活性的大分子化合物可直接用作药物，是真正意义上的大分子药物，如酶制剂、多糖、激素等天然药理活性大分子，以及一些具有药理活性的化学合成大分子化合物。这些大分子化合物可与人体生理组织进行化学或物理反应，具有治疗疾病的作用。

1. 天然大分子药物 常见的天然大分子药物有多糖、多肽、蛋白质等。研究表明，多糖在抗肿瘤和降血脂方面具有良好的效果。例如，灵芝多糖可以激活机体的免疫系统，提高细胞中白细胞介素、干扰素和肿瘤坏死因子的水平；壳寡糖可抑制肿瘤组织内新生血管的生长，切断肿瘤细胞营养来源和转移途径，并可能对乙酰肝素酶具有抑制作用；真菌壳聚糖可抑制某些炎症性疾病，降低脂肪细胞因子分泌和异位脂肪在肝中的沉积，具有一定的降脂作用。

蛋白质药物具有高活性、特异性强、低毒性、生物功能明确、有利于临床应用的特点。由于其成功率高、安全可靠，已成为医药产品中的重要组成部分。1982 年重组胰岛素投放市场，标志着第一种重组蛋白质药物的诞生。蛋白质药物还有很多，如红细胞生成素、人生长激素、干扰素、白细胞介素、粒细胞集落刺激因子、粒细胞-巨噬细胞集落刺激因子等。随着基因工程技术的发展，利用重组技术合成的人体蛋白质类药物的数量和种类正在不断地增加。目前已研制成功的蛋白质药物不少于 100 种，并且还在持续增加。

2. 合成大分子药物 明胶、葡萄糖聚合物、羟乙基淀粉等大分子溶液可作为血浆代用品来维持血管内胶体的渗透压及血容量。聚二甲基硅氧烷具有低的表面张力、物理化学性质稳定，可用作医用消泡剂，用于急性肺水肿和胃胀气的治疗。聚乙烯 N-氧吡啶用于治疗因吸入含游离二氧化硅的粉尘所引起的急性和慢性硅肺病有较好的效果，并有较好的预防作用。这是由于聚乙烯 N-氧吡啶更容易吸附进入人体的二氧化硅粉尘，避免二氧化硅直接与细胞成分直接接触，从而起到治疗和预防硅肺病的作用。肝素是生物体中的一种多糖，其与血液有良好的相容性，具有有效的抗凝血功能。阴离子聚合物二乙烯基醚与顺丁烯二酸酐的吡喃共聚物是一种干扰素诱发剂，具有广泛的生物活性，不仅能够抑制各种病毒的繁殖，具有持久的抗肿瘤活性，而且还有良好的抗凝血活性。具有药理活性的大分子药物还有多胺类、聚氨基酸类聚合物抗癌剂、顺丁烯二酸酐共聚物抗病毒药物，具有乙烯基咪唑结构聚合物的合成酶及治疗腹泻便秘的肠道药、镇痛药和抗辐射药物等。

8.5.2 大分子化合物作为药物载体

大分子药物载体是指本身没有药理作用，也不与药物发生化学反应的药物负载媒体，载体材料与药物分子通过微弱的物理或化学作用结合在一起。虽然起治疗作用的仍然是小分子药物，但大分子化合物作为药物载体可以有效地改善药物性能。药物载体通常有以下作用：延长药物的作用时间、提高药物的选择性、降低药物的毒性、克服药剂构型中所遇到的困难、将药物输送到特定的作用位点等。例如，将阿司匹林与聚乙烯醇进行熔融酯化，形成大分子化合物，则比游离的阿斯匹林有更长的药效，因而可减少用量或减少用药次数来降低对胃的刺激。又如，通过大分子化合物将青霉素键合到乙烯醇和乙烯胺共聚物骨架上，得到的水溶性大分子抗菌素的药效的保持时间比同类小分子青霉素延长 30～40 倍。

用作药物载体的大分子材料可分为天然大分子材料、半合成大分子材料、合成大分子材料。天然大分子材料稳定、无毒，是最常用的载体材料，如胶原、阿拉伯树胶、海藻酸盐、蛋白类、淀粉衍生物。半合成大分子有羧甲基纤维素、邻苯二甲酸纤维素、甲基纤维素、乙基纤维素、羟丙甲纤维素、醋酸丁酸纤维素、琥珀酸醋酸纤维素等。合成大分子材料有聚碳酯、聚氨基酸、聚乳酸、聚丙烯酸树脂、聚甲基丙烯酸甲酯、聚甲基丙烯酸羟乙酯、乙交酯-丙交酯共聚物、聚合酸酐及羧甲基葡萄糖等。

8.5.3 缓控释制剂中常用的大分子化合物

缓控释制剂中起缓释和控释作用的辅料多为大分子化合物。利用大分子聚集态的结构特点和溶胀、溶解及降解性质，通过溶出、扩散、溶蚀、降解、渗透、离子交换作用，达到药物的缓释、控释目的。这些大分子以不同的方式组合到药物制剂中作为阻滞剂,具有控制药物释放速率、释放时间和释放部位的作用。常用的大分子阻滞材料可分为水溶性或凝胶骨架材料、不溶性骨架材料、可溶蚀的骨架材料、可生物降解骨架材料等,见表 8-6。

表 8-6　缓控释制剂中常用的大分子阻滞材料

阻滞材料类型	大分子化合物
水溶性骨架材料	羟丙甲纤维素、甲基纤维素、羟乙基纤维素、羧甲基纤维素、海藻酸钠、聚维酮、卡波普、壳聚糖、胶原、聚羟乙基甲基丙烯酸酯、聚羟丙基甲基丙烯酸酯
不溶性骨架材料	乙基纤维素、尼龙、聚烷基氰基丙烯酸酯、聚甲基丙烯酸酯、聚乙烯、聚氯乙烯、聚脲、硅橡胶
可溶蚀骨架材料	巴西棕榈蜡、氢化植物油、硬脂醇、单硬脂酸甘油酯、聚乙二醇、聚乙二醇单硬脂酸酯、甘油酸酯
可生物降解骨架材料	聚乳酸、聚乙醇酸-聚乳酸共聚物、乳酸与芳香羟基酸共聚物、聚己内酯、聚氨基酸、壳聚糖、聚氰基丙烯酸酯、聚原酸酯

关　键　词

大分子	macromolecule	黏度	viscosity
单体	monomer	牛顿流体	newtonian fluid
链节	chain unit	大分子电解质	macromolecular electrolyte
聚合度	degree of polymerization	电黏效应	electric-viscous effect
柔顺性	flexibility	唐南平衡	Donnan equilibrium
平均摩尔质量	average molar weight	凝胶	gel
溶胀	swelling	胶凝	gelation
流变性	rheological property		

本章内容小结

大分子化合物是由一种或多种单体通过化学反应聚合成的平均摩尔质量大于 $10 \ kg \cdot mol^{-1}$ 化合物。由于分子本身大小在 $1 \sim 100 \ nm$ 范围内,因此大分子化合物的水溶液属于胶体分散系统。大分子化合物具有特殊的线链状分子结构,结构复杂多样。由于分子大小的多级分散性,大分子化合物的摩尔质量只能用平均摩尔质量表示,常用的表示方法有数均摩尔质量、质均摩尔质量、z 均摩尔质量及黏均摩尔质量。

大分子溶液的形成要经过溶胀和溶解两个阶段,形成的溶液是均相的热力学稳定系统,但又不同于小分子溶液,表现出溶胶的某些特性,如扩散速率慢、黏度大、不能透过半透膜等。但大分子溶液又不同于溶胶,不能发生丁铎尔现象,具有渗透压和流变性,研究大分子溶液的流变性对药物制剂的生产具有重要的指导意义。

大分子电解质由于其带电性质,表现出有别于常见的大分子化合物的物理化学特性,如高电荷密度、高水化度以及电泳性质。由于大分子离子的存在,大分子电解质溶液在达到渗透平衡时会产生唐南效应,本章阐述了大分子电解质溶液达到唐南平衡时小分子离子的分布情况及渗透压的计算,并提出唐南效应消除的方法。

本章还介绍了凝胶的相关知识,包括凝胶的性质、制备以及胶凝作用。

思考题与习题

1. 大分子化合物的结构具有什么特点?

2. 常用的大分子化合物平均摩尔质量的表示方法有哪些? 它们之间有什么关系?

3. 大分子溶液和小分子溶液及溶胶的异同点有哪些?

4. 牛顿流体和非牛顿流体的区别是什么?

5. 大分子电解质有哪些特性? 影响大分子电解质稳定性的因素有哪些?

6. 如何消除唐南效应? 唐南平衡在医学上有什么意义?

7. 如何制备凝胶? 凝胶有哪些重要的性质?

8. 大分子化合物在药物制剂的生产过程中有哪些应用?

9. 溶胶与大分子溶液的区别主要在于( )。

A. 粒子大小不同   B. 丁铎尔效应的强弱不同

C. 渗透压不同   D. 相状态和热力学稳定性不同

10. 消除唐南平衡的方法有哪些( )?

A. 降低大分子电解质的解离度, 减小大分子离子的影响

B. 大分子电解质溶液同侧放置一定浓度的小分子电解质溶液

C. 大分子电解质溶液另一侧放置一定浓度的小分子电解质溶液

D. 降低所测定的大分子电解质溶液的浓度

11. 某样品中含有三种不同聚合度的大分子化合物, 它们的摩尔质量分别为 $15\ kg \cdot mol^{-1}$、$40\ kg \cdot mol^{-1}$ 和 $75\ kg \cdot mol^{-1}$, 相应的物质的量分别为 5 mol、2 mol 和 3 mol。试计算该大分子化合物样品的数均摩尔质量、质均摩尔质量和 z 均摩尔质量并比较它们的大小。

12. 向 10 mol 摩尔质量为 $20\ kg \cdot mol^{-1}$ 的大分子样品中加入 (1) 1 mol 摩尔质量为 $10\ kg \cdot mol^{-1}$ 的大分子化合物, (2) 1 mol 摩尔质量为 $100\ kg \cdot mol^{-1}$ 的大分子化合物。试计算这两种情况下大分子化合物样品的数均摩尔质量、质均摩尔质量量和 z 均摩尔质量。

13. 298.15 K 时, 在半透膜内放置浓度为 $0.005\ mol \cdot L^{-1}$ 的 NaP 大分子电解质水溶液, 膜外放置 $0.01\ mol \cdot L^{-1}$ 的 NaCl 水溶液。达到唐南平衡时, 试计算: (1) 膜内外各离子的浓度; (2) 溶液的渗透压。

14. 298.15 K 时, 在半透膜内放置浓度为 $0.1\ mol \cdot m^{-3}$ 的 Na_3P 大分子电解质水溶液, 同时在半透膜外放置等体积的 NaCl 水溶液, 试计算 NaCl 浓度分别为 $0.5\ mol \cdot m^{-3}$ 和 $2.0\ mol \cdot m^{-3}$ 时, 溶液所产生的渗透压; 在这两种情况下用渗透压法测定大分子的平均摩尔质量哪个误差更大? 如何消除?

(刘 跃)

思考题与习题参考答案

第1章 热力学第一定律

1.(1)错误。状态函数改变后，系统的状态一定会改变，但是系统状态改变后，不一定所有的状态函数都随之变化。例如，一定量的理想气体等温膨胀，温度、热力学能和焓不变，但其体积变大、压力变小。

(2)错误。这里 $\Delta U = Q + W = Q + W_e + W'$，绝热 $Q = 0$，刚性容器体积不变，体积功 $W_e = 0$，但非体积功 W' 不一定等于零。

(3)错误。盖斯定律只是对非体积功为零条件下的等容反应或等压反应才成立，此时 Q 对应着 ΔU 或 ΔH 的变化值才只与系统的始态和终态有关，Q 本身不是状态函数，其值与变化途径有关。

(4)正确。因为 $Q + W = \Delta U$，对应着系统热力学能的变化，热力学能为状态函数，只与系统始态和终态有关。

(5)错误。例如，绝热条件下压缩气体，系统温度升高，但并未从环境中吸热；理想气体等温膨胀过程中，系统从环境吸收热对环境做了体积功，温度并不变化；可逆相变化时，系统的温度和压力均不改变，但系统会伴随相变热，如固态冰在 100 kPa、0 ℃下融化为液态水，温度不变但系统要吸热。

2.(a)酸碱中和反应要放热，烧杯内物质为系统，则 $Q < 0$，温度计温度升高；(b)加了绝热装置，则烧杯内物质的系统为绝热系统，$Q = 0$，温度不变。

3. 钠和盐酸反应放出氢气，反应放热，$Q < 0$；放出气体，系统对外膨胀做体积功 $W < 0$；$\Delta U = Q + W < 0$。

4.(1)等温可逆膨胀

$$W = -\int_{V_1}^{V_2} p \mathrm{d}V = nRT \ln \frac{V_1}{V_2} = 1 \times 8.314 \times 333.15 \times \ln \frac{0.02}{0.1} = -4457.84 \ (\mathrm{J})$$

(2)自由膨胀，外压等于 0，则 $W = 0$。

(3)等外压膨胀，外压为终态压力

$$p_2 = \frac{p_1 V_1}{V_2} = \frac{nRT}{V_2} = \frac{1 \times 8.314 \times 333.15}{0.1} = 2.77 \times 10^4 \ (\mathrm{Pa})$$

$$W = -p_e \Delta V = -p_2(V_2 - V_1) = -2.77 \times 10^4 \times (0.1 - 0.02) = -2215.85 \ (\mathrm{J})$$

(4)两次等外压膨胀

$$p' = \frac{p_1 V_1}{V'} = \frac{nRT}{V'} = \frac{1 \times 8.314 \times 333.15}{0.05} = 5.54 \times 10^4 \ (\mathrm{Pa})$$

$$W = -p'(V' - V_1) - p_2(V_2 - V')$$

$$= -5.54 \times 10^4 \times (0.05 - 0.02) - 2.77 \times 10^4 \times (0.1 - 0.05) = -3046.79 \ (\mathrm{J})$$

5. 只有(3)为可逆过程，其他均为不可逆过程。

6.(1)对于理想气体，热力学能仅是温度的函数，即

$$\left(\frac{\partial U}{\partial V}\right)_T = 0 \ , \ \text{则} \ \left(\frac{\partial C_V}{\partial V}\right)_T = \left[\frac{\partial}{\partial V}\left(\frac{\partial U}{\partial T}\right)_V\right]_T = \left[\frac{\partial}{\partial T}\left(\frac{\partial U}{\partial V}\right)_T\right]_V = 0$$

(2)对于理想气体，焓仅是温度的函数，即

$$\left(\frac{\partial H}{\partial p}\right)_T = 0 \text{ , } 则\left(\frac{\partial C_p}{\partial p}\right)_T = \left[\frac{\partial}{\partial p}\left(\frac{\partial H}{\partial T}\right)_p\right]_T = \left[\frac{\partial}{\partial T}\left(\frac{\partial H}{\partial p}\right)_T\right]_p = 0$$

7. $W = -p_e(V_2 - V_1) = -(p_2 V_2 - p_1 V_1) = -nR(T_2 - T_1) = -nR\Delta T = -R$

8. 沿 $pT=C$(C 为常数)可逆压缩，终态温度为

$$T_2 = \frac{p_1 T_1}{p_2} = \frac{202.65 \times 273.15}{405.3} = 136.575 \text{ (K)}$$

$$V = \frac{nRT}{p} = \frac{nRT^2}{pT} = \frac{nRT^2}{C}$$

$$dV = \frac{2nRT}{C}dT$$

$$W = -\int p\,dV = -\int p\frac{2nRT}{C}dT = -\int_{T_1}^{T_2} 2nR\,dT$$

$$= 2nR(T_1 - T_2) = 2\times 8.314\times(273.15 - 136.575) = 2270.97 \text{ (J)}$$

$$\Delta U = C_{V,m}(T_2 - T_1) = \frac{3}{2}\times 8.314\times(136.575 - 273.15) = -1703.23 \text{ (J)}$$

$$\Delta H = C_{p,m}(T_2 - T_1) = \frac{5}{2}\times 8.314\times(136.575 - 273.15) = -2838.71 \text{ (J)}$$

$$Q = \Delta U - W = -1703.23 - 2270.97 = -3974.20 \text{ (J)}$$

9. 绝热过程，根据热力学第一定律可得

$$dU = \delta W$$

系统仅做体积功，又因为 $dU = C_V dT$ ，又为理想气体系统且可逆过程，则

$$\int_{T_1}^{T_2} C_V\,dT = -\int_{V_1}^{V_2}\frac{nRT}{V}dV \Rightarrow \frac{C_{V,m}}{R}\int_{T_1}^{T_2}\frac{dT}{T} = -\int_{V_1}^{V_2}\frac{dV}{V}$$

$$\frac{C_{V,m}}{R} = \frac{\ln\dfrac{V_1}{V_2}}{\ln\dfrac{T_2}{T_1}} = \frac{\ln\dfrac{26.31}{30}}{\ln\dfrac{273.15}{298.15}} \Rightarrow C_{V,m} = 1.5\,R$$

因此该气体为单原子分子理想气体。

10. 先假设相变化在同温同压的可逆条件下进行，又不做非体积功，因此

$$\Delta H = Q_p = 9858 \text{ kJ}\cdot\text{mol}^{-1}$$

$$W = -p_e(V_g - V_l) \approx -p_e V_g = -nRT = -1\times 8.314\times 1127.15$$

$$= -9.37\times 10^3 \text{ (J}\cdot\text{mol}^{-1})$$

$$\Delta U = Q_p + W = 9858 - 9.37 = 9848.63 \text{ (kJ}\cdot\text{mol}^{-1})$$

实际上向真空升华为不可逆相变化，$p_e = 0$，$W = 0$。其始态、终态与可逆相变化相同，所以状态函数 $\Delta U = 9848.63$ kJ·mol^{-1}，$\Delta H = 9858$ kJ·mol^{-1}，$Q = \Delta U = 9848.63$ kJ·mol^{-1}。

11. 苯发生不可逆相变化，设计途径如下：

$$\Delta_{fus}H_m^{\ominus}(273.15\ K) = \Delta H_1 + \Delta_{fus}H_m^{\ominus}(278.15\ K) + \Delta H_2$$

$$= \Delta_{fus}H_m^{\ominus}(278.15\ K) + \int_{273.15}^{278.15}\left[C_{p,m}^{\ominus}(s) - C_{p,m}^{\ominus}(l)\right]dT$$

$$= 9916 + (122.56 - 126.78) \times 5 = 9894.9\ (J\cdot mol^{-1})$$

12. 绝热 $Q=0$，钢瓶体积不变 $W=0$，因此 $\Delta U=Q+W=0$；$\Delta_r H = \Delta_r U + (\Delta n)RT$，合成氨气反应 $\Delta n<0$，因此 $\Delta H<0$。

13. 根据盖斯定律，反应(5)可以由已知的反应(1)～反应(4)代数求和得到：

反应(5)=反应(1)－反应(2)－反应(4)+2×反应(3)

$$\Delta_r H_{m,5}^{\ominus} = \Delta_r H_{m,1}^{\ominus} - \Delta_r H_{m,2}^{\ominus} - \Delta_r H_{m,4}^{\ominus} + 2\times\Delta_r H_{m,2}^{\ominus}$$

$$= -890.31 + 285.83 + 686.20 + 2\times(-92.31)$$

$$= -102.90\ (kJ\cdot mol^{-1})$$

14. 由已知条件可以知道反应(1)～(4)所给的标准摩尔反应焓变就是各个生成物的标准摩尔生成焓，因此由式(1-38)可得

$$\Delta_r H_m^{\ominus} = \sum_B \nu_B \Delta_f H_m^{\ominus}(B)$$

$$= (-1387.08) + 2\times(-92.307) - [(2\times(-411.153) + (-813.989)]$$

$$= 64.601\ (kJ\cdot mol^{-1})$$

由式(1-35)可得

$$\Delta_r U_m^{\ominus} = \Delta_r H_m^{\ominus} - (\Delta n)RT$$

$$= 64.601\times10^3 - 2\times8.314\times298.15$$

$$= 59.643\ (kJ\cdot mol^{-1})$$

15. 根据题意，设计途径如下：

$298.15\ K$、$p^{\ominus}$ 下液态水的标准摩尔生成焓就是氢气和氧气反应生成液态水的标准摩尔反应焓，根据基尔霍夫定律可得

$$\Delta C_p = \sum_B \nu_B C_{p,m}(B)$$

$$= 75.29 - \frac{1}{2}\times29.12 - 28.85 = 31.88\ (J\cdot K^{-1}\cdot mol^{-1})$$

$$\Delta H_1 = \Delta_f H_m^{\ominus}(298.15\ K) + \int_{298.15}^{373.15}\Delta C_p dT$$

$$= -285.83 + 31.88\times75\times10^{-3}$$

$$= -283.44\ (kJ\cdot mol^{-1})$$

$$\Delta H_2 = 40.67\ kJ\cdot mol^{-1}$$

$$\Delta_f H_m^{\ominus}(373.15\ K) = \Delta H_1 + \Delta H_2 = -283.44 + 40.67 = -242.77\ (kJ\cdot mol^{-1})$$

第 2 章　热力学第二定律与化学平衡

1. 自发过程的特征包括：①自发过程具有确定的方向和限度；②自发过程具有不可逆性；③自发过程具有做功能力。

2. 熵判据适用于孤立系统；亥姆霍兹自由能判据适用于等温等容且无非体积功的封闭系统；吉布斯自由能判据适用于等温等压且无非体积功的封闭系统。

3. 不能。热力学第二定律中"热不能完全转变成功"是指在不付出任何代价或不产生任何变化的条件下，热不能完全变成功。例如，理想气体的等温膨胀，从热源吸收的热就全部转化成了功，但付出的代价是气体体积发生了变化，即系统的状态改变了。

4.(1)正确。理想气体变化前后，温度不变，体积减小，因此熵值减小。而把系统和环境看作孤立系统，此变化是一个不可逆过程，因此 $\Delta S_{孤立}=\Delta S_{系统}+\Delta S_{环境}$ 应该大于零，所以，环境熵变应大于零。

(2)错误。本例中系统过程是绝热不可逆压缩，因此系统熵变大于零。而系统与环境没有热传递，因此环境熵变为零。

(3)错误。绝热可逆过程熵值不变，绝热不可逆过程熵值增加，两个过程的末态熵值不同，因此这两个末态不可能是同一状态。

(4)错误。与不同种类气体混合不同，本题中隔板抽离前后氢气状态未发生改变，因此熵变等于零。

(5)正确。根据卡诺定理，低温热源 T_1 温度越低效率越高，而该内燃机的低温热源是空气温度即环境温度，因此冬天温度低，内燃机效率更高。

5. 设混合后温度为 T，则

$$1\times C_{p,m}(T-263.15)+1\times C_{p,m}(T-273.15)=0$$

则

$$T=268.15\ K$$

$$\begin{aligned}
\Delta S_{N_2}&=nC_{V,m}\ln\frac{T_2}{T_1}+nR\times\ln\frac{V_2}{V}\\
&=1\times(28.00-8.314)\times\ln\frac{268.15}{263.15}+1\times8.314\times\ln\frac{2V}{V}\\
&=6.133(J\cdot K^{-1})
\end{aligned}$$

$$\begin{aligned}
\Delta S_{H_2}&=nC_{V,m}\ln\frac{T_2}{T_1}+nR\ln\frac{V_2}{V}\\
&=1\times(28.00-8.314)\times\ln\frac{268.15}{273.15}+1\times8.314\times\ln\frac{2V}{V}\\
&=5.399(J\cdot K^{-1})
\end{aligned}$$

$$\Delta S=\Delta S_{N_2}+\Delta S_{H_2}=11.532(J\cdot K^{-1})$$

6.(1) $\Delta S_{系统}=\int_{T_1}^{T_2}C_{p,m}\frac{dT}{T}=75.40\times\ln\frac{313.15}{288.15}=6.273(J\cdot K^{-1})$

$$\Delta S_{环境}=-\int_{T_1}^{T_2}C_{p,m}\frac{dT}{T}=-6.273(J\cdot K^{-1})$$

$$\Delta S_{孤立}=\Delta S_{系统}+\Delta S_{环境}=0$$

此变化为可逆过程。

(2)由于系统始、终态不变，则熵变同题(1)，则

$$\Delta S_{系统}=6.273(J\cdot K^{-1})$$

$$\Delta S_{环境} = -\int_{T_1}^{T_2} \frac{C_{p,m}}{T_{环境}} dT = -\frac{75.40}{353.15} \times (313.15 - 288.15) = -5.338(\text{J} \cdot \text{K}^{-1})$$

$$\Delta S_{孤立} = \Delta S_{系统} + \Delta S_{环境} = 0.935(\text{J} \cdot \text{K}^{-1})$$

此变化为自发过程。

7. 由题意，在该条件下的相变化是不可逆相变，不能直接利用相变热来计算熵变，可设计如下图所示的多步可逆途径来求解。

过程 1 为等压变温过程：

$$\Delta S_1 = nC_{p,m}(\text{l}) \ln \frac{T_2}{T_1} = 1 \times 127 \times \ln \frac{278.15}{265.15} = 6.08(\text{J} \cdot \text{K}^{-1})$$

过程 2 为可逆相变过程：

$$\Delta S_2 = \frac{\Delta H}{T_2} = \frac{-9940}{278.15} = -35.74(\text{J} \cdot \text{K}^{-1})$$

过程 3 为等压变温过程：

$$\Delta S_1 = nC_{p,m}(\text{s}) \ln \frac{T_1}{T_2} = 1 \times 123 \times \ln \frac{265.15}{278.15} = -5.89(\text{J} \cdot \text{K}^{-1})$$

$$\Delta S = \Delta S_1 + \Delta S_2 + \Delta S_3 = -35.55(\text{J} \cdot \text{K}^{-1})$$

8. $\Delta_t S_m^{\ominus} = \sum_B \nu_B S_{m,B}^{\ominus} = 219.45 + 188.74 - 160.70 = 247.49(\text{J} \cdot \text{K}^{-1})$

9. 适用于组成不变的均相封闭系统不做非体积功的任意过程，虽然公式对可逆过程成立，但对于不可逆过程可以通过设计可逆过程加以计算。

10. 错误，溶液中只有溶剂的化学势或溶质的化学势，没有整个溶液的化学势。

11. $$2\text{Fe}(\text{s}) + \frac{3}{2}\text{O}_2(\text{g}) = \text{Fe}_2\text{O}_3(\text{s}) \tag{4}$$

反应式 (4) 可以看作是由 $3 \times (3) - (1) - \frac{3}{2} \times (2)$ 得到，所以

$$\Delta H_{m,4}^{\ominus} = 3\Delta H_{m,3}^{\ominus} - \Delta H_{m,1}^{\ominus} - \frac{3}{2}\Delta H_{m,2}^{\ominus} = -822(\text{kJ} \cdot \text{mol}^{-1})$$

同理 $$\Delta S_{m,4}^{\ominus} = -271.8(\text{J} \cdot \text{K}^{-1} \cdot \text{mol}^{-1})$$

$$\Delta G_{m,4}^{\ominus} = \Delta H_{m,4}^{\ominus} - T\Delta S_{m,4}^{\ominus} = -740(\text{kJ} \cdot \text{mol}^{-1})$$

$$\Delta G_{m,4} = \Delta G_{m,4}^{\ominus} + RT \ln \frac{1}{(\frac{p_{O_2}}{p^{\ominus}})^{\frac{3}{2}}} = -734(\text{kJ} \cdot \text{mol}^{-1}) \ < 0$$

故可以氧化。

12. 需要设计可逆过程如下图：

$$\Delta G_1 = \int_{p_1}^{p_2} V_1 \mathrm{d}p = V_1(p_2 - p_1) = V_1(2675 - p^{\ominus})$$

$$\Delta G_5 = \int_{p_1}^{p_2} V_s \mathrm{d}p = V_s(p_2 - p_1) = V_s(p^{\ominus} - 2280)$$

由于 V_1、V_s 体积差别小，可以忽略；压力差也可以忽略。所以

$$\Delta G_1 \approx -\Delta G_5$$

途径(2)和(4)都是等温等压可逆相变，所以

$$\Delta G_2 = \Delta G_4 = 0$$

$$\Delta G_3 = nRT \ln \frac{p_2}{p_1} = 1 \times 8.314 \times 268.15 \times \ln \frac{2280}{2675} = -356.2(\mathrm{J})$$

$$\Delta G = \Delta G_1 + \Delta G_2 + \Delta G_3 + \Delta G_4 + \Delta G_5 = \Delta G_3 = -356.2(\mathrm{J})$$

13. 由公式 $\mathrm{d}U = T\mathrm{d}S - p\mathrm{d}V$ 得

$$\left(\frac{\partial U}{\partial S}\right)_V = T \quad , \quad \left(\frac{\partial U}{\partial V}\right)_S = -p$$

由公式 $\mathrm{d}H = T\mathrm{d}S + V\mathrm{d}p$ 得

$$\left(\frac{\partial H}{\partial p}\right)_S = V$$

所以

$$\frac{\left(\frac{\partial U}{\partial V}\right)_S \left(\frac{\partial H}{\partial p}\right)_S}{\left(\frac{\partial U}{\partial S}\right)_V} = -nR$$

14. 偏摩尔量：(d) (f) (g)；化学势：(a) (c) (f) (h)

15. 设醇的物质的量 $n_{醇}=0.6$ 则 $n_{H_2O} = 0.4$

$$0.6V_{醇} + 0.4 \times 16.18 = \frac{0.6 \times 46 \times 10^{-3} + 0.4 \times 18 \times 10^{-3}}{0.8494} \times 10^3$$

$$V_{醇} = 57.5(\mathrm{cm}^3 \cdot \mathrm{mol}^{-1})$$

16.(1)

$$Q_p = \frac{p_{NH_3}/p^{\ominus}}{\left(p_{N_2}/p^{\ominus}\right)^{\frac{1}{2}} \left(p_{H_2}/p^{\ominus}\right)^{\frac{3}{2}}} = \frac{2/6}{(1/6)^{\frac{1}{2}}(3/6)^{\frac{3}{2}}} \left(\frac{100 \text{ kPa}}{100 \text{ kPa}}\right)^{-1} = 2.31$$

$$\Delta_r G_m = \Delta_r G_m^{\ominus}(T) + RT \ln Q_p$$

$$= -16450 + 8.314 \times 298.15 \times \ln 2.31$$

$$= -13.97(\mathrm{kJ} \cdot \mathrm{mol}^{-1}) < 0$$

反应正向进行。

(2) $K^{\ominus} = \exp(-\dfrac{\Delta_r G_m^{\ominus}}{RT}) = \exp(\dfrac{16450}{8.314 \times 298.15}) = 7.62 \times 10^2$

$Q_p < K^{\ominus}$，反应正向进行。

17.

$$\Delta_r H_m^{\ominus} = \Delta_r G_m^{\ominus} + T \Delta_r S_m^{\ominus}$$

$$= -273.13 + 298.15 \times (-163.3) \times 10^{-3}$$

$$= -285.79 (\text{kJ} \cdot \text{mol}^{-1})$$

$$\Delta_r G_m^{\ominus}(398.15) = \Delta_r H_m^{\ominus} - 398.15 \Delta_r S_m^{\ominus}$$

$$= -285.79 - 398.15 \times (-163.3) \times 10^{-3}$$

$$= -220.80 (\text{kJ} \cdot \text{mol}^{-1})$$

18.(1)

	$PCl_5 \rightleftharpoons$	PCl_3 +	Cl_2	
反应前	n_0	0	0	
平衡时	$n_0(1-\alpha)$	αn_0	αn_0	$\sum n_i = n_0(1+\alpha)$

则　　　　　　$pV = \sum n_i RT = n_0(1+\alpha)RT$

即

$$\alpha = \dfrac{pV}{n_0 RT} - 1 = \dfrac{pVM_1}{W_0 RT} - 1 = \dfrac{pM_1}{\rho RT} - 1 = \dfrac{101.325 \times 208.2}{2.695 \times 8.314 \times 523} - 1 = 0.80$$

(2)
$$K_p^{\ominus} = \dfrac{\dfrac{p_{PCl_3}}{p^{\ominus}} \cdot \dfrac{p_{Cl_2}}{p^{\ominus}}}{\dfrac{p_{PCl_5}}{p^{\ominus}}} = \dfrac{(\dfrac{\alpha}{1+\alpha})^2}{\dfrac{1-\alpha}{1+\alpha}} \dfrac{p}{p^{\ominus}} = \dfrac{(\dfrac{0.80}{1.80})^2}{\dfrac{0.20}{1.80}} = 1.78$$

(3)　　　　　　$\Delta_r G_m^{\ominus} = -RT \ln K_p^{\ominus} = -2.50 (\text{kJ} \cdot \text{mol}^{-1})$

19. $2Cu_2S(s) + C(s) \rightleftharpoons 4Cu(s) + CS_2(g)$ 可以看作由(1)+2×(2)+(3)得到，由于温度均为 T

所以　　　　　　$K^{\ominus} = K_1^{\ominus}(K_2^{\ominus})^2 K_3^{\ominus} = 8.99 \times 10^{-8}$

第3章　相　平　衡

1. 相点是相图中表示某一相状态的点。从相点位置可看出该相的状态、组成、温度、压力等。相点位置可随压力、温度的改变而改变。在单组分系统的相图上，所有点全部是相点。物系点是表示系统的温度、压力和总组成状态的点。在单相区，物系点可与相点重合。而在两相区内只有物系点，该物系点所对应的组成由两个相点表示。

2. 不能。低共熔物不是化合物，它没有确定的熔点。压力改变，低共熔物的熔化温度和组成都会改变。虽然低共熔物在金相显微镜下看起来非常均匀，但它仍是两个固相的混合物，由两相组成。

3.(1)当把食盐放入 0 ℃的冰水平衡系统中时，根据稀溶液的依数性，冰盐混合物凝固点降低，故冰就要融化，融化过程中要吸热使系统的温度下降；

(2)降温有一定的限度，因为它是二组分系统的低共熔混合物，当温度降到低共熔点时，冰与溶液达到了平衡，不再融化而吸热，此时系统的温度就不再下降了；

(3)根据相律：$f = K - \Phi + 2$，$K = 2$ ($NaCl$，H_2O)，当 $f = 0$ 时，即最多相数 $\Phi_{max} = 4$ (气相，溶液相，冰，$NaCl(s)$)。

4. 白色固体为干冰，这是由于钢瓶启动时瓶内高压气体突然降至大气压力，已低于 CO_2 三相点压力。同时高压气体突然膨胀，可视为绝热膨胀，系统骤然降温，从 CO_2 的相图可知，降温后气体直接凝华为干冰。

5.(1)对；(2)错，组分数等于1；(3)错，由相律得出的结论与每一相中的物种数无关。

6.(1) $f=1-2+1=0$

(2) $f=1-2+2=1$，温度或压力

(3) $f=2-2+0=0$

(4) $f=2-2+2=2$，温度和压力

(5) $f=1-2+2=1$，温度或压力

7. 设酚层的质量为 m_1，设水层的质量为 m_2，则有

$$m_1+m_2=40+60=100$$

$$\frac{m_2}{m_1}=\frac{0.7-0.4}{0.4-0.08}$$

解方程组得

$$m_1=51.61(g)\ ;\ m_2=48.39(g)$$

8. 不能制得无水乙醇。因为工业酒精的质量分数为 0.75，精馏后只能在塔釜得到水，在塔顶得到最低恒沸混合物。若要制备无水乙醇，要在工业酒精中先加入 $CaCl_2$ 等吸水剂使乙醇含量超过恒沸物组成后再进行精馏。

9. $\Delta_{vap}H_m=2259.4\times18\times10^{-3}=40.669(kJ\cdot mol^{-1})$

将已知数据代入克-克方程，得

$$\ln\frac{233}{101.325}=\frac{40669}{8.314}(\frac{1}{373.15}-\frac{1}{T})$$

所以

$$T=398.5(K)\qquad t=125.3(℃)$$

10.(1)当 $T=181+273.15=454.15(K)$ 时，$p=101.325\ kPa$

所以

$$\lg(101.325)=-\frac{2588}{454.15}+B$$

$$求得 B=7.704$$

当 $T=70+273.15=343.15(K)$ 时，代入公式求 p

$$\lg(p/kPa)=-\frac{2588}{343.15}+7.704\ ,\quad p=1.452\ kPa$$

(2) $$\frac{\Delta_{vap}H_m}{2.303R}=2588\ ,\quad \Delta_{vap}H_m=49553(J\cdot mol^{-1})$$

$$\Delta_{vap}S_m=49553/454.15=109.1(J\cdot K^{-1}\cdot mol^{-1})$$

11.(1)设与 $y_B=0.60$ 的气相成平衡的液相组成为 x_B 时，总压为 p，则有

$$y_B=p_B^*x_B/[p_A^*(1-x_B)+p_B^*x_B]$$

代入已知数据得 $$x_B=0.33$$

$$p=p_A+p_B=p_A^*(1-x_B)+p_B^*x_B$$
$$=40\times(1-0.33)+120\times0.33$$
$$=66.67(kPa)$$

(2)由题意知： $$100=p_A^*(1-x_B)+p_B^*x_B$$

将 $p=40\ kPa$，$p=120\ kPa$ 代入上式得

$$x_B=0.75$$

对应的气相组成：$y_B = p_B^* x_B / 100 = 0.90$

12.(1)①区：液相单相 $\Phi = 1$, $f = 2$, ②区：液相+HAc(s)，$\Phi = 2$, $f = 1$, ③区：液相+C_6H_6(s)，$\Phi = 2$, $f = 1$, ④区： C_6H_6(s)+HAc(s)，$\Phi = 2$, $f = 1$。

(2)含 C_6H_6 质量分数为 0.25 的溶液从①区进入②区首先析出 HAc 固体；当温度不断下降时将会有 HAc 固体不断析出，溶液组成沿线向 O 点移动，当温度到达 265 K 时，在三相线 S_1O 线上 C_6H_6 固体析出，此时组成为 C_6H_6 固体、HAc 固体和溶液。温度低于 265 K 进入④区中，液相消失，此时组成为 C_6H_6 固体和 HAc 固体。而含 C_6H_6 质量分数为 0.75 的溶液从①区进入③区首先析出 C_6H_6 固体；当温度不断下降时将会有 C_6H_6 固体不断析出，溶液组成沿线向 O 点移动，当温度到达 265 K 时，在三相线 S_2O 线上 HAc 固体析出，此时组成为 C_6H_6 固体、HAc 固体和溶液。温度低于 265 K 进入④区中，液相消失，此时组成为 C_6H_6 固体和 HAc 固体。

13.(1)OA 表示石墨、金刚石晶型转化的两相平衡共存线，OB 为石墨和液态碳的固液平衡共存线，OC 为金刚石和液态碳的固液平衡共存线。

(2)O 点是石墨、金刚石、液态碳三相的平衡共存点。

(3)碳在室温及 101.325 kPa 下，此点位于石墨单相区，以石墨形态稳定存在。

(4)$\dfrac{\mathrm{d}p}{\mathrm{d}T} = \dfrac{\Delta_{trs}H_m}{T\Delta_{trs}V_m}$；因为 $\dfrac{\mathrm{d}p}{\mathrm{d}T} > 0$，$\Delta_{trs}H_m < 0$；所以

$$\Delta_{trs}V_m < 0$$
$$\Delta_{res}V_m = V(金) - V(石) < 0$$

则

$$V(金) < V(石)$$

(5)2000 K 时，将石墨变为金刚石，从图上估计需要压力为 5.2×10^9 Pa。

14.1：L(液相)；2：$\alpha + L$(液相)；3：固熔体 α；4：$\beta + L$(液相)；5：固熔体 β；6：$\alpha + \beta$。

第 4 章 电化学基础

1. 电池中电势高的电极称为正极，电势低的电极称为负极。电流从正极流向负极，电子从负极流向正极。发生还原作用的电极称为阴极，发生氧化作用的电极称为阳极。在原电池中，阳极发生氧化作用，电势低所以是负极，阴极发生还原作用，电势高所以是正极；在电解池中阳极是正极，阴极是负极。

2. 强电解质溶液的电导率随着浓度的增加而升高。当浓度增加到一定程度后，由于正、负离子之间的相互作用力增大，解离度下降，离子运动速率降低，电导率也降低，如 HCl、KOH 溶液。中性盐如 KCl 由于受溶解度的限制，浓度不会太高。弱电解质溶液的电导率随浓度变化不显著，因解离平衡常数在一定温度下有定值，浓度增加，其解离度下降，粒子数目变化不大。

对于摩尔电导率，由于溶液中导电物质的量已给定，都为 1 mol，所以，当浓度降低时，粒子之间的相互作用减弱，正、负离子迁移速率加快，溶液的摩尔电导率随之升高。但不同的电解质，摩尔电导率随浓度降低而升高的程度也大不相同。强电解质在溶液浓度较小时，摩尔电导率随浓度降低呈线性增加；而弱电解质在浓度较大时，摩尔电导率随浓度降低的变化不大，当溶液很稀时，摩尔电导率很快增加直至无限稀释摩尔电导率。

3. 对强电解质，当摩尔电导率与浓度呈线性关系时，将直线延长到与纵坐标相交，则交点就是该强电解质的无限稀释摩尔电导率。而弱电解质的摩尔电导率与浓度不呈线性关系，所以只能利用离子独立运动定律，用相应离子的无限稀释摩尔电导率相加而得，或者用已知的若干相关的强电解质的无限稀释摩尔电导率相加减而得。

4. 用 Pt 电极电解 $CuSO_4$ 溶液，在阳极上放出氧气，Cu^{2+} 向阴极迁移，所以阳极部由于 Cu^{2+} 的减少，溶液颜色变淡。在阴极上，Cu^{2+} 在阴极上还原，而迁移来的 Cu^{2+} 不足以补充，所以阴

极部由于 Cu^{2+} 的减少，溶液颜色明显变淡。在通电时间不十分长时，中部溶液的颜色基本不变。

用 Cu 电极电解 $CuSO_4$ 溶液，在阳极上 Cu 电极氧化，阳极部由于 Cu^{2+} 的增加而颜色明显加深。阴极上由于 Cu^{2+} 的还原，溶液颜色明显变淡，而中部溶液的颜色基本不变。

5.(1)对；(2)错，摩尔电导率也随之增加；(3)对；(4)错，电池放电时，溶液中带负电荷的离子向负极迁移；(5)错，与正负极无关。

6. 阴极有两个电极反应

$$Cu^{2+} + 2e^- \longrightarrow Cu(s) \qquad z = 2$$
$$2H^+ + 2e^- \longrightarrow H_2(g) \qquad z = 2$$

则
$$n_{H_2} zF + n_{Cu} zF = Q_{总}$$

阴极上还原析出 $H_2(g)$ 的物质的量为

$$n_{H_2} = \frac{Q_{总} - n_{Cu} zF}{zF} = \frac{1930}{2 \times 96500} - 0.009 = 0.001(mol)$$

7.(1)电导池常数为 $\kappa_{cell} = \dfrac{l}{A} = \kappa R = 0.1413 \times 112.3 = 15.85(m^{-1})$

(2)待测液的电导率 $\kappa' = \kappa_{cell} \dfrac{1}{R'} = 15.85 \times \dfrac{1}{2184} = 7.257 \times 10^{-3}(S \cdot m^{-1})$

(3)待测液的摩尔电导率 $\Lambda_m(HAc) = \dfrac{\kappa'}{c} = \dfrac{7.257 \times 10^{-3}}{0.01 \times 10^3} = 7.257? \ 10^{-4}(S \cdot m^2 \cdot mol^{-1})$

8. 水的摩尔电导率为

$$\Lambda_m(H_2O) = \frac{\kappa}{c(H_2O)} = \frac{\kappa M(H_2O)}{\rho(H_2O)} = \frac{3.8 \times 10^{-6} \times 0.018}{998.6} = 6.85 \times 10^{-11}(S \cdot m^2 \cdot mol^{-1})$$

$$\Lambda_m^\infty(H_2O) = \lambda_m^\infty(H^+) + \lambda_m^\infty(OH^-)$$
$$= (3.498 + 1.980) \times 10^{-2}$$
$$= 5.478 \times 10^{-2}(S \cdot m^2 \cdot mol^{-1})$$

水的解离度
$$\alpha = \frac{\Lambda_m(H_2O)}{\Lambda_m^\infty(H_2O)} = \frac{6.85 \times 10^{-11}}{5.478 \times 10^{-2}} = 1.250 \times 10^{-9}$$

9.(1)负极 $\qquad \frac{1}{2}H_2(p) \longrightarrow H^+(a_1) + e^-$

正极 $\qquad Ag^+(a_2) + e^- \rightarrow Ag(s)$

电池反应 $\quad \frac{1}{2}H_2(p) + Ag^+(a_2) \longrightarrow Ag(s) + H^+(a_1)$

(2)负极 $\qquad Ag(s) + I^-(a_1) \longrightarrow AgI(s) + e^-$

正极 $\qquad AgCl(s) + e^- \longrightarrow Ag(s) + Cl^-(a_2)$

电池反应 $\quad AgCl(s) + I^-(a_1) \longrightarrow AgI(s) + Cl^-(a_2)$

(3)负极 $\qquad H_2(p) + 2OH^-(a) \longrightarrow 2H_2O(l) + 2e^-$

正极 $\qquad HgO(s) + H_2O(l) + 2e^- \longrightarrow Hg(l) + 2OH^-(a)$

电池反应 $\quad HgO(s) + H_2(p) \longrightarrow Hg(l) + H_2O(l)$

(4)负极 $\qquad Fe^{2+}(a_1) \longrightarrow Fe^{3+}(a_2) + e^-$

正极 $\qquad Ag^+(a_3) + e^- \longrightarrow Ag(s)$

电池反应 $\quad Fe^{2+}(a_1) + Ag^+(a_3) \longrightarrow Fe^{3+}(a_2) + Ag(s)$

10.(1) $Ag(s) | Ag^+(a_1) \| Cl^-(a_2) | AgCl(s) | Ag(s)$

(2) $Pt | I_2(s) | I^-(a_1) \| Cl^-(a_2) | Cl_2(p) | Pt$

(3) $Pb(s)\,|\,PbCl_2(s)\,|\,Cl^-(a)\,|\,Hg_2Cl_2(s)\,|\,Hg(l)$

(4) $Pt\,|\,H_2(p)\,|\,NaOH(a)\,|\,PbO(s)\,|\,Pb(s)$

11. 负极　　　　　$2\,Ag(s)+2\,Ac^-(a_1)\longrightarrow 2\,AgAc(s)+2\,e^-$

　　正极　　　　　$Cu^{2+}(a_2)+2\,e^-\longrightarrow Cu(s)$

　　电池反应　　　$2\,Ag(s)+2\,Ac^-(a_1)+Cu^{2+}(a_2)\longrightarrow 2\,AgAc(s)+Cu(s)$

$$\Delta_r G_m = -zEF$$
$$= -2\times(-0.372)\times 96500$$
$$= 71.80(kJ\cdot mol^{-1})$$

$$\Delta_r S_m = zF\left(\frac{\partial E}{\partial T}\right)_p$$
$$= 2\times 96500\times\frac{-0.374+0.372}{308-298.15}$$
$$= -38.6(J\cdot mol^{-1}\cdot K^{-1})$$

$$\Delta_r H_m = \Delta_r G_m + T\Delta_r S_m$$
$$= 71.80+298.15\times(-38.6)$$
$$= 60.30(kJ\cdot mol^{-1})$$

12. 电池反应为

$$Cd(s)+Fe^{2+}(0.1\,mol\cdot kg^{-1})\longrightarrow Fe(s)+Cd^{2+}(0.1\,mol\cdot kg^{-1})$$

$$E = \varphi^{\ominus}_{Fe^{2+}/Fe} - \varphi^{\ominus}_{Cd^{2+}/Cd} - \frac{RT}{zF}\ln\frac{a_{Cd^{2+}}}{a_{Fe^{2+}}}$$

$$= -0.4402-(-0.4029)-\frac{8.314\times 298.15}{2\times 96500}\times\ln\frac{0.1}{0.1}$$

$$= -0.0373(V)$$

$E<0$，则说明负极的 $Fe(s)$ 首先氧化成 Fe^{2+}。

第5章　化学动力学

1. 不一定是基元反应。总反应(复杂反应)也可能是简单级数反应，不能仅凭反应级数判断某反应是否为基元反应。反应级数和反应分子数是两个不同的概念。反应级数是指具有反应物浓度幂乘积形式的速率方程中各反应物浓度幂的代数和，其值可以是整数或分数，也可以是正数、负数或零。反应分子数是参加基元反应的分子数目之和，其值只能是正整数，目前已知的反应分子数只有 1、2 和 3。通常基元反应的反应分子数和反应级数相等，但也有例外。

2. 一级反应的半衰期与反应物的初浓度无关；在其他条件不变的情况下，二级反应的半衰期与反应物的初浓度成反比，即初浓度越大，半衰期越短；在其他条件不变的情况下，零级反应的半衰期与反应物的初浓度成正比，即初浓度越大，半衰期越长。零级反应可在有限时间内反应完全，而一级与二级反应若要反应完全则需要无限长时间。

3. 为了提高反应速率。在确定反应的工艺条件时需对热力学和动力学因素进行综合考虑。如果一个反应的速率过低，即使有很高的平衡转化率也没有太大的现实意义。例如，对于合成氨的反应，相对于平衡转化率，反应速率是更为重要的因素，因此在工业生产中该反应在高温(且有催化剂)的条件下进行。

4. 对活化能大的反应产生的影响更大。由阿伦尼乌斯公式的微分形式可得 $\dfrac{d\ln k_1}{dT}=\dfrac{E_{a1}}{RT^2}$，

$\dfrac{d\ln k_2}{dT}=\dfrac{E_{a2}}{RT^2}$ 两式相减得 $\dfrac{d\ln(k_1/k_2)}{dT}=\dfrac{E_{a1}-E_{a2}}{RT^2}$。由该式可知，当 $E_{a1}>E_{a2}$ 时，k_1/k_2 值随温度

的升高而增加，即 k_1 随温度增加的倍数大于 k_2 增加的倍数。因此，当有活化能不同的反应同时进行时，升高温度对活化能大的反应相对有利。运用这一原理，可增加平行反应中目的产物的收率。即若主反应的活化能大于其他反应，则可考虑适当提高反应温度，反之若主反应的活化能低于其他反应，则可考虑适当降低反应温度。

5. 水分子本身不能直接吸收光子，需加入光敏剂(如铜、锌、锰等金属的卟啉配合物)才可引发水分子的光解反应。在自然条件下，因没有光敏剂存在，所以虽有阳光照射但水并不能分解成氢气和氧气。

6. 热反应所需的活化能来源于分子的碰撞，因此反应速率受温度影响很大。而光化学反应的活化能来源于光子的能量，反应速率主要取决于光的照度，因此光化学反应对温度不如热反应敏感。光化学反应的次级过程为一系列的热反应，此阶段的反应速率受温度的影响。

7. 催化剂不改变反应的平衡状态，因题中反应的其他条件未变，故加入催化剂后的转化率依然是35%。催化剂通过改变反应途径，降低反应的活化能，或增加指前因子，从而加快反应速率。

8. 证明：用物质的量浓度和压力表示的速率方程分别为

$$\frac{dc_A}{adt} = k_c c_A^n \tag{1}$$

$$\frac{dp_A}{adt} = k_p p_A^n \tag{2}$$

对于理想气体：$p_A = c_A RT$，将此关系式代入(2)式整理得

$$\frac{dc_A}{adt} = k_p c_A^n (RT)^{n-1} \tag{3}$$

将(3)式与(1)式进行比较即可得

$$k_p = k_c (RT)^{1-n}$$

9. 分别用 c_1 和 c_2 表示反应进行至 t_1=30 min 和 t_2=1 h 时蔗糖溶液的浓度，则

(1) $k = \frac{1}{t_1}\ln\frac{c_0}{c_1} = \frac{1}{30}\times\ln\frac{0.3}{0.3\times(1-0.38)} = 0.016(\text{min}^{-1})$

(2) $r_0 = kc_0 = 0.016\times0.3 = 4.8\times10^{-3}(\text{mol}\cdot\text{L}^{-1}\cdot\text{min}^{-1})$

$r_1 = kc_1 = 0.016\times(1-0.38)\times0.3 = 3.0\times10^{-3}(\text{mol}\cdot\text{L}^{-1}\cdot\text{min}^{-1})$

(3)用 x 表示蔗糖水解的分数，则

$$\ln\frac{c_0}{c_2} = \ln\frac{c_0}{c_0(1-x)} = \ln\frac{1}{1-x} = kt_2$$

将 t_2=1 h= 60 min 代入，可解得

$$x=0.62$$

还可以根据一级反应的如下特点进行求解，即经历相同的时间间隔后，反应物浓度变化的分数相同。本题中蔗糖溶液浓度从 $c_0\to c_1$ 和 $c_1\to c_2$ 的时间间隔相等，因此有：$\frac{c_1}{c_0} = \frac{c_2}{c_1} = 1-0.38 = 0.62$，整理可得 $c_2 = 0.62^2 c_0$

故 $$x = \frac{c_0-c_2}{c_0} = \frac{c_0-0.62^2 c_0}{c_0} = 1-0.62^2 = 0.62$$

即反应进行至 1 h 时有 62%的蔗糖水解。

10.(1)反应的初速率和反应至 2 h 时的速率分别为

$$r_0 = kc_0 = 0.25\,\text{mol}\cdot\text{L}^{-1}\cdot\text{h}^{-1}, \quad r_{2h} = kc = 0.11\,\text{mol}\cdot\text{L}^{-1}\cdot\text{h}^{-1}$$

由上两式得 $c_0/c = 0.25/0.11 = 2.3$，代入一级反应积分速率方程可得

$$k = \frac{1}{t}\ln\frac{c_0}{c} = \frac{1}{2}\times\ln 2.3 = 0.42(\mathrm{h}^{-1})$$

（2）将 k 值代入初速率表示式 $r_0 = kc_0 = 0.25\ \mathrm{mol\cdot L^{-1}\cdot h^{-1}}$，可求得

$$c_0 = r_0/k = 0.25/0.42 = 0.60(\mathrm{mol\cdot L^{-1}})$$

11. 该二级反应属于与一种反应物浓度的 2 次方成正比的情况，适用的积分速率方程为

$$\frac{1}{c} - \frac{1}{c_0} = kt$$

当 $t=2\ \mathrm{min}$ 时 $c = (1-1/3)c_0 = (2/3)c_0$，代入积分速率方程得

$$\frac{1}{c} - \frac{1}{c_0} = \frac{1}{(2/3)c_0} - \frac{1}{c_0} = 2k$$

整理可得 $k = \dfrac{1}{4c_0}$，A 消耗掉初浓度的 2/3 所需的时间为

$$t' = \frac{1}{k}\left(\frac{1}{c'} - \frac{1}{c_0}\right) = \frac{1}{k}\left(\frac{1}{1/3c_0} - \frac{1}{c_0}\right) = 4c_0\left(\frac{2}{c_0}\right) = 8(\mathrm{min})$$

12. 由题意可知，两种反应物等体积混合后的初浓度分别为 $c_{A,0} = 0.00980\ \mathrm{mol\cdot L^{-1}}$ 和 $c_{B,0} = 0.00486\ \mathrm{mol\cdot L^{-1}}$。根据给出的表格数据，计算出各反应时刻相应的 c_B 值，列于下表

t / min	0	2.97	4.55	8.85	14.43	25.17	31.97
c_B / $(10^{-3}\mathrm{mol\cdot L^{-1}})$	4.86	3.98	3.70	2.97	2.30	1.51	1.09

该二级反应属于两种反应物的计量系数相等而初浓度不相等的情况。根据表中的数据计算出各反应时刻的 $\ln\dfrac{c_{B,0}c_A}{c_{A,0}c_B}$ 值，再以 $\ln\dfrac{c_{B,0}c_A}{c_{A,0}c_B}$ 对 t 通过原点作线性回归，得直线方程：

$\ln\dfrac{c_{B,0}c_A}{c_{A,0}c_B} = 0.03095t$，相关系数 $r = 0.9991$。由直线斜率可得，$k =$ 斜率$/(c_{A,0}-c_{B,0}) =$

$0.03095/(0.00980-0.00486) = 6.27(\mathrm{mol^{-1}\cdot L\cdot min^{-1}})$。

13. 用 x 表示反应物 A 消耗的分数

（1）由题意可知，此时的反应为一级反应，积分速率方程为

$$\ln\frac{c_{A,0}}{c_A} = \ln\frac{c_{A,0}}{(1-x)c_{A,0}} = \ln\frac{1}{1-x} = kt$$

将 $t = 1\ \mathrm{h}$，$x = 0.75$ 代入，整理得

$$k = \ln 4$$

当 $t' = 2\ \mathrm{h}$ 时，将 k 代入积分速率方程得

$$\ln\frac{1}{1-x'} = kt' = \ln 4\times 2 = \ln 16$$

解得 $1-x' = 0.0625$，即 2 h 后还剩余 6.25%的 A。

（2）此时的反应为二级反应，且两种反应物的初浓度相等，故符合以下积分速率方程

$$\frac{1}{c_A} - \frac{1}{c_{A,0}} = \frac{1}{(1-x)c_{A,0}} - \frac{1}{c_{A,0}} = \frac{x}{(1-x)c_{A,0}} = kt$$

将 $t = 1\ \mathrm{h}$，$x = 0.75$ 代入，整理得

$$k = 3/c_{A,0}$$

当 $t' = 2\ \mathrm{h}$ 时，代入积分速率方程得

$$\frac{x'}{(1-x')c_{A,0}} = kt' = \frac{3}{c_{A,0}}\times 2 = \frac{6}{c_{A,0}}$$

解得 $x'=0.857$，即 $1-x'=0.143$，故 2 h 后还剩余 14.3% 的 A。

(3)此时的反应为零级反应，积分速率方程为

$$c_{A,0} - c_A = c_{A,0} - (1-x)c_{A,0} = xc_{A,0} = kt$$

将 $t=1$ h，$x=0.75$ 代入，得

$$k = 0.75c_{A,0}$$

对于零级反应，反应完全所需的时间为 $t_0 = c_{A,0}/k$，将所得的 k 表示式代入，可得 $t_0 = 1.33$ h，即 2 h 后反应进行完全，无剩余的 A。

14. 设 $T_1 = 293$ K 时的速率常数为 k_1，$T_2 = 303$ K 时的速率常数为 k_2。由阿伦尼乌斯公式可得

$$\frac{k_2}{k_1} = \frac{Ae^{-\frac{E_a}{RT_2}}}{Ae^{-\frac{E_a}{RT_1}}} = e^{\frac{E_a(T_2-T_1)}{RT_1T_2}} = e^{\frac{10E_a}{8.314 \times 293 \times 303}}$$

将 $k_2/k_1 = 2$ 和 $k_2/k_1 = 4$ 分别代入上式，可求得在 293.15~303.15 K 温度区间内，服从范特霍夫经验规则的活化能 E_a 的范围是 51~102 kJ·mol^{-1}。

15. 将相关数据代入阿伦尼乌斯公式

$$\ln\frac{k_2}{k_1} = -\frac{E_a}{R}\left(\frac{1}{T_2} - \frac{1}{T_1}\right)$$

$$\ln\frac{k_2}{7.92} = -\frac{56.48 \times 10^3}{8.314}\left(\frac{1}{298.15} - \frac{1}{373.15}\right)$$

解得 298.15 K 时的水解速率常数 $k_2 = 8.13 \times 10^{-2}$ d^{-1}

因此 298.15 K 时 $\quad t_{0.9} = \frac{1}{k_2}\ln\frac{c_0}{0.9c_0} = \frac{1}{8.13 \times 10^{-2}}\ln\frac{10}{9} = 1.30(d)$

16.(1)由一级反应半衰期表示式可得

当 $T_1 = 316.15$ K 时，$k_1 = \ln2/t_{1/2} = \ln2/17.1 = 0.0405(h^{-1})$

当 $T_2 = 327.15$ K 时，$k_2 = \ln2/t_{1/2} = \ln2/5.8 = 0.1195(h^{-1})$

代入阿伦尼乌斯公式

$$\ln\frac{k_2}{k_1} = -\frac{E_a}{R}\left(\frac{1}{T_2} - \frac{1}{T_1}\right)$$

$$\ln\frac{0.1195}{0.0405} = -\frac{E_a}{8.314}\left(\frac{1}{327.15} - \frac{1}{316.15}\right)$$

解得 $E_a = 84.6$ kJ·mol^{-1}，则 $A = k_1 \cdot e^{\frac{E_a}{RT_1}} = 0.0405e^{\frac{84.6 \times 10^3}{8.314 \times 316.15}} = 3.85 \times 10^{12}(h^{-1})$

(2)将 T_1、k_1 和 E_a 数据代入阿伦尼乌斯公式

$$\ln\frac{k_{298.15}}{0.0405} = -\frac{84.6 \times 10^3}{8.314}\left(\frac{1}{298.15} - \frac{1}{316.15}\right)$$

解得 298.15 K 时的速率常数 $k_{298.15} = 5.80 \times 10^{-3}$ h^{-1}，代入一级反应动力学方程可得

$$t_{0.9} = \frac{1}{k_{298.15}}\ln\frac{c_0}{0.9c_0} = \frac{1}{5.80 \times 10^{-3}}\ln\frac{10}{9} = 18.2(h)$$

17.(1)将 $T = 298.15$ K 代入直线方程

$$\ln k = -9020/298.15 + 19.80$$

解得 298.15 K 时 $k = 2.89 \times 10^{-5}$ h^{-1}

由 k 的单位可以判断该反应为一级反应，故分解 10% 所需的时间为

$$t_{0.9} = \frac{1}{k}\ln\frac{10}{9} = \frac{1}{2.89\times10^{-5}}\ln\frac{10}{9} = 3646(h) = 152(d)$$

(2) $t'_{0.9} = \frac{1}{k'}\ln\frac{10}{9} = 2\times365\times24$ 解得 $k' = 6.014\times10^{-6}\,h^{-1}$

代入直线方程 $\ln k = -9020/T + 19.80$，可解得 $T' = 283.5\,K = 10.3℃$
即药物的储存温度应低于 $10℃$。

18.(1)反应达到平衡后

$$k_1 c_{A,e} = k_2 c_{B,e} = k_2(c_{A,0} - c_{A,e})$$

整理后，代入相关数据可解得

$$c_{A,e} = k_2 c_{A,0}/(k_1+k_2) = 0.02\times1.0/(0.08+0.02) = 0.20(mol\cdot L^{-1}),$$

$$c_{B,e} = c_{A,0} - c_{A,e} = 1.0 - 0.20 = 0.80(mol\cdot L^{-1})$$

(2)
$$\ln\frac{c_{A,0} - c_{A,e}}{c_A - c_{A,e}} = (k_1+k_2)t$$

代入数据得
$$\ln\frac{1.0-0.20}{c_A - 0.20} = (0.08+0.02)\times20$$

解得 $c_A = 0.31\,mol\cdot L^{-1}$，$c_B = c_{A,0} - c_A = 1.0 - 0.31 = 0.69(mol\cdot L^{-1})$

19. 此为由两个一级反应组成的平行反应，因此有

$$\frac{c_B}{c_D} = \frac{k_1}{k_2} = \frac{1.2\times10^3 e^{-\frac{90\times10^3}{RT}}}{8.9 e^{-\frac{80\times10^3}{RT}}} = 134.83 e^{-\frac{10\times10^3}{RT}}$$

产物中 B 的含量大于 90%，说明 $\dfrac{c_B}{c_B + c_D} > 0.9$，即 $\dfrac{c_B}{c_D} > 9$，代入上式得

$$134.83 e^{-\frac{10\times10^3}{RT}} > 9$$

解得 $T > 444.3\,K$。

20. 入射光的爱因斯坦值为
$$E = \frac{0.1196}{\lambda} = \frac{0.1196}{435.8\times10^{-9}} = 2.744\times10^5(J\cdot mol^{-1})$$

吸收的光子的量为

$$\frac{1.4\times10^{-3}\times0.80\times1105}{2.744\times10^5} = 4.510\times10^{-6}(mol)$$

量子效率为

$$\Phi = \frac{7.5\times10^{-5}}{4.510\times10^{-6}} = 16.6$$

21. 因可忽略 OH^- 的催化作用，故反应的速率常数表示式为
$$k = k_0 + k_{H^+}c_{H^+}$$

将表中的数据代入，可得
$$0.360 = k_0 + 0.0048 k_{H^+}$$
$$0.535 = k_0 + 0.0247 k_{H^+}$$

两式联立解得
$$k_0 = 0.318\,h^{-1},\ k_{H^+} = 8.79\,mol^{-1}\cdot L\cdot h^{-1}$$

第6章 表面现象

1~6: B、D、A、B、B、B

7. 根据杨-拉普拉斯公式 $\Delta p = \sigma(\frac{1}{r_1} + \frac{1}{r_2})$，弯曲液面的附加压力 Δp，其大小与弯曲液面的曲率半径 r 成反比，力的方向指向曲率半径的圆心。当液滴或气泡不是球形时，球面上各点受力的方向和大小各不相同，只有液滴或气泡为球形时，球面各点受力平衡，因此它们总是呈球形。从能量的角度来看，球形曲面的面积最小，液滴或气泡在呈球形时具有最低的表面吉布斯自由能，即系统处于最稳定状态。

8. 比表面吉布斯自由能可以理解为在温度、压力和组成恒定的条件下，增加单位表面积时系统吉布斯自由能的增加。表面张力是收缩表面的力，表面张力的方向和表面相切，是垂直作用在表面上单位长度线段上的表面收缩力。在讨论表面现象时，比表面吉布斯自由能是用热力学的方法进行分析，而表面张力则是用力学的方法来讨论的，因此物理意义不同。但比表面吉布斯自由能和表面张力是完全等价的，它们具有相同的量纲、等价的单位和相同的数值。

9. 泉水或井水含有大量无机盐，因而表面张力比纯水大。由于这个原因，水和杯子壁之间的接触角变大，因此当液面超过杯面时可保持其不溢出。如果此时加入肥皂水，则表面张力大大降低，水和杯子壁之间的接触角变小，液体将溢出杯口。

10. 适宜做喷洒剂的液体应符合两个条件：能润湿药粉且能润湿虫体表面。

(1)根据浸湿条件[式(6-40)]，$\Delta G_i = \sigma_{s\text{-}l} - \sigma_{s\text{-}g} < 0$

即 $$S = -\Delta G = (\sigma_{粉} - \sigma_{粉-液体}) > 0$$

液体 1 与 3 可以浸湿药粉。

(2)根据铺展润湿条件[式(6-41)]，$\Delta G_s = \sigma_{s\text{-}l} + \sigma_{l\text{-}g} - \sigma_{s\text{-}g} < 0$

即 $S = -\Delta G = (\sigma_{表皮} - \sigma_{液体} - \sigma_{表皮-液体}) > 0$，液体 2 与 3 可以在虫体表皮铺展润湿。综合两个条件，选择液体 3 是最适宜的。

11. 增溶作用既不同于溶解作用又不同于乳化作用，它具有下列几个特点：①增溶作用可使被溶物化学势大大降低，是自发过程，使整个系统更加稳定；②增溶作用是一个可逆的平衡过程。增溶时，一种物质在肥皂溶液中的饱和溶液可以从两方面得到：从过饱和溶液或从物质的逐渐溶解而达到饱和，实验证明所得结果完全相同。这说明增溶作用是可逆的平衡过程；③增溶后不存在两相，溶液是透明的。但增溶作用与真正的溶解作用也不相同，真正的溶解过程会使溶剂的依数性质(如凝固点、渗透压等)有很大的改变，但碳氢化合物增溶后，对溶剂依数性质的影响很小。这说明增溶过程中溶质并未拆开成分子或离子，而是"整团"溶解在肥皂溶液中，所以质点数目没有增多；④增溶过程中体系自由能降低，形成稳定的体系，而乳状液是多相不稳定体系。

12.(1)固体具有吸附能力是因为吸附剂表面的原子力场没有饱和，有剩余价力。当气体分子碰撞到固体表面上时，其中一部分就被吸附并放出吸附热。但是气体分子只有碰撞到尚未被吸附的空白表面上才能够发生吸附作用。当固体表面上已铺满一层吸附分子之后，这种力场得到了饱和，因此吸附是单分子层的。

(2)已吸附在吸附剂表面上的分子，当其热运动的动能足以克服吸附剂引力场的能垒时，又重新回到气相。再回到气相的机会不受邻近其他吸附分子的影响，也不受吸附位置的影响。换言之，即认为被吸附的分子之间不互相影响，并且表面是均匀的。

(3)吸附是动态平衡，在一定温度下，吸附质在吸附剂表面上的解吸速率等于它吸附于空白处的速率。

(4)固体表面是均匀的。

13. 物理吸附：由分子间作用力引起的，作用力较弱，无选择性，吸附速率和解吸速率都比较快，易达到平衡，在低温下的吸附多为物理吸附。

化学吸附：吸附剂和吸附质之间有电子转移、原子重排、化学键的破坏和形成，因而有选择性。放出的热量大，只能是单分子层吸附，且不易吸附和解吸，平衡慢。常在较高温度下进行。

14. 根据开尔文公式：

$$\ln \frac{p^*}{p^*} = \frac{2\sigma M}{\rho R T r}$$

可知当曲率半径 r<0 时，高分散液体的饱和蒸气压 p_r^* 小于同温度的正常蒸气压 p^*。若液体在毛细管中能润湿毛细管，则液体可在其中形成凹液面，因此含该液体的蒸气存在于毛细管时，其饱和蒸气压较小，容易在管中凝结成液体，此现象即为毛细管凝结现象。产生毛细管凝结现象的关键条件是液体能否润湿毛细管。

15. 不对。加热时，水的表面张力随温度升高而减小，则附加压力 $\Delta p = \frac{2\sigma}{r}$ 也将减小，水表面的提升力减小，液面将降低。

16.（1）分散后总面积

$$A_{总}=nA_{油滴}=\frac{V_{总}}{V_{滴油}} A_{油滴}=\frac{10^{-6}}{\frac{4}{3}\pi r^3}\times 4\pi r^2=\frac{3\times 10^{-6}}{r}=\frac{3\times 10^{-6}}{10^{-6}}=3(m^2)$$

分散前的表面积和分散后的表面积相比可以忽略 $\Delta A = A_{总}$

环境所做的分散功等于系统所增加的表面吉布斯自由能

$$-W_r' = \Delta G = \sigma \Delta A = 65\times 10^{-3}\times 3 = 0.195(J)$$

（2）加入表面活性剂后，环境所做的分散功

$$-W_r' = \Delta G = \sigma \Delta A = 30\times 10^{-3}\times 3 = 0.090(J)$$

比原来过程做功减少 0.195−0.090=0.105（J）。

17. 气泡凹液面的附加压力

$$\Delta p = \frac{2\sigma}{r} = \frac{2\times 58.9\times 10^{-3}}{-0.5\times 10^{-5}} = -2.356\times 10^4 (kPa)$$

凹液面所受到的压力

$$p = p_{atm} - \Delta p = 101.325 - (-23.56) = 124.885(kPa)$$

根据克-克方程：

$$\ln \frac{p_2}{p_1} = -\frac{\Delta_{vap} H_m}{R}\left(\frac{1}{T_2} - \frac{1}{T_1}\right)$$

$$\ln \frac{124.885\times 10^3}{101.325\times 10^3} = -\frac{40.656\times 10^3}{8.314}\left(\frac{1}{T_2} - \frac{1}{373.15}\right)$$

$$T_2 = 3.79.2(K) = 106.05(℃)$$

18.（1）油酸滴在水面上的铺展系数

$$S = \sigma_{油} - \sigma_{水} - \sigma_{油-水}=(75-32-12)\times 10^{-3} > 0$$

油酸滴在水面上后铺展系数

$$S' = \sigma_{水}' - \sigma_{油}' - \sigma_{油-水}=(40-32-12)\times 10^{-3} < 0$$

当相互饱和后，已经铺展的油酸回缩成液滴。

(2)水滴在油酸表面上的铺展系数

$$S = \sigma_油 - \sigma_水 - \sigma_{油\text{-}水} = (32 - 75 - 12) \times 10^{-3} < 0$$

$$S' = \sigma_油' - \sigma_水' - \sigma_{油\text{-}水} = (32 - 40 - 12) \times 10^{-3} < 0$$

水滴在油酸表面开始和相互饱和后都不能铺展,均以液滴的形式存在。

19. 因为 $\cos\theta = \cos0° = 1$,所以 $R = R'$

$$p_s = \frac{2\sigma}{R'} = \frac{2 \times 0.072}{1 \times 10^{-6}/2} = 288(\text{Pa})$$

根据 $h = \dfrac{2\sigma}{\rho_浓 gR}$ 可得

$$h = \frac{p_s}{\rho_水 g} = \frac{288 \times 10^3}{1000 \times 9.8} = 29.38(\text{m})$$

20.(1)由吉布斯吸附等温式 $\Gamma_2 = -\dfrac{a}{RT}\left(\dfrac{\partial \sigma}{\partial a}\right)_T$

首先求得 $\left(\dfrac{\partial \sigma}{\partial a}\right)_T = \dfrac{-AB}{1+Ba}$,代入吉布斯吸附等温式

$$\Gamma_2 = \frac{ABa}{RT(1+Ba)}$$

当 $a \to \infty$ 时,可得

$$\Gamma_\infty = \frac{A}{RT}$$

溶质分子的截面积

$$S = \frac{1}{L\Gamma_\infty} = \frac{RT}{LA}$$

21.根据朗缪尔吸附等温式:$\dfrac{\Gamma}{\Gamma_\infty} = \dfrac{ap}{1+ap}$

当平衡压力为 100 kPa 时,$\dfrac{\Gamma_1}{\Gamma_\infty} = \dfrac{2.5}{\Gamma_\infty} = \dfrac{100a}{1+100a}$ (1)

当平衡压力为 1000 kPa 时,$\dfrac{\Gamma_2}{\Gamma_\infty} = \dfrac{4.2}{\Gamma_\infty} = \dfrac{1000a}{1+1000a}$ (2)

由式(1)和式(2)得到:$a = 0.0122$

当吸附量为饱和值的一半时,$\dfrac{\Gamma_3}{\Gamma_\infty} = \dfrac{0.0.22p}{1+0.0122p} = 0.5$,可得:$p = 81.97$ kPa

22.(1)根据开尔文公式,有

$$RT\ln\frac{p}{p^\ominus} = \frac{2\sigma M}{\rho r}$$

$$r = \frac{2 \times 0.0261 \times 0.074}{1000 \times 8.314 \times 273 \times \ln 4} = 1.23 \times 10^{-9}(\text{m})$$

(2)每摩尔正丁醇含正丁醇分子数 $L = 6.023 \times 10^{23}$(个)

$N = V\rho L/M = m L/M = 6.023 \times 10^{23}$(个)

第7章 胶体分散系统

1. 制备溶胶的一般条件是:①分散相在介质中的溶解度必须极小;②必须有稳定剂的存在。溶胶制备的方法有:①分散法;②凝聚法。

2. $Fe(OH)_3$ 溶胶的胶团结构:$\{[Fe(OH)_3]_m \cdot nFeO^+(n-x)Cl^-\}^{x+} \cdot xCl^-$

3. ζ 电势是固液两相发生相对运动时，滑动面所包围的带电体与溶液本体之间的电势差。ζ 电势的正负号取决于胶粒所带电荷的符号。胶粒带正电时 $\zeta>0$；胶粒带负电时 $\zeta<0$。

4. 丁铎尔现象的实质是分散粒子对光的散射作用。只有当入射光波长大于分散相粒子直径时才会产生丁铎尔现象。

5. 微乳液粒径小于 100 nm，是均匀透明的热力学稳定系统；乳状液是粗分散系统，一般是呈半透明的白色液体，是热力学不稳定系统。

6. 胶团结构为：$\{[Au]_m \cdot nAuO_2^- \cdot (n-x)Na^+\}^{x-} \cdot xNa^+$

7. 应是 $AlCl_3$ 溶液，因为此溶胶为负溶胶。

8. 依据爱因斯坦-布朗运动公式有

$$L = \frac{RT}{\bar{x}^2} \cdot \frac{t}{3\pi\eta r}$$

$$= \frac{8.314 \times 298.15 \times 9}{(8.2 \times 10^{-6})^2 \times 3 \times 3.14 \times 1.1 \times 10^{-3} \times 52 \times 10^{-9}}$$

$$= 6.16 \times 10^{23} (\text{mol}^{-1})$$

9. (1) 依据爱因斯坦-布朗运动公式有

$$\bar{x} = \sqrt{\frac{RTt}{3\pi r\eta L}}$$

$$= \sqrt{\frac{8.314 \times 298.15 \times 1}{3 \times 3.14 \times 2.5 \times 10^{-9} \times 1.1 \times 10^{-3}}}$$

$$= 9.78 \times 10^{-6} (\text{m})$$

(2) 扩散系数

$$D = \frac{\bar{x}^2}{2t} = \frac{(9.78 \times 10^{-6})^2}{2 \times 1} = 4.78 \times 10^{-11} \text{m}^2 \cdot \text{s}^{-1}$$

10. 由题知 $v = \dfrac{s}{t} = \dfrac{0.8 \times 10^{-2} \text{m}}{60 \times 60 \text{s}} = 2.22 \times 10^{-6} \text{m} \cdot \text{s}^{-1}$；$E = \dfrac{U}{L} = \dfrac{32\text{V}}{40 \times 10^{-2} \text{m}} = 80\text{V} \cdot \text{m}^{-1}$

$$\xi = \frac{K\eta v}{4\varepsilon_0 \varepsilon_r E} = \frac{6 \times 1.1 \times 10^{-3} \times 2.22 \times 10^{-6}}{4 \times 81 \times 8.85 \times 10^{-12} \times 80} = 64 (\text{mV})$$

11. 由沉降平衡公式：$RT \ln \dfrac{c_2}{c_1} = -\dfrac{4}{3}\pi r^3 (\rho - \rho_0) gL(h_2 - h_1)$

由题知：$h_2 - h_1 = 1 \times 10^{-3}$ m，$c_2/c_1 = 5.0 \times 10^7/(9.0 \times 10^8)$，代入上式

$$RT \ln \frac{c_2}{c_1} = -\frac{4}{3}\pi r^3 (\rho - \rho_0) gL(h_2 - h_1)$$

$$8.314 \times 298.15 \times \ln \frac{5.0 \times 10^7}{9 \times 10^8} = -\frac{4}{3} \times 3.14 \times r^3 \times (19.3 - 1.0) \times 10^3 \times 9.8 \times 6.02 \times 10^{23} \times 1 \times 10^{-3}$$

$$r^3 = 1.584 \times 10^{-24}$$

$$r = 2.5 \times 10^{-8} (\text{m})$$

12. 由 $v = \dfrac{2r^2 (\rho - \rho_0) g}{9\eta}$ 得

$$\eta = \frac{2r^2 (\rho - \rho_0) g}{9v}$$

将 $v = \dfrac{s}{t} = \dfrac{0.15\text{m}}{16.7\text{s}} = 8.98 \times 10^{-3} \text{m} \cdot \text{s}^{-1}$ 代入得

$$\eta = \frac{2 \times (\frac{1}{2} \times 1.588 \times 10^{-3})^2 \times (7650-960) \times 9.8}{9 \times 8.98 \times 10^{-3}}$$

$$= 1.023(\text{kg} \cdot \text{m}^{-1} \cdot \text{s}^{-1}) = 1.023(\text{Pa} \cdot \text{s})$$

13. 由 $v = \frac{2r^2(\rho - \rho_0)g}{9\eta}$，$v = \frac{s}{t}$ 得

$$t = \frac{s}{v} = \frac{9\eta s}{2r^2(\rho - \rho_0)g} = \frac{9 \times 1.1 \times 10^{-3} \times 0.01}{2r^2 \times (1.93-0.1) \times 10^4 \times 9.8}$$

则 $r = 1.0 \times 10^{-5}$m，$t = 2.5$ s

$$r = 100 \text{ nm}, \quad t = 2.5 \times 10^4 \text{ s}$$

$$r = 1.5 \text{ nm}, \quad t = 1.12 \times 10^8 \text{ s}$$

14. 因两次测量散射光强度的实验条件相同，则硫溶胶的散射光强度比等于浓度比，即

$$\frac{I_1}{I_2} = \frac{c_1}{c_2}$$

则

$$c_2 = \frac{I_2}{I_1} \cdot c_1 = 0.1 \times 0.1 \text{ mol} \cdot \text{L}^{-1} = 0.01 \text{ mol} \cdot \text{L}^{-1}$$

15. 开始时在溶胶中有大量的电解质离子(如 Na^+、NO_3^- 等)及溶胶粒子，其渗透压较蒸馏水大，故溶胶吸水，液面上升。随着 Na^+、NO_3^- 等从溶胶中渗到蒸馏水中，渗透压差减小，液面又自动下降。

第 8 章 大分子溶液

1. 大分子是由很多碳原子通过共价键连接而成的线链状结构，其相对分子质量大，结构复杂。分子中单键可围绕键轴进行内旋转，内旋转使大分子链表现出柔顺性，使得大分子长链在每时每刻都有不同的形态，如无规则线团、螺旋链、折叠链等。在溶液中，大分子化合物通常以无规则卷曲的线团存在。

2. 大分子化合物平均摩尔质量常用表示方法有数均摩尔质量(M_n)、质均摩尔质量(M_m)、z 均摩尔质量(M_z)、黏均摩尔质量(M_η)等。如果某大分子样品为多级分散系统，那么 $M_z > M_m > M_n$，如果是单级分散系统，则 $M_m = M_n = M_z$。

3. 大分子溶液与小分子溶液均为真溶液，但由于大分子较大且呈线链状结构，所以其性质有别于小分子溶液，如不能透过半透膜、扩散速率慢、溶液黏度较大等。单个大分子的大小达到胶体颗粒大小的范围，因此大分子溶液也表现出一些溶胶所具有的性质，但是，大分子溶液与溶胶也有区别。大分子溶液无明显的相界面，而胶体溶液存在明显的相界面，所以两者呈现出完全不同的丁铎尔效应。另外，大分子溶液是热力学稳定系统，而溶胶是热力学不稳定系统，这也是两者之间的最主要区别。大分子溶液与小分子溶液和溶胶的性质比较见表 8-3。

4. 牛顿流体符合牛顿黏度公式，其流变曲线是一条过原点的直线，直线的斜率即为流体的黏度。牛顿流体的黏度不随切力的变化而变化，它只与流体的温度有关，随着温度的升高，流体的黏度变小。不符合牛顿流体黏度公式的都称为非牛顿流体，包括塑性流体、假塑性流体、胀性流体和触变性流体。非牛顿流体的黏度随切速率的变化而变化。

5. 除了一般大分子具有的性质外，大分子链上带电使其具有高电荷密度、高度水化、电黏效应、电泳等特性。大分子电解质高电荷密度及高度水化的特性使大分子电解质在溶液中能稳定存在，当电荷密度发生改变或者水化膜被破坏后，稳定性即发生改变。影响大分子电解质稳定性的因素有无机盐、酸碱试剂、重金属盐、有机溶剂、温度等。

6. 消除唐南效应常用的方法有：①降低大分子电解质的解离度；②在膜外放置一定浓度的小分子电解质溶液；③降低膜内所测定的大分子电解质溶液的浓度。唐南平衡最重要的功能是控制物质的渗透压，这对医学和生物学研究细胞内外渗透压平衡具有重要意义。

7. 制备凝胶的方法：①改变大分子或胶体溶液的温度、改变溶剂；②向溶液中加入电解质；③通过化学反应制备凝胶。凝胶具有离浆作用、触变作用等性质。除此之外，在凝胶中进行的分子扩散及化学反应都不同于溶液中的情况。凝胶的三维网状空间结构具有分子筛作用，可用于分离不同大小的大分子。凝胶中没有明显的对流和混合作用，因此在凝胶中发生的化学反应与溶液中明显不同。例如，在凝胶中发生化学反应生成的沉淀在凝胶中呈现周期性分布。

8. 大分子化合物已经渗透到药物制剂生产的每一个环节。大分子化合物已广泛用作各种制剂中的辅料，见表 8-5。另外，大分子化合物既可直接作为药物使用，也可用作小分子药物的载体材料来改善药物的疗效，而且大分子化合物在制备新型给药系统方面(如缓控释制剂)也有重要的应用。大分子化合物材料还可以用作药物制剂的包装材料。

9. D

10. ACD

11.
$$M_n = \frac{\sum_i N_i M_i}{\sum_i N_i} = \frac{5\times15+2\times40+3\times75}{5+2+3} = 38(\text{kg}\cdot\text{mol}^{-1})$$

$$M_m = \frac{\sum_i N_i M_i^2}{\sum_i N_i M_i} = \frac{5\times15^2+2\times40^2+3\times75^2}{5\times15+2\times40+3\times75} \approx 55.8(\text{kg}\cdot\text{mol}^{-1})$$

$$M_z = \frac{\sum_i N_i M_i^3}{\sum_i N_i M_i^2} = \frac{5\times15^3+2\times40^3+3\times75^3}{5\times15^2+2\times40^2+3\times75^2} \approx 66.5(\text{kg}\cdot\text{mol}^{-1})$$

因此 $M_z > M_m > M_n$。

12. (1)
$$M_n = \frac{\sum_i N_i M_i}{\sum_i N_i} = \frac{10\times20+1\times10}{10+1} \approx 19.1(\text{kg}\cdot\text{mol}^{-1})$$

$$M_m = \frac{\sum_i N_i M_i^2}{\sum_i N_i M_i} = \frac{10\times20^2+1\times10^2}{10\times20+1\times10} \approx 19.5(\text{kg}\cdot\text{mol}^{-1})$$

$$M_z = \frac{\sum_i N_i M_i^3}{\sum_i N_i M_i^2} = \frac{10\times20^3+1\times10^3}{10\times20^2+1\times10^2} \approx 19.8(\text{kg}\cdot\text{mol}^{-1})$$

(2) $$M_n = \frac{\sum_i N_i M_i}{\sum_i N_i} = \frac{10\times20+1\times100}{10+1} \approx 27.3(\text{kg}\cdot\text{mol}^{-1})$$

$$M_m = \frac{\sum_i N_i M_i^2}{\sum_i N_i M_i} = \frac{10\times20^2+1\times100^2}{10\times20+1\times100} \approx 46.7(\text{kg}\cdot\text{mol}^{-1})$$

$$M_z = \frac{\sum_i N_i M_i^3}{\sum_i N_i M_i^2} = \frac{10 \times 20^3 + 1 \times 100^3}{10 \times 20^2 + 1 \times 100^2} \approx 77.1 (\text{kg} \cdot \text{mol}^{-1})$$

13. 膜内大分子电解质溶液的浓度 $c_1 = 0.005$ mol $\cdot$ L^{-1}

　膜外 NaCl 水溶液的浓度 $c_2 = 0.01$ mol $\cdot$ L^{-1}

　设达到唐南平衡时，向膜内扩散的 NaCl 浓度为 x mol $\cdot$ L^{-1}

$$x = \frac{c_2^2}{zc_1 + 2c_2} = \frac{0.01^2}{1 \times 0.005 + 2 \times 0.01} = 0.004 \text{mol} \cdot \text{L}^{-1}$$

(1)达到唐南平衡时，膜内外各离子的浓度分别为

$$c(\text{P}^-，内) = c_1 = 0.005 \text{ mol} \cdot \text{L}^{-1}$$

$$c(\text{Na}^+，内) = c_1 + x = 0.009 \text{ mol} \cdot \text{L}^{-1}$$

$$c(\text{Cl}^-，内) = x = 0.004 \text{ mol} \cdot \text{L}^{-1}$$

$$c(\text{Na}^+，外) = c(\text{Cl}^-，外) = c_2 - x = 0.006 \text{ mol} \cdot \text{L}^{-1}$$

(2)溶液的渗透压为

$$\Pi = RT(2c_1 - 2c_2 + 3x)$$

$$= 8.314 \times 298.15 \times (2 \times 0.005 - 2 \times 0.01 + 3 \times 0.004) \times 10^3$$

$$\approx 14.87 (\text{kPa})$$

14. 根据渗透压的计算公式， $\Pi = c_1 RT \dfrac{z^2 c_1 + zc_1 + 2c_2}{zc_1 + 2c_2}$

$z = 3$，则公式简化为： $\Pi = c_1 RT \dfrac{12c_1 + 2c_2}{3c_1 + 2c_2}$

(1)当 NaCl 浓度为 $c_2 = 0.5$ mol·m^{-3} 时

$$\Pi = c_1 RT \frac{12c_1 + 2c_2}{3c_1 + 2c_2} = 0.1 \times 8.314 \times 298.15 \times \frac{12 \times 0.1 + 2 \times 0.5}{3 \times 0.1 + 2 \times 0.5} \approx 419.5 (\text{Pa})$$

(2)当 NaCl 浓度为 $c_2 = 3.0$ mol·m^{-3} 时

$$\Pi = c_1 RT \frac{12c_1 + 2c_2}{3c_1 + 2c_2} = 0.1 \times 8.314 \times 298.15 \times \frac{12 \times 0.1 + 2 \times 3.0}{3 \times 0.1 + 2 \times 3.0} \approx 283.3 (\text{Pa})$$

利用渗透压法测定大分子电解质的平均摩尔质量时，理论上不解离时所测得的渗透压值应为

$$\Pi = c_1 RT = 0.1 \times 8.314 \times 298.15 \approx 247.9 (\text{Pa})$$

所以膜外 NaCl 浓度小的情况下测得的渗透压值偏离理论值更大，误差更大，实际测定时可适当增大 NaCl 溶液浓度以削弱唐南效应。

主要参考文献

曹宗顺，王梅，李三鸣，等. 2000. 物理化学. 北京：人民卫生出版社.

陈丙义，郑海金. 2010. 物理化学. 徐州：中国矿业大学出版社.

陈启元，刘士军. 2013. 物理化学. 北京：人民卫生出版社.

崔福德. 2014. 药剂学. 7 版. 北京：人民卫生出版社.

崔黎丽，刘毅敏，刘坤，等. 2011. 物理化学. 北京：科学出版社.

范康年. 2005. 物理化学. 2 版，北京：高等教育出版社.

傅献彩，沈文霞，姚天扬，等. 2006. 物理化学. 5 版，北京：高等教育出版社.

韩德刚，高执棣，高盘良. 2009. 物理化学. 2 版. 北京：高等教育出版社.

何玉萼，袁永明，薛英，等. 2006. 物理化学. 北京：化学工业出版社.

侯新朴. 1996. 物理化学. 北京：中国医药科技出版社.

侯新朴. 2007. 物理化学. 6 版，北京：人民卫生出版社.

胡英. 2007. 物理化学. 5 版. 北京：高等教育出版社.

李三鸣，邵伟，崔黎丽，等. 2013. 物理化学. 7 版. 北京：人民卫生出版社.

李三鸣. 2011. 物理化学. 7 版，北京：人民卫生出版社.

李晓燕，崔国辉. 2007. 物理化学. 北京：北京大学医学出版社.

刘彬，卢荣. 2008. 物理化学. 武汉：华中科技大学出版社.

刘冠昆，车冠全，陈六平，等. 2000. 物理化学. 广州：中山大学出版社.

刘寿长. 2005. 高等物理化学. 郑州：郑州大学出版社.

邵光杰，王锐，董红星，等. 2003. 物理化学. 2 版. 哈尔滨：哈尔滨工业大学出版社.

沈雪松. 2009. 物理化学. 2 版. 北京：中国医药科技出版社.

沈钟，赵振国，康万利，等. 2012. 胶体与表面化学. 4 版. 北京：化学工业出版社.

王镜岩，朱圣庚，徐长法，等. 2011. 生物化学. 3 版. 北京：科学出版社.

王险峰. 2006. 物理化学. 南京：东南大学出版社.

席晓岚，龙建君，李东辉，等. 2011. 基础化学. 2 版. 北京：科学出版社.

许金煜，刘艳. 2005. 物理化学. 北京：北京大学医学出版社.

杨绮琴，方北龙，童叶翔，等. 2001. 应用电化学. 中山大学出版社.

杨一平，吴晓明，王振琪，等. 2009. 物理化学. 2 版. 北京：化学工业出版社.

詹先成. 2008. 物理化学. 北京：高等教育出版社.

张师愚，夏厚林. 2014. 物理化学. 北京：中国医药科技出版社.

重庆大学物理化学教研室. 2008. 物理化学. 重庆：重庆大学出版社.

朱传征，褚莹，许海涵. 2008. 物理化学. 2 版. 北京：科学出版社.

朱文涛，王军民，陈琳，等. 2008. 简明物理化学(上). 北京：清华大学出版社.

Atkins P，2002. Physical Chemistry. 7th ed. Oxford：Oxford University Press.

Prestongs，GW Wilsonas. A J. 2013. Photo-induced covalent cross-linking for the analysis of biomolecular interactions[J]. Chem Soc Rev，42：3289-3301.

Prier C K，D Rankica A，MacMilland. D W C. 2013. Visible light photoredox catalysis with transition metal complexes：Applications in organic synthesis[J]. Chem Rev，113：5322-5363.

附　　录

附录1　国际单位制和中华人民共和国法定计量单位

国际单位制(Le Système International d'unités)是指国际计量大会(CGPM)采纳和推荐的一种一贯单位制,其国际通用符号为"SI",由 SI 单位(包括 SI 基本单位、SI 导出单位),和 SI 单位的倍数单位组成。

我国的计量单位一律采用《中华人民共和国法定计量单位》(China Statutory Measurement Units),所有 SI 单位都是我国的法定计量单位。此外,我国还选用了一些非 SI 的单位,作为国家法定计量单位。

我国法定计量单位的构成如下:

表1　SI 基本单位

量的名称	单位名称	单位符号
长度	米	m
质量	千克(公斤)	kg
时间	秒	s
电流	安[培]	A
热力学温度	开[尔文]	K
物质的量	摩[尔]	mol
发光强度	坎[德拉]	cd

表2　包括辅助单位在内的具有专门名称的 SI 导出单位

量的名称	单位名称	单位符号	用 SI 基本单位和 SI 导出单位表示
[平面]角*	弧度	rad	$1\ rad = 1\ m \cdot m^{-1} = 1$**
立体角*	球面度	sr	$1\ sr = 1\ m^2 \cdot m^{-2} = 1$**
频率	赫[兹]	Hz	$1\ Hz = 1\ s^{-1}$
力	牛[顿]	N	$1\ N = 1\ kg \cdot m \cdot s^{-2}$
压力,压强,应力	帕[斯卡]	Pa	$1\ Pa = 1\ N \cdot m^{-2}$

续表

量的名称	单位名称	单位符号	用 SI 基本单位和 SI 导出单位表示
能[量], 功, 热量	焦[耳]	J	$1\,J = 1\,N \cdot m$
功率, 辐[射能]通量	瓦[特]	W	$1\,W = 1\,J \cdot s^{-1}$
电荷[量]	库[仑]	C	$1\,C = 1\,A \cdot s$
电压, 电动势, 电位, (电势)	伏[特]	V	$1\,V = 1\,W \cdot A^{-1}$
电容	法[拉]	F	$1\,F = 1\,C \cdot V^{-1}$
电阻	欧[姆]	Ω	$1\,\Omega = 1\,V \cdot A^{-1}$
电导	西[门子]	S	$1\,S = 1\,\Omega^{-1}$
磁通[量]	韦[伯]	Wb	$1\,Wb = 1\,V \cdot s$
磁通[量]密度, 磁感应强度	特[斯拉]	T	$1\,T = 1\,Wb \cdot m^{-2}$
电感	亨[利]	H	$1\,H = 1\,Wb \cdot A^{-1}$
摄氏温度	摄氏度	℃	$1\,℃ = 1\,K$
光通量	流[明]	lm	$1\,lm = 1\,cd \cdot sr$
[光]照度	勒[克斯]	lx	$1\,lx = 1\,lm \cdot m^{-2}$
放射性活度	贝可[勒尔]	Bq	$1\,Bq = 1\,s^{-1}$
吸收剂量	戈[瑞]	Gy	$1\,Gy = 1\,J \cdot kg^{-1}$
剂量当量	希[沃特]	Sv	$1\,Sv = 1\,J \cdot kg^{-1}$

*SI 辅助单位；**无量纲。

表3　国家选定的作为法定计量单位的非 SI 单位

量的名称	单位名称	单位符号	换算关系和说明
时间	分	min	$1\,min = 60\,s$
	[小]时	h	$1\,h = 60\,min = 3600\,s$
	日(天)	d	$1\,d = 24\,h = 86400\,s$
平面角	[角]秒	(″)	$1'' = (\pi/64800)\,rad$
	[角]分	(′)	$1' = 60'' = (\pi/10800)\,rad$
	度	(°)	$1° = 60' = (\pi/180)\,rad$
旋转速度	转每分	$r \cdot min^{-1}$	$1\,r \cdot min^{-1} = (1/60)\,s^{-1}$
长度	海里	n mile	$1\,n\,mile = 1852\,m$
速度	节	kn	$1\,kn = 1\,n\,mile \cdot h^{-1} = (1852/3600)\,m \cdot s^{-1}$
质量	吨	t	$1\,t = 10^3\,kg$ $1\,u \approx 1.6605655 \times 10^{-27}\,kg$
	原子质量单位	u	
体积	升	L(l)	$1\,L = 1\,dm^3 = 10^{-3}\,m^3$
能	电子伏	eV	$1\,eV \approx 1.6021892 \times 10^{-19}\,J$
级差	分贝	dB	
线密度	特[克斯]	tex	$1\,tex = 1g \cdot km^{-1}$
面积	公顷	hm²	$1\,hm^2 = 10^4\,m^2$

附录 2 常用物质的摩尔等压热容与温度的关系

（ $p^{\ominus}=100\text{ kPa}$， $C_{p,m}=a+bT+cT^2$ 或 $C_{p,m}=a+bT+c'/T^2$ ）

物质	$a/(\text{J}\cdot\text{K}^{-1}\cdot\text{mol}^{-1})$	$10^3 b/$ $(\text{J}\cdot\text{K}^{-2}\cdot\text{mol}^{-1})$	$10^6 c/$ $(\text{J}\cdot\text{K}^{-3}\cdot\text{mol}^{-1})$	$10^{-5} c'/$ $(\text{J}\cdot\text{K}\cdot\text{mol}^{-1})$	温度范围/K
单质					
$Ag(s)$	23.98	5.284		−0.251	273～1234
$Au(s)$	23.68	5.19			298～1336
$Br_2(g)$	35.24	4.074	−1.487		300～1500
C（金刚石）	9.12	13.22		−6.19	298～1200
C（石墨）	17.15	4.27		−8.79	298～2300
$Ca(s)$	21.924	14.644			273～673
$Cl_2(g)$	36.90	0.25		−2.845	298～3000
$Cu(s)$	24.56	4.184		−1.20	273～1357
$F_2(g)$	34.69	1.84		−3.35	273～2000
$H_2(g)$	29.07	0.8364	2.012		300～1500
$I_2(g)$	37.20				456～1500
$I_2(s)$	40.12	49.79			298～387
$N_2(g)$	27.87	4.27			298～2500
$O_2(g)$	29.96	4.18		−1.67	298～1500
$O_3(g)$	41.25	10.29		5.52	298～2000
无机化合物					
$AgBr(s)$	33.18	64.43			298～703
$AgCl(s)$	62.26	4.18		−11.30	298～728
$AgI(s)$	24.35	100.83			298～423
$CO(g)$	26.54	7.683		−0.46	290～2500
$CO_2(g)$	28.66	35.70			300～2000
$CaCl_2(s)$	71.88	12.72		−2.51	298～1055
$CaCO_3$（方解石）	104.5	21.92		−25.94	298～1200
$CaO(s)$	48.83	4.52		6.53	298～1800
$CuO(s)$	38.79	20.08			298～1250
$HBr(g)$	26.15	5.86		1.09	298～1600
$HCl(g)$	26.03	4.6		1.09	298～2000
$HI(g)$	26.32	5.94		0.92	298～2000
$H_2O(g)$	30.00	10.71		0.33	298～2500
$H_2O(l)$	75.29	0		0	273～373
$KCl(s)$	41.38	21.76		3.22	298～1043
$NaCl(s)$	45.94	16.32			298～1073
$NH_3(g)$	25.9	33.00	−3.046		291～1000
$SO_2(g)$	43.43	10.63		−5.49	298～1800
$SO_3(g)$	57.32	26.86		−13.05	298～1200

物质	$a/(\mathrm{J \cdot K^{-1} \cdot mol^{-1}})$	$10^3\,b/$ $(\mathrm{J \cdot K^{-2} \cdot mol^{-1}})$	$10^6\,c/$ $(\mathrm{J \cdot K^{-3} \cdot mol^{-1}})$	$10^{-5}\,c'/$ $(\mathrm{J \cdot K \cdot mol^{-1}})$	温度范围/K
有机化合物					
$CH_4(g)$ 甲烷	14.32	74.66	−117.43		291～1500
$C_2H_6(g)$ 乙烷	5.753	175.1	−137.85		291～1000
$C_3H_8(g)$ 丙烷	1.715	270.8	−194.48		298～1500
$C_4H_{10}(g)$ 正丁烷	18.23	303.6	−192.65		298～1500
$C_6H_{12}(g)$ 环己烷	−32.22	528.8	−174.0		298～1500
$C_2H_4(g)$ 乙烯	11.32	122.00	−137.90		291～1500
$C_3H_6(g)$ 丙烯	12.44	188.38	−147.60		270～510
$C_4H_6(g)$ 1,3-丁二烯	9.67	243.84	87.65		
$C_2H_2(g)$ 乙炔	50.75	16.07		−110.29	298～2000
$C_6H_6(g)$ 苯	−21.09	400.12	−1169.9		
$C_7H_8(g)$ 甲苯	19.83	474.7	−1195.4		
$C_8H_{10}(g)$ 苯乙烯	13.10	545.6	−1121.3		
$CHCl_3(g)$ 三氯甲烷	29.51	148.9	90.73		273～773
$CH_3OH(g)$ 甲醇	20.42	103.7	−124.64		300～700
$C_2H_5OH(g)$ 乙醇	14.97	208.56	71.09		300～1000
$C_3H_7OH(g)$ 正丙醇	−12.59	312.4	105.5		
$HCHO(g)$ 甲醛	18.82	58.38	−115.61		291～1500
$CH_3CHO(g)$ 乙醛	31.05	121.5	−136.58		298～1500
$(CH_3)_2CO(g)$ 丙酮	22.47	201.8	−163.52		298～1500
$HCOOH(g)$ 甲酸	30.67	89.20	−134.54		300～700
$CH_3COOH(g)$ 乙酸	21.76	193.1	−176.78		300～700

附录3　常用单质及无机化合物的热力学数据

（$p^{\ominus}=100\,\mathrm{kPa}$，$T=298.15\,\mathrm{K}$）

物质	$\Delta_f H_m^{\ominus}/(\mathrm{kJ \cdot mol^{-1}})$	$S_m^{\ominus}/(\mathrm{J \cdot mol^{-1} \cdot K^{-1}})$	$\Delta_f G_m^{\ominus}/(\mathrm{kJ \cdot mol^{-1}})$	$C_{p,m}^{\ominus}/(\mathrm{J \cdot mol^{-1} \cdot K^{-1}})$
单质				
$Ag(s)$	0	42.55	0	25.351
$Al(s)$	0	28.33	0	24.35
$Al(l)$	10.56	39.55	7.2	24.21
$Ar(g)$	0	154.84	0	20.786
$As(s,\ \alpha)$	0	35.1	0	24.64
$Au(s)$	0	47.4	0	25.23
$Ba(s)$	0	62.8	0	28.07
$Be(s)$	0	9.50	0	16.44
$Bi(s)$	0	56.74	0	25.52
$Br_2(l)$	0	152.23	0	75.689
$Br_2(g)$	30.907	245.46	3.110	36.02

物质	$\Delta_f H_m^{\ominus} / (\text{kJ} \cdot \text{mol}^{-1})$	$S_m^{\ominus} / (\text{J} \cdot \text{mol}^{-1} \cdot \text{K}^{-1})$	$\Delta_f G_m^{\ominus} / (\text{kJ} \cdot \text{mol}^{-1})$	$C_{p,m}^{\ominus} / (\text{J} \cdot \text{mol}^{-1} \cdot \text{K}^{-1})$
C(s) 金刚石	1.895	2.377	2.900	6.113
C(s) 石墨	0	5.740	0	8.527
Ca(s)	0	41.42	0	25.31
Cd(s, γ)	0	51.76	0	25.98
Cl_2(g)	0	223.07	0	33.91
Cr(s)	0	23.77	0	23.35
Cs(s)	0	85.23	0	32.17
Cu(s)	0	33.150	0	24.44
D_2(g)	0	144.96	0	29.20
F_2(g)	0	202.78	0	31.30
Fe(s)	0	27.28	0	25.10
H_2(g)	0	130.684	0	28.824
He(g)	0	126.15	0	20.786
Hg(l)	0	76.02	0	27.983
I_2(g)	62.44	260.69	19.33	36.90
I_2(s)	0	116.135	0	54.44
K(s)	0	64.18	0	29.58
Li(s)	0	29.12	0	24.77
Mg(s)	0	32.68	0	24.89
N_2(g)	0	191.61	0	29.125
Na(s)	0	51.21	0	28.24
Ne(g)	0	146.33	0	20.786
O_2(g)	0	205.18	0	29.355
O_3(g)	142.7	238.93	163.2	39.20
P(s) 黄磷	0	44.4	0	23.22
P(s) 赤磷	−18.4	63.2	8.37	23.22
Pb(s)	0	64.81	0	26.44
S(s) 单斜	0.33	32.6	0.1	23.6
S(s) 正交	0	31.80	0	22.64
Si(s)	0	18.83	0	20.00
Xe(g)	0	169.68	0	20.786
Zn(s)	0	41.63	0	25.40
无机化合物				
AgBr(s)	−100.37	107.1	−96.90	52.38
AgCl(s)	−127.07	96.2	−109.79	50.79
AgI(s)	−62.4	114.2	−66.3	54.43
$AgNO_3$(s)	−129.39	140.92	−33.41	93.05
$AlCl_3$(s)	−704.2	110.67	−628.8	91.84
Al_2O_3(s, α) 刚玉	−1675.7	50.92	−1582.3	79.04
$BaCl_2$(s)	−858.6	123.68	−810.4	75.14
BaO(s)	−553.5	70.43	−525.1	
$BaSO_4$(s)	−1465.2	132.2	−1353.1	101.75

物质	$\Delta_f H_m^\ominus / (kJ \cdot mol^{-1})$	$S_m^\ominus / (J \cdot mol^{-1} \cdot K^{-1})$	$\Delta_f G_m^\ominus / (kJ \cdot mol^{-1})$	$C_{p,m}^\ominus / (J \cdot mol^{-1} \cdot K^{-1})$
$CO(g)$	−110.53	197.67	-137.17	29.14
$CO_2(g)$	−393.51	213.74	-394.36	37.11
$CS_2(g)$	115.3	237.8	65.1	45.65
$CaCl_2(s)$	−795.8	104.6	−748.1	72.59
$CaCO_3(s)$ 方解石	−1206.9	92.9	−1128.8	81.88
$CaO(s)$	−635.09	39.75	−604.03	42.80
$CdCO_3(s)$	−750.6	92.5	−669.4	
$CuO(s)$	−157.3	42.63	−129.7	42.30
$CuSO_4(s)$	−771.36	109	−661.8	100.0
$Fe_2O_3(s)$ 赤铁矿	−824.2	87.40	−742.2	103.85
$Fe_3O_4(s)$ 磁铁矿	−1118.4	146.4	−1015.4	143.43
$HBr(g)$	−36.40	198.70	−53.45	29.142
$HCl(g)$	−92.31	186.91	−95.30	29.12
$HI(g)$	26.48	206.59	1.70	29.158
$HNO_3(l)$	−174.10	155.60	−80.71	109.87
$H_2O(g)$	−241.82	188.83	−228.57	33.58
$H_2O(l)$	−285.83	69.91	−237.13	75.291
$H_2O_2(l)$	−187.78	109.6	−120.35	89.1
$H_2S(g)$	−20.63	205.79	−33.56	34.23
$H_2SO_4(l)$	−813.99	156.90	−690.00	138.9
$HgCl_2(s)$	−224.3	146.0	−178.6	
$Hg_2Cl_2(s)$	−265.22	192.5	−210.75	102
$HgO(s)$	−90.83	70.29	−58.54	44.06
$HgS(s)$	−58.2	82.4	−50.6	50.2
$HgSO_4(s)$	−743.1	200.7	−625.8	132.01
$KCl(s)$	−436.75	82.59	−406.14	51.30
$KI(s)$	−327.90	106.32	−324.89	52.93
$MgCl_2(s)$	−641.32	89.62	−591.79	71.38
$MgCO_3(s)$	−1095.8	65.7	−1012.1	75.52
$MgO(s)$	−601.70	26.94	−569.43	37.15
$NH_3(g)$	−46.11	192.45	-16.45	35.06
$NH_4Cl(s)$	−314.43	94.6	-202.87	84.10
$NH_4NO_3(s)$	−365.56	151.08	−183.87	84.1
$(NH_4)_2SO_4(s)$	−1191.9	220.3	−900.4	187.49
$NO(g)$	90.25	210.76	86.55	29.844
$NO_2(g)$	33.18	240.06	51.31	37.20
$NaCl(s)$	−411.15	72.13	−384.14	50.50
$NaNO_3(s)$	−466.7	116.3	−365.9	93.05
$NaOH(s)$	−425.61	64.46	−379.49	59.54
$PCl_3(g)$	−287.0	311.78	−267.8	71.84
$PCl_3(l)$	−319.7	217.1	−272.3	
$PCl_5(g)$	−374.9	364.6	−305.0	112.8

续表

物质	$\Delta_f H_m^\ominus / (\text{kJ} \cdot \text{mol}^{-1})$	$S_m^\ominus / (\text{J} \cdot \text{mol}^{-1} \cdot \text{K}^{-1})$	$\Delta_f G_m^\ominus / (\text{kJ} \cdot \text{mol}^{-1})$	$C_{p,m}^\ominus / (\text{J} \cdot \text{mol}^{-1} \cdot \text{K}^{-1})$
$SO_2(g)$	−296.83	248.22	−300.19	39.87
$SO_3(g)$	−395.72	256.76	−371.06	50.67
$SiO_2(s, \alpha)$ 石英	−910.94	41.84	−856.64	44.43
$ZnO(s)$	−348.28	43.64	−318.30	40.25
$ZnSO_4(s)$	−978.6	124，7	−871.6	117

附录 4 常用有机化合物的热力学数据

($p^\ominus = 100$ kPa, $T = 298.15$ K)

物质	$\Delta_f H_m^\ominus / (\text{kJ} \cdot \text{mol}^{-1})$	$\Delta_c H_m^\ominus / (\text{kJ} \cdot \text{mol}^{-1})$	$S_m^\ominus / (\text{J} \cdot \text{mol}^{-1} \cdot \text{K}^{-1})$	$\Delta_f G_m^\ominus / (\text{kJ} \cdot \text{mol}^{-1})$	$C_{p,m}^\ominus / (\text{J} \cdot \text{mol}^{-1} \cdot \text{K}^{-1})$
$CH_4(g)$ 甲烷	−74.81	−890	186.26	−50.72	35.31
$C_2H_6(g)$ 乙烷	−84.68	−1560	229.60	−32.82	52.63
$C_3H_8(g)$ 丙烷	−103.85	−2220	269.91	−23.49	73.5
$C_4H_{10}(g)$ 正丁烷	−126.15	−2878	310.23	−17.03	97.45
$C_6H_{12}(g)$ 环己烷	−123.1		298.4	31.9	106.3
$C_6H_{12}(l)$ 环己烷	−156	−3920	204.4	26.8	156.5
$C_2H_4(g)$ 乙烯	52.26	−1411	219.56	68.15	43.56
$C_3H_6(g)$ 丙烯	20.42	−2058	267.05	62.78	63.89
$C_4H_6(g)$ 1，3-丁二烯	110.2		278.8	150.7	79.83
$C_2H_2(g)$ 乙炔	226.73	−1300	200.94	209.20	43.93
$C_6H_6(g)$ 苯	82.93	−3302	269.31	129.72	81.67
$C_6H_6(l)$ 苯	49.0	−3268	173.3	124.3	136.1
$C_7H_8(g)$ 甲苯	50	−3953	320.7	122.0	103.6
$C_7H_8(l)$ 甲苯	12.0	−3909.9	219.2	114.3	
$C_8H_{10}(g)$ 苯乙烯	146.9		345.1	213.8	122.09
$C_8H_{10}(g)$ 乙苯	−12.5		255.0	119.8	186.44
$C_{10}H_8(s)$ 萘	75.4	5153.9	167.0	198.7	165.3
$CHCl_3(g)$ 三氯甲烷	−100.4	−373.2	295.5	−67	65.40
$CH_3Cl(g)$ 氯甲烷	−82.0	−689.1	234.6	−58.6	40.79
$C_2H_5Cl(g)$ 氯乙烷	−105.0		275.7	−53.1	62.76
$CH_3OH(g)$ 甲醇	−200.66	−764	239.81	−161.96	43.89
$CH_3OH(l)$ 甲醇	−238.66	−726	126.8	−166.27	81.6
$C_2H_5OH(g)$ 乙醇	−235.10	−1409	282.70	−168.49	65.44
$C_2H_5OH(l)$ 乙醇	−277.69	−1368	160.7	−174.78	111.46
$C_2H_6O_2(l)$ 乙二醇	−388.3	−1192.9	323.6	−299.2	78.7
$C_3H_7OH(l)$ 正丙醇	−257.53	−2019.8	324.91	−162.86	146.0
$C_3H_7OH(l)$ 异丙醇	−319.7		179.9	−184.1	163.2
$C_6H_5OH(s)$ 苯酚	−165.0	−3054	146.0	−50.9	134.7

物质	$\Delta_f H_m^{\ominus} /$ $(kJ \cdot mol^{-1})$	$\Delta_c H_m^{\ominus} /$ $(kJ \cdot mol^{-1})$	$S_m^{\ominus} /$ $(J \cdot mol^{-1} \cdot K^{-1})$	$\Delta_f G_m^{\ominus} /$ $(kJ \cdot mol^{-1})$	$C_{p,m}^{\ominus} /$ $(J \cdot mol^{-1} \cdot K^{-1})$
$C_4H_{10}O(g)$ 乙醚	−190.8			−117.6	
$C_4H_{10}O(l)$ 乙醚	−272.5	−2730.9	253.1	−118.4	168.2
$HCHO(g)$ 甲醛	−108.57	−571	218.77	−102.53	35.4
$CH_3CHO(g)$ 乙醛	−166.19	−1192	250.3	−128.86	57.3
$CH_3CHO(l)$ 乙醛	−192.30	−1166	160.2	−128.12	
$C_6H_5CHO(l)$ 苯甲醛	−82.0		206.7		169.5
$(CH_3)_2CO(l)$ 丙酮	−248.1	−1790	200.4	−155.4	124.7
$HCOOH(g)$ 甲酸	−362.6		246.1	−335.7	54.22
$HCOOH(l)$ 甲酸	−409.2	−269.9	129.0	−346.0	99.04
$CH_3COOH(g)$ 乙酸	−436.4		282.5	−381.6	72.4
$CH_3COOH(l)$ 乙酸	−487.0	−871.5	159.8	−392.5	123.4
$C_6H_5COOH(s)$ 苯甲酸	−384.6	−3227.5	170.7	−245.6	145.2
$CH_3COOC_2H_5(l)$ 乙酸乙酯	−479.0	−2231	259.4	−332.7	170.1
$C_6H_5NH_2(l)$ 苯胺	35.3	−3397.0	191.2	153.2	
$CH_4ON_2(s)$ 尿素	−333.51	−632	104.60	−197.33	93.14
$CH_3CH(OH)COOH(s)$ 乳酸	−694.0	−1344			
$CH_2(NH_2)COOH(s)$ 甘氨酸	−532.9	−969	103.5	−373.4	99.2
$C_6H_{12}O_6(s)$ α-D-葡萄糖	−1274	−2808			
$C_6H_{12}O_6(s)$ β-D-葡萄糖	−1268	−2815.8	212	−910	
$C_6H_{12}O_6(s)$ β-D-果糖	−1266	−2810			
$C_{12}H_{22}O_{11}(s)$ 蔗糖	−2222	−5645	360.2	−1543	

中英文名词索引

A

阿伦尼乌斯公式　Arrhenius equation

鞍点　saddle point

B

半衰期　half life

比表面　specific surface area

比表面吉布斯自由能　specific surface Gibbs free energy

比浓黏度　reduced viscosity

表面　surface

表面活度　surface activity

表面活性剂　surfactant

表面活性物质　surface active agent

表面膜　surface membrane

表面物理化学　surface physical chemistry

表面吸附　surface adsorption

表面吸附量　surface adsorption quantity

表面现象　surface phenomena

表面张力　surface tension

表面压　surface pressure

标准电池　standard cell

标准电极电势　standard electrode potential

标准摩尔燃烧焓　standard molar enthalpy of combustion

标准摩尔熵　standard molar entropy

标准摩尔生成焓　standard molar enthalpy of formation

标准摩尔生成吉布斯自由能　standard molar Gibbs free energy of formation

标准平衡常数　standard equilibrium constant

标准氢电极　standard hydrogen electrode

凝固点　freezing point

不可逆过程　irreversible process

不可逆电池　irreversible cell

布朗运动　Brownian motion

步冷曲线　cooling curve

C

参比电极　reference electrode

敞开系统　open system

尝试法　trial method

超临界流体　supercritical fluid

超临界流体萃取　supercritical fluid extraction

超临界状态　supercritical state

超滤法　ultrafiltration method

沉降电势　sedimentation potential

沉降平衡　sedimentation equilibrium

沉降现象　sedimentation

初级过程　primary process

次级过程　secondary process

催化反应　catalytic reaction

催化剂　catalyst

D

大分子　macromolecule

大分子电解质　macromolecular electrolyte

单分子层表面膜　monomolecular film

单级分散胶体　monodispersed colloid

单体　monomer

导体　conductor

等容过程　isochoric process

等温方程式　reaction isotherm

等温过程　isothermal process

等压过程　isobaric process

低共熔点　eutectic point

低共熔混合物　eutectic mixture

缔合胶体　association colloid

电导　conductance

电导滴定　conductimetric titration

电导率　conductivity

电动电势　electrokinetics potential

电动现象　electrokinetic phenomena

电化学　electrochemistry

电池反应　reaction of cell

电极　electrode

电极电势 electrode potential

电极反应 reaction of electrode

电解池 electrolytic cell

电黏效应 electric-viscous effect

电迁移现象 electromigration phenomena

电渗 electroosmosis

电渗析 electrodialysis

电泳 electrophoresis

电子导体 electronic conductor

丁铎尔现象 Tyndall phenomena

动力学方程 kinetic equation

动力学性质 dynamic properties

对消法 compensation method

对峙反应 opposing reaction

多组分系统 multi-component system

E

二级反应 second order reaction

F

法扬斯规则 Fajans rule

法拉第常量 Faraday's constant

法拉第电解定律 Faraday's law of electrolysis

范特霍夫方程式 van't Hoff equation

反应分子数 molecularity of reaction

反应级数 reaction order

反应机制 reaction mechanism

反应进度 extent of reaction advancement

反应速率 reaction rate

反应速率常数 reaction rate constant

反应坐标 reaction coordination

非表面活性物质 surface inactive agent

费克第一定律 Fick's first law

费克第二定律 Fick's second law

非平衡态热力学 nonequilibrium ther modynamics

分散法 dispersed method

分散介质 dispersion medium

分散系统 disperse system

分散相 dispersed phase

粉体 powder

封闭系统 closed system

负极 negative electrode

附加压力 excess pressure

弗兰德里希吸附等温式 Freundlish adsorption isotherm equation

复相反应 heterogeneous reaction

复杂反应 complex reaction

G

盖斯定律 Hess's law

甘汞电极 calomel electrode

杠杆规则 lever rule

刚性凝胶 rigid gel

功 work

共轭相 conjugated phase

汞齐电极 amalgam electrode

孤立系统 isolated system

固溶胶 solidsol

固溶体 solid solution

广度性质 extensive property

光的散射 light scattering

光化学反应 photochemical reaction

光敏反应 photosensitized reaction

光敏剂 photosensitizer

规定熵 conventional entropy

过饱和溶液 super-saturated solution

过饱和蒸气 super-saturated vapor

过程 process

过渡态 transition state

过渡态理论 transition state theory

过冷液体 super-cooling liquid

过热液体 super-heated liquid

H

亥姆霍兹自由能 Helmholtz free energy

亥姆霍兹自由能判据 Helmholtz free energy criterion

焓 enthalpy

耗散结构 dissipative structure

亨利定律 Henry's law

化学动力学 chemical kinetics

化学平衡 chemical equilibrium

化学势 chemical potential

化学吸附 chemical adsorption

环境 surroundings

还原电势 reduction potential

会溶温度　consolute temperature
混合物　mixture
活度　activity
活度因子　activity coefficient
活化分子　activated molecule
活化络合物　activated complex
活化能　activation energy

J

吉布斯吸附等温式　Gibbs adsorption isotherm
吉布斯自由能　Gibbs free energy
基尔霍夫定律　Kirchhoff's law
积分法　integration method
极限摩尔电导率　limiting molar conductivity
基元反应　elementary reaction
胶核　colloidal nucleus
胶粒　colloidal particle
胶溶作用　peptization
胶凝　gelation
胶束　micelle
胶体　colloid
胶体分散系统　colloidal disperse system
胶团　colloidal micelle
接触电势　contact potential
接触角　contact angel
接界电势　junction potential
界面　interface
界面张力　interfacial tension
紧密层　contact layer
浸湿　immersional wetting
精馏　rectification
聚沉　coagulation
聚沉值　coagulation value
聚合度　degree of polymerization
绝对反应速率理论　absolute rate theory
绝热过程　adiabatic process
均相反应　homogeneous reaction

K

卡诺循环　Carnot cycle
开尔文公式　Kelvin equation
克拉贝龙方程　Clapeyron equation
克拉贝龙-克劳修斯方程　Clapeyron-Clausius equation

克劳修斯不等式　Clausius inequality
可逆电池　reversible cell
可逆过程　reversible process
可逆循环过程　reversible cyclic process
扩散　diffusion
扩散层　diffusion layer

L

拉乌尔定律　Raoult's law
朗缪尔吸附等温式　Langmuir adsorption isotherm equation
累积光量　cumulative illuminance
力学平衡　mechanical equilibrium
离子导体　ionic conductor
离子独立运动定律　law of independent migration of ions
离子通道　ion channel
链反应　chain reaction
链传递　chain propagation
链段　segment
链节　chain unit
链引发　chain initiation
链终止　chain termination
连续反应　consecutive reaction
量子效率　quantum yield
临界点　critical point
临界胶束浓度　critical micelle concentration
临界溶解温度　critical solution temperature
临界相对湿度　critical relative humidity
零级反应　zero order reaction
流变性　rheological property
流动电势　streaming potential
流体　fluid
笼　cage
笼效应　cage effect
露点　dew point

M

毛细管凝结　capillary condensation
毛细现象　capillary phenomenon
酶　enzyme
酶催化反应　enzyme catalysis
膜电势　membrane potential

摩尔电导率 molar conductivity
膜天平 membrane balance

N

纳米技术 nanotechnology
内旋转 internal rotation
能斯特方程 Nernst equation
黏度 viscosity
黏均摩尔质量 viscosity average molar weight
凝胶 Gel
凝聚法 condensed method
牛顿流体 Newtonian fluid

P

泡点 bubble point
泡沫 foam
碰撞理论 collision theory
碰撞频率 collision frequency
偏摩尔量 partial molar quantity
频率因子 frequency factor
平衡态近似法 equilibrium state approximation
平行反应 parallel reaction
破乳 emulsion breaking
铺展 spreading
铺展润湿 spreading wetting

Q

气溶胶 aerosol
迁移数 transference number
强度性质 intensive property
亲水-亲油平衡值（HLB 值） hydrophile lipophile balance values
亲液胶体 lyophilic colloid

R

热 heat
热反应 thermal reaction
热化学 thermochemistry
热力学 thermodynamics
热力学第一定律 first law of thermodynamics
热力学第二定律 second law of thermodynamics
热力学第三定律 third law of thermodynamics
热力学概率 probability of thermodynamics

热力学能 thermodynamic energy
热力学平衡状态 thermodynamics equilibrium state
热平衡 thermal equilibrium
热容 heat capacity
溶胶 sol
容量性质 capacity property
溶液 solution
溶液表面张力等温线 surface tension isotherm curve
溶胀 swelling
柔顺性 flexibility
乳化剂 emulsifying agent
乳化作用 emulsification
乳状液 emulsion
润湿 wetting

S

三相点 triple point
闪光现象 flash phenomenon
熵 entropy
熵判据 entropy criterion
熵增加原理 principle of entropy increasing
渗析法 dialysis method
升华 sublimation
生物传感器 biological sensor
生物电化学 bioelectrochemistry
生物电现象 bioelectric phenomenon
势能面 potential energy surface
数均摩尔质量 number average molar weight
双电层 double layer
水通道 water channel
水凝胶 hydrogel
速控步 rate controlling process
速控步近似法 rate controlling process approximation
速率方程 rate equation
酸碱催化 acid-base catalysis

T

弹性凝胶 elastic gel
唐南平衡 Donnan equilibrium
特鲁顿规则 Trouton's rule
特性黏度 intrinsic viscosity
特性吸附 specific adsorption

特异性　specificity

W

微分法　differential method

稳态近似法　steady state approximation

物理化学　physical chemistry

物理吸附　physical adsorption

物系点　point of system

物种数　number of chemical species

X

细胞膜　cell membrane

吸附剂　adsorbent

吸附量　adsorption quantity

吸附平衡　adsorption equilibrium

吸附质　adsorbate

系统　system

相　phase

相点　point of phase

相对黏度　relative viscosity

相律　phase rule

相平衡　phase equilibrium

相数　number of phase

相图　phase diagram

心电图　electrocardiogram

絮凝作用　flocculation

循环过程　cyclic process

Y

亚稳定状态　meta-stable state

盐桥　salt bridge

氧化还原电极　oxidation-reduction electrode

阳极　anode

杨-拉普拉斯公式　Yong-Laplace equation

液溶胶　sol

液体接界电势　liquid junction potential

逸度　fugacity

逸度因子　fugacity coefficient

一级反应　first order reaction

阴极　cathode

硬球分子模型　molecular model of hard sphere

有效碰撞　effective collision

有效碰撞分数　effective collision fraction

原电池　primary cell

Z

增比黏度　specific viscosity

增溶作用　solubilization

憎液胶体　lyophobic colloid

沾湿　adhesional wetting

正极　positive electrode

蒸馏　distillation

支链反应　branched chain reaction

直链反应　straight chain reaction

质均摩尔质量　mass average molar weight

质量作用定律　law of mass action

指前因子　pre-exponential factor

转化数　turnover number

状态方程　equation of state

状态函数　state function

准 α 级反应　pseudo α order reaction

准静态过程　quasi-static process

自发过程　spontaneous process

自由度　degree of freedom

自由膨胀　free expansion

总反应　overall reaction

组分数　number of components

最低恒沸点　minimum azeotropic point

最低恒沸混合物　minimum boiling azeotropic

最高恒沸点　maximum azeotropic point

最高恒沸混合物　maximum boiling azeotropic

最小亥姆霍兹自由能原理　principle of minimization of Helmholtz free energy

最小吉布斯自由能原理　principle of minimization of Gibbs free energy

BET 吸附等温式　BET adsorption isotherm equation

z 均摩尔质量　z average molar weight

ζ 电势　zeta-potential